CB122656

ATUALIZAÇÃO DA
MONITORIZAÇÃO EM ANESTESIOLOGIA

ATUALIZAÇÃO DA **MONITORIZAÇÃO EM ANESTESIOLOGIA**

SUPERVISOR EDITORIAL
Marcio Matsumoto

COORDENADOR EDITORIAL
Leandro Gobbo Braz

CONSELHO EDITORIAL
Francisco Ricardo Marques Lobo
Maria José Carvalho Carmona
Oscar César Pires
Rita de Cássia Rodrigues

saesp
Sociedade de Anestesiologia do Estado de São Paulo

manole
editora

2ª EDIÇÃO
revisada e atualizada

Copyright © Editora Manole Ltda., 2024, por meio de contrato com
a Sociedade de Anestesiologia do Estado de São Paulo (SAESP).
Copyright © Sociedade de Anestesiologia do Estado de São Paulo (SAESP).

Editora: Cristiana Gonzaga S. Corrêa
Projeto gráfico: Departamento Editorial da Editora Manole
Diagramação: Elisabeth Miyuki Fucuda
Ilustrações: Sirio Jose Braz Cançado
Capa: Departamento de Arte da Editora Manole
Imagem da capa: istock

CIP-BRASIL. CATALOGAÇÃO NA PUBLICAÇÃO
SINDICATO NACIONAL DOS EDITORES DE LIVROS, RJ

A898
Atualização da monitorização em anestesiologia / coordenação Leandro Gobbo Braz ;
supervisor Marcio Matsumoto. - 2. ed. - Barueri [SP] : Manole, 2024.

Inclui bibliografia
ISBN 9788520465387

1. Anestesiologia. I. Braz, Leandro Gobbo. II. Matsumoto, Márcio.

24-88943 CDD: 617.96
CDU: 616-089.5

Gabriela Faray Ferreira Lopes - Bibliotecária - CRB-7/6643

Todos os direitos reservados.
Nenhuma parte deste livro poderá ser reproduzida,
por qualquer processo, sem a permissão expressa dos editores.
É proibida a reprodução por fotocópia.

A Editora Manole é filiada à ABDR – Associação Brasileira
de Direitos Reprográficos

Edição – 2024

Editora Manole Ltda.
Alameda América, 876
Tamboré – Santana de Parnaíba – SP – Brasil
CEP: 06543-315
Fone: (11) 4196-6000
www.manole.com.br | https://atendimento.manole.com.br/

Impresso no Brasil
Printed in Brazil

Supervisor editorial

Marcio Matsumoto
Diretor de Práticas Médicas do SMA. Instrutor Corresponsável pelo CET/SBA do SMA/Hospital Sírio-Libanês. Diretor Científico da Sociedade de Anestesiologia do Estado de São Paulo (SAESP).

Coordenador editorial

Leandro Gobbo Braz
Professor Associado da Divisão de Anestesiologia do Departamento de Especialidades Cirúrgicas e Anestesiologia da Faculdade de Medicina de Botucatu (FMB) da Universidade Estadual Paulista (UNESP). Chefe da Divisão de Anestesiologia do Departamento de Especialidades Cirúrgicas e Anestesiologia da FMB-UNESP. Vice-coordenador do Programa de Pós-graduação em Anestesiologia da FMB-UNESP. Chefe do Serviço de Anestesiologia do Hospital das Clínicas (HCFMB) da UNESP. Vice-presidente da Comissão de Gases de Efeito Estufa do HCFMB. Líder do Grupo de Pesquisa Estudos Epidemiológicos da Parada Cardíaca e Mortalidade na Anestesia e Cirurgia. Membro do Grupo de Pesquisa de Toxicogenômica e Estresse Oxidativo em Anestesiologia (CNPq). Membro do Comitê Editorial do *Brazilian Journal of Anesthesiology*. Bolsista de Produtividade em Pesquisa PQ-2 (CNPq).

Conselho editorial

Francisco Ricardo Marques Lobo
Responsável pelo CET HB Funfarme do Hospital de Base de São José do Rio Preto. Professor Doutor Adjunto da Disciplina de Anestesiologia da Faculdade de Medicina de São José do Rio Preto (FAMERP). *Fellow* em Birminghan, Reino Unido, e em Bruxelas, Bélgica.

Maria José Carvalho Carmona
Presidente da Sociedade de Anestesiologia do Estado de São Paulo (SAESP) Gestão 2022-2024. Professora Associada da Disciplina de Anestesiologia do Departamento de Cirurgia da Faculdade de Medicina da Universidade de São Paulo (FMUSP). Diretora da Divisão de Anestesia do Hospital das Clínicas da Faculdade de Medicina da Universidade de São Paulo (HCFMUSP).

Oscar César Pires
Título Superior em Anestesiologia pela Sociedade Brasileira de Anestesiologia (SBA). Responsável pelo CET do Hospital Municipal de São José dos Campos, SP. Professor Adjunto III do Departamento de Medicina da Universidade de Taubaté (UNITAU).

Rita de Cássia Rodrigues
Professora Adjunta da Disciplina de Anestesiologia, Dor e Medicina Intensiva da Universidade Federal de São Paulo (Unifesp). Chefe do Serviço de Anestesia e do Ambulatório de Avaliação Pré-anestésica do Hospital São Paulo/Unifesp.

Autores

Alan Kimura

Fellowship em Anestesia Cardiovascular e Ecocardiografia Intraoperatória pelo Instituto Dante Pazzanese de Cardiologia/European Association of Cardiothoracic Anaesthesiology and Intensive Care (EACTAIC). Coordenador do Curso de Ultrassonografia *Point-of-Care* (POCUS) da Sociedade de Anestesiologia do Estado de São Paulo (SAESP). Membro do Núcleo de Anestesia Cardiovascular da SAESP. Pós-graduação em Anestesia Regional pelo Instituto de Ensino e Pesquisa do Hospital Sírio-Libanês (IEP/HSL). Título de Especialista em Anestesiologia pela Associação Médica Brasileira (AMB)/Sociedade Brasileira de Anestesiologia (SBA).

Ana Laura Lindner Latorre de Alcântara

Anestesiologista do Instituto Estadual do Cérebro Paulo Niemeyer, RJ. Docente da Pós-graduação em Neuroanestesiologia da Pontifícia Universidade Católica do Rio de Janeiro (PUC-RJ). Mestre em Via Aérea Pediátrica pela Universidade Federal do Estado do Rio de Janeiro (UNIRIO). Membro do Comitê de Neurociências da Sociedade de Anestesiologia do Estado de São Paulo (SAESP).

Ana Cláudia Aragão Delage

Professora Assistente da Universidade de Taubaté (UNITAU). Supervisora da Residência Médica de Anestesiologia da UNITAU. Coordenadora do Serviço de Anestesiologia do Hospital Regional do Vale do Paraíba, Taubaté, SP.

Ana Rubia de Oliveira Comodo

Título Superior em Anestesiologista pela Sociedade Brasileira de Anestesiologia (SBA). Instrutora do CET do Hospital Municipal de São José dos Campos, SP.

Antonio Carlos Aguiar Brandão
Mestre e Doutor pela Faculdade de Medicina da Universidade Estadual Paulista (UNESP), *campus* Botucatu. Responsável pelo CET do Hospital das Clínicas Samuel Libânio (HCSL), Pouso Alegre, MG. Coordenador Nacional do Curso SAVA/SBA. Título em Terapia Intensiva pela Associação de Medicina Intensiva Brasileira (AMIB)/ Associação Médica Brasileira (AMB). Diretor Vice-presidente da Sociedade Brasileira de Anestesiologia (SBA), gestão 2024.

Bruna Bastiani dos Santos
Título de Especialista em Anestesiologista pela Sociedade Brasileira de Anestesiologia (SBA). Neuroanestesiologista pela Faculdade de Medicina da Universidade de São Paulo (FMUSP). Integrante do Comitê de Neurociências da Sociedade de Anestesiologia do Estado de São Paulo (SAESP).

Carolina Baeta Neves Duarte Ferreira
Anestesiologista e Mestre em Ciências Médicas pela Universidade Federal de São Paulo (Unifesp). Corresponsável pelo CET do Hospital Moriah, SP. Título Superior em Anestesiologista pela Sociedade Brasileira de Anestesiologia (SBA). Membro do Núcleo de Cardiovascular da Sociedade de Anestesiologia do Estado de São Paulo (SAESP).

Christiano dos Santos e Santos
Professor Associado de Anestesiologia e Medicina Perioperatória da Universidade do Texas MD Anderson Cancer Center em Houston, Texas, EUA. Neuroanestesiologista. Pesquisador em Neurociência Perioperatória.

Claudia Marquez Simões
Título Superior em Anestesiologista pela Sociedade Brasileira de Anestesiologia (SBA). Diretora de Relações Internacionais da Sociedade de Anestesiologia do Estado de São Paulo (SAESP). Coordenadora do Serviço de Anestesiologia do Instituto do Câncer do Estado de São Paulo (ICESP)/Hospital das Clínicas da Faculdade de Medicina da Universidade de São Paulo (HCFMUSP). Diretora de Educação Médica da SMA.

Cláudio César do Nascimento
Assistant Professor do Departamento de Anestesiologia da University of Mississippi Medical Center.

Clovis Tadeu Bueno da Costa
Título Superior em Anestesiologista pela Sociedade Brasileira de Anestesiologia (SBA). Corresponsável pelo CET da Clínica de Anestesiologia de Ribeirão Preto (CARP).

Daniel de Carli
Professor Adjunto da Disciplina de Anestesiologia da Faculdade de Medicina de Jundiaí (FMJ). Corresponsável pelo CET da FMJ.

David Ferez
Professor da Escola Paulista de Medicina (EPM) da Universidade Federal de São Paulo (Unifesp). Anestesiologista do Grupo AMD.

Diná Mie Hatanaka
Responsável pelo CET do Hospital Moriah.

Diogo Barros Florenzano de Sousa
Título Superior em Anestesiologia pela Sociedade Brasileira de Anestesiologia (SBA). Título de Dor pela Associação Médica Brasileira (AMB). Pós-graduação em Dor Intervencionista pela Sinpain/Campinas. Docente da Pós-graduação de Anestesia Regional do Hospital Sírio-Libanês (IEP/HSL). Docente Cetrus de Anestesia Regional. Pós-graduação em Anestesia Regional no IEP/HSL. Residência em Anestesiologia pelo HSL. Diretor de Inovação, Dor e Ensino do Grupo Unitá. Médico pela Universidade Federal do Pará (UFPA).

Domingos Dias Cicarelli
Anestesiologista do Hospital das Clínicas da Faculdade de Medicina da Universidade de São Paulo (HCFMUSP). Anestesiologista do Hospital Universitário (HU) da USP. Título Superior em Anestesiologia pela Sociedade Brasileira de Anestesiologia (SBA). Especialista em Medicina Intensiva pela Associação de Medicina Intensiva Brasileira (AMIB). Doutor em Ciências pela FMUSP.

Eduardo Helfenstein
Título Superior em Anestesiologia pela Sociedade Brasileira de Anestesiologia (SBA). Anestesiologista na Clínica de Anestesiologia de Ribeirão Preto (CARP).

Eduardo Issa
Médico Anestesiologista.

Eduardo Piccinini Viana
Mestre em Ensino em Saúde pelo Instituto Israelita de Pesquisa Albert Einstein. Título Superior em Anestesiologia pela Sociedade Brasileira de Anestesiologia (SBA). Pós-graduação em Dor pelo Hospital das Clínicas da Faculdade de Medicina da Universidade de São Paulo (HCFMUSP). Coordenador do CET de Anestesiologia do Município de São Bernardo do Campo, SP. Sócio Fundador do Portal Anestesia/Substância P.

Fabiana Mara Scarpelli de Lima Alvarenga Caldeira

Título Superior em Anestesiologia pela Sociedade Brasileira de Anestesiologia (SBA). Corresponsável pelo CET do Hospital Municipal de São José dos Campos, SP. Professora Auxiliar do Departamento de Medicina da Universidade de Taubaté (UNITAU).

Fábio Luís Ferrari Regatieri

Título Superior em Anestesiologia pela Sociedade Brasileira de Anestesiologia (SBA). Título de Especialista em Medicina Intensiva pela Associação de Medicina Intensiva Brasileira (AMIB). Responsável pelo CET MEC/SBA IPAR do Hospital Geral de Itapevi e Hospital São Camilo –Pompeia. Instrutor de Suporte Avançado de Vida em Anestesiologia (SAVA).

Fábio Vieira Toledo

Professor Colaborador da Disciplina de Anestesiologia da Faculdade de Medicina de Jundiaí (FMJ). Instrutor do CET da FMJ.

Fernando Souza Nani

Graduado em Medicina pela Escola Paulista de Medicina da Universidade Federal de São Paulo (EPM-Unifesp). Residência Médica pelo Hospital das Clínicas da Faculdade de Medicina da Universidade de São Paulo (HCFMUSP). Anestesiologista do Grupo de Anestesia Materno Infantil (Pro Matre Paulista - Grupo Santa Joana). Supervisor de Anestesia Obstétrica do HCFMUSP. Coordenador do Núcleo de Anestesia Obstétrica da Sociedade de Anestesiologia do Estado de São Paulo (SAESP).

Francisco Ricardo Marques Lobo

Responsável pelo CET HB Funfarme do Hospital de Base de São José do Rio Preto. Professor Doutor Adjunto da Disciplina de Anestesiologia da Faculdade de Medicina de São José do Rio Preto (FAMERP). *Fellow* em Birminghan, Reino Unido, e em Bruxelas, Bélgica.

Guilherme de Oliveira Firmo

Título Superior em Anestesiologia pela Sociedade Brasileira de Anestesiologia (SBA). Instrutor do CET do Hospital Municipal de São José dos Campos, SP. Professor Auxiliar do Departamento de Medicina da Universidade de Taubaté (UNITAU).

Guilherme H. S. Moura

Título de Especialista em Anestesiologia pela Sociedade Brasileira de Anestesiologia (SBA). MBA em Gestão de Saúde pelo Insper/Einstein. Diretor de Qualidade e Segurança do Serviços Médicos de Anestesia (SMA). Coordenador do Núcleo de Inovação Tecnológica da Sociedade de Anestesiologia do Estado de São Paulo (SAESP). *Healthcare Leader* pela Universidade de Stanford, EUA.

Isabela Galvão Vianna
Médica do Centro de Saúde Dr. Cláudio Luiz da Silva, Campinas, SP.

Ítalo Pires Gomes
Professor Colaborador da Disciplina de Anestesiologia da Faculdade de Medicina de Jundiaí (FMJ). Instrutor do CET da FMJ.

João Manoel Silva Junior
Professor Livre-docente e Doutor pela Faculdade de Medicina da Universidade de São Paulo (FMUSP). Chefe da Unidade de Terapia Intensiva (UTI) do Instituto do Câncer do Estado de São Paulo (ICESP) e FMUSP. Gerente Médico do Serviço de Anestesiologia do Hospital Alemão Oswaldo Cruz – URV pela Takaoka Anestesia. Diretor do Departamento de Anestesiologia do Instituto de Assistência Médica ao Servidor Público Estadual (Iamspe). Médico Intensivista do Hospital Israelita Albert Einstein (HIAE).

Joaquim Edson Vieira
Professor Associado da Disciplina de Anestesiologia do Departamento de Cirurgia da Faculdade de Medicina da Universidade de São Paulo (FMUSP). Médico Anestesiologista do Hospital das Clínicas (HC) da FMUSP.

José Fernando Amaral Meletti
Professor Titular da Disciplina de Anestesiologia da Faculdade de Medicina de Jundiaí (FMJ). Responsável pelo CET da FMJ.

José Maria Leal Gomes
Título Superior em Anestesiologia pela Sociedade Brasileira de Anestesiologia (SBA). Corresponsável pelo CET do Hospital Municipal de São José dos Campos, SP.

Lakshmi N. Kurnutala
Professor do Departamento de Anestesiologia da University of Mississippi Medical Center.

Leandro Gobbo Braz
Professor Associado da Divisão de Anestesiologia do Departamento de Especialidades Cirúrgicas e Anestesiologia da Faculdade de Medicina de Botucatu (FMB) da Universidade Estadual Paulista (UNESP). Chefe da Divisão de Anestesiologia do

Departamento de Especialidades Cirúrgicas e Anestesiologia da FMB-UNESP. Vice--coordenador do Programa de Pós-graduação em Anestesiologia da FMB-UNESP. Chefe do Serviço de Anestesiologia do Hospital das Clínicas (HCFMB) da UNESP. Vice-presidente da Comissão de Gases de Efeito Estufa do HCFMB. Líder do Grupo de Pesquisa Estudos Epidemiológicos da Parada Cardíaca e Mortalidade na Anestesia e Cirurgia. Membro do Grupo de Pesquisa de Toxicogenômica e Estresse Oxidativo em Anestesiologia (CNPq). Membro do Comitê Editorial do *Brazilian Journal of Anesthesiology*. Bolsista de Produtividade em Pesquisa PQ-2 (CNPq).

Lígia Andrade da Silva Telles Mathias

Professora Titular pela Santa Casa de Misericórdia de São Paulo. Diretora Tesoureira da Sociedade de Anestesiologia Regional Latino Americana (LASRA). Cooderna-dora da Anestesia da Pro Matre Paulista.

Marcello Fonseca Salgado-Filho

Título Superior em Anestesiologia pela Sociedade Brasileira de Anestesiologia (SBA). Post-Doc pela Universidade de São Paulo (USP). Doutor pela Universidade Federal do Rio de Janeiro (UFRJ). Coordenador do Grupo de Ecocardiografia da SBA. Membro do Comitê de Anestesia Cardiovascular da SBA e da Sociedade de Anestesiologia do Estado de São Paulo (SAESP). Coordenador da PG em Anestesia Alta Complexidade do Hospital Israelita Albert Einstein (HIAE). Takaoka Anestesia. Coordenador do Núcleo de Cardiovascular da SAESP.

Marcelo Ribeiro de Magalhães Queiroz

Título Superior em Anestesiologia pela Sociedade Brasileira de Anestesiologia (SBA). Coordenador dos Serviços de Anestesia do Hospital São Camilo – Pompeia e do Hospital Geral de Itapevi. Coordenador da Residência Médica do Hospital Geral de Itapevi. Preceptor do CET MEC/SBA IPAR do Hospital Geral de Itapevi e do Hospital São Camilo – Pompeia.

Marcio Matsumoto

Diretor de Práticas Médicas do SMA. Instrutor Corresponsável pelo CET/SBA do SMA/Hospital Sírio-Libanês. Diretor Científico da Sociedade de Anestesiologia do Estado de São Paulo (SAESP).

Mariana Gobbo Braz

Pesquisadora II da Faculdade de Medicina de Botucatu (FMB) da Universidade Estadual Paulista (UNESP). Professora do Programa de Pós-graduação em Anestesiologia da FMB-UNESP. Responsável pelo Laboratório GENOTOX da FMB--UNESP. Membro da Comissão de Gases de Efeito Estufa do Hospital das Clínicas da FMB-UNESP. Líder do Grupo de Pesquisa de Toxicogenômica e Estresse Oxidativo em Anestesiologia (CNPq). Membro da Comissão de Avaliação Quadrienal dos Programas de Pós-graduação da Área de Medicina III (CAPES). Bolsista de Produtividade em Pesquisa PQ-1C (CNPq).

Mariana Regatieri Polezi
Graduada em Medicina pela Faculdade de Ciências da Saúde de Barretos Dr. Paulo Prata (FACISB). ME3 do CET MEC/SBA IPAR do Hospital Geral de Itapevi e do Hospital São Camilo – Pompeia.

Mauricio Hoshino
Médico Assistente da Divisão de Clínica Neurológica do Hospital das Clínicas da Faculdade de Medicina da Universidade de São Paulo (HCFMUSP). Coordenador do Serviço de Doppler Transcraniano do Hospital Alemão Oswaldo Cruz.

Murilo Moreira Thom
Doutor em Anestesiologia pela Faculdade de Medicina de Botucatu da Universidade Estadual Paulista (FMB-UNESP). Coordenador do Curso de Ultrassonografia *Point-of-Care* (POCUS) da Sociedade de Anestesiologia do Estado de São Paulo (SAESP). Título de Especialista em Anestesiologia pela Sociedade Brasileira de Anestesiologia (SBA).

Murillo Santucci Cesar de Assunção
Médico Intensivista do Centro de Terapia Intensiva Adulto do Hospital Israelita Albert Einstein (HIAE). Doutor em Medicina Translacional pela Escola Paulista de Medicina (EPM) da Universidade Federal de São Paulo (Unifesp).

Oscar César Pires
Título Superior em Anestesiologia pela Sociedade Brasileira de Anestesiologia (SBA). Responsável pelo CET do Hospital Municipal de São José dos Campos, SP. Professor Adjunto III do Departamento de Medicina da Universidade de Taubaté (UNITAU).

Pedro Thadeu Galvão Vianna
Professor Titular Emérito da Faculdade de Medicina de Botucatu da Universidade Estadual Paulista (FMB-UNESP). Professor Visitante do Departamento de Anestesiologia da Universidade de Bristol, Reino Unido.

Paulo do Nascimento Junior
Professor Titular do Departamento de Especialidades Cirúrgicas e Anestesiologia da Faculdade de Medicina de Botucatu da Universidade Estadual Paulista (FMB-UNESP).

Rafael José Nalio Grossi
Médico pela Universidade Estadual de Maringá. Residência em Anestesiologia pelo Hospital Sírio-Libanês (HSL). Preceptor do Programa de Residência do HSL e da São Paulo Serviços Médicos de Anestesia (SMA). Especialista em Anestesiologia e área de atuação em Dor pela Associação Médica Brasileira. Título Superior de Anestesiologia pela Sociedade Brasileira de Anestesiologia (SBA).

Ricardo Ajeje Lobo
Médico Graduado pela FACERES – São José do Rio Preto, SP.

Ricardo Caio Gracco de Bernardis
Coordenador do Serviço de Anestesia do Hospital e Maternidade São Cristovão. Mestre e Doutor pela Santa Casa de Misericórdia de São Paulo. Título Superior em Anestesiologia pela Sociedade Brasileira de Anestesiologia (SBA). Coordenador da Residência de Anestesia do Hospital e Maternidade São Cristovão.

Serginando Laudenir Ramin
Professor Doutor em Anestesiologia. Médico Anestesiologista.

Sérgio Martins Pereira
Médico graduado pela Faculdade de Medicina da Universidade de São Paulo (FMUSP). Residência em Anestesiologia pelo Hospital das Clínicas (HC) da FMUSP. Doutor em Anestesiologia pela USP. Professor Assistente da Universidade de Toronto, Canadá.

Thaína Alessandra Brandão
Título de Especialista em Anestesiologia pela Sociedade Brasileira de Anestesiologia (SBA). Anestesiologista do Hospital Ministro Costa Cavalcanti, Foz do Iguaçu, PR. Título de Especialista em Dor pela Associação Médica Brasileira (AMB). Instrutora do curso SAVA/SBA.

Thiago Freitas Gomes
Corresponsável pelo CET-SBA da Clínica de Anestesiologia de Ribeirão Preto (CARP). Membro do Núcleo de Obstetrícia da Sociedade de Anestesiologia do Estado de São Paulo (SAESP). Membro do Comitê de Anestesia Venosa da Sociedade Brasileira de Anestesiologia (SBA).

A Medicina é uma área do conhecimento em constante evolução. Os protocolos de segurança devem ser seguidos, porém novas pesquisas e testes clínicos podem merecer análises e revisões, inclusive de regulação, normas técnicas e regras do órgão de classe, como códigos de ética, aplicáveis à matéria. Alterações em tratamentos medicamentosos ou decorrentes de procedimentos tornam-se necessárias e adequadas. Os leitores, profissionais da saúde que se sirvam desta obra como apoio ao conhecimento, são aconselhados a conferir as informações fornecidas pelo fabricante de cada medicamento a ser administrado, verificando as condições clínicas e de saúde do paciente, dose recomendada, o modo e a duração da administração, bem como as contraindicações e os efeitos adversos. Da mesma forma, são aconselhados a verificar também as informações fornecidas sobre a utilização de equipamentos médicos e/ou a interpretação de seus resultados em respectivos manuais do fabricante. É responsabilidade do médico, com base na sua experiência e na avaliação clínica do paciente e de suas condições de saúde e de eventuais comorbidades, determinar as dosagens e o melhor tratamento aplicável a cada situação. As linhas de pesquisa ou de argumentação do autor, assim como suas opiniões, não são necessariamente as da Editora.

Esta obra serve apenas de apoio complementar a estudantes e à prática médica, mas não substitui a avaliação clínica e de saúde de pacientes, sendo do leitor – estudante ou profissional da saúde – a responsabilidade pelo uso da obra como instrumento complementar à sua experiência e ao seu conhecimento próprio e individual.

Do mesmo modo, foram empregados todos os esforços para garantir a proteção dos direitos de autor envolvidos na obra, inclusive quanto às obras de terceiros e imagens e ilustrações aqui reproduzidas. Caso algum autor se sinta prejudicado, favor entrar em contato com a Editora.

Finalmente, cabe orientar o leitor que a citação de passagens desta obra com o objetivo de debate ou exemplificação ou ainda a reprodução de pequenos trechos desta obra para uso privado, sem intuito comercial e desde que não prejudique a normal exploração da obra, são, por um lado, permitidas pela Lei de Direitos Autorais, art. 46, incisos II e III. Por outro, a mesma Lei de Direitos Autorais, no art. 29, incisos I, VI e VII, proíbe a reprodução parcial ou integral desta obra, sem prévia autorização, para uso coletivo, bem como o compartilhamento indiscriminado de cópias não autorizadas, inclusive em grupos de grande audiência em redes sociais e aplicativos de mensagens instantâneas. Essa prática prejudica a normal exploração da obra pelo seu autor, ameaçando a edição técnica e universitária de livros científicos e didáticos e a produção de novas obras de qualquer autor.

Sumário

Prefácio

Agradeço à Sociedade de Anestesiologia do Estado de São Paulo (SAESP) o honroso convite para coordenação editorial do livro *Atualização da monitorização em Anestesiologia* 2.ed. Aceitei o desafio com entusiasmo por considerar que a moderna monitorização em Anestesiologia representa um grande avanço na segurança dos pacientes.

Atualização da monitorização em Anestesiologia 2.ed. conta com novos capítulos e com inúmeros novos autores em relação à edição de 2011, os quais possuem amplo conhecimento sobre o tema e elaboraram de forma clara e objetiva os benefícios da tecnologia moderna da monitorização.

O propósito desta nova edição é que os profissionais da área da Anestesiologia, tanto os mais experientes quanto os que estão em especialização, estejam atualizados sobre as relevantes temáticas dos capítulos e empreguem os ensinamentos oriundos para aplicação da tecnologia da monitorização no aumento da segurança dos nossos pacientes.

Aos colaboradores, meus agradecimentos pela dedicação, grande esforço e competência na elaboração dos capítulos. Ao meu colega Marcio Matsumoto, agradeço a supervisão deste livro e aos professores Francisco Ricardo Marques Lobo, Maria José Carvalho Carmona, Oscar César Pires e Rita de Cássia Rodrigues, por participarem do conselho editorial desta nova edição.

Botucatu, abril de 2024

Leandro Gobbo Braz
Professor Associado do Departamento de Especialidades Cirúrgicas e Anestesiologia da Faculdade de Medicina de Botucatu – UNESP

Apresentação

MONITORIZAÇÃO EM ANESTESIOLOGIA: DA CIÊNCIA BÁSICA ÀS INOVAÇÕES TECNOLÓGICAS

A monitorização é um componente essencial da prática anestésica, permitindo aos anestesiologistas avaliar o estado fisiológico do paciente e tomar decisões baseadas nessas informações para a conduta mais adequada e assertiva. Este abrangente livro da série SAESP fornece uma visão atualizada do campo da monitorização em anestesiologia, cobrindo uma ampla gama de tópicos, desde princípios básicos até as últimas inovações tecnológicas.

Ao incorporar os princípios discutidos neste livro, os anestesiologistas podem melhorar a segurança e os resultados dos pacientes por meio de uma monitorização eficaz.

Marcio Matsumoto
Diretor Científico da Sociedade Brasileira de Anestesiologia

1

Eletrocardiograma no período intraoperatório

José Fernando Amaral Meletti
Daniel de Carli
Ítalo Pires Gomes
Fábio Vieira Toledo

PONTOS-CHAVE

1. Atenção na escolha das derivações monitorizadas, possíveis artefatos, interferências e traçado basal de referência antes do início da cirurgia.
2. A monitorização do segmento ST é essencial em pacientes coronariopatas submetidos a cirurgias não cardíacas.
3. O eletrocardiograma contínuo é o único monitor capaz de detectar arritmias no intraoperatório, sendo obrigatório para sedação, anestesia regional ou anestesia geral.
4. Uma variedade de anormalidades eletrolíticas pode estar associada a alterações no eletrocardiograma, sobretudo do potássio.

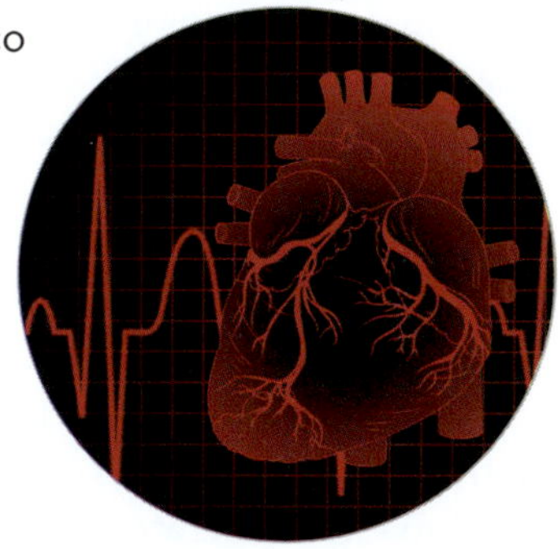

INTRODUÇÃO

O eletrocardiógrafo é um galvanômetro (aparelho usado para medir correntes elétricas de baixa intensidade) que amplia, filtra e registra a atividade elétrica do coração, avaliando a diferença de potencial elétrico captada por eletrodos posicionados sobre a superfície corpórea de um indivíduo. Essa atividade elétrica reflete o conjunto de funcionalidades das atividades das células de produção

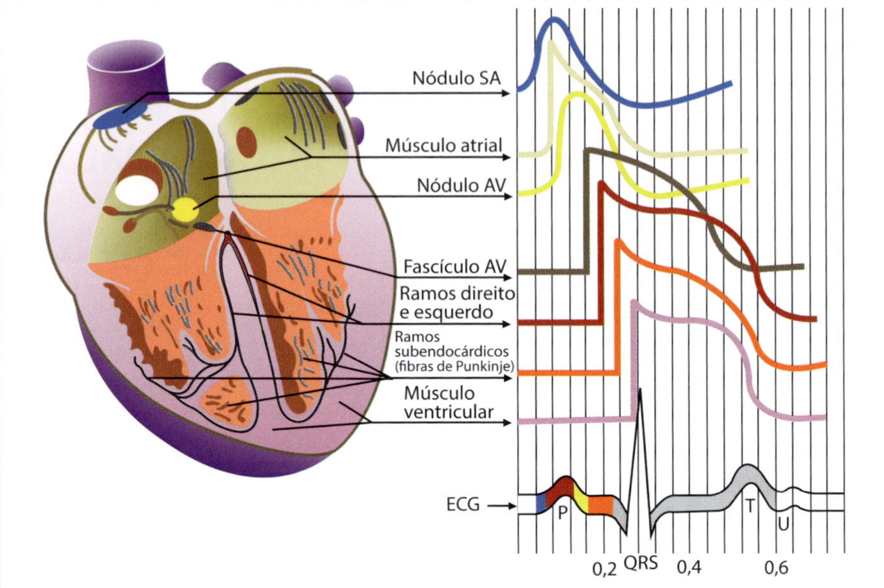

FIGURA 1 Propagação dos potenciais elétricos ao longo do ciclo cardíaco.
Fonte: Aires MM, 2017.[1]

e condução de estímulos elétricos cardíacos, além das células de contração miocárdica (Figura 1). Quando representado de forma contínua, através da tela dos monitores, pode-se chamar essa monitorização de eletrocardioscopia.

O uso rotineiro do eletrocardioscópio auxilia o anestesiologista na detecção de arritmias cardíacas, defeitos de geração e condução dos impulsos elétricos, distúrbios hidroeletrolíticos, sobrecargas intracavitárias, intoxicações causadas por medicamentos ou drogas ilícitas, isquemia ou necrose miocárdica e identificação do funcionamento inadequado de um marca-passo cardíaco.

Entretanto, muito tempo se passou desde a incorporação da eletrocardiografia contínua intraoperatória, ao passo que monitores mais modernos foram paulatinamente incorporados à prática clínica cotidiana. Assim, quais são as melhores contribuições da eletrocardiografia contínua 60 anos após sua incorporação? Quais são seus pontos fortes e suas limitações? O quão sensível e específico é o método? E mais importante: qual sua importância no desfecho dos nossos pacientes?

SISTEMA DE MONITORIZAÇÃO

A avaliação da eletrocardiografia se baseia no estudo dos vetores resultantes das correntes elétricas que se deslocam tridimensionalmente pela caixa torácica.

Quando a corrente elétrica se aproxima de um eletrodo positivo, é registrada como deflexão positiva; ao se afastar do eletrodo positivo, é registrada como deflexão negativa. Portanto, o correto posicionamento dos eletrodos é essencial para a interpretação dos vetores elétricos, sob o risco de ser considerada uma situação patológica inexistente no caso de inversão ou posicionamento incorreto de algum eletrodo (Figura 2).

Os sistemas de monitorização eletrocardiográfica contínua evoluíram muito desde o seu surgimento, passando pelo sistema de três eletrodos e até o de cinco. Os sistemas de três eletrodos foram úteis na avaliação de arritmias, porém eram muito limitados na avaliação de eventual isquemia miocárdica; ao contrário do sistema de cinco eletrodos que permite avaliar de forma mais sensível tal alteração, na medida em que avalia as derivações DI, DII, DIII, avR, avL, avF e V5.[2]

Cada derivação do eletrocardiograma é a combinação de dois eletrodos que registram essa corrente elétrica. As derivações podem ser subdivididas em dois tipos principais: bipolares e unipolares. O eletrocardiograma clínico padrão tem 12 derivações. Essas 12 derivações incluem três bipolares (derivações I, II e III), seis unipolares (V1 a V6) e três unipolares modificadas (aVR, aVL e aVF), que utilizam o potencial nulo de Wilson como eletrodo indiferente (Figura 3). Durante a monitorização intraoperatória contínua, é comum utilizar de uma a três derivações. Alguns aparelhos possuem a alternativa da visualização de todas as derivações em tela ou, até mesmo, armazenamento e impressão.

O centro cirúrgico e a terapia intensiva são locais em que se encontram as maiores quantidades de aparatos que geram correntes elétricas e potencialmente interferem na obtenção do traçado eletrocardiográfico. Apesar da evolução tec-

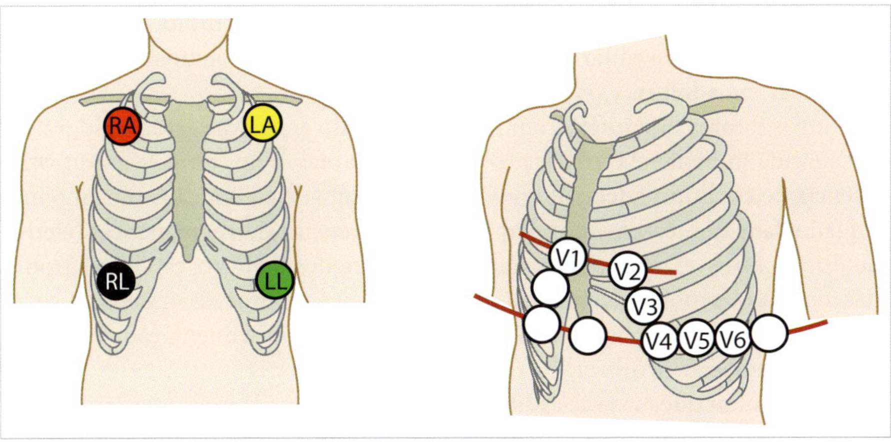

FIGURA 2 Posicionamento dos eletrodos no eletrocardiograma.

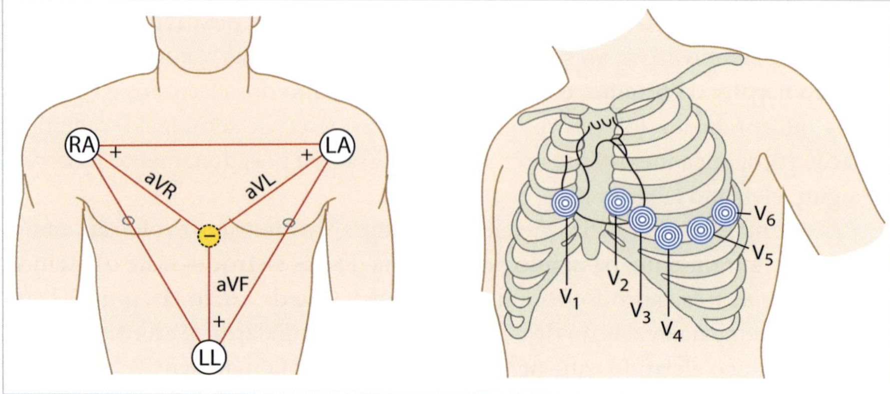

FIGURA 3 Doze derivações do eletrocardiograma.

nológica, tais correntes externas continuam interferindo e causando artefatos que podem levar a interpretações equivocadas da eletrocardiografia.

Os diferentes tecidos interpostos entre o coração e a pele proporcionam diferentes resistências, a tal ponto que o potencial elétrico obtido na superfície corporal corresponde a 1% (0,5-2 mV) do potencial transmembrana das células cardíacas, e, por essa razão, necessitam ser amplificadas e filtradas para evitar a transmissão de "ruídos" e a geração de artefatos. Essa filtragem é feita por meio de um amplificador capaz de detectar diferença de potencial entre os dois eletrodos pareados, inibindo a transmissão desses potenciais.

Muitas vezes, a filtragem é falível, e a eletrocardiografia está sujeita a diversas fontes geradoras de artefatos. A movimentação e vibração causadas por ventilações de alta frequência e pelo balão intra-aórtico, por exemplo, são fontes de artefatos, podendo simular fibrilação/*flutter* atriais em neonatos e taquicardia ventricular em adultos.

Outros fatores que interferem na qualidade do traçado eletrocardiográfico são: elevada impedância torácica (obesidade, mamas, pelos ou pele gordurosa), ausência de condutor adequado nos eletrodos, falta de calibração ou ganho inadequado, falta de aterramento adequado, interferências eletromagnéticas (eletrocautério e outros aparelhos eletromagnéticos), defeitos no filtro, cabos e eletrodos (desconexão), problemas nos sistemas de aquisição e processamento do sinal, problemas no correto posicionamento dos eletrodos e movimentação do paciente ou manipulação cirúrgica.

Vale ressaltar que, nas várias situações em que o ato cirúrgico anestésico pode se apresentar, o correto posicionamento dos eletrodos pode não ser possível, e a interpretação da eletrocardioscopia pode ser prejudicada. Cabe ao anestesiologista avaliar individualmente cada uma dessas situações, procurando o posicionamento que mais se aproxime do rotineiro, observando o traçado basal como referência, antes do início do ato anestésico (Figura 4).

ISQUEMIA MIOCÁRDICA

Em comparação a métodos mais modernos de monitorização da função cardíaca, como o ecocardiograma transesofágico, a eletrocardiografia tem se mostrado inferior na detecção de isquemia. No entanto, dado seu baixo custo, fácil acesso e por não ser invasiva, continua sendo uma importante ferramenta diagnóstica.

A isquemia miocárdica ou a síndrome coronariana aguda causam alterações no período de repolarização ventricular, representado pelo segmento ST e pela onda T, cuja detecção é mais sensível quando se utilizam as derivações DII, avF e V5, esta última a derivação diagnóstica mais importante.[3]

Embora a ocorrência de isquemia seja o fenômeno mais temível a ser diagnosticado pela eletrocardiografia contínua, existem outros eventos tão letais quanto o infarto agudo do miocárdio (IAM) e que também podem ser previstos por essa simples e corriqueira técnica de monitorização.[4]

O ponto exato no qual a onda de despolarização completa a sua passagem pelo coração ocorre no final do complexo QRS, que corresponde ao ponto J, onde o potencial é zero.[2,4] Via de regra, processos isquêmicos causam uma "corrente de lesão", caracterizada por uma alteração do fluxo de corrente elétrica entre uma área patologicamente despolarizada e o restante do coração com despolarização normal.[3] Quando isso acontece, os segmentos ST não ficam no mesmo nível de registro, o que é chamado de desnivelamento do segmento ST para cima (supradesnivelamento) ou para baixo (infradesnivelamento) da linha isoelétrica.

O segmento ST geralmente sofre supradesnivelamento (Figura 5) quando ocorre isquemia transmural, enquanto o infradesnivelamento (Figura 6) geralmente traduz isquemia subendocárdica.[2]

Classicamente, o diagnóstico de isquemia subendocárdica é feito quando ocorre infradesnivelamento de ST de 0,1 mV (1 mm) – que ocorre até 80 ms após

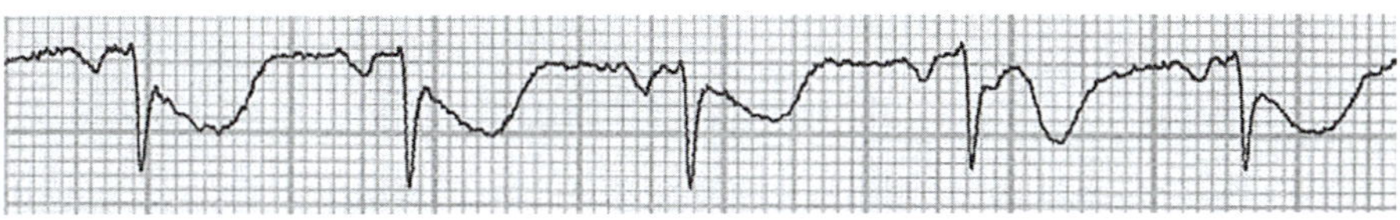

FIGURA 4 Traçado normal do eletrocardiograma mostrando os pontos de referência para determinar alterações isquêmicas.

o ponto J.[3] Além disso, os critérios de especificidade de um infradesnivelamento variam conforme a característica da inclinação do segmento ST (horizontal, ascendente, convexo ou descendente),[2] uma vez que o infradesnivelamento ascendente, por exemplo, não necessariamente significa um processo patológico, diferentemente dos outros tipos, que traduzem uma "isquemia patológica".

O supradesnivelamento do segmento ST, com intensidade de 0,1 a 0,2 mV (1-2 mm), revela um processo isquêmico transmural por provável espasmo coronariano quando ocorre no intraoperatório. Como durante o ato operatório nem sempre estão disponíveis monitores capazes de dar informações precisas para avaliar alterações milimétricas, o diagnóstico de isquemia miocárdica pode ser suspeitado quando tais alterações duram pelo menos 20 segundos.[3]

É interessante notar que a incidência de alterações do segmento ST em pacientes sabidamente coronariopatas submetidos a cirurgias não cardíacas chega a 70%, em sua maioria depressões reversíveis de ST.[3] Outras raras condições podem causar supradesnivelamento de ST sem necessariamente significar isquemia transmural, como as pericardites (causam lesão subepicárdica), as cardiomiopatias e os tumores interpostos entre o coração e a parede torácica.[5]

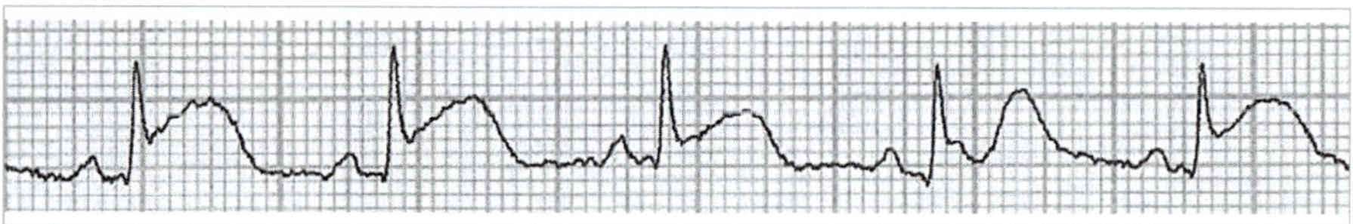

FIGURA 5 Traçado eletrocardiográfico com supradesnivelamento do segmento ST.

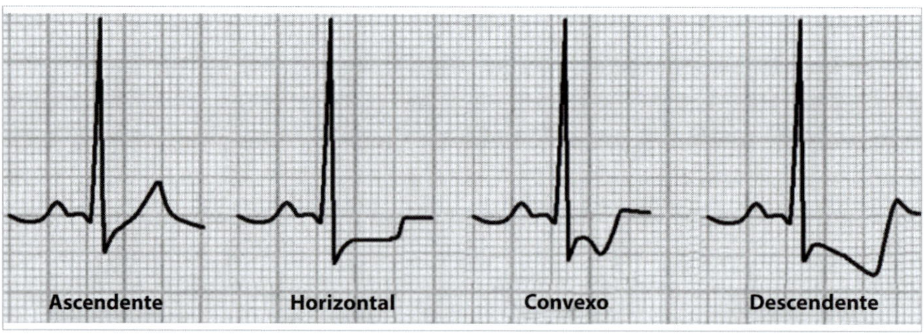

FIGURA 6 Tipos de traçado eletrocardiográfico de infradesnivelamento de ST.

ARRITMIAS

Taquiarritmias

Ritmo taquicárdico é aquele que apresenta frequência superior a 100 batimentos por minuto (bpm). As taquiarritmias com origem no feixe de His ou acima são chamadas de supraventriculares (TSV). Assim, cotidianamente, o termo "TSV" é usado para descrever praticamente todas as taquiarritmias, exceto as taquicardias ventriculares (TV). Classicamente esse termo acabou englobando até mesmo as taquicardias como a "por reentrada" atrioventricular (AV), que em seu cerne não é exatamente um ritmo supraventricular (Figuras 7 e 8).[6] Além disso, pode-se classificá-las em:

- Regulares:
  - Independentes do nó AV (NAV): taquicardia sinusal, taquicardia atrial e *flutter* atrial.
  - Dependentes do NAV: taquicardia por reentrada no NAV.

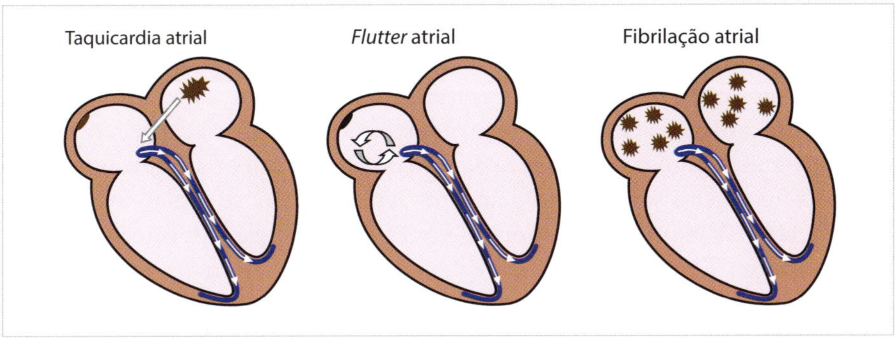

FIGURA 7 Taquiarritmias supraventriculares independentes do nó atrioventricular.

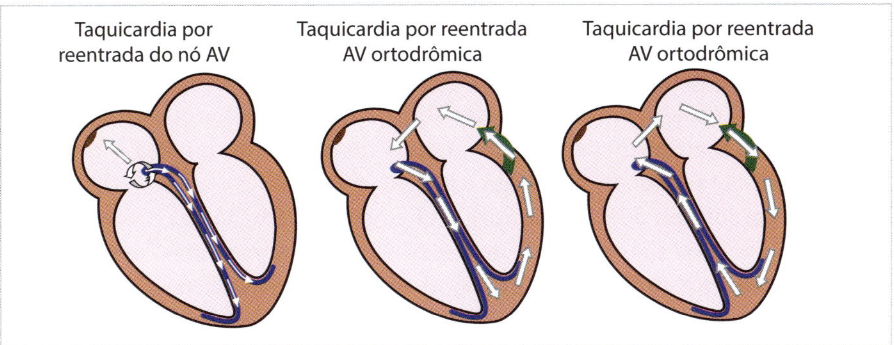

FIGURA 8 Taquiarritmias dependentes do nó atrioventricular.

- Irregulares:
  - Independentes do NAV: *flutter* atrial com condução variável, fibrilação atrial e taquicardia atrial multifocal

Por último, pode-se classificá-las de acordo com a duração do complexo QRS: taquiarritmias de QRS estreito (< 120 ms) ou largo (> 120 ms) – Quadro 1.

QUADRO 1 Classificação das taquiarritmias

QRS estreito (≤ 120 ms)
R-R irregular = fibrilação atrial, *flutter* atrial e taquicardia atrial multifocal
R-R regular = taquicardia por reentrada nodal, taquicardia atrial, *flutter* atrial e taquicardia por reentrada atrioventricular
QRS largo (≥ 120 ms): 80% dos casos são taquicardia ventricular
R-R regular = taquicardia ventricular monomórfica, ou taquicardia supraventricular com condução aberrante
R-R irregular = taquicardia ventricular polimórfica, torsão das pontas, fibrilação atrial associada à pré-excitação ventricular

Geralmente as TSV cursam com QRS estreito. Isso significa, literalmente, que os ventrículos estão sendo ativados por um sistema His-Purkinje intacto.

As taquicardias de QRS largo se tornam um desafio para o cenário de emergência, até mesmo para equipes experientes. No entanto, é importante frisar que 80 a 90% delas serão de origem ventricular; então, se o diagnóstico não estiver claro, as taquicardias com QRS > 120 ms deverão ser interpretadas e tratadas como TV (classe I, nível evidência C).[7] Além do mais, é importante lembrar que as TV são mais frequentes em pacientes com cardiopatias; por conseguinte, pacientes com sinais e sintomas de insuficiência cardíaca têm mais chance ainda de essa arritmia de QRS largo ser de origem ventricular. Por outro lado, as TV se apresentam com QRS largo na esmagadora maioria dos casos (Figura 9).[8]

Em relação aos tipos de TV, as do tipo monomórficas com QRS largo e regular (Figura 10) usualmente são características em pacientes com cardiopatia estrutural e frequentemente através de mecanismo de reentrada. As TV polimórficas (Figura 11) possuem QRS largo e irregular.

Existe um subtipo de TV polimórfica chamada de "torção das pontas" (Figura 12), que em geral é autolimitada e recorrente. Alguns pacientes com intervalo QR longo (adquirido ou congênito) podem apresentar esse tipo de arritmia. Geralmente é desencadeada por distúrbios hidroeletrolíticos (hipocalemia e hipomagnesemia) ou medicações que aumentem o intervalo QT.

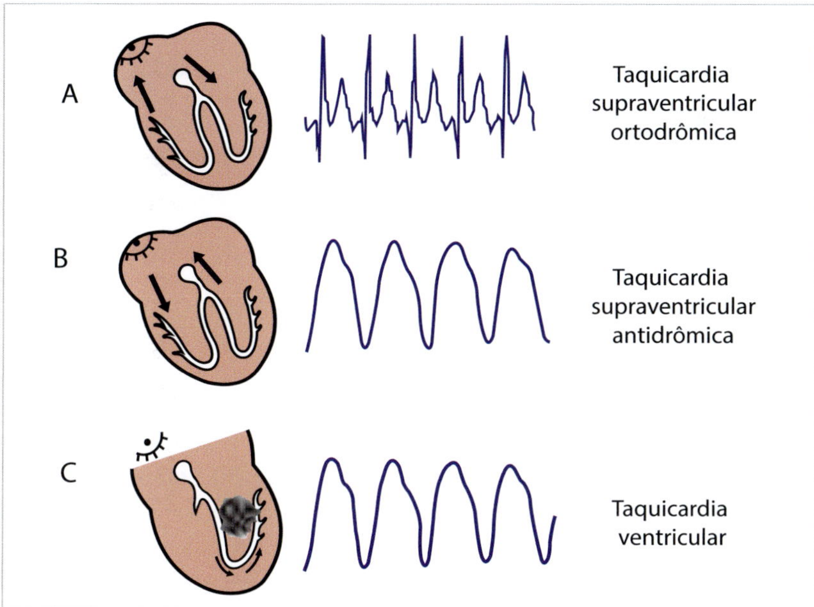

FIGURA 9 Origem das taquicardias e largura do QRS. As situações A e B envolvem átrios e ventrículos para a sua concepção, com progresso pelo sistema His-Purkinje. Já na situação C, apenas o ventrículo faz parte da concepção da taquiarritmia. Ao comparar as situações B e C, percebe-se que, apesar de mecanismos e origens distintas, a representação eletrocardiográfica (QRS largo) é semelhante.

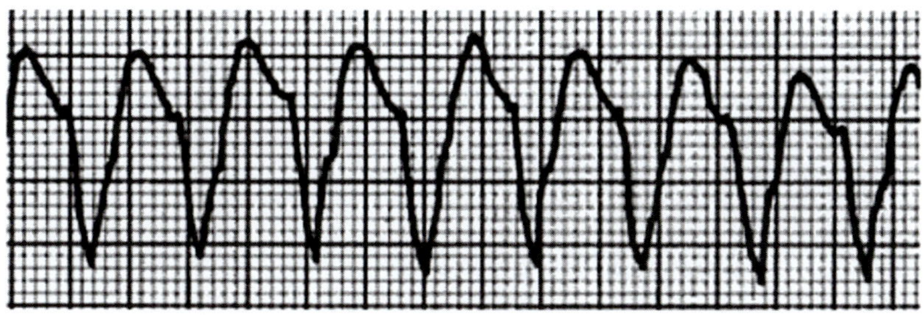

FIGURA 10 Taquicardia ventricular monomórfica.

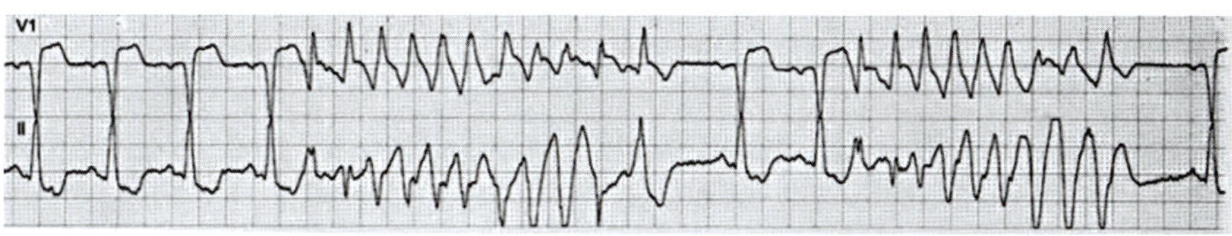

FIGURA 11 Taquicardia ventricular polimórfica em um paciente com infarto agudo do miocárdio.

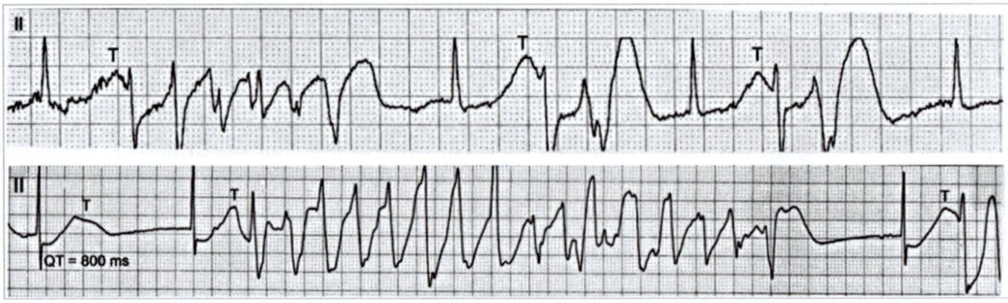

FIGURA 12 Dois exemplos de "torção das pontas".

Bradiarritmias

Bradicardia é definida como frequência cardíaca < 50 a 60 bpm. Não há recomendação quanto ao limite possível tolerado;[9] assim, a necessidade de tratamento vai ser guiada pela clínica do paciente, pois a bradicardia pode levar a diminuição do débito cardíaco e aporte insuficiente de oxigênio aos tecidos, já que o débito cardíaco, por sua vez, é produto da frequência cardíaca pelo volume sistólico do ventrículo esquerdo.

A bradicardia no cenário anestésico pode ter múltiplas causas e condições associadas. Um desses cenários é a bradicardia em consequência da anestesia subaracnóidea, em que se pode observar bradicardia sinusal, bloqueio AV de primeiro ou segundo grau (tipo I e II), bloqueio AV total (BAVT) e até parada cardiorrespiratória (Figura 13).

O termo "bloqueio atrioventricular" se refere à condução inadequada do impulso do átrio para os ventrículos. Os bloqueios de primeiro e segundo grau (tipo I) geralmente são benignos e não acarretam maiores riscos. Por outro lado, o de segundo grau tipo II e BAVT exigem maior cautela e avaliação rigorosa.

ANORMALIDADES ELETROLÍTICAS

A hipocalemia está associada a uma variedade de arritmias, incluindo batimentos atriais e ventriculares prematuros, bradicardia sinusal, taquicardia paroxística atrial ou juncional, BAV e TV ou fibrilação ventricular (FV). Níveis séricos de potássio < 3,5 mmol/L previram arritmias perioperatórias graves, fibrilação atrial pós-operatória e *flutter* atrial. Assim, os pacientes hipocalêmicos submetidos a cirurgia não cardíaca apresentaram maior frequência de eventos cardiovasculares adversos em comparação com controles.[10]

A hipocalemia geralmente produz alterações características no eletrocardiograma, como anormalidades do segmento ST, diminuição da amplitude da onda

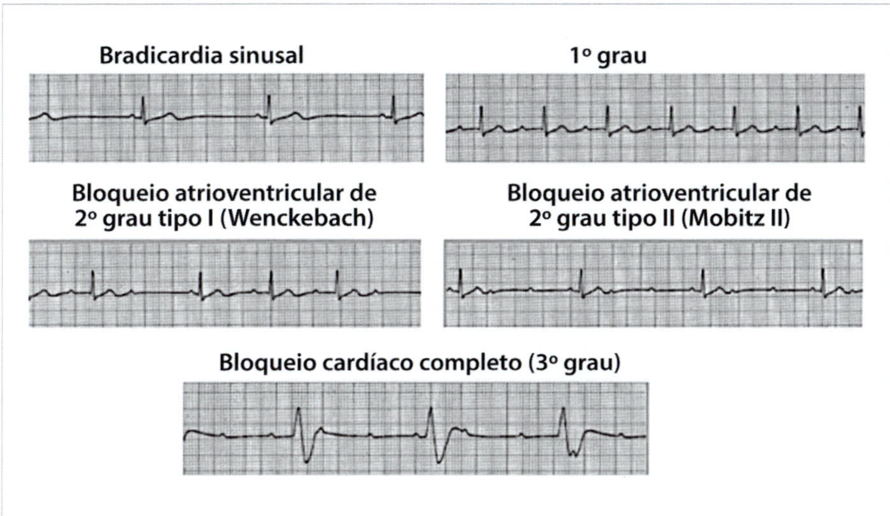

FIGURA 13 Tipos de bradicardias.

T e aumento da amplitude da onda U ao final da onda T (Figura 14) e prolongamento do intervalo QT. No entanto, essas alterações não são observadas em todos os pacientes, e há, ainda, considerável variabilidade observada entre a concentração sérica de potássio e a progressão de alterações de eletrocardiograma ou arritmias.

A hipercalemia pode levar a uma variedade de aberrações de condução (por exemplo, bloqueio de ramo esquerdo, bloqueio de ramo direito, BAV), bem como bradicardia sinusal, parada sinusal, assistolia ou TV ou FV.[11] Embora os pacientes com hipercalemia possam ter ondas T apiculadas (Figura 15), muitas vezes não há progressão ordenada de anormalidades de eletrocardiograma à medida que o potássio aumenta, nem a ausência de alterações de eletrocardiograma impede arritmias cardíacas com risco de vida associadas à hipercalemia.

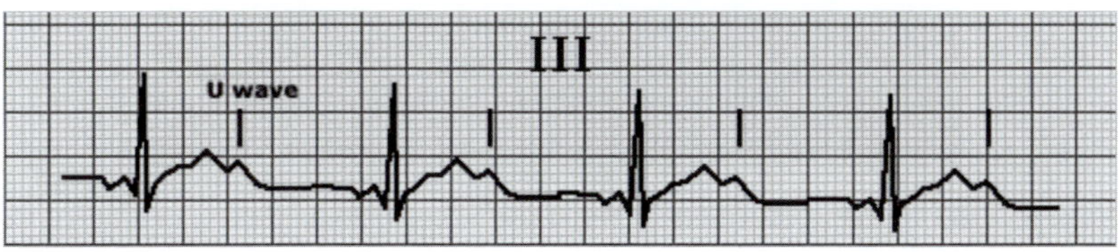

FIGURA 14 O aumento na amplitude das ondas U, que ocorre no final da onda T, é característico da hipocalemia.

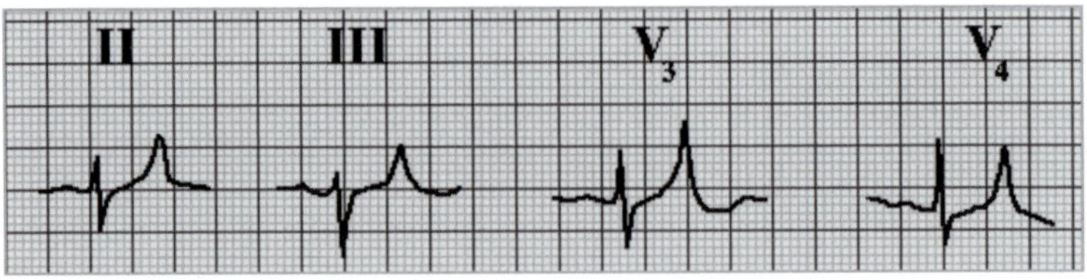

FIGURA 15 Uma onda T alta e simétrica é a primeira alteração observada no eletrocardiograma em um paciente com hipercalemia.

ASSOCIAÇÃO DO ELETROCARDIOGRAMA E BALÃO INTRA-AÓRTICO

O balão intra-aórtico (BIA) é um dispositivo de assistência ventricular que tem como objetivo aliviar a carga do coração e melhorar o fluxo sanguíneo coronariano. Trata-se de cateter com balão que realiza processo dinâmico de insuflação e desinsuflação, acoplados ao console de comando com reservatório de gás e monitor que exibe eletrocardiografia, curva de pressão arterial, dados sobre a atuação do balão e parâmetros hemodinâmicos complementares (Figura 16). Seu uso está indicado em casos graves de choque cardiogênico e insuficiência cardíaca de causas potencialmente reversíveis ou como terapia ponte para transplante cardíaco.

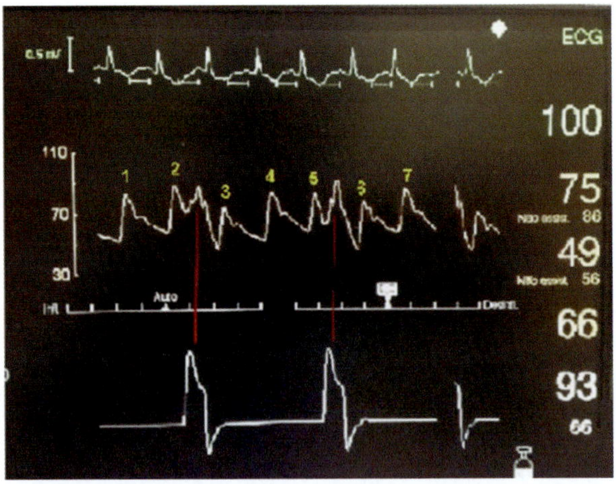

FIGURA 16 Tela do console de balão intra-aórtico exibindo eletrocardiograma, curva de pressão arterial, curva de atuação do balão e outros dados hemodinâmicos.

Fonte: http://temasemcardiologia.com.br.

O cateter é introduzido habitualmente por via percutânea através da punção da artéria femoral e deslocado até a aorta, devendo ser posicionado de 2 a 3 cm antes da saída da subclávia esquerda e acima das artérias renais. O BIA utiliza dados do eletrocardiograma como gatilho para acionar o console. A insuflação ocorre no meio da onda T, quando a válvula aórtica se encontra fechada - momento que corresponde à fase diastólica do ciclo cardíaco; dessa maneira, aumenta o fluxo sanguíneo na raiz da aorta, otimizando a perfusão coronariana que, em última instância, incrementará a oxigenação miocárdica. A desinsuflação acontece durante a sístole quando a válvula aórtica está aberta – momento que corresponde ao pico da onda R no eletrocardiograma –, levando à redução no pós-carga que diminui o trabalho cardíaco e o consumo miocárdico de oxigênio.

CONSIDERAÇÕES FINAIS

A eletrocardiografia contínua mostra-se útil para deteção precoce de arritmias cardíacas, isquemia miocárdica e alterações eletrolíticas fatais.

Os pontos fortes do eletrocardiograma é ser um método de baixo custo, não invasivo e de fácil interpretação, sendo sua principal limitação a variedade de fatores que interferem na qualidade do traçado eletrocardiográfico. Ainda assim, o eletrocardiograma é considerado monitor obrigatório em todos os tipos de anestesia e importante recurso na redução da morbidade perioperatória.

REFERÊNCIAS BIBLIOGRÁFICAS

1. Aires MM. Fisiologia. 4. ed. Rio de Janeiro: Guanabara Koogan; 2017.
2. Melleti JFA, Miranda RVB, Miranda CA. Eletrocardiografia perioperatória. In: Potério GMB, Pires OC, Callegari DC, Slullitel A. Atualização em Anestesiologia. v. 14. Monitorização em Anestesia. Barueri: Manole; 2011. p. 86-108.
3. Carmona MJC, Kim SM. Complicações cardiocirculatórias. In: Tratado de Anestesiologia SAESP. 6. ed. São Paulo: Atheneu; 2006. p. 2005-14.
4. Carmona MJC, Ferreira FS, Malbouisson LMS. Monitorização da função cardiovascular. In: Cangiani LM, Posso IP, Potério GMB, Nogueira CS. Tratado de Anestesiologia SAESP. 6. ed. São Paulo: Atheneu; 2006. p. 589-99.
5. Wiedemenn HP, Matthay MA, Matthay RA. Cardiovascular-pulmonary monitoring in the intensive care unit (part 1). Chest. 1984;85:537-49.
6. Brugada J, Katritsis DG, Arbelo E, Arribas F, Bax JJ, Lundqvist CB, et al. The Task Force for the management of patients with supraventricular tachycardia of the European Society of Cardiology (ESC): Developed in collaboration with the Association for European Paediatric and Congenital Cardiology (AEPC). Eur Heart J. 2020;41(5):655-720.
7. Scuotto F, Voss TH, Paul LC, Fenelon G, Figueiredo MJO. Arritmias na sala de emergência e UTI. Taquicardias de QRS estreito: fundamentos para a abordagem. Rev Soc Cardiol Estado de São Paulo. 2018;28(3):276-85.

8. Filho AP, Pyntiá JP, Schmidt A. Distúrbios de ritmo cardíaco. Medicina (Ribeirão Preto). 2003;36:151-62.
9. Limongi JAG, Lins RSM. Parada cardiorrespiratória em raquianestesia. Rev Bras Anestesiol. 2011;61(1):110-20.
10. Arora P, Pourafkari L, Visnjevac O, Anand EJ, Porhomayon J, Nader ND. Preoperative serum potassium predicts the clinical outcome after non-cardiac surgery. Clin Chem Lab Med. 2017;55(1):145-53.
11. Mattu A, Brady WJ, Robinson DA. Electrocardiographic manifestations of hyperkalemia. Am J Emerg Med. 2000;18:721.

2

Monitorização da pressão arterial sistêmica em monitorização em Anestesiologia: evidências, desfechos e inovações

David Ferez
Paulo do Nascimento Junior

INTRODUÇÃO

A pressão arterial é uma das medidas mais comuns empregadas para a monitorização do sistema cardiovascular. É de utilidade crucial para o acompanhamento na perfusão dos tecidos, avaliação do estado de choque e das muitas intervenções terapêuticas. Seu enorme valor pode ser lembrado por meio da obrigatoriedade de sua medida durante a realização de uma anestesia (Resolução do Conselho Federal de Medicina nº 2.174, de 14 de dezembro de 2017).

Numerosos métodos da medida da pressão arterial estão disponíveis ao anestesiologista e podem ser classificados em métodos não invasivos e invasivos, este último envolvendo a canulização de um vaso arterial para a sua medida direta.

A EVOLUÇÃO DO MÉTODO

Embora exista pouca dúvida de que o pulso, em especial o pulso radial, é monitorado sobre diversas condições humanas desde o Egito Antigo, a medida da pressão arterial tornou-se objeto de curiosidade científica só no século XVIII e buscou-se um método para a sua aferição. É surpreendente que a ocorrência comum de o sangue irromper de um vaso roto arterial ou venoso não despertou a curiosidade dos fisiologistas muito antes do século XVIII.

Coube ao reverendo Stephen Hales, fisiologista inglês, indagar o motivo pelo qual os vasos sanguíneos irrompiam sangue e iniciar a investigação desse fenômeno.

William Harvey lançou os primeiros estudos sobre o fluxo das veias e artérias no século XVII,[1] mas somente um século após o fisiologista Hales estudou e desvendou a pressão sanguínea (Figura 1).[2]

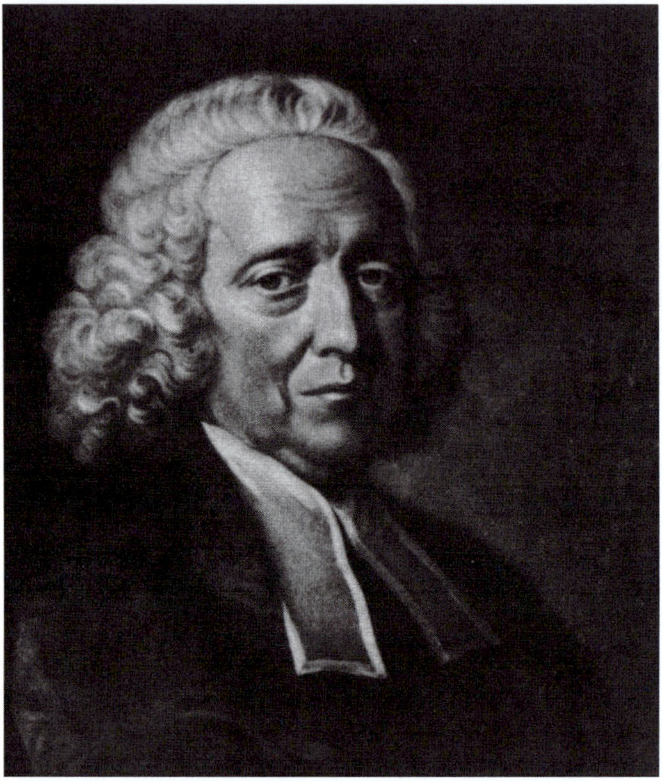

FIGURA 1 Reverendo Stephen Hales, fisiologista inglês.

Um dos maiores fisiologistas do século XIX, Johannes Muller, disse certa vez que "a descoberta da pressão sanguínea foi mais importante que a descoberta do sangue". Por meio da introdução de um tubo de vidro na artéria femoral de um cavalo, Hales observou a ascensão e queda do sangue, notando seu caráter pulsátil, indicando também a presença de pressão, no caso, a pressão da artéria femoral (Figura 2).

Foi em torno do ano de 1820 que Jean-Léonard-Marie Poiseuille, químico e médico francês (Figura 3), desenvolveu o manômetro de mercúrio com o objetivo de medir diretamente a pressão arterial de animais. Isso permitiu a Carl Ludwig o desenvolvimento do quimógrafo em 1847.

O quimógrafo de Carl Ludwig constituía de uma cânula de vidro, um manômetro de mercúrio e uma boia presa a uma caneta. Esse sistema permitia inscrever as oscilações da pressão arterial sobre um tambor rotativo, criando assim a primeira gravação de uma forma de onda arterial (Figura 4).

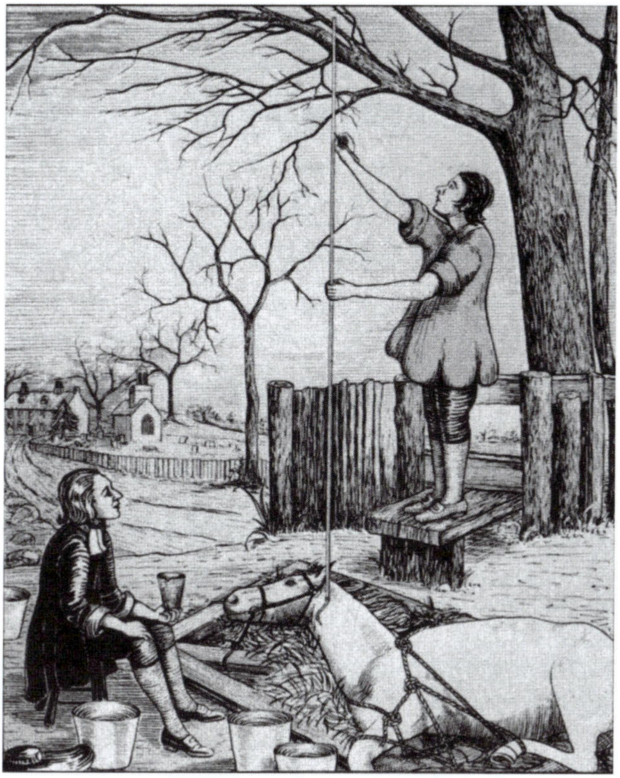

FIGURA 2 Experimento do reverendo Stephen Hales.

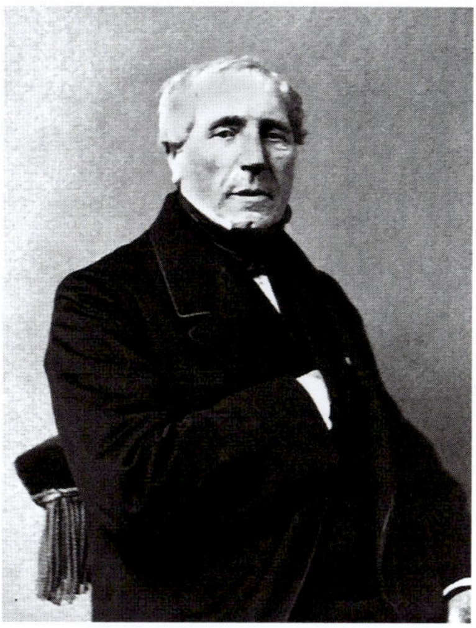

FIGURA 3 Jean-Léonard-Marie Poiseuille.

Em 1855, Karl von Vierordt, médico germânico, criou sua técnica não invasiva de medição da pressão arterial através do esfigmomanômetro (Figura 5). Sua abordagem consistiu em uma combinação de pesos e alavancas utilizando uma sonda colocada nas proximidades da artéria radial.

Devido à complexidade de seu aparelho, não ganhou popularidade, e, cinco anos após, Étienne-Jules Marey procurou melhorar a acurácia desse aparelho, mas não aprimorou seu enredamento (Figura 6).[2]

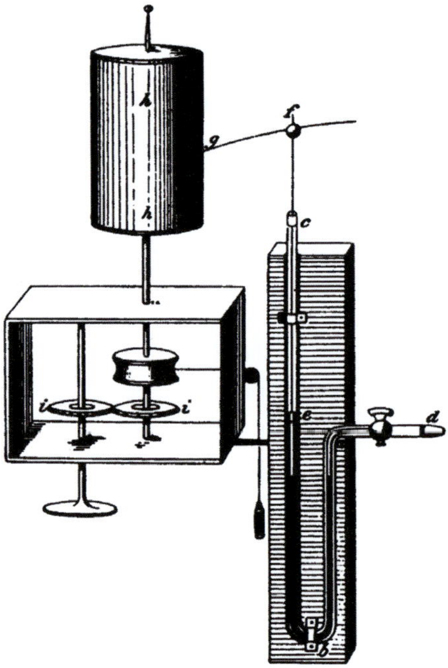

FIGURA 4 Quimógrafo de Carl Ludwig.

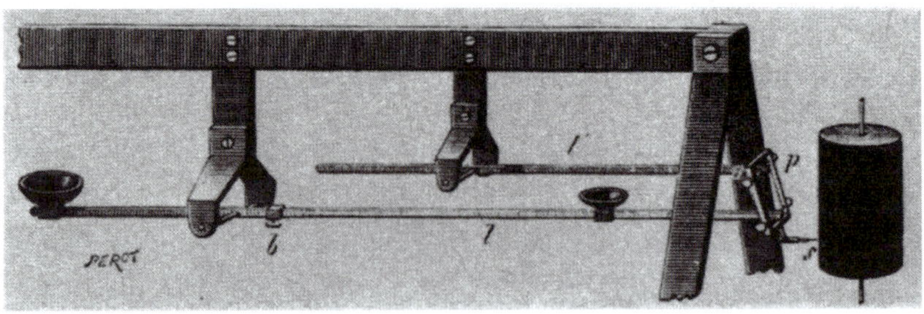

FIGURA 5 Esfigmógrafo de Vierordt.

Riva-Rocci, em 1896, descreveu seu método de medida da pressão arterial sistólica na *Gazzetta Medical di Torino*, na Itália.[2] Os detalhes da técnica serão vistos mais à frente.

Somente em 1905 o cirurgião russo Nikolai C. Korotkoff descreveu seu método. O procedimento de Korotkoff consiste em colocar um estetoscópio sobre a artéria braquial na fossa cubital e distalmente ao manguito de Riva-Rocci; sons do fluxo sanguíneo arterial poderiam ser ouvidos quando ele era esvaziado. Korotkoff descreveu a descoberta dessa técnica auscultatória para *Izvestiya Voennomeditsinskaie Akademiia* de São Petersburgo, em dezembro de 1905.[2] Os detalhes serão vistos mais adiante.

O processo mais empregado atualmente é o método oscilométrico. Nesse método, a pressão arterial não invasiva pode ser monitorada continuamente por sensores usados nos pacientes e acoplados a um servomecanismo que mantém a pressão do manguito adequada. Ele apresenta grande precisão quando comparado ao *gold standard*, a pressão arterial invasiva.

Deve-se destacar que a nossa compreensão da importância da medida e monitorização da pressão arterial não invasiva não teria sido desenvolvida sem a intervenção dos primeiros pioneiros, como Hales, Ludwig e von Basch.

ACOPLAMENTO VENTRICULOVASCULAR: DETERMINANTES DO FORMATO DA CURVA DA PRESSÃO ARTERIAL

Conceitos físicos básicos de ondulatória

Onda, onda fundamental e harmônicos

Onda é uma perturbação que se propaga através do espaço, desde o ponto onde é produzida, transportando energia, mas não transportando a matéria. Ela pode ou não necessitar de um meio de propagação.

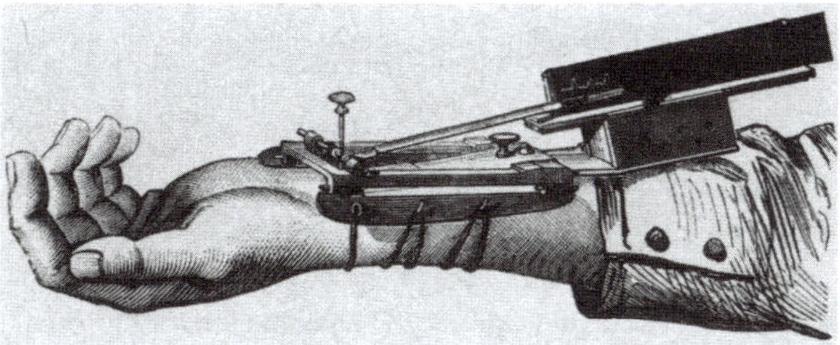

FIGURA 6 Esfigmógrafo de Marey.

Uma das mais simples formas de onda é a onda em forma de dois sinos invertidos (senoidal). Todas as ondas possuem algumas grandezas físicas que devem ser conhecidas:

- Frequência: número de oscilações da onda por um certo período. A unidade de frequência do Sistema Internacional (SI) é o hertz (Hz), que equivale ao número de oscilações em 1 segundo e é representada pela letra "f". Então, quando se diz que uma onda vibra a 60 Hz, isso significa que ela oscila 60 vezes por segundo. A frequência de uma onda só muda quando há alterações na sua fonte.
- Período: tempo necessário para a fonte produzir uma onda completa. No SI, é representado pela letra "T" e é medido em segundos. É possível criar uma equação relacionando a frequência e o período de uma onda: $f = 1/T$.
- Comprimento de onda: tamanho de uma onda, que pode ser medida em três pontos diferentes: de crista a crista, do início ao final de um período ou de vale a vale. Crista é a parte alta da onda, e vale, a parte baixa. O comprimento de onda é representado no SI pela letra grega lambda (λ).
- Velocidade: todas as ondas possuem uma velocidade, que é sempre determinada pela distância percorrida, sobre o tempo gasto. Nas ondas, essa equação fica: $v = \lambda/T$.
- Amplitude: "altura" da onda, a distância entre o eixo da onda até a crista. Quanto maior for a amplitude, maior será a quantidade de energia transportada (Figura 7).

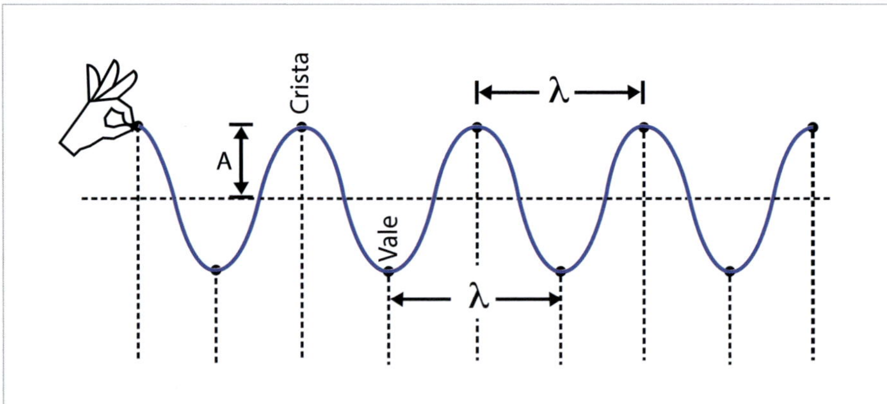

FIGURA 7 Variáveis comuns de uma onda simples.

Uma onda complexa pode ser o resultado da composição de várias ondas simples de formato senoidal. O conjunto dessas ondas senoidais difere em frequência, amplitude e fase. Outra maneira de olhar para esse fenômeno é que qualquer onda complexa pode ser dividida em um número de diferentes ondas senoidais básicas.

A forma de onda arterial não é claramente uma onda senoidal simples, tal como descrito anteriormente, mas pode ser dividida em uma série de ondas senoidais com muitos componentes. Pode-se afirmar que a onda da pressão arterial consiste em uma composição de uma onda fundamental e uma série de ondas harmônicas.

As ondas harmônicas são ondas menores cujas frequências são múltiplos da frequência fundamental (por exemplo, se a frequência fundamental é 1 Hz, seria visto com ondas harmônicas frequências de 2 Hz, 3 Hz, 4 Hz e assim por diante).

O processo de analisar uma forma de onda complexa em termos de suas ondas senoidais constituintes é chamado de análise de Fourier. Duas ondas senoidais podem ser combinadas e, em conjunto, compõem uma onda mais complexa, que começa a assemelhar-se à onda da pressão arterial (Figura 8).

Concluindo, a onda de pressão arterial fundamental em sua forma senoidal que ocorre a cada batimento cardíaco pode ser chamada de frequência fundamental. Cada harmônico subsequente dessa onda original gera ondas menores que são múltiplos dessa frequência fundamental. Ressalte-se que a forma final da

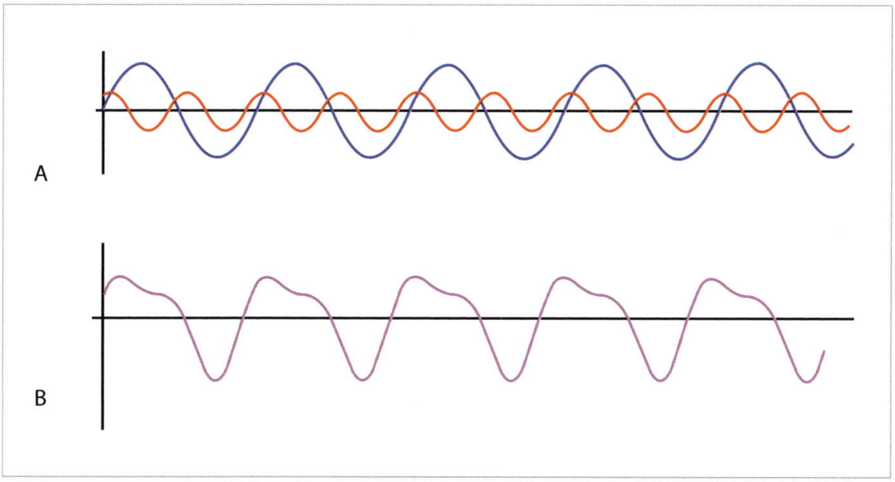

FIGURA 8 A: observam-se ondas simples em forma de sino com diferentes frequências, amplitudes e fases. B: observa-se a onda complexa que se obtém da soma das ondas superiores; nota-se a semelhança com a onda arterial.

onda de pressão arterial resulta da composição aproximada de seis a dez harmônicos. A origem dessa ressonância que ocorre na rede vascular é complexa, como será estudado a seguir.

O fenômeno de ressonância

Cada material possui uma frequência que oscila livremente – esse fenômeno é chamado de frequência natural ou fundamental. Se uma nova força (energia) com uma frequência semelhante à frequência natural é aplicada ao sistema, todo o sistema vai começar a oscilar de forma mais intensa em sua amplitude. Esse fenômeno é conhecido como ressonância.

Sistemas ressonantes podem ser muito úteis na vida animal. A membrana basilar na cóclea do ouvido é um exemplo de sistema biológico que funciona nos princípios da frequência natural e sua ressonância. Por outro lado, a ressonância pode ter consequências desastrosas. Em 1850, uma ponte pênsil na França entrou em colapso quando os soldados marchando por ela na mesma frequência começaram a ressoar. A ponte iniciou a sua oscilação e balançou descontroladamente com a marcha, e assim continuou até entrar em colapso.

Um modelo do fenômeno de ressonância é observado na medida da pressão arterial invasiva: se a frequência natural do sistema de medição da pressão escolhido (extensores inadequados, como exemplo) ficar perto da frequência dos componentes ondulatórios da onda arterial, o sistema irá ressonar, levando a amplificação excessiva e distorção do sinal e, portanto, dos valores obtidos. Nesse exemplo, uma pressão arterial sistólica erroneamente mais elevada seria obtida.

É importante que o sistema de obtenção da pressão arterial invasiva tenha uma frequência natural muito alta – pelo menos oito vezes o da frequência fundamental da onda arterial (frequência do pulso). Portanto, para um sistema obter de forma correta a pressão arterial invasiva de um paciente com frequência cardíaca de 135 bpm, sua frequência natural deve ser de, pelo menos: (135 bpm × 8)/60 secs = 18 Hz.

Recorda-se que a frequência natural de um sistema é determinada pelas propriedades dos seus componentes. Ela pode ser aumentada por: redução do comprimento dos tubos do sistema ou cânula arterial, redução da complacência dos tubos do sistema e cânula arterial, diafragma do transdutor, redução da densidade do fluido utilizado no sistema e, por fim, aumento do diâmetro dos tubos do sistema ou cânula arterial.

A maioria dos sistemas disponíveis comercialmente tem uma frequência natural de cerca de 200 Hz, mas esta pode ser reduzida pela adição de torneiras de três vias, bolhas, coágulos e tubos adicionais (extensões), muitas vezes mais finos e de complacência elevada (inadequados).

ONDA DE PRESSÃO ARTERIAL[3]

A onda de pressão arterial como forma de transferência de energia potencial e cinética

A pressão arterial é a força exercida pelo sangue por unidade de área na parede dos vasos arteriais e é aferida em milímetros de mercúrio (mmHg). A forma de onda fundamental da pressão arterial é produzida pela interação dinâmica entre inúmeros componentes, como: o volume de sangue ejetado pelo coração (volume sistólico) a cada batimento cardíaco; a velocidade (fluxo sanguíneo – energia cinética) com a qual esse volume é ejetado pelo coração na aorta; a capacidade do leito vascular (aorta e grandes vasos) em se distender e acomodar esse volume ejetado (energia potencial); finalmente, a velocidade (fluxo sanguíneo – energia cinética) com que o volume de sangue ejetado é capaz de fluir do compartimento arterial central (aorta e grandes vasos) para os tecidos periféricos (resistência vascular periférica). O seu formato e análise será visto mais adiante.

A Figura 9 mostra a relação entre a pressão aórtica e a do fluxo aórtico registrados. Observa-se que existe um intervalo de tempo entre o pico de fluxo e o pico de pressão, indicando que o pico de pressão é o resultado de uma interação dinâmica entre o volume sistólico, a complacência vascular e a resistência vascular periférica.

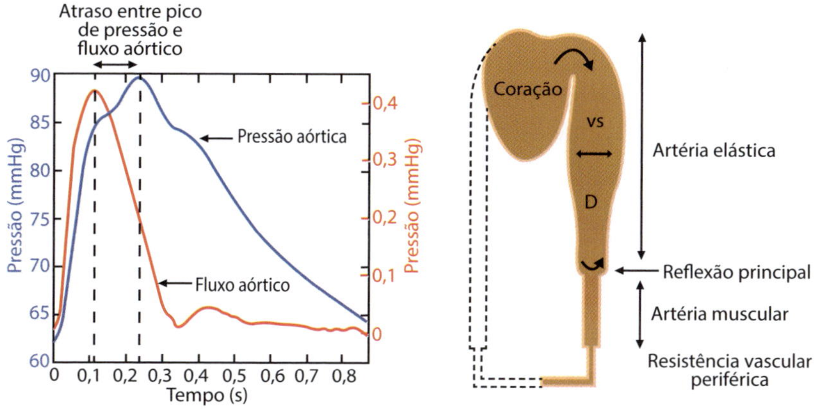

FIGURA 9 A figura mostra que o pico de pressão aórtica é tardio quando comparado ao pico do fluxo aórtico registrado, e o intervalo de tempo indica que o ápice de pressão é o resultado de uma interação dinâmica entre o volume sistólico, a complacência vascular e a resistência vascular periférica, e não somente do fluxo ou massa de sangue ejetado.

Pode-se concluir que, quando é avaliada a forma da onda arterial, é importante reconhecer os seus três principais componentes: em primeiro a pressão média dentro do sistema, em segundo um componente pulsátil que oscila em torno desse valor médio, e em terceiro, a pressão sistólica e a pressão diastólica, que de uma maneira complexa é determinada por: a) Volume sistólico; b) Complacência vascular; c) Resistência vascular periférica; d) Viscosidade do sangue (reologia sanguínea). Esses conceitos fisiológicos são amplamente referidos como acoplamento ventriculovascular e devem estar no cerne das nossas tentativas na avaliação da forma de uma onda arterial.

Para fins clínicos, é útil considerar que a pressão sistólica é a pressão máxima gerada na árvore arterial durante a ejeção ventricular e é influenciada principalmente pelo volume sistólico e complacência vascular. Esta última pode grosseiramente ser entendida como a medida de quão rígidos ou elásticos são os grandes vasos arteriais.

Quando a complacência vascular é constante, um aumento do volume sistólico vai resultar em um aumento da pressão sistólica. Semelhantemente, para um mesmo volume sistólico, uma diminuição na complacência vascular terá um efeito idêntico.

A capacidade de manter a pressão dentro da árvore arterial durante a fase de diástole cardíaca depende da capacidade das artérias proximais, especialmente da aorta, de se retraírem e continuar a forçar o sangue para a frente, contra a resistência oferecida pelos leitos vasculares periféricos (efeito Windkessel).[4] Esses fatores explicam, em parte, por que os indivíduos idosos têm pressão sistólica mais elevada (complacência vascular reduzida associada a arteriosclerose dos vasos) e pressão diastólica inferior (incapacidade das artérias rígidas para se recolher e manter a pressão dentro do compartimento).

Os neonatos tendem a ter menor pressão sistólica (por causa de uma árvore arterial muito complacente ou distensível) e pressão diastólica superior (vasos capazes de alto recolhimento elástico, mantendo a pressão dentro do compartimento quando o coração estiver na diástole) – Figura 10.

A Figura 11 ilustra os princípios inerentes do acoplamento ventriculovascular durante uma diminuição na complacência vascular da aorta como em um indivíduo idoso ou como a aplicação de uma pinça de interrupção de fluxo parcial (*cross clamp*) na aorta descendente. A redução da complacência vascular durante a ejeção do ventrículo resulta em maior pressão sistólica. De forma contrária, o volume vascular reduzido, semelhante a uma hipovolemia, prejudica a capacidade da árvore vascular em recuar, pois está sujeita à lei de Hooke da elasticidade, e, semelhante a um elástico pouco distendido, suporta pouco a pressão diastólica quando a ejeção ventricular terminou, resultando em menor pressão diastólica.

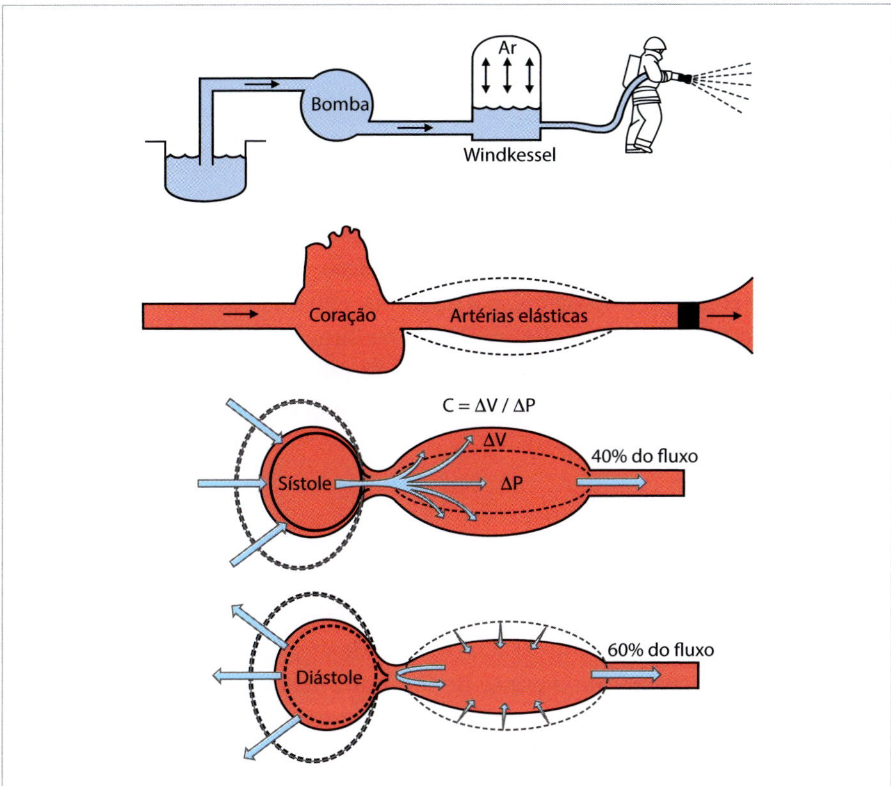

FIGURA 10 Efeito Windkessel.

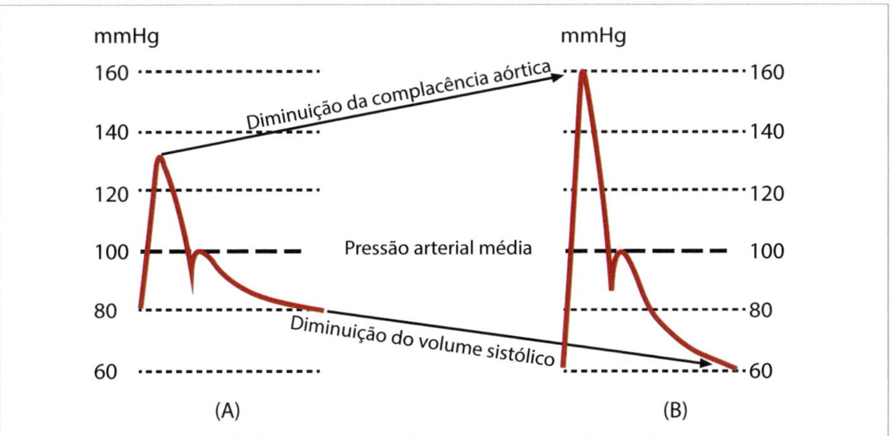

FIGURA 11 Acoplamento ventriculovascular durante uma alteração aguda na complacência arterial e do volume sistólico.

Concluindo, o fluxo de sangue dentro das artérias mais distais ao coração durante a diástole será determinado pelo gradiente de pressão conseguido pelo recolhimento elástico da aorta proximal e a pressão a jusante, provocada pela resistência vascular periférica. Na presença de vasodilatação (e a consequente redução da resistência vascular periférica), o recolhimento elástico da aorta é capaz de manter um fluxo para a frente por um período mais longo, até que ocorra uma equalização da pressão das artérias centrais e da periferia. Esse fenômeno acarreta pressão diastólica muito mais baixa.

Define-se como pressão de pulso a diferença entre a pressão arterial sistólica e a pressão arterial diastólica (PAS – PAD). Na situação descrita anteriormente existe um eventual alargamento da pressão de pulso, devido à diminuição da pressão diastólica, característica comum associada à vasodilatação sistêmica, como pode ser visto na Figura 11.

Componentes da onda de pressão arterial

A análise da onda de pulso é uma técnica que consiste na gravação precisa da onda central e a análise de seus diferentes componentes, morfologia e valores. O elemento mais importante que caracteriza a onda de pulso sistólica é a ponto de inflexão (Pi), que representa o ponto onde a onda jusante de energia do sangue arterial se impacta com a onda contra jusante de reflexão nos vasos periféricos (Figura 12). Esse fenômeno é importante por elevar a pressão sistólica (DP) e participar do fechamento da válvula aórtica.

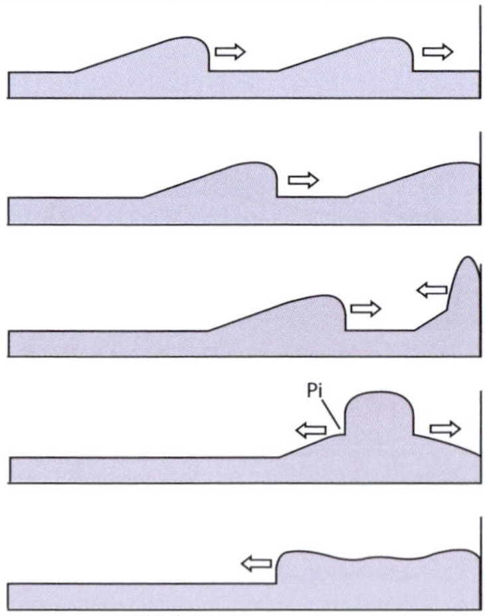

FIGURA 12 Analogia entre ondas em uma piscina e as ondas arteriais. O ponto de inflexão Pi corresponde à colisão de energia da onda a jusante e contra jusante de reflexão nos vasos periféricos.

Quando ele aparece na onda de pulso, é "em forma de ombro". O tempo do atraso na onda contra jusante é definida por "Ti". Os componentes da onda de pulso são mostrados na Figura 13.

Outro ponto importante a ser estudado corresponde à incisura dicrótica, analisada em detalhes no próximo tópico.

Incisura dicrótica

A maioria dos médicos está familiarizada com o entalhe dicrótico visto na onda de pressão arterial normal. A incisura representa o ponto nadir que ocorre imediatamente após o fechamento das valvas aórticas que precede a onda dicrótica que se segue. A onda dicrótica é frequentemente utilizada como um marcador para o fim do período de ejeção ventricular. A onda dicrótica que segue a incisura dicrótica ocorre com o recolhimento elástico da árvore arterial contra uma válvula aórtica fechada, causando aumento de pressão secundária diastólica. À medida que a incisura dicrótica está associada ao fechamento da válvula da aorta, é geralmente vista no primeiro terço do ramo descendente da onda de pressão, uma vez que é nesse ponto que os gradientes de pressão propiciam o fechamento da válvula aórtica (diferença entre a pressão no compartimento da aorta e a pressão no ventrículo esquerdo).

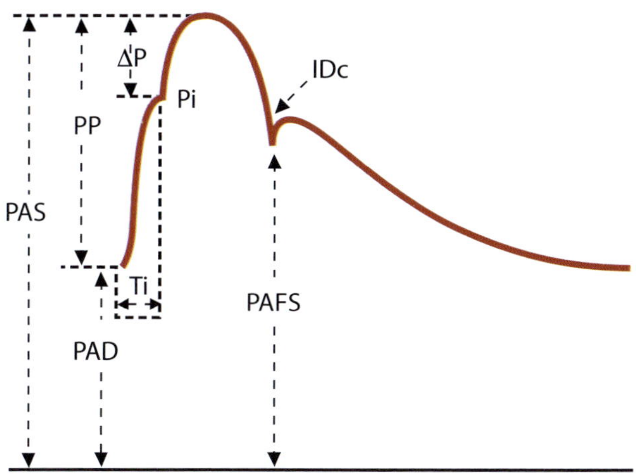

FIGURA 13 Componentes básicos da onda de pressão arterial: ΔP: aumento da pressão devido ao impacto da onda jusante e contra jusante; IDc: incisura dicrótica; PAD: pressão arterial diastólica; PAFS: pressão arterial no final da sístole; PAS: pressão arterial sistólica; PP: pressão de pulso; Pi: ponto de inflexão, início do impacto da onda jusante e contra jusante.

Na presença de uma vasodilatação acentuada e diminuição do gradiente de pressão, ocorre o fechamento tardio da válvula aórtica, ou seja, no final do ciclo cardíaco. Esse fato induz ao desvio da incisura dicrótica mais para o final na diástole (desvio para a direita da onda). Assim, o desvio para o final da diástole da incisura dicrótica relaciona-se com baixa pressão sistólica, baixa pressão diastólica e aumento da pressão de pulso (Figura 14).

PRESSÃO ARTERIAL MÉDIA[3]

O sistema cardiovascular pode ser comparado de forma grosseira a um sistema hidráulico, em que existe uma bomba (coração) com seu ritmo (frequência cardíaca) que impulsiona um líquido (sangue) por um tubo (aorta). Assim, pode-se, de forma muito aproximada (já que o sangue não é um líquido newtoniano e a aorta não é um tubo rígido), esperar que a lei de Hagen-Poiseuille seja justaposta (Figura 15).

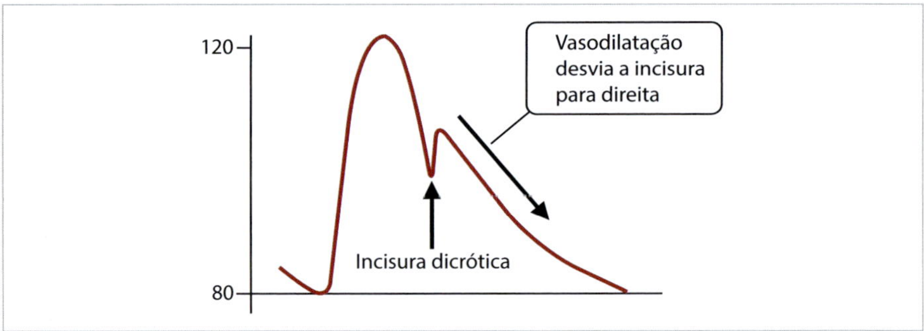

FIGURA 14 Incisura dicrótica.

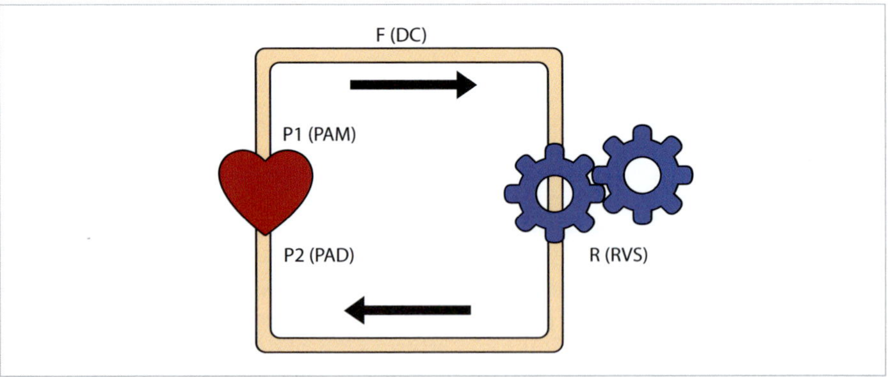

FIGURA 15 Analogia do sistema vascular como um sistema hidráulico.

$$F = K \frac{P1 - P2}{R}$$

F = fluxo (débito cardíaco)
K = constante
P1 = pressão inicial (pressão arterial média)
P2 = pressão final (pressão atrial direita)
R = resistência (resistência vascular sistêmica)

Define-se a pressão arterial média como a pressão média durante todo o ciclo cardíaco. Esse é um conceito importante quando se adota o referencial da perfusão do sangue pelos tecidos. Ela só pode ser obtida corretamente por meio da medida direta da pressão, onde pode ser calculada através da área (o que representa a integral matemática), sob a curva da pressão arterial e do tempo (Figura 16).

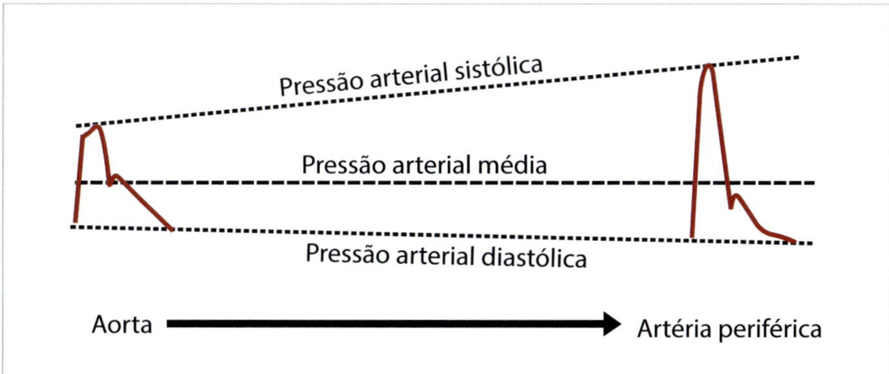

FIGURA 16 Observa-se a constância da pressão arterial média até as artérias periféricas (mantendo a área sob a curva), apesar da variação da pressão sistólica.

Utilizando-se uma abordagem muito simplista, a pressão arterial média é influenciada somente pelo débito cardíaco (volume sistólico – VS – e frequência cardíaca – FC) e a resistência vascular periférica – RVP –, se desconsiderar a pressão média atrial direita, lembrando que em condições normais é próxima a zero.

PAM α DC × RVP
A PaDM é próxima de zero
PAM = Θ (DC × RV)
PAM α VS × FC × RVP

PAM = pressão arterial média
Θ = constante de igualdade
DC = débito cardíaco
RVP = resistência vascular periférica
PaDM = pressão do átrio direito média
FC = frequência cardíaca

No entanto, a pressão arterial média pode ser estimada quando se obtêm a pressão arterial sistólica e a pressão arterial diastólica, como sendo aproximadamente a pressão arterial diastólica acrescida de 30% da diferença entre a pressão arterial sistólica e a diastólica, ou, como estudos mais recentes têm apontado, 40% dessa diferença.

PAM = PAD + [(PAS – PAD) × 1/3]
ou
PAM = PAD + [(PAS – PAD) × 2/5]

PAM = pressão arterial média
PAS = pressão arterial sistólica
PAD = pressão arterial diastólica

MEDIDAS NÃO INVASIVAS DA PRESSÃO ARTERIAL

Uma das desvantagens das medidas não invasivas da pressão arterial é que a maioria desses métodos impossibilita a interpretação do formato da curva. A maioria dos métodos de medida da pressão arterial de forma não invasiva depende do esfigmomanômetro semelhante ao descrito por Riva-Rocci, em 1896, ou Korotkoff, em 1905.

Métodos manuais

Como visto em tópico anterior, o manguito de pressão arterial de Riva-Rocci é um dispositivo simples que consiste em um saco em forma de faixa de borracha (braçadeira ou manguito), rodeado por uma faixa inelástica, que pode ser inflado por ar através de um bulbo ou bomba. O sistema é acoplado a um manômetro para medir a pressão dentro do manguito. O manguito é então inflado até o desaparecimento do pulso radial, e o desaparecimento do pulso radial indica a pressão arterial sistólica (método de Riva-Rocci). Posteriormente foi utilizada uma variação desse método, conhecida como retorno ao fluxo, em que a pressão sistólica é determinada pelo retorno do pulso radial na desinflação dele.

Korotkoff delineou claramente as diferentes fases de "sons" que podiam ser ouvidos quando se tomam medidas deflacionando o manguito de Riva-Rocci. Surpreendentemente, esse método foi alterado muito pouco ao longo dos últimos 100 anos. Desde o seu advento, continua a ser um método simples e pouco dispendioso de obtenção da pressão sanguínea. O manguito é colocado no braço proximal e insuflado até uma pressão estimada acima da pressão sistólica. A seguir, é colocado sobre a artéria braquial, distal à braçadeira, o estetoscópio. Segue-se o esvaziamento lento da braçadeira para apreciar sons de Korotkoff, que consistem em cinco fases distintas. A primeira fase é bem clara e forte, que vibra ao ouvido – é a chamada fase I (*tapping*), correspondente à PAS; é consequência da PAS forçar e tentar "abrir" o vaso braquial constrito. Na fase II, os sons se tornam mais suaves e sibilantes, resultado do fluxo de sangue sob um vaso constrito. Na fase III, os sons são mais nítidos e mais altos que os da fase II, semelhantes à fase I. As fases II e III não têm significado clínico. A fase IV é geralmente descrita como sons abafados, devido a menos turbulência do sangue, que desaparecem quando a fase V é atingida. O início da fase V é atualmente aceita como a PAD, apesar do fato de que essa transição pode ser de difícil determinação (Figura 17).

Os aparelhos de pressão arterial clássicos contavam com manômetros de mercúrio, mas, devido a preocupações de exposição ao mercúrio, esses manômetros foram trocados por manômetros aneroides e híbridos. Os manômetros de mercúrio, como o nome sugere, utilizam colunas de mercúrio para exibir a pressão do manguito, enquanto os dispositivos aneroides usam um sistema de fole de metal e uma escala circular para exibir a pressão. Os dispositivos híbridos não utilizam mercúrio ou fole de metal, mas sim um medidor de pressão eletrônico ou um cristal piezoelétrico, e exibem a pressão digitalmente.

Tem sido uma preocupação significativa a fiabilidade dos valores obtidos pelos manômetros aneroides e dispositivos híbridos, por terem mais peças móveis, portanto existe o potencial de introduzir imprecisões nos valores obtidos. Esses dispositivos exigem mais manutenção e devem ser calibrados por meio da comparação com um manômetro de mercúrio a cada 6 meses.[5] Se utilizados apropriadamente, ambos os dispositivos têm se mostrado comparáveis com um manômetro de mercúrio com o benefício adicional de serem mais fáceis de se utilizar.[6] Nos experimentos originais de Riva-Rocci, o manguito era de apenas

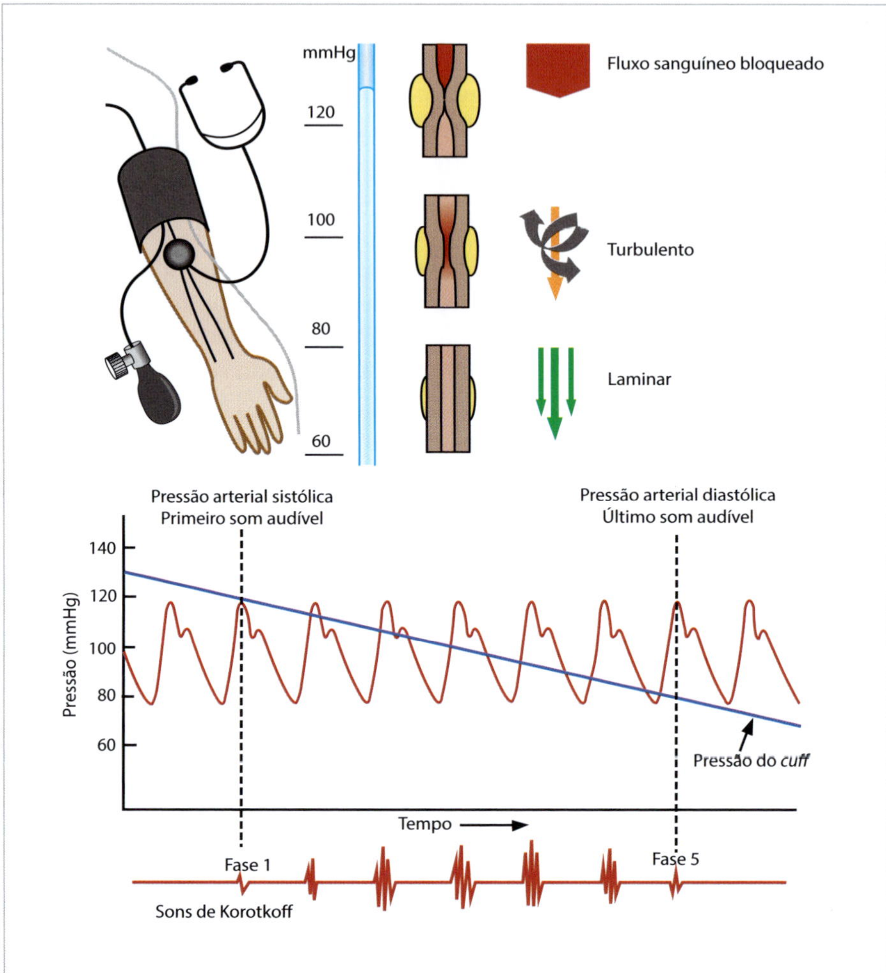

FIGURA 17 Princípio da mensuração da pressão arterial pelo método de Riva-Rocci e Korotkoff.

5 cm de largura e tinham resultado em relatório com erro – os seus valores maiores do que os valores reais. A largura ideal de um manguito deve ser de 46% da circunferência do braço, mas são aceitos até 40%,[7,8] e o seu comprimento deve circundar todo o braço (Figura 18).

Essas recomendações devem ser rigorosamente respeitadas, para todos os métodos que utilizam "manguito". Algumas situações clínicas requerem que medições frequentes sejam tomadas, o que gerou a necessidade do desenvolvimento de uma técnica automatizada. A primeira tentativa de automatização da

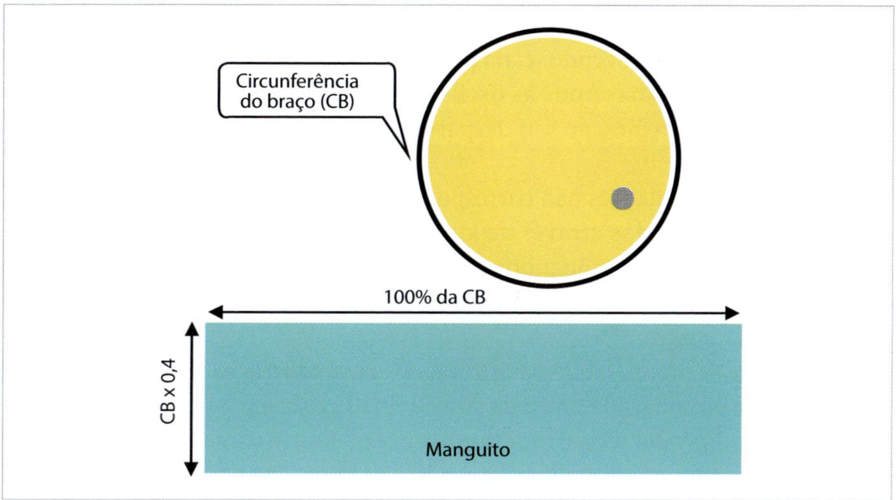

FIGURA 18 Proporcionalidade adequada entre a circunferência do braço e a largura do manguito.

pressão arterial foi feita na década de 1970, pela técnica de Korotkoff, com um pequeno microfone ou *Doppler* integrado na braçadeira e colocado sobre a artéria braquial. Muitas questões relacionadas com o movimento e artefatos devido a ruídos externos inviabilizaram a sua utilização.[9]

Atualmente, os medidores de pressão arterial são automatizados e onipresentes nas salas de operação em todo o mundo, mas estão baseados em um princípio diferente: o princípio da oscilometria.

Métodos automatizados

Método oscilométrico

Curiosamente, a técnica de avaliar a pressão arterial pela oscilometria antecedeu a técnica auscultatória, descrita por Korotkoff. O fisiologista francês Marey notou a presença de oscilações na pressão arterial associada ao pulso. O método oscilométrico usa essa variação das pressões para estimar as pressões sistólica, diastólica e arterial média.

O método oscilométrico tem sido utilizado em grande escala em residências, ambulatórios e hospitais, o que se deve ao seu princípio simples e boa confiabilidade. O processo pode ser descrito da seguinte forma: o manguito é inflado para um ponto acima da pressão arterial sistólica e lentamente esvaziado, enquanto a presença de oscilações é detectada por um sensor de pressão em conexão com o manguito. As oscilações na pressão no manguito começam próximo da pressão arterial sistólica, vão crescendo, e, na presença de oscilações máximas, obtém-se a pressão arterial média. Após as oscilações máximas, estas vão decaindo até desaparecerem, e próximo ao seu desparecimento se define a pressão diastólica (Figura 19).

Embora essas oscilações não correspondam exatamente às referidas pressões, os valores são estimados através de algoritmo. Cálculos de pressão sistólica e diastólica foram estimados quando as oscilações atingem 0,5 e 0,66 de amplitude máxima, respectivamente.[10] Esse método é validado sobre várias condições clínicas faz muito tempo.[11-20]

A automação oferece diversas vantagens sobre técnicas manuais – a mais importante é a eliminação clínica da subjetividade com a possibilidade de alcançar resultados reproduzíveis e eventos precoces.[21] Outra vantagem é a economia de tempo para obter os resultados, deixando o médico livre para outras atividades.

Como já abordado, a escolha do tamanho do manguito e sua aplicação continua sendo um problema, já que esta ainda é feita e escolhida pelos profissionais da saúde. O manguito de tamanho inadequado, bem como o manguito solto, tem um impacto significativo na obtenção de resultados errôneos.[22] Além disso, os

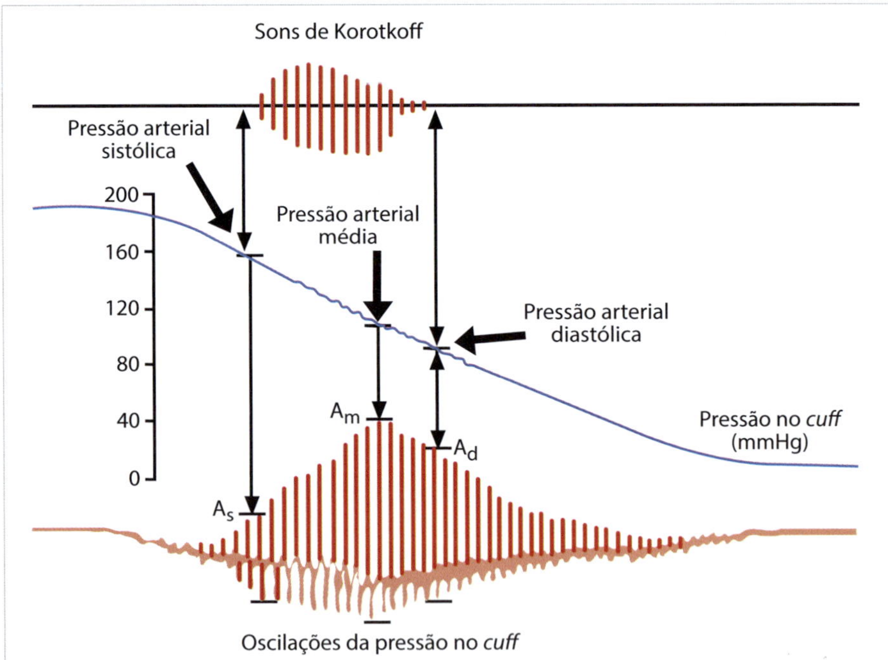

FIGURA 19 Princípio da mensuração da pressão arterial pelo método oscilométrico.

valores obtidos por máquinas diferentes podem ser muito díspares, devido ao algoritmo utilizado pelo fabricante. Finalmente, os melhores dispositivos automáticos oscilométricos só podem oferecer a medida da pressão arterial a cada 30 segundos, que é menos do que o ideal nas situações em que as mudanças de pressão arterial podem ser rápidas e precisam ser acompanhadas de perto, como no paciente hipotenso grave, onde existe diferença importante entre o obtido e o real.[23]

Outra limitação da acurácia do método descrita é o seu emprego no paciente obeso mórbido.[24] Notou-se uma importante subestimação dos valores obtidos pelo modo invasivo.

A compressão arterial de forma cíclica do método oscilométrico automático tem sido associada a lesões isquêmicas, em especial as de origem nervosa.[25,26] Embora sejam raras, essas lesões podem ser evitadas usando ciclos mais espaçados nas situações clínicas que os permitem.

Método de Peñáz

Esse método básico foi inicialmente descrito por Swales e colegas, em 1970, em animais.[27] É um método não invasivo de medição da pressão arterial batimento a batimento. A técnica em humanos foi descrita em 1973 por Peñáz.[28]

O método é muito atraente, apesar de ter algumas limitações, uma vez que não se corre o risco do cateterismo arterial e pode oferecer os benefícios da monitorização da pressão arterial continuamente. O dispositivo básico consiste em um pequeno manguito que envolve um dedo e um fotopletismógrafo. O fotopletismógrafo consiste em uma fonte de luz infravermelha em um dos lados do manguito e um receptor infravermelho no lado oposto. Ele é capaz de estimar o volume de sangue do dedo através da quantidade de absorção da luz infravermelha.

O sinal obtido a partir do fotopletismógrafo é utilizado em um circuito de realimentação que permite ajustar a pressão do manguito para manter o fluxo parcial constante (absorção da luz infravermelha constante) e, portanto, o volume de sangue dos vasos da região (dedo) em um estado constante, conhecido como *vascular unloading* (Figura 20).

O Finapres® (acrônimo para *FINger Arterial PRESsure* – método de Peñáz) foi primeiramente modificado na década de 1990, quando foi assumido que a pressão obtida no manguito poderia estimar a pressão arterial local e, em seguida, através de um algoritmo, a sua relação com as pressões da artéria braquial. Os valores, obtidos batimento a batimento cardíaco, são enviados a um sistema de visualização que mostra uma forma de onda semelhante à obtida com método arterial invasivo e seus valores. Outra abordagem possível é calibrar o Finapres® com os valores obtidos pelos métodos manuais ou oscilométricos obtidos na artéria braquial.

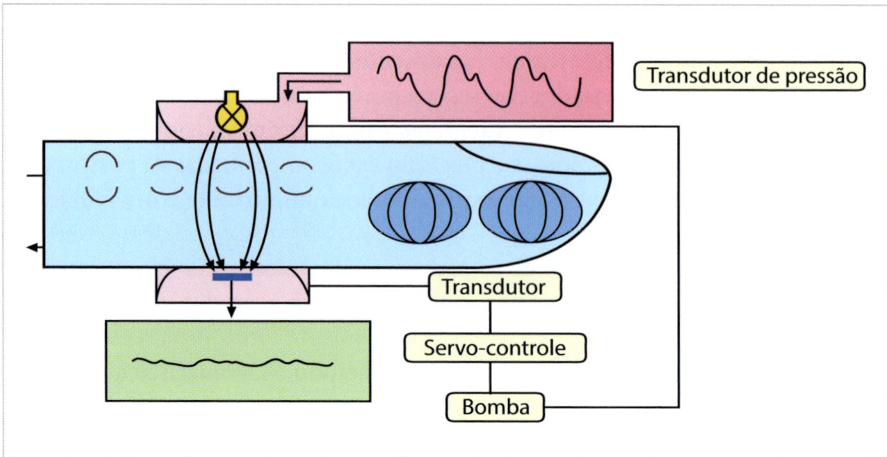

FIGURA 20 Princípio da mensuração da pressão arterial pelo método de Peñáz.

Atualmente, os dois dispositivos mais amplamente testados e empregados com essas variações da abordagem do método de Peñáz incluem o Nexfin™ (Finapres) e o CNAP™. Estudos apontam uma correlação aceitável do método de Peñáz com o método oscilométrico em várias populações de pacientes.[29,30]

Como acontece em todos os dispositivos, existem algumas limitações associadas a essa tecnologia, ou seja, qualquer estado que resulte em baixa perfusão periférica e que leve a redução na capacidade do *feedback* com o sistema pode interferir em sua adequada função e obter resultados espúrios.[31] De fato, pode-se esperar que a doença vascular, hipotermia, doença de Raynaud, bem como outros fatores, alterem significativamente o resultado.

O arrefecimento no dedo sobre a qual o manguito foi colocado pode causar maior viés de pressão sistólica e diastólica em pacientes obesos.[32-35] Uma vez mais, semelhante a todas as tecnologias que empregam um manguito, a aplicação incorreta (incluindo o tamanho e posicionamento adequados) pode afetar o resultado. Esse método pode ser empregado para mensurar a variação da pressão de pulso com o objetivo de interpretação e conduta sobre a necessidade e responsividade à expansão volêmica.

Método da tonometria arterial

Outra técnica que proporciona a medida da pressão arterial e análise da onda de pulso de forma não invasiva batimento a batimento é o método da tonometria arterial. Essa técnica produz uma forma de onda semelhante à técnica de Peñáz, mas os seus princípios de operação são muito diferentes.[36]

O tonômetro é colocado ao longo de uma artéria superficial com suporte ósseo abaixo, e este é utilizado para comprimir de forma não oclusiva o vaso, empregando-se usualmente a artéria radial. Basicamente, o sensor é o tonômetro que é posicionado sobre e ao longo da artéria radial que é comprimida contra, o osso proporcionando sua aplanação. O transdutor de pressão na superfície da pele deve ser capaz de medir a pressão arterial através de pressão de contato; a quantidade de pressão necessária para achatar (aplanar) é conhecida como pressão de condicionamento adequada. É por meio dessa pressão que se calculam, por um algoritmo que inclui peso, altura e idade, as pressões sistólica, diastólica e de pulso.

O adequado posicionamento, como a correta identificação do pulso radial, o correto alinhamento dos sensores do tonômetro, o correto posicionamento da faixa (caixa) de tensão e a ausência de movimentação do paciente, são importantes para a correta obtenção dos valores da pressão arterial.

Teoricamente a tonometria arterial oferece algumas vantagens sobre a técnica de Peñáz: o tamanho da artéria radial é maior, e a tecnologia é menos sensível a erros causados pela doença vascular e vasoconstrição. Além disso, as medições na artéria radial podem refletir melhor a pressão arterial central do que a do dedo.

Uma das armadilhas dessa tecnologia é a dificuldade no posicionamento manual de um único sensor sobre a artéria radial, mas o desenvolvimento de dispositivos com tonômetros de varredura resolve esse problema. Além disso, a pressão obtida pela tonometria requer calibração por meio de uma medição da pressão arterial inicial não invasiva ou invasiva.[37,38] Vale ressaltar que existe um único dispositivo disponível comercialmente que utiliza essa tecnologia – a linha TL-300 da Tensys® T-line®, que teve resultados muito positivos, recentemente demonstrados.[37,38]

Esse processo tem sido empregado com bons resultados em pacientes críticos[39] e pode ser associado a variação da pressão de pulso para o acompanhamento da necessidade e responsividade à expansão volêmica.

MEDIDAS INVASIVAS DA PRESSÃO ARTERIAL

A origem, a morfologia, os valores, os dados etc. que podem ser obtidos através da onda de pressão arterial foram vistos anteriormente. Nesse tópico serão apresentados os métodos em que essa onda de pressão poderá ser obtida.

Indicações

A monitorização invasiva da pressão arterial é considerada o *gold standard* na sua medida. Essa técnica invasiva tem a necessidade da canulização de uma artéria periférica de forma asséptica.

A medida direta da pressão arterial tem algumas vantagens sobre a monitorização não invasiva, como: permite a visibilização real da curva da pressão, possibilitando a sua interpretação; permite a coleta de exames, como a gasometria arterial; permite a detecção rápida de flutuações na pressão arterial; finalmente, permite a avaliação mais acurada do estado volêmico dos pacientes, sob determinadas condições, através dos métodos da variação da pressão de pulso (VPP ou ΔPP) ou variação do volume sistólico (VVS).

Usualmente a pressão arterial invasiva é indicada a pacientes em estado de choque de qualquer natureza, pacientes cirúrgicos de alto risco, cirurgias com grandes perdas volêmicas, cirurgias com circulação extracorpórea (CEC), cirurgias de grande porte e cirurgias com a obrigação de amostras frequentes de gasometrias arteriais.

Devido aos baixos índices de complicações, o sítio mais comum de canulização arterial é a artéria radial próxima do processo estiloide do rádio. As contraindicações da abordagem invasiva podem ser separadas em absolutas ou relativas. As absolutas seriam: infecção da pele sobre o local a ser puncionado; coagulopatias – na realidade, uma contraindicação relativa, devendo-se pesar a vantagem da canulização arterial prolongada contra os riscos de sangramentos decorrentes de múltiplas punções; ausência de uma circulação colateral adequada para a mão, doença vascular periférica grave e a presença da doença de Raynaud.

Sítio de canulização e complicações

Alguns fatores determinam o local de punção arterial, como o local da cirurgia, o compromisso do fluxo arterial devido ao posicionamento do paciente ou manipulação cirúrgica, história ou sinais de isquemia na região em que se pretende realizar a punção. Os locais mais corriqueiros de punção arterial estão no membro superior: artéria radial, ulnar, braquial e axilar; no membro inferior: femoral, tibial posterior e dorsal do pé. A canulização deve ser feita com um cateter específico, diminuindo as complicações inerentes ao método. As escolhas poderão ser vistas à frente.

A realidade do teste de Allen

O teste de Allen, descrito por Edgar Van Nuys Allen (1900-1961),[40] é feito na artéria radial e ulnar com o objetivo de detectar a perviedade do leito vascular arterial da mão. O teste consiste em o examinador comprimir as artérias radial e ulnar simultaneamente e pedir ao examinado que feche e abra a mão com força várias vezes, usualmente cinco vezes. Na sequência, o examinado é orientado a permanecer com a mão aberta, e observa-se que esta se encontra pálida. Ao descomprimir a artéria ulnar, assiste-se o enchimento arterial, ficando a palma da mão rubra em menos de 15 segundos. Isso significa a perviedade da artéria ulnar, o que teoricamente permitiria a punção com segurança da artéria radial.

Desde 1987 o teste de Allen tem sido criticado quanto à sua acurácia, com emprego clínico questionável.[41] Contudo, na ausência de métodos mais acurados, é aconselhável seu emprego, especialmente com relação à prevenção de contendas jurídicas. Métodos alternativos, com melhor acurácia ao teste de Allen, têm sido propostos, como o emprego da pletismografia e oximetria de pulso.[42] Equipamentos mais apurados também têm sido disponibilizados na prática clínica, como o sistema CardioWaves®,[43] com o mesmo objetivo.

Técnica de punção da artéria radial e cânulas empregadas[44]

Inicialmente, o braço em que será puncionada a artéria radial é colocado em um suporte rígido, usualmente no centro cirúrgico, consistindo em uma braçadeira. A mão é então fixada em dorsiflexão contra um apoio. Habitualmente uma compressa em forma de "rolo" é utilizada com esse propósito, com os artelhos da mão presos contra o suporte rígido (braçadeira) - Figura 21.

Após a assepsia, um campo monocular ou semelhante é colocado sobre a região da punção. A escolha de uma cânula de um diâmetro adequado e curta em extensão é a mais indicada; usualmente empregam-se cânulas de acesso venoso *standard* (20 G - 2,7 French - 0,914 mm de diâmetro, Jelco® Smiths Medical). O objetivo é uma interferência menor nos resultados.

A técnica utilizando-se o cateter sobre a agulha standard (Jelco®) tem início localizando a artéria radial através da palpação do pulso, e, diretamente sobre este, é introduzido o dispositivo em 45° com a pele, até que se observe a saída de sangue arterial na proximidade dele (canhão). Após o refluxo de sangue no canhão, faz-se a tentativa de introdução do cateter dentro do vaso. Usualmente a introdução é feita em ângulo mais agudo de 30° com a pele.

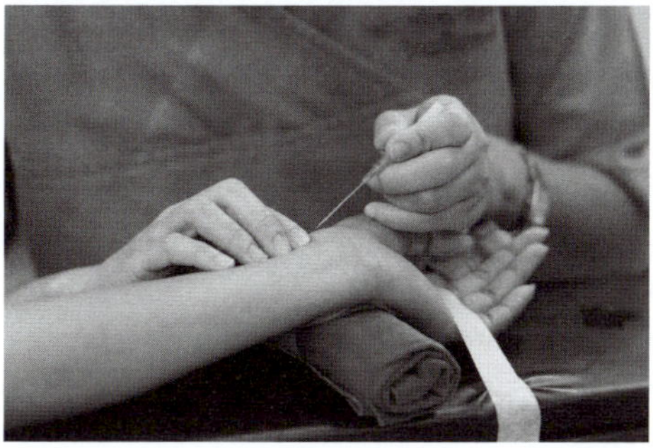

FIGURA 21 Posicionamento da mão para punção da artéria radial.

Pode-se utilizar o cateter específico com guia não pré-montado. A técnica difere ligeiramente da anterior (técnica de Seldinger). A punção arterial é feita com a agulha metálica específica do *set* semelhante à descrita. Após o refluxo de sangue, o fio-guia é introduzido dentro da artéria delicadamente, o qual irá servir para orientar a introdução do cateter.

Também existem sistemas pré-montados com fio-guia para facilitar a introdução da cânula, oferecendo facilidade na introdução do fio-guia e posteriormente do cateter. A técnica é semelhante à anteriormente descrita. Deve ser lembrado que a maioria desses cateteres específicos de punção arterial é confeccionada em poliuretano – os radiais apresentam diâmetro em 18, 20 e 22 G, e os femorais, em 14, 16, 18 e 20 G. Diferentemente dos cateteres venosos *standard*, estes são reforçados na junção com o corpo para minimizar o risco de dobras nesse ponto de máximo esforço. O detalhe tem especialmente importância nas cirurgias em que os membros superiores ficarão ao longo do corpo quando é comum a dobra, o que induz a leituras errôneas da pressão arterial invasiva.

Uhlemann et al., em 2012, estudaram o cateterismo cardíaco pela via radial e observaram que cânulas de 5 French (1,626 mm de diâmetro – aproximadamente 16 G) apresentam menor incidência de complicações, com relação à oclusão temporária da arterial radial, do que cânulas mais grossas, de 6 French (2,032 mm de diâmetro – aproximadamente 14 G).[45]

As complicações mais comuns da canulização da artéria radial incluem: oclusão temporária da artéria radial (15%), hematoma (14,4%), infecção local (0,72%), sangramento (0,5%), sepses (0,13%), pseudoaneurisma (0,09%) e isquemia grave da mão (0,09%).[28,46]

Sistema de mensuração da pressão arterial invasiva

O cateter da punção arterial é conectado através de uma coluna líquida, usualmente salina a 0,9% com ou sem heparina (5.000 U/250 mL), dependendo das condições do paciente. Essa coluna, por sua vez, é conectada através de extensões e torneiras a um transdutor de pressão (cristal piezoelétrico). O cristal piezoelétrico utiliza o conceito de ponte de Wheatstone e faz a transdução das ondas de energia em sinal elétrico.

O transdutor de pressão transmite o seu sinal elétrico através de um cabo a um microprocessador, onde é filtrado, amplificado, analisado e visualizado em um ecrã como uma forma de onda de pressão em função do tempo, frequentemente em um monitor multiparamétrico. Batimento a batimento cardíaco a onda de pressão pode ser observada, e uma análise mais aprofundada de sua forma pode ser estudada, seja clinicamente, olhando para o seu contorno e suas características, seja através de sistemas mais complexos, que utilizam o formato da onda para calcular o débito cardíaco e/ou sua variação com o ciclo respiratório para presumir outros parâmetros de responsividade frente ao desafio da expansão volêmica, como a variação da pressão de pulso e a variação do volume sistólico.

Um sistema de lavagem contínua e de descarga (*flushing*) fica disponível após o transdutor piezoelétrico; sua finalidade é evitar uma potencial obstrução e/ou coagulação no sistema. Para a obtenção de uma pressão acurada, é necessária uma calibração inicial do transdutor no ponto zero. Abrindo-se o sistema para o ambiente (pressão atmosférica local) no nível desejado, realiza-se o zero do sistema. Mudanças na posição do alinhamento com o paciente requerem nova calibração. Nesse sistema, a posição inadequada do transdutor é uma causa frequente de erro, notadamente em situações de pressões baixas (pressão venosa ou estado de choque).

O nível flebostático (pressão zero) convencional é definido no quarto espaço intercostal na linha hemiclavicular. Teoricamente, é o nível do átrio direito em decúbito horizontal do paciente (Figura 22).

Recorda-se que a forma da onda de pressão e seus valores são dependentes do local de sua obtenção;[47] portanto, em neurocirurgias ou em cirurgias na posição em cadeira de praia, quando o objetivo é a pressão de perfusão cerebral (pressão de perfusão cerebral é a pressão arterial média menos a pressão intracraniana), o transdutor deve ser zerado no nível do polígono de Willis. Enfatiza-se que, para cada 1 cm acima do zero da pressão arterial, ela deve ser menor em aproximadamente 0,8 milímetro de mercúrio.

Os modernos transdutores são descartáveis, dispensando a dificuldade de frequentes calibrações no ponto zero, como eram necessárias nos modelos antigos não descartáveis. Os monitores multiparamétricos são capazes de derivar

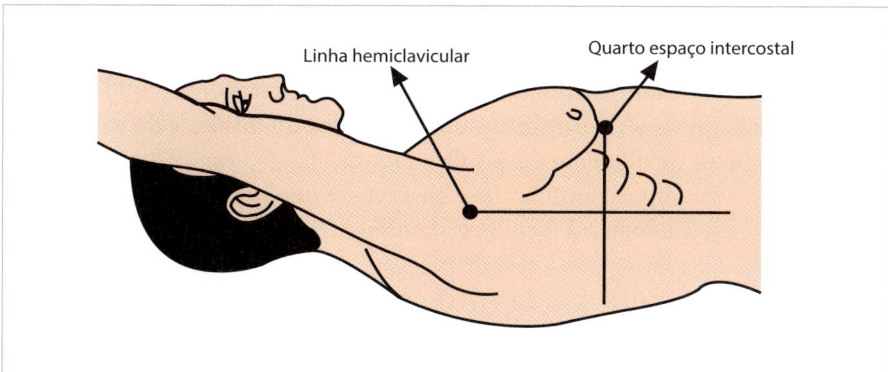

FIGURA 22 Nível flebostático.

grande número de atributos dos valores de base obtidos nessa técnica, como a variação da pressão de pulso, e enviar para banco de dados e análise de tendências.

É conhecido que a medida realizada na artéria radial apresenta boa correlação com as medidas centrais;[48] contudo, os valores sistólicos tendem a ser maiores e os diastólicos menores, quanto mais periférica é a obtenção da pressão arterial invasiva. Podem ser observadas, e analisadas, outras inúmeras modificações na forma da onda (por exemplo, o retardo da incisura dicrótica), já que os valores da pressão arterial média da artéria radial são muito próximos aos da aorta.[28]

Acurácia da onda de pressão arterial obtida pelo sistema

Anteriormente narrado, a dinâmica da resposta na obtenção da onda da pressão arterial é uma onda fundamental e suas ressonâncias. Assim, é necessária a estimativa de que seu amortecimento pelo sistema de obtenção está adequado (diâmetro do cateter de punção arterial, extensões utilizadas, complacência dessas extensões, torneiras presentes e diâmetro das extensões).

A frequência natural de um sistema pode ser medida na prática clínica através do teste de *flushing* ("descarga rápida"). O "teste de descarga" é realizado da seguinte forma: o sistema é lavado com solução salina em alta pressão através do sistema de "descarga rápida", o que gera um *undershoot* e superação das ondas, obrigando a ressoar na frequência natural do sistema. Essa frequência pode ser calculada após a obtenção gráfica desse teste e dividindo-se no papel ou tela a velocidade pelo comprimento de onda. Por exemplo, a velocidade do papel é de 25 milímetros por segundo, e o comprimento de onda das ondas de ressonância obtidas é de 1 milímetro, de modo que a frequência natural é 25/1 = 25 Hz – apenas aceitável.

Uma maneira mais simples e prática de observar o amortecimento acima do necessário ou abaixo é realizar uma "descarga rápida" pelo sistema e observar o número de harmônicos naturais das ondas no sistema. Um sistema adequadamente amortecido se observa após a onda de "descarga rápida" apenas 1,5 a 2 harmônicos e amplitude próxima da arterial. O sistema responde rapidamente a uma mudança no sinal, permitindo uma pequena quantidade de excesso de harmônicos (fator de *dumping* 0,7 a 1,0) – Figura 23.

Em um sistema muito amortecido, observa-se nenhum ou apenas um harmônico e de amplitude baixa (sem *overshooting*) (fator de *dumping* > 1,0) – Figura 24.

Em um sistema com pouco amortecimento, observam-se mais de dois harmônicos com sua amplitude maior que a pressão arterial (com *overshooting*) (fator de *dumping* < 0,7) – Figura 25.

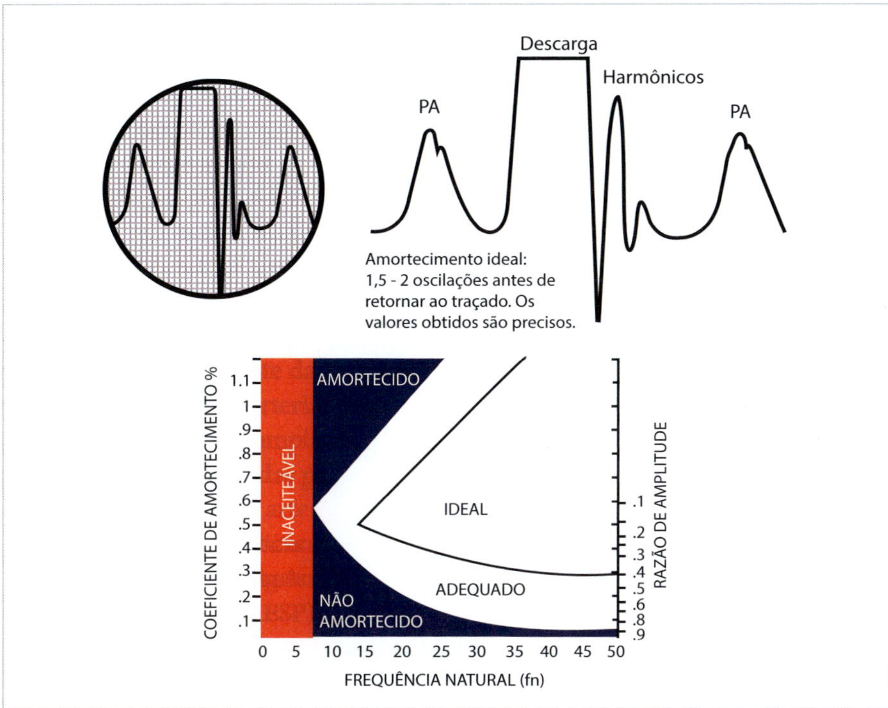

FIGURA 23 Sistema adequadamente amortecido na obtenção da pressão arterial invasiva.

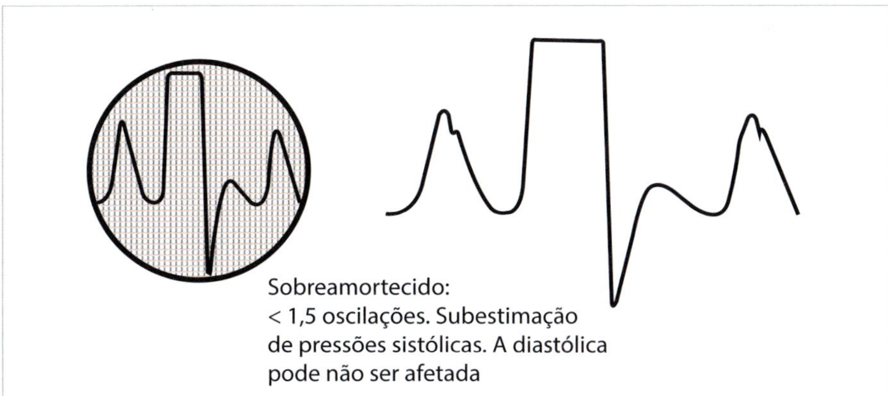

FIGURA 24 Sistema inadequadamente amortecido (sobreamortecido) na obtenção da pressão arterial invasiva.

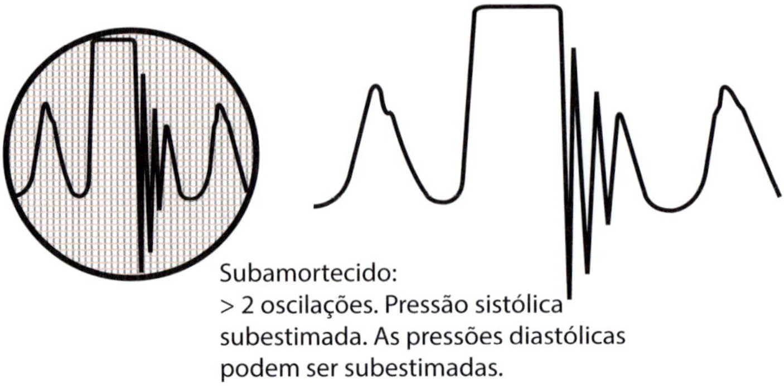

FIGURA 25 Sistema inadequadamente amortecido (subamortecido) na obtenção da pressão arterial invasiva.

Esses aspectos técnicos do método, quando não se obedece a eles, podem levar a erros importantes nos valores obtidos, portanto, a erros no diagnóstico e, logo, na conduta.

RESPONSIVIDADE DO DÉBITO CARDÍACO FRENTE AO DESAFIO DA INFUSÃO DE VOLUME

Variação da pressão de pulso

Michard et al. demonstraram as bases da variação da pressão arterial durante o ciclo da ventilação mecânica controlada com pressão positiva.[49,50] A explicação desse fenômeno é que, durante a ventilação mecânica controlada com determinado volume-corrente e frequência respiratória, a inspiração leva a compressão das veias cavas e ao aumento da pressão do átrio direito, promovendo uma diminuição do fluxo nas cavas e, portanto, no retorno venoso, seguido por uma redução no fluxo das artérias pulmonares e, por último, na artéria aorta.

Essa redução na pré-carga do ventrículo direito resulta na diminuição do débito cardíaco desse ventrículo. A queda desse débito reduz o fluxo nas artérias pulmonares, na pré-carga do ventrículo esquerdo e no débito do ventrículo esquerdo. Aliado a esse panorama, o aumento da pressão alveolar durante a inspiração comprime a vasculatura pulmonar, aumentando a resistência nessa área, conferindo maior pós-carga para o ventrículo direito. Essa mesma compressão dos vasos pulmonares, em um primeiro momento, forçaria o volume de sangue presente nos pulmões para o átrio esquerdo; o fluxo sanguíneo nessa direção leva a um aumento da pré-carga do ventrículo esquerdo, elevando o volume sistólico. O aumento das pressões pleurais também facilitaria a ejeção do ventrículo esquerdo, reduzindo sua pós-carga.

Conceitualmente, a diferença entre a pressão sistólica e a pressão diastólica é conhecida como pressão de pulso, diretamente proporcional ao volume sistólico e inversamente proporcional à complacência arterial. A amplitude da pressão de pulso reflete diretamente o volume sistólico do ventrículo esquerdo para uma mesma complacência.

A variação do volume sistólico induzida pela ventilação mecânica mostrou-se o principal determinante da variação da pressão de pulso. No entanto, essa correlação com a pressão arterial sistólica é menor, porque, além da dependência do volume sistólico e da complacência arterial, há influência direta da pressão arterial diastólica, ou seja, das pressões extramurais sobre a aorta (pressão pleural). Dessa forma, a pressão arterial sistólica pode variar durante a ventilação mecânica sem variações significativas na pressão de pulso e no volume sistólico do ventrículo esquerdo (Figura 26).[51]

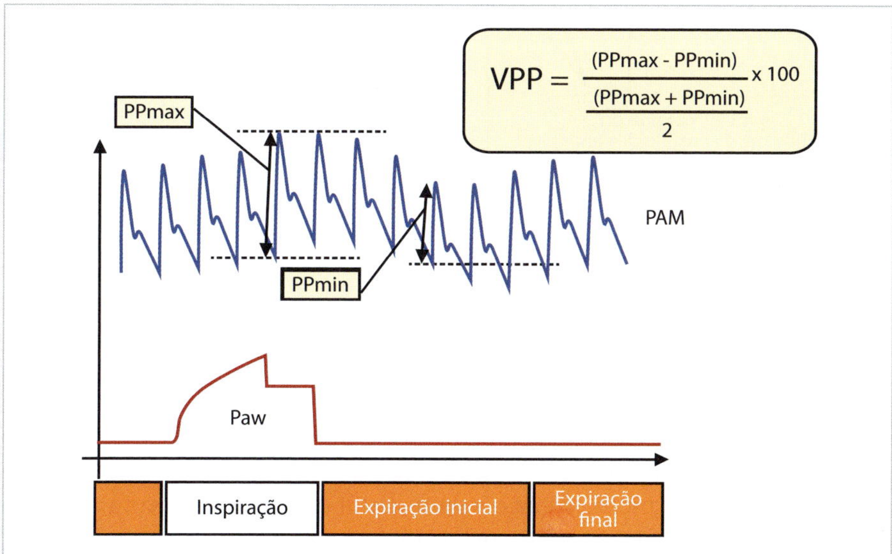

FIGURA 26 Variação da pressão de pulso com a ventilação mecânica.

Observa-se uma relação entre essas mudanças na pressão de pulso e o estado volêmico do paciente e sua capacidade de resposta a um desafio de volume (Figura 27). A variação da pressão de pulso entre a inspiração e expiração durante a ventilação mecânica é medida como uma porcentagem conforme a fórmula:

$$VPP\ (\%) = 100 \times [(PPmax - PPmin) \div (PPmax + PPmin)/2]$$

Foge ao escopo deste capítulo a abordagem de seu emprego e algoritmos de utilização dessa ferramenta para reposição volêmica e controle hemodinâmico.

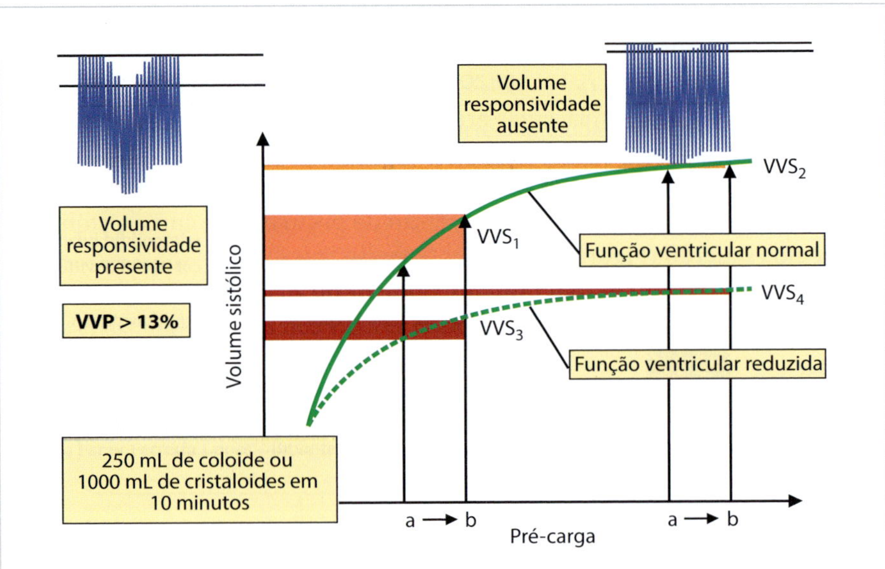

FIGURA 27 Variação da pressão de pulso e volume responsividade.

Variação do volume sistólico

A avaliação do contorno da onda de pulso arterial pode, dentro de certos critérios, estimar o débito cardíaco. Utilizando-se determinado algoritmo, o contorno da onda de pulso estima o volume sistólico a cada batimento cardíaco, e sabendo-se a frequência cardíaca determina-se o débito cardíaco.

Essa técnica foi validada em 1996 pela PULSION Medical Systems, nominada como PiCCO® (Pulse Contour Cardiac Output). Esse sistema foi durante anos reavaliado, retestado e novos algoritmos introduzidos; hoje, está incorporado em muitos dispositivos clínicos. Os dispositivos mais conhecidos que incorporam essa tecnologia são o sistema Vigileo®, EV 1000® (Edwards Lifesciences).

A variação do volume sistólico também é alterada conforme a respiração mecânica controlada com pressão positiva. Devido à pressão positiva gerada, semelhante a variação da pressão de pulso, é considerada uma medida bem específica da pré-carga cardíaca. A variação do volume sistólico é medida como uma porcentagem conforme a fórmula:

$$VVS\ (\%) = 100 \times [(VSmax - VSmin) \div (VSmax + VSmin)/2]$$

Foge ao escopo deste capítulo a abordagem de seu emprego e algoritmos de utilização dessa ferramenta para reposição volêmica, avaliação da resposta a infusão de volume e controle hemodinâmico.

Para a obtenção de valores corretos, tanto da variação da pressão de pulso como da variação do volume sistólico, é importante que a onda de pulso arterial seja clara e sem ressonância, respeitando-se as principais limitações desses métodos, como: ventilação com pressão positiva com 6 a 8 mL/kg, ausência de arritmia cardíaca, decúbito dorsal horizontal e ausência de distensão abdominal importante.

CONSIDERAÇÕES FINAIS

Seja qual for o método, a pressão arterial, desde a sua primeira medida, pelo reverendo Stephen Hales, tem sido empregada para acompanhamento hemodinâmico dos pacientes, seja nos estados de hipertensão arterial ou de hipotensão. Em ambos os casos, relaciona-se de forma importante com a evolução dos pacientes, devendo por isso ser mensurada e acompanhada.

Hoje se torna mais clara a necessidade de um sistema de avaliação da responsividade à infusão de volume nos pacientes. A pressão arterial invasiva, dentro de determinados critérios, pode ser utilizada com esse fim, por meio da variação da pressão de pulso e variação da pressão sistólica.

REFERÊNCIAS BIBLIOGRÁFICAS

1. Pasipoularides A. Historical Perspective: Harvey's epoch-making discovery of the Circulation, its historical antecedents, and some initial consequences on medical practice. J App Physiol. 2013;114(11):1493-503.
2. Booth J. A short history of blood pressure measurement. Proc R Soc Med. 1977;70(11):793-9.
3. Salvi P. Mean Arterial Pressure. In: Salvi P, editor. Pulse Waves How Vascular Hemodynamics Affects Blood Pressure. 1. 1. ed. Springer-Verlag; 2012. p. 3-7.
4. Tsanas A, Goulermas JY, Vartela V, Tsiapras D, Theodorakis G, Fisher AC, et al. The Windkessel model revisited: a qualitative analysis of the circulatory system. Med Eng Phys. 2009;31(5):581-8.

5. Waugh JJ, Gupta M, Rushbrook J, Halligan A, Shennan AH. Hidden errors of aneroid sphygmomanometers. Blood Press Mon. 2002;7(6):309-12.
6. Yarows SA, Qian K. Accuracy of aneroid sphygmomanometers in clinical usage: University of Michigan experience. Blood Press Monit. 2001;6(2):101-6.
7. Finnie KJ, Watts DG, Armstrong PW. Biases in the measurement of arterial pressure. Crit Care Med. 1984;12(11):965-8.
8. Marks LA, Groch A. Optimizing cuff width for noninvasive measurement of blood pressure. Blood Press Monit. 2000;5(3):153-8.
9. Glasser SP, Ramsey MR. An automated system for blood pressure determination during exercise. Circulation. 1981;63(2):348-53.
10. Ramsey M. Blood pressure monitoring: automated oscillometric devices. J Clin Monit. 1991;7(1):56-67.
11. Loubser PG. Comparison of intra-arterial and automated oscillometric blood pressure measurement methods in postoperative hypertensive patients. Med Instrum. 1986;20(5):255-9.
12. Pessenhofer H. Single cuff comparison of two methods for indirect measurement of arterial blood pressure: standard auscultatory method versus automatic oscillometric method. Bas Res Cardiol. 1986;81(1):101-9.
13. Shimazu H, Ito H, Kobayashi H, Yamakoshi K. Idea to measure diastolic arterial pressure by volume oscillometric method in human fingers. Med Biol Eng Comput. 1986;24(5):549-54.
14. Yamakoshi K, Kawarada A, Kamiya A, Shimazu H, Ito H. Long-term ambulatory monitoring of indirect arterial blood pressure using a volume-oscillometric method. Med Biol Eng Comput. 1985;23(5):459-65.
15. Cuckson AC, Moran P, Seed P, Reinders A, Shennan AH. Clinical evaluation of an automated oscillometric blood pressure wrist device. Blood Press Monit. 2004;9(1):31-7.
16. Huang QF, Sheng CS, Zhang Y, Wang J, Li Y, Wang JG. Accuracy of automated oscillometric blood pressure monitors in the detection of cardiac arrhythmias. Blood Press Monit. 2009;14(2):91-2.
17. Ichihashi S, Hashimoto T, Iwakoshi S, Kichikawa K. Validation study of automated oscillometric measurement of the ankle-brachial index for lower arterial occlusive disease by comparison with computed tomography angiography. Hypertens Res. 2014;37(6):591-4.
18. Kollias A, Xilomenos A, Protogerou A, Dimakakos E, Stergiou GS. Automated determination of the ankle-brachial index using an oscillometric blood pressure monitor: validation vs. Doppler measurement and cardiovascular risk factor profile. Hypertens Res. 2011;34(7):825-30.
19. Richart T, Kuznetsova T, Wizner B, Struijker-Boudier HA, Staessen JA. Validation of automated oscillometric versus manual measurement of the ankle-brachial index. Hypertens Res. 2009;32(10):884-8.
20. Umuerri EM, Josephs VA, Obasohan AO. Determination of lower extremity peripheral artery disease: the role for automated Oscillometric measurement of ankle brachial index in Nigerians. Niger Postgrad Med J. 2013;20(4):305-10.
21. Ilies C, Kiskalt H, Siedenhans D, Meybohm P, Steinfath M, Bein B, et al. Detection of hypotension during Caesarean section with continuous non-invasive arterial pressure device or intermittent oscillometric arterial pressure measurement. Br J Anaesth. 2012;109(3):413-9.
22. Bur A, Herkner H, Vlcek M, Woisetschlager C, Derhaschnig U, Delle Karth G, et al. Factors influencing the accuracy of oscillometric blood pressure measurement in critically ill patients. Crit Care Med. 2003;31(3):793-9.

23. Takci S, Yigit S, Korkmaz A, Yurdakok M. Comparison between oscillometric and invasive blood pressure measurements in critically ill premature infants. Acta Paediatr. 2012;101(2):132-5.
24. Araghi A, Bander JJ, Guzman JA. Arterial blood pressure monitoring in overweight critically ill patients: invasive or noninvasive? Crit Care. 2006;10(2):R64.
25. Swei SC, Liou CC, Liu HH, Hung PC. Acute radial nerve injury associated with an automatic blood pressure monitor. Acta Anaesthesiol Taiwan. 2009;47(3):147-9.
26. Sy WP. Ulnar nerve palsy possibly related to use of automatically cycled blood pressure cuff. Anesth Analg. 1981;60(9):687-8.
27. Swales JD, Tange JD. A photoelectric method of blood pressure measurement in the rat. J Lab Clin Med. 1970;75(5):879-85.
28. Chung E, Chen G, Alexander B, Cannesson M. Non-invasive continuous blood pressure monitoring: a review of current applications. Front Med. 2013;7(1):91-101.
29. Wagner JY, Prantner JS, Meidert AS, Hapfelmeier A, Schmid RM, Saugel B. Noninvasive continuous versus intermittent arterial pressure monitoring: evaluation of the vascular unloading technique (CNAP device) in the emergency department. Scand J Trauma Resusc Emerg Med. 2014;22:8.
30. Jagadeesh AM, Singh NG, Mahankali S. A comparison of a continuous noninvasive arterial pressure (CNAP) monitor with an invasive arterial blood pressure monitor in the cardiac surgical ICU. Ann Card Anaesth. 2012;15(3):180-4.
31. Gayat E, Mongardon N, Tuil O, Sievert K, Chazot T, Liu N, et al. CNAP((R)) does not reliably detect minimal or maximal arterial blood pressures during induction of anaesthesia and tracheal intubation. Acta Anaesthesiol Scand. 2013;57(4):468-73.
32. Biais M, Vidil L, Roullet S, Masson F, Quinart A, Revel P, et al. Continuous non-invasive arterial pressure measurement: evaluation of CNAP device during vascular surgery. Ann Fr Anesth Reanim. 2010;29(7-8):530-5.
33. Hahn R, Rinosl H, Neuner M, Kettner SC. Clinical validation of a continuous non-invasive haemodynamic monitor (CNAP™ 500) during general anaesthesia. Br J Anaesth. 2012;108(4):581-5.
34. McCarthy T, Telec N, Dennis A, Griffiths J, Buettner A. Ability of non-invasive intermittent blood pressure monitoring and a continuous non-invasive arterial pressure monitor (CNAP) to provide new readings in each 1-min interval during elective caesarean section under spinal anaesthesia. Anaesthesia. 2012;67(3):274-9.
35. Tobias JD, McKee C, Herz D, Teich S, Sohner P, Rice J, et al. Accuracy of the CNAP monitor, a noninvasive continuous blood pressure device, in providing beat-to-beat blood pressure measurements during bariatric surgery in severely obese adolescents and young adults. J Anesth. 2014;28(6):861-5.
36. Kemmotsu O, Ueda M, Otsuka H, Yamamura T, Winter DC, Eckerle JS. Arterial tonometry for noninvasive, continuous blood pressure monitoring during anesthesia. Anesthesiology. 1991;75(2):333-40.
37. Saugel B, Meidert AS, Hapfelmeier A, Eyer F, Schmid RM, Huber W. Non-invasive continuous arterial pressure measurement based on radial artery tonometry in the intensive care unit: a method comparison study using the T-Line TL-200pro device. Br J Anaesth. 2013;111(2):185-90.
38. Janelle GM, Gravenstein N. An accuracy evaluation of the T-Line Tensymeter (continuous noninvasive blood pressure management device) versus conventional invasive radial artery monitoring in surgical patients. Anesth Analg. 2006;102(2):484-90.

39. Langwieser N, Prechtl L, Meidert AS, Hapfelmeier A, Bradaric C, Ibrahim T, et al. Radial artery applanation tonometry for continuous noninvasive arterial blood pressure monitoring in the cardiac intensive care unit. Clin Res Cardiol. 2015;104(6):518-24.
40. Appio MR, Swan KG. Edgar Van Nuys Allen: the test was only the beginning. Ann Vasc Surg. 2011;25(2):294-8.
41. McGregor AD. The Allen test--an investigation of its accuracy by fluorescein angiography. J Hand Surg Br. 1987;12(1):82-5.
42. Barbeau GR, Arsenault F, Dugas L, Simard S, Lariviere MM. Evaluation of the ulnopalmar arterial arches with pulse oximetry and plethysmography: comparison with the Allen's test in 1010 patients. Am Heart J. 2004;147(3):489-93.
43. Tanzilli G, Truscelli G, Barilla F, Cocco N, Pannitteri G, Tanzilli A, et al. Evaluation of hand circulation with CardioWaves photoplethysmograph device during Allen test in healthy volunteers. Eur Rev Med Pharmacol Sci. 2015;19(16):3006-11.
44. Hignett R, Stephens R. Radial arterial lines. Br J Hosp Med (Lond). 2006;67(5):M86-8.
45. Uhlemann M, Mobius-Winkler S, Mende M, Eitel I, Fuernau G, Sandri M, et al. The Leipzig prospective vascular ultrasound registry in radial artery catheterization: impact of sheath size on vascular complications. JACC Cardiovasc Interv. 2012;5(1):36-43.
46. Brzezinski M, Luisetti T, London MJ. Radial artery cannulation: a comprehensive review of recent anatomic and physiologic investigations. Anesth Analg. 2009;109(6):1763-81.
47. Hyman C, Winsor T. What can be found in arterial pulse waves? Am Heart J. 1961;61:424-6.
48. Kuga H. Studies on the arterial pulse waves. 1. Notes on the mechanical analysis of arterial pulse wave. Jpn J Physiol. 1954;4(1):15-23.
49. Michard F, Boussat S, Chemla D, Anguel N, Mercat A, Lecarpentier Y, et al. Relation between respiratory changes in arterial pulse pressure and fluid responsiveness in septic patients with acute circulatory failure. Am J Respir Crit Care Med. 2000;162(1):134-8.
50. Michard F, Chemla D, Richard C, Wysocki M, Pinsky MR, Lecarpentier Y, et al. Clinical use of respiratory changes in arterial pulse pressure to monitor the hemodynamic effects of PEEP. Am J Respir Crit Care Med. 1999;159(3):935-9.
51. Morelot-Panzini C, Lefort Y, Derenne JP, Similowski T. Simplified method to measure respiratory-related changes in arterial pulse pressure in patients receiving mechanical ventilation. Chest. 2003;124(2):665-70.

Monitorização dos gases sanguíneos – oxímetros

Eduardo Helfenstein
Clovis Tadeu Bueno da Costa
Thiago Freitas Gomes

INTRODUÇÃO

A oximetria de pulso, chamada de o quinto sinal vital, é um método não invasivo de medição da saturação da hemoglobina, usando um sinal de luz transmitida através do tecido. O aparelho como se conhece hoje foi desenvolvido na década de 1970, no Japão, e em poucos anos tornou-se rotineiro nos hospitais e obrigatório na prática anestésica.[1,2]

Uma baixa saturação periférica de oxigênio (SpO_2) pode avisar que hipoxemia está presente antes de outros sinais, como cianose, ou antes que alterações na frequência cardíaca possam ser observadas. O olho humano demora a perceber a hipoxemia, até os níveis de saturação da hemoglobina caírem abaixo de 80%.[3,4]

Além de medir a saturação periférica de oxigênio, o oxímetro de pulso fornece várias informações indiretas, como estimativa da perfusão periférica e da volemia. Aparelhos recentes com comprimentos de onda adicionais são agora capazes de medir concentração de carboxi-hemoglobina (HbCO), metemoglobina (metHb) e hemoglobina.

Um estudo de processos arquivados de casos de negligência relacionados à anestesia determinou que uma combinação de oximetria de pulso e capnografia poderia ter evitado 93% dos eventos adversos.[3] A American Society of Anesthesiologists (ASA) determinou a avaliação da oxigenação como padrão para a monitorização no intraoperatório e no pós-operatório.[4]

PRINCÍPIOS DE OPERAÇÃO

Princípios gerais

O oxímetro de pulso mede a saturação da hemoglobina baseado na lei de Lambert-Beer, que estabelece que a concentração de uma substância dissolvida em um solvente pode ser determinada pelo seu grau de absorção de uma luz incidente de intensidade conhecida que atravessa essa substância em determinado comprimento de onda (Quadro 1).[1,2]

QUADRO 1 Princípio da oximetria de pulso

I = Io × exp-E × C × A
I: absorção luminosa; Io: luz incidente; exp: base logarítmica (2,7182); E: distância percorrida pela Io; C: concentração da substância (hemoglobina); A: coeficiente de absorção da substância.

Fonte: adaptado de Pires et al., 2011.[3]

Um oxímetro de pulso discrimina entre o sangue arterial e outros componentes através da diferença de absorção da luz vermelha e infravermelha na hemoglobina oxigenada (saturada) e reduzida. Esse princípio é determinado espectrofotometria.[4]

O sangue saturado de oxigênio tem um espectro de absorção de luz diferente do sangue não saturado de oxigênio. Assim, a quantidade de luz no espectro vermelho e infravermelho absorvida pelo sangue pode ser utilizada para calcular a taxa de hemoglobina oxigenada em relação à hemoglobina total no sangue arterial. A oxi-hemoglobina (HbO_2) absorve mais a luz infravermelha e permite que mais luz vermelha a atravesse. O espectro de luz infravermelho encontra-se na faixa de comprimento de onda de 800 a 1.000 nm.

A hemoglobina reduzida absorve mais o espectro de luz vermelho e permite que a luz infravermelha passe através dela. O espectro de luz vermelho encontra-se na faixa de comprimento de onda de 600 a 750 nm.

O sensor do oxímetro de pulso é formado por uma fonte de luz, constituída de dois diodos emissores de luz (LED), e de um fotodetector, colocado no lado oposto do sensor. Este último recebe a luz proveniente dos sensores e detecta a diferença entre a luz que foi absorvida pelas moléculas de hemoglobina (Figura 1).[2,3]

Os LED emitem dois comprimentos de onda luminosa diferentes, infravermelha (940 nm) e vermelha (660 nm), e o diodo receptor capta a relação de absorção e não absorção dos dois comprimentos de onda, 660 e 940 nm. O equipamento processa a informação e demonstra no visor o valor numérico da saturação periférica de oxigênio arterial (SpO_2).[4]

O oxímetro mede apenas a saturação de hemoglobina de sinal pulsátil gerado pelo sangue arterial, relativamente independente do sangue arterial não pulsátil, sangue venoso e capilar de outros tecidos. A captação da luz pulsátil permite verificar a amplitude e a frequência de pulso, através da propriedade pletismográfica do aparelho, mostrando em seu visor a forma da onda de pulso, útil na avaliação volêmica do paciente através da análise de sua amplitude e na distinção entre um sinal falso ou real do aparelho (Figuras 2 e 3).

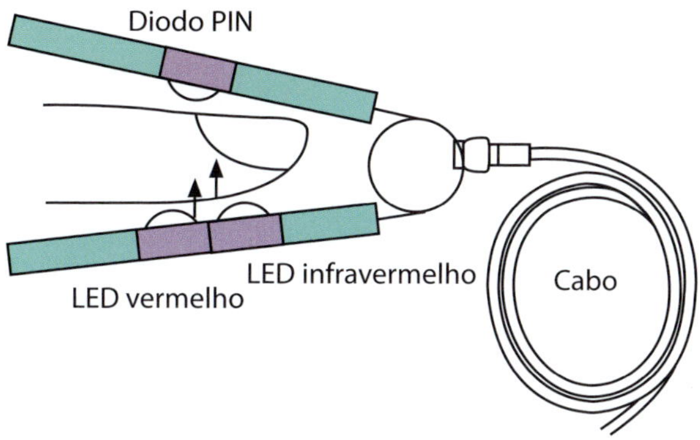

FIGURA 1

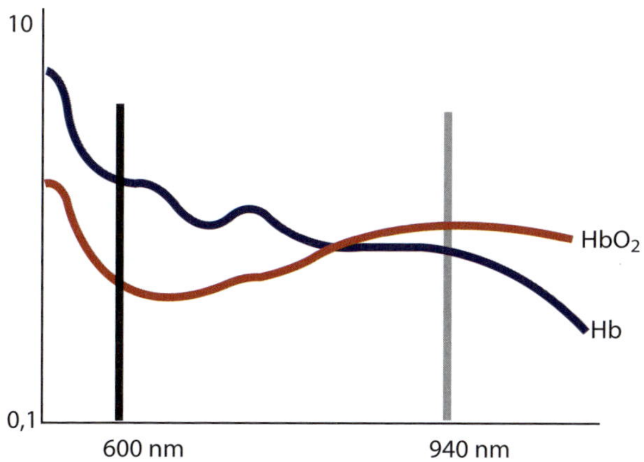

FIGURA 2 Espectros de absorção de luz pela oxi-hemoglobina (HbO_2) e pela hemoglobina reduzida (Hb).

Fonte: adaptada de Pires et al., 2011.[3]

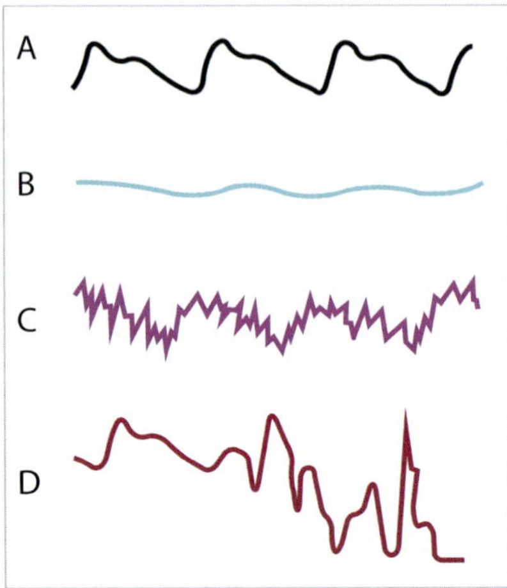

FIGURA 3 Sinais pulsáteis comuns em um oxímetro de pulso A: sinal normal mostrando a forma de onda nítida com um nítido entalhe dicrótico; B: sinal pulsátil durante baixa perfusão mostrando uma onda senoidal típica; C: sinal pulsátil com artefato de ruído sobreposto dando uma aparência irregular; D: sinal pulsátil durante artefato de movimento mostrando uma forma de onda errática.

Fonte: adaptada de Feiner et al., 2013.[5]

EQUIPAMENTO

Sensores

O sensor transdutor é a parte que entra em contato com o paciente. Ele contém um ou mais LED (fotodiodos) que emitem os comprimentos de onda específicos de luz e um fotodetector (fotocélula, transdutor). A calibração das ondas do oxímetro é realizada empiricamente por medidas da SaO_2 em voluntários, e os logaritmos são salvos em um computador e armazenados no *software* do oxímetro. Os LED fornecem luz monocromática – isso significa que eles emitem um comprimento de onda constante ao longo de sua vida útil, diminuindo a necessidade de recalibração. Os sensores de LED causam relativamente pouco aquecimento e devem ser de baixo custo.[4,6]

Existem atualmente no mercado vários tipos de sensores, adaptados para pacientes adultos e neonatais. Os sensores podem ser reutilizáveis ou descartáveis. Uma sonda descartável é em geral fixada usando um adesivo. Os sensores reutilizáveis são fixados usando grampo ou velcro. As sondas descartáveis podem ser mais fáceis de usar, mas sondas reutilizáveis são mais econômicas, desde que utilizadas e manuseadas com cuidado para não os danificar. Sensores autoadesivos são menos suscetíveis aos artefatos de movimento e menos propensos a sair se o paciente se movimenta em comparação com os fixados por grampo. Os sensores fixados por grampo, por vezes, não oferecem adequada proteção à luz ambiente.[4,6]

Cabo

O sensor é ligado ao oxímetro por um cabo elétrico. Cabos de diferentes fabricantes não são intercambiáveis, embora o plugue pode ser encaixado em outro monitor do fabricante.[3,4]

Monitor

O monitor é onde o sinal é processado e os valores são reportados. Muitos monitores diferentes estão disponíveis. A maioria dos oxímetros utilizados em sala de cirurgia hoje é parte ou de um monitor multifuncional ou do sistema de monitoramento do aparelho de anestesia. Alguns oxímetros são portáteis e podem ser usados para o transporte.

A maior parte dos instrumentos proporciona um som audível com pulso variável que muda conforme a saturação. Dessa forma, o operador pode estar ciente das mudanças em SpO_2 sem olhar para o oxímetro. Geralmente, há um meio de controlar o volume do sinal. Os alarmes são habitualmente fornecidos para os valores baixos e de altos de pulso e saturação. Muitos aparelhos geram um alarme quando a sonda não é propriamente aplicada ao paciente, ou se por qualquer outra razão o sinal é inadequado.[7,8]

USO

Locais de utilização

Dedo

O sensor do oxímetro de pulso é mais comumente colocado sobre um dos dedos. Esse local oferece baixa taxa de falha e boa precisão. Se há má circulação periférica, infiltração interdigital, ou um vasodilatador, pode melhorar o sinal.[8]

A posição do braço pode afetar a leitura. Na maioria dos pacientes, o SpO_2 cai quando o braço monitorado é levantado. Também pode diminuir quando o braço é abaixado. Artefatos de movimento são menos frequentes quando a sonda é colocada em um dos dedos maiores. O dedo mínimo pode ser útil se o doente tem uma mão grande. A sonda pode ser colocada ao longo de um dedo que tem uma queimadura. Em geral, o oxímetro deve estar no braço oposto àquele em que a braçadeira de pressão arterial não invasiva sanguínea foi colocada.

A inserção de um cateter de artéria radial pode diminuir o sinal do oxímetro transitoriamente, porém a *performance* de leitura não é afetada pela monitoração radial invasiva. Durante o despertar da anestesia, atenção especial deve ser tomada, pois o paciente pode querer esfregar seu olho, e o sensor pode arranhar a córnea. Se o paciente tem unhas escuras ou sintéticas, o sensor pode ser posicionado lateralmente.[8,9]

O dedo do pé é um local alternativo quando a mão não está disponível ou o sinal é insatisfatório. A detecção de dessaturação não será tão rápida, porém é um bom local em pacientes com anestesia regional em membros inferiores.

Nariz

O nariz é geralmente um bom local de colocação do sensor. Sensores nasais respondem mais rapidamente a alterações na saturação do que as sondas colocadas nas extremidades. A ponta, as asas das narinas e o septo nasal já foram utilizados. Apesar de controversos, os sensores nasais têm sido recomendados em condições como hipotermia, hipotensão e infusão de drogas vasoativas.

Em pacientes hipotérmicos, o septo nasal parece ser mais confiável do que o dedo. Se o paciente é colocado na posição de Trendelenburg, a congestão venosa pode atrapalhar a leitura, fazendo com que o oxímetro de pulso nasal mostre artificialmente baixas saturações.[9,10]

Orelha

O sensor do oxímetro pode ser colocado na orelha, e existem sensores próprios para esse uso. Dispositivos de estabilização, como tiaras de cabelo, podem ser utilizados. O lóbulo da orelha deve ser massageado por 30 a 45 segundos com álcool ou vasodilatador. O creme EMLA pode ser aplicado durante 30 minutos, antes da colocação do sensor, para aumentar a perfusão. Uma sonda de orelha pode ser útil quando há movimentação da mão. O tempo de resposta é mais rápido com o sensor na orelha quando comparado com o dedo e, em situações de hipoperfusão, pode ser boa alternativa. O Trendelenburg pode atrapalhar a leitura, assim como a insuficiência tricúspide.[8,9]

Língua

O sensor pode ser colocado na língua e, em alguns pacientes, como os grandes queimados, pode ser o único local disponível para monitoração. A boca deve ser fechada. As alterações na saturação são mais rapidamente detectadas por sensores na língua, quando comparado com a mão e os pés.

Uma sonda lingual é mais resistente à interferência de sinal a partir de eletrocaltérios do que sensores em locais periféricos, mas pode ser difícil de manter o sensor no lugar durante a emergência da anestesia. O tremor na língua pode simular taquicardia. Outros problemas incluem a congestão venosa no posicionamento de cabeça para baixo e grande quantidade de sangue ou secreção na cavidade oral.[4,8,9]

Bochecha

O sensor de grampo tradicional pode ser utilizado na bochecha ou nos lábios. Sondas especialmente adaptadas para esses locais também estão disponíveis. As alterações na saturação são mais rapidamente detectadas por sensores na bochecha, quando comparada com mão e pés. Bom local em situações de diminuição de débito cardíaco e hipoperfusão tecidual, também é útil em grandes queimados. As desvantagens incluem colocação difícil, pouca aceitação pelos pacientes no despertar da anestesia e artefatos das vias respiratórias durante as manobras de ventilação.[4,8]

Esôfago

A sonda esofágica usa a tecnologia de oximetria de reflexão, que difere da oximetria tradicional, de transmissão, pois o detector de luminosidade se localiza ao lado do diodo emissor de luz. Nessa tecnologia, o tecido deve ser bem perfundido para a obtenção de sinal adequado. O esôfago, órgão central, é bem melhor perfundido do que as extremidades, mesmo em situações de hipotensão e hipoperfusão, e pode fornecer informações mais confiáveis para a oximetria de pulso em um paciente com instabilidade hemodinâmica. Ele reflete mudanças na saturação arterial mais rapidamente do que os locais periféricos, como o dedo. Também pode ser útil para pacientes que têm queimaduras extensas em quem sondas convencionais seriam de difícil adaptação. Ele tem sido usado com sucesso em recém-nascidos e crianças.[4,9,10]

Testa

Um sensor de oxímetro de pulso de reflexão pode ser utilizado na testa. Deve ser colocado um pouco acima da sobrancelha, ligeiramente lateral ao alinhamento com a íris. O local deve ser limpo com álcool antes de aplicar o sensor. A pressão sobre a sonda pode ser feita com uma faixa ou curativo e pode melhorar o sinal. A testa é facilmente acessível e associada a poucos artefatos de movimento. O sinal é pouco influenciado por hipotermia ou hipoperfusão, e mudanças de saturação podem ser detectadas mais rapidamente no sensor na testa quando comparado ao dedo. Acúmulo de sangue venoso por causa de posicionamento, como no Trendelenburg, limita seu uso.[9,10]

FIXAÇÃO

A colocação adequada do sensor é fundamental para o bom desempenho. Um mau posicionamento pode resultar em alarmes falsos positivos ou falsos negativos. As sondas podem ser total ou parcialmente desalojadas sem que isso seja notado, portanto sondas com adesivo podem ficar mais bem adaptadas do que as tradicionais por grampo. Pode auxiliar a colocação de fita adesiva ao redor do sensor, principalmente em cirurgias nas quais o acesso pode ser difícil, mas é importante evitar compressão da vasculatura arterial ou venosa local. Outro método eficaz para auxiliar na fixação consiste em cortar um dedo de luva e colocar sobre o sensor. O sensor e o local de aplicação devem ser protegidos de luz brilhante.[4,8]

ESTABILIZAÇÃO DO SINAL

O aparecimento de uma forma de onda satisfatória é uma indicação de que a leitura do sensor é confiável. Comparando-se a frequência de pulso mostrada pelo oxímetro com a mostrada pelo cardioscópio, é também uma indicação de que as leituras de saturação são confiáveis. A discrepância entre as frequências de pulso comumente indica mau posicionamento e deslocamento do sensor ou algum defeito. A discrepância também pode ocorrer durante certas arritmias.[1,4]

APLICAÇÕES

Monitoração da oxigenação

A dessaturação de oxigênio pode ocorrer a qualquer momento durante a anestesia, independentemente da habilidade e experiência do anestesiologista. Os pacientes pediátricos apresentam maiores riscos. A maioria das dessaturações graves ocorre durante a indução ou despertar da anestesia. Estudos têm mostrado que a incidência de eventos hipoxêmicos e isquemia miocárdica é reduzida quando a oximetria de pulso é utilizada.[11,12]

A oximetria é útil no manejo da ventilação monopulmonar para ajudar a determinar as medidas necessárias para manter adequada oxigenação. A oximetria é útil a pacientes submetidos a anestesia regional e sedação. Muitas vezes, os sinais de hipóxia são confundidos com inquietação, e a correta avaliação permite o tratamento adequado, evitando sedação adicional.[11,12]

Outros problemas que podem causar queda da saturação de oxigênio incluem embolia gordurosa, embolia do líquido amniótico, edema pulmonar, vazamentos no sistema de ventilação, aspiração, obstrução do tubo traqueal, mistura de gás hipóxica, falha de fornecimento de oxigênio, hipoventilação, anafilaxia, broncoespasmo, pneumotórax, hipertermia maligna e embolia pulmonar.[11,12]

Recuperação pós-anestésica

A sala de recuperação pós-anestésica (SRPA) é outro local em que a dessaturação é comum. A administração rotineira de oxigênio para pacientes no pós-operatório imediato pode não ser necessária quando são monitorizados com oximetria de pulso. Antes de o paciente deixar a sala de recuperação, um teste deve ser utilizado, deixando o paciente respirar o ar ambiente enquanto se monitoriza a saturação de oxigênio. Isso pode fornecer uma indicação de que o paciente pode receber alta.[4,13]

Transporte

A dessaturação de oxigênio pode ocorrer quando o paciente estiver sendo transportado entre a sala de cirurgia e SRPA e outras áreas. A oximetria de pulso é incluída na maioria dos monitores de transporte e oxímetros de pulso portáteis.[4,13]

Determinação da circulação periférica

A oximetria de pulso pode detectar posição de braço inadequada com compressão arterial durante a cirurgia de artroscopia de ombro e avaliar o nível de isquemia em doenças vasculares periféricas.[3,4] Um pulso oxímetro ligado a um dedo do pé pode ajudar a alertar para diminuição da perfusão no pé em pacientes em posição de litotomia e determinar adequada revascularização de um membro ou dedos reimplantados. A oximetria de pulso pode não ser útil para avisar que uma síndrome compartimental está em desenvolvimento, porque a diminuição do pulso arterial é um sinal tardio. Os pacientes que se submetem a mediastinoscopia estão em risco de compressão da artéria inominada e compressão do arco aórtico entre o mediastinoscópio e o esterno. A compressão arterial pode ser detectada através da amplitude da onda de pulso.

Determinar a pressão arterial sistólica

Um oxímetro de pulso pode ser usado para determinar a pressão arterial sistólica. O manguito de pressão é aplicado no mesmo braço que o oxímetro de pulso. O manguito é inflado lentamente, e a pressão no ponto em que a forma de onda é perdida é anotada. Isso também pode ser determinado por insuflar o manguito até que a onda de pulso desapareça e observar o retorno da onda durante a desinsuflação.[4,13]

Evitar hiperóxia

Em recém-nascidos prematuros, a administração de oxigênio pode ser associada ao desenvolvimento de retinopatia e de outras condições patológicas. A oximetria de pulso pode ajudar na titulação de oxigênio inspirado, detectando hiperoxemia. O alarme superior do oxímetro deverá ser fixado em 95% ou inferior para essa finalidade.[1,13]

Estudos confirmam a validade da oximetria de pulso na monitoração fetal durante o segundo estágio do trabalho de parto. A oximetria de pulso é precisa, e numerosos estudos têm mostrado que diferenças entre a saturação determinada pela oximetria de pulso e gasometria arterial são clinicamente insignificantes acima de um valor de SpO_2 de 70%.

A oximetria de pulso é precisa em pacientes com arritmias, desde que a onda pletismográfica tenha amplitude razoável. A SpO_2 pode estar correta, mesmo que a frequência de pulso não esteja.[1,14] Além disso, a oximetria de pulso tem um tempo de resposta rápido e não é invasiva, o que lhe permite ser utilizado como um monitor de rotina. Monitorar continuamente a qualidade do pulso periférico pode ser útil para determinar quando um paciente hipotenso tem um bom débito cardíaco.

A perfusão é indicada pelo tamanho e intensidade do sinal de pulso pletismográfico, e a oxigenação é indicada pela saturação. A maioria dos oxímetros avisa se o fluxo sanguíneo não é suficiente para fornecer um valor de saturação.[4,14] Mudanças no tom de pulso com mudanças nos valores de saturação permitem que o usuário seja continuamente avisado, mesmo que não esteja visualizando o monitor.

LIMITAÇÕES E DESVANTAGENS

Falha ao determinar a saturação de oxigênio

Fatores que são associados a falha na monitoração da oximetria incluem estado físico ASA 3, 4, ou 5; pacientes muito jovens e idosos; cirurgias ortopédica, vascular e cardíaca; uso de eletrocautério; hipotermia; hipotensão; hipertensão; duração do procedimento; insuficiência renal crônica; hematócrito baixo; movimento no local do sensor. A taxa de falha real varia com o tipo de monitor.[4,14]

Imprecisão

Em situações de anemia, o desvio da curva de dissociação da hemoglobina para direita leva a um aumento da diferença entre SpO_2 e SaO_2, podendo causar leituras menores que o esperado. Entretanto, não representa risco para o paciente.

Outros fatores que interferem causando valores inferiores ao real são: azul de metileno, verde de indocianina, esmaltes de unha em cores escuras e fortes como vermelho, preto, verde, azul e marrom e luzes fosforescentes e cialíticas.

A maioria dos oxímetros de pulso é projetada para detectar somente duas espécies de hemoglobina: a reduzida e a oxigenada. O sangue total, muitas vezes, contém outras formas de hemoglobinas, como HbCO e metHb, que também absorvem luz vermelha e infravermelha, podendo assim provocar leituras erradas e elevadas, com risco potencial para o paciente.[5,15]

Na presença de meta-hemoglobina, o oxímetro mostrará níveis relativamente estáveis de SaO_2, em torno de 85%, ou seja, se a saturação for superior a 85%, o valor mostrado será inferior ao real, e, se for inferior a 85%, o valor mostrado será superior ao real, falhando em demonstrar hipoxemia grave, com sérios riscos ao paciente. Podem causar metHb durante anestesia as seguintes substâncias: nitroglicerina, nitroprussiato de sódio, prilocaína, benzocaína, metoclopramida e sulfas.

Situações de baixo débito cardíaco também tornam impreciso o sinal do aparelho.[5,15]

Riscos para o paciente

Apesar de raras, as complicações pelo uso do oxímetros de pulso existem e devem ser evitadas. As queimaduras foram descritas como áreas avermelhadas até queimaduras de terceiro grau; durante sua utilização, a área do sensor deve ser continuamente verificada. Casos de queimaduras também foram descritos com o uso de oximetria durante ressonância nuclear magnética e com interferência com eletrocautério.[3,14]

NOVAS UTILIZAÇÕES

A pandemia da covid-19 colocou a monitorização remota do paciente com oxímetro de pulso em evidência.

A utilização do oxímetro de pulso pode reduzir a utilização dos recursos hospitalares, sendo eficaz para monitorar a deterioração e a manutenção de pacientes em ambientes domésticos. Essa utilização foi bastante eficaz onde o acesso ao serviço de saúde é deficitário.

O modelo foi considerado seguro para aplicação nos mais diversos contextos da pandemia, em diferentes tipos de populações.

REFERÊNCIAS BIBLIOGRÁFICAS

1. Jubran A. Pulse oximetry. Crit Care. 1999;3(2):R11-7.
2. Wukitsch MW, Petterson MT, Tobler DR, Pologe JA. Pulse oximetry: analysis of theory, technology, and practice. J Clin Monit. 1988;4(4):290-301.
3. Pires OC, Hypólito OH, Miyahira AS, Caldeira FM, Gomes JM. Oximetria de pulso e técnicas de monitorização da saturação periférica da hemoglobina por oxigênio. In: Potério GMB, Pires OC, Callegari DC, Slullitel A. Monitorização em Anestesia. v. 14. Barueri: Manole; 2011. p. 142-51.
4. Dorsch JA, Dorsch SE. Pulse Oximetry. In: Dorsch JA, Dorsch SE. Understanding Anesthesia Equipment. 5. ed. Filadélfia: Lippincott Williams & Wilkins; 2007. p. 776-803.
5. Feiner JR, Rollins MD, Sall JW, Eilers H, Au P, Bickler PE. Accuracy of carboxyhemoglobin detection by pulse CO-oximetry during hypoxemia. Anesth Analg. 2013;117(4):847-58.
6. Pedersen T, Nicholson A, Hovhannisyan K, Moller AM, Smith AF, Lewis SR. Pulse oximetry for perioperative monitoring. Cochrane Database Syst Rev. 2014;2014(3):CD002013.
7. Webb RK, Ralston AC, Runciman WB. Potential errors in pulse oximetry, II. Effects of changes in saturation and signal quality. Anaesthesia. 1991;46(3):207-12.
8. Clayton DG, Webb RK, Ralston AC, Duthie D, Runciman WB. Pulse oximeter probes. A comparison between finger, nose, ear and forehead probes under conditions of poor perfusion. Anaesthesia. 1991;46(4):260-5.
9. MacLeod DB, Cortinez LI, Keifer JC, Cameron D, Wright DR, White WD, et al. The desaturation response time of finger pulse oximeters during mild hypothermia. Anaesthesia. 2005;60(1):65-71.
10. Hodgson CL, Tuxen DV, Holland AE, Keating JL. Comparison of forehead Max-Fast pulse oximetry sensor with finger sensor at high positive end-expiratory pressure in adult patients with acute respiratory distress syndrome. Anaesth Intensive Care. 2009;37(6):953-60.
11. Hare GM, Kavanagh BP. Hypoxemia during surgery: learning from history, science, and current practice. Can J Anaesth. 2010;57:877-81.
12. Wouters PF, Gehring H, Meyfroidt G, Ponz L, Gil-Rodriguez J, Hornberger C, et al. Accuracy of pulse oximeters: the European multi-center trial. Anesth Analg. 2002;94(1 Suppl):S13-6.
13. Rheineck-Leyssius AT, Kalkman CJ. Influence of pulse oximeter lower alarm limit on the incidence of hypoxaemia in the recovery room. Br J Anaesth. 1997;79(4):460-4.
14. Jubran A. Pulse oximetry. Crit Care. 2015;19(1):272.
15. Ochroch EA, Russell MW, Hanson 3rd WC, Devine GA, Cucchiara AJ, Weiner MG, et al. The impact of continuous pulse oximetry monitoring on intensive care unit admissions from a postsurgical care floor. Anesth Analg. 2006;102(3):868-75.
16. Alboksmaty A, Beaney T, Elkin S, Clarke J, Darzi A, Aylin P, et al. Effectiveness and safety of pulse oximetry in remote patient monitoring of patients with COVID-19: a systematic review. Lancet Digit Health. 2022;4(4):e279-e289.

4

Monitorização dos gases anestésicos e do dióxido de carbono no intraoperatório

Fabiana Mara Scarpelli de Lima Alvarenga Caldeira
Guilherme de Oliveira Firmo
Ana Rubia de Oliveira Comodo
José Maria Leal Gomes
Oscar César Pires

PONTOS-CHAVE

1. A monitorização intraoperatória dos gases anestésicos minimiza erros, contribuindo para a segurança do paciente.
2. Não existe contraindicação para a análise desses gases.
3. A análise pela luz infravermelha é o método mais utilizado pelos analisadores modernos.
4. Os monitores podem ser do tipo *mainstream*, integrados no circuito respiratório, ou *sidestream*, com aspiração contínua de gás.

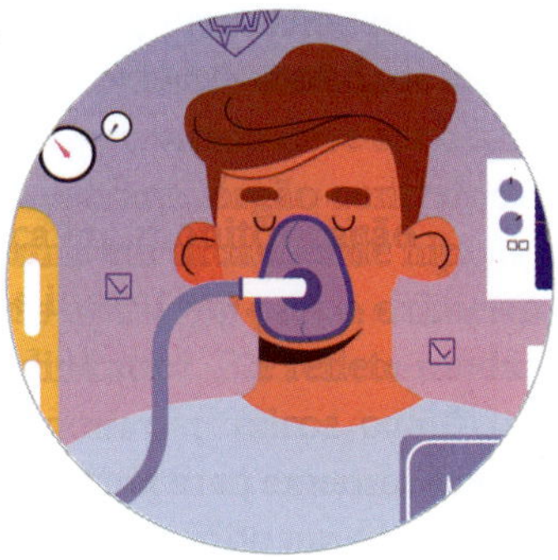

INTRODUÇÃO

A medida da concentração dos gases inspirados e expirados é de suma importância na prática anestésica, terapia intensiva, estudo da função pulmonar e em pesquisas médicas. A monitorização dos gases é necessária, primordialmente, buscando a segurança dos pacientes e dos profissionais expostos continuamente aos gases anestésicos nas salas de anestesia.[1]

As medições dos anestésicos voláteis, dióxido de carbono e óxido nitroso, podem ser realizadas por meio de várias técnicas, como refratometria, espectroscopia de absorção infravermelha, dispersão de Raman, espectroscopia fotoacústica, absorção física de vapores, espectrometria de massa respiratória, análise ultravioleta, medição através da velocidade do som, aferição do nitrogênio, cromatografia gás-líquido, métodos químicos.[2]

Métodos químicos e físicos de medição têm sido empregados, ao longo das décadas, na busca de monitores de fácil manuseio, rápida análise e alta precisão.[2]

A análise de gases através de métodos químicos realizada por meio da mensuração da absorção de solução reagente com gás carbônico (hidróxido de potássio) ou oxigênio (pirogalol ou antraquinona de sódio) é pouco utilizada.[2] A mensuração com métodos físicos se baseia nas propriedades dos gases como densidade, índice de refração e suscetibilidade magnética.[2]

A aferição dos gases pode ser feita, também, pela combinação de métodos com a análise eletroquímica, na qual uma reação química gera um sinal elétrico cuja medida é proporcional à quantidade de gás.[2]

HISTÓRICO

O primeiro monitor de gás foi baseado no efeito do gás em um elástico de silicone. O relaxamento do elástico de silicone tensionado por gases anestésicos foi transmitido mecanicamente por meio de uma alavanca, para uma escala de medição, e a balança calibrada com vários agentes anestésicos; assim, forneceu a concentração do gás com uma precisão aceitável, porém limitado por certos fatores que afetam o monitoramento, como a presença de vapor de água e óxido nitroso.[3]

O emprego do espectrômetro de massa foi introduzido em 1981 por monitorar gases anestésicos a cada ventilação, envolvendo amostragem a partir de fluxo lateral (250 $mL.min^{-1}$), transferindo-o para um espectrômetro de massa localizado centralmente para análise por uma válvula multiplexadora, com capacidade de medir e quantificar até oito gases.[4]

Alguns anos mais tarde, influenciados por propulsores de aerossóis, hélio e agentes anestésicos para os quais não haviam sido projetados, foi introduzido o PPG (Pittsburgh Plate Glass) SARA (sistema para análise anestésica e respiratória), com fluxo de 330 $mL.min^{-1}$ de amostragem.[4]

Mais tarde, espectrômetros de massa autônoma, como o Ohmeda 6000, foram introduzidos, fornecendo leituras contínuas em comparação com análise intermitente em dispositivos centralizados. Esses dispositivos, além de ser facilmente calibrados com qualquer gás ou um novo agente, exigiam baixo fluxo de gás de amostragem e, portanto, eram considerados válidos para casos de anestesia pediátrica.[4]

Posteriormente, foram introduzidos vários analisadores autônomos de gás *sidestream* baseados em espectrometria infravermelha, espectrometria de Raman, espectrometria fotoacústica infravermelha e tecnologia de análise piezoelétrica de agente cristalino, com a capacidade de identificar os agentes específicos e, portanto, úteis em caso de alimentação errônea do vaporizador.[4]

Algumas dessas tecnologias, como a espectroscopia de Raman e a espectrometria fotoacústica infravermelha, não ganhariam uso regular na prática clínica devido às suas limitações, como exigência de alto fluxo de gás de amostragem, análise afetada pela presença de outros gases ou por contaminantes e tempo de resposta lento. A técnica com dispositivos infravermelhos fotoacústicos e piezoelétricos, por não serem específicas ao agente, também limitou seu emprego clínico.

Assim, a técnica do fotoespectrômetro infravermelho tornou-se popular devido ao seu baixo custo e facilidade de incorporação da funcionalidade de identificação do agente.[4]

TIPOS DE MONITORES PARA ANÁLISE DA AMOSTRA DE GÁS

Existem dois tipos de monitores que fazem a análise da amostra de gás: não aspirativos (*mainstream*) e aspirativos (*sidestream*) – a maior diferença entre eles está no posicionamento do sensor que afere os gases (Figura 1). Nos monitores *mainstream*, o sensor está localizado no circuito respiratório, em geral entre o respirador e o tubo endotraqueal ou, menos comumente, diretamente ligado ao cateter nasal em pacientes sem prótese respiratória (Figura 2). Já os monitores *sidestream* estão localizados, no aparelho, fora do circuito respiratório; nestes, ocorre aspiração contínua de gás do circuito de respiração para dentro de uma célula de amostragem no interior do monitor.[5,6]

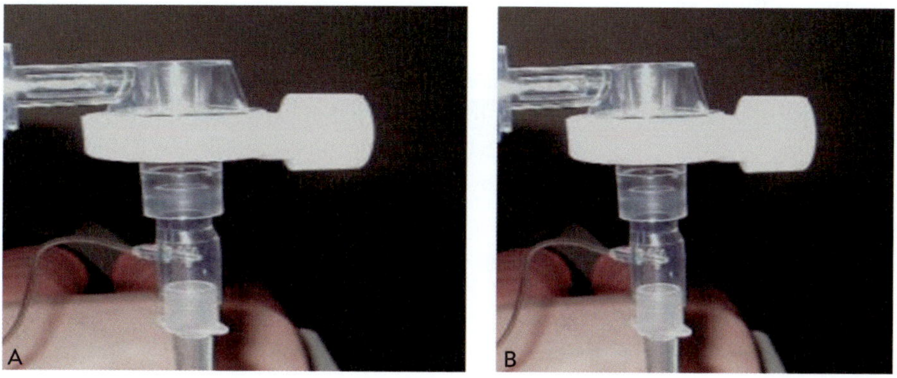

FIGURA 1 A: monitor aspirativo para análise de gases (*sidestream*); B: monitor não aspirativo para análise dos gases.

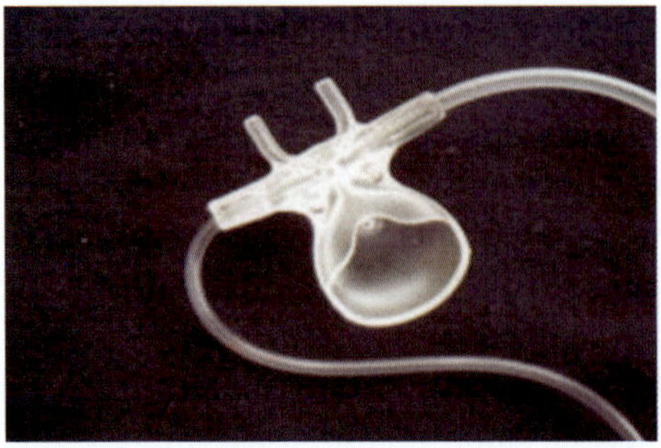

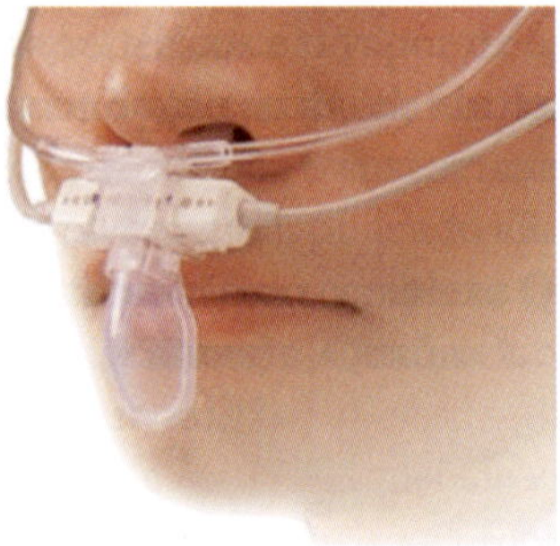

FIGURA 2 A: monitor aspirativo para análise de gases (*sidestream*); B: monitor não aspirativo para análise dos gases.

Quanto maior a taxa de aspiração, maior a eficiência do aparelho; no entanto, em Neonatologia e em anestesia com baixo fluxo de gases, recomenda-se o uso de baixas taxas de extração para evitar que mais gás seja retirado do circuito do paciente do que adicionado a ele pelo sistema de aplicação de anestesia, causando redução do volume de ar corrente efetivo com riscos de pressões subatmosféricas nas vias aéreas. Assim, esse tipo de monitor apresenta restrições para a população pediátrica. No entanto, inovações na tecnologia permitiram redução da taxa de extração de gases do sistema, de um valor aproximado de 250 $mL.min^{-1}$ para uma taxa de amostragem tão baixa quanto 30 $mL.min^{-1}$, denominada tecnologia *microstream*.[5,6]

Ambos os monitores apresentam vantagens e desvantagens (Quadro 1), destacando positivamente a rápida medição e aplicação na população pediátrica dos monitores não aspirativos, enquanto os aspirativos podem mensurar vários gases simultaneamente.[5,6]

QUADRO 1 Vantagens e desvantagens dos monitores aspirativos e não aspirativos

	Tipo de monitor	
	Aspirativo (*sidestream*)	**Não aspirativo (*mainstream*)**
Tempo de resposta	Mais lento	Mais rápido
Contaminação	Sim	Não
Coleta da amostra	Sim	Não
Conector	Mais leve	Mais pesado
Dano ao sensor	Raro	Mais frequente
Custo	Menor	Maior
Medição simultânea da vários gases	Sim	Não

MÉTODOS DE MEDIÇÃO DO GÁS CARBÔNICO

A determinação da pressão parcial de gás carbônico no final da expiração ($P_{ET}CO_2$) para confirmar a ventilação adequada é útil durante todos os procedimentos anestésicos, sendo uma monitorização valiosa do sistema respiratório, cardiovascular e da administração de gases anestésicos. Atualmente, é considerado o padrão-ouro na avaliação da eficiência das compressões torácicas durante as manobras de reanimação cardiopulmonar e subsidia outros diagnósticos de suma importância, como hipertermia maligna e embolia aérea, na qual uma queda rápida e abrupta da capnografia constitui um indicador sensível dessa importante complicação.[6]

Essa monitorização baseia-se na absorção da luz infravermelha com comprimento de onda 4,3 mm, pelo dióxido de carbono (CO_2), diferenciando-se de outros gases, não havendo contraindicações ao seu uso. Não obstante, o vapor de água absorve o mesmo comprimento de onda, podendo alterar a precisão do sensor, o que exige a desumidificação da amostra.[6,7]

Os capnógrafos de aspiração (*sidestream*) aspiram continuamente gás do circuito de respiração para dentro de uma célula de amostragem, localizada no interior do monitor. A concentração de gás carbônico é determinada comparando-se a absorção de luz infravermelha na célula de amostragem comum com a de uma câmara isenta de dióxido de carbono. Altas taxas de aspiração (até 250 $mL.min^{-1}$) aumentam a sensibilidade do método; no entanto, se o volume corrente for pequeno (por exemplo, paciente pediátrico), uma taxa elevada de aspiração poderá arrastar gás fresco para dentro do circuito e diluir a medida da $P_{ET}CO_2$.[5-8]

Baixas taxas de aspiração (menos de 50 $mL.min^{-1}$), embora retirem menos gás fresco do sistema ventilatório para dentro do circuito, podem retardar a medida e subestimá-la. Essas unidades são zeradas em relação ao ar ambiente, mas a calibração exige uma fonte de CO_2 conhecida. O mau funcionamento da válvula expiratória é detectado pela presença de CO_2 no gás inspirado, detectando um quadro de reinalação de CO_2 pelo paciente. As unidades de aspiração são propensas ao acúmulo de água e obstrução, podendo gerar leituras errôneas.[5-8]

Os capnógrafos de não aspirativos (*mainstream*) medem o CO_2 que passa por um adaptador localizado, diretamente, no circuito respiratório. O gás carbônico atravessa uma célula que é transparente à luz infravermelha, cuja fonte se adapta ao sensor. A luz infravermelha atravessa a janela da célula, sendo analisada no sensor que contém uma concentração conhecida de CO_2. A radiação passa por um filtro que interpreta as informações e analisa o comprimento de onda apenas do CO_2 e o sinal é enviado ao monitor.[5-8]

No traçado capnográfico durante a fase inspiratória, em condições habituais, não se detecta nível significativo de CO_2 no gás inspirado. Porém, com o início da expiração, aumenta a pressão parcial do CO_2 na mistura exalada. Esse aumento é gradativo, visto que o início da fase expiratória corresponde ao deslocamento dos gases que ocupam o espaço morto anatômico, como traqueia, brônquios e bronquíolos não respiratórios. Os níveis máximos de CO_2 ocorrem no final da expiração, correspondendo à eliminação dos gases alveolares (Figura 3).[7]

A redução do CO_2 na mistura exalada pode significar interrupção da ventilação (apneia), hipoventilação alveolar (ventilação do espaço morto, desconexão, extubação, vazamento, obstrução, intubação esofágica ou redução do débito cardíaco) (Figura 4).[7]

Elevações esporádicas na $P_{ET}CO_2$ podem ser observadas durante o despinçamento vascular e após administração de bicarbonato de sódio. Por outro lado, a elevação progressiva da $P_{ET}CO_2$ pode ocorrer em situações de hipermetabolismo (hiperpirexia ou hipertermia maligna) (Figura 5).[7]

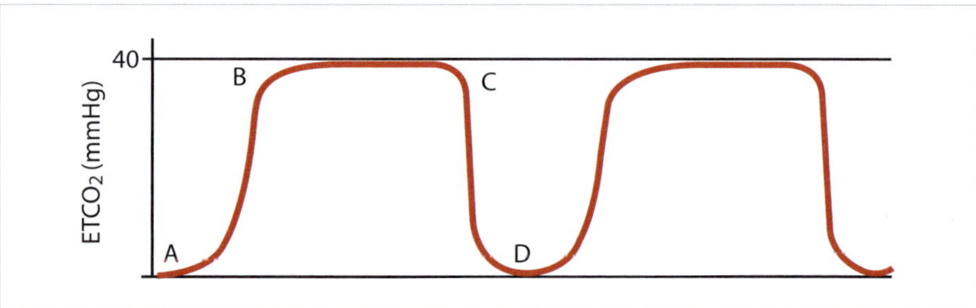

FIGURA 3 Traçado capnográfico normal: (A-B) início da inspiração; (B-C) platô alveolar; (C-D) expiração.

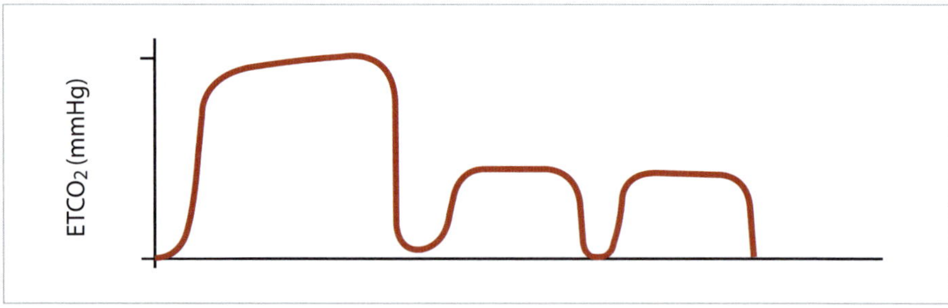

FIGURA 4 Redução na eliminação de $ETCO_2$ por interrupção da ventilação (apneia) ou hipoventilação alveolar (ventilação do espaço morto, desconexão, extubação, vazamento, obstrução, intubação esofágica ou redução do débito cardíaco).

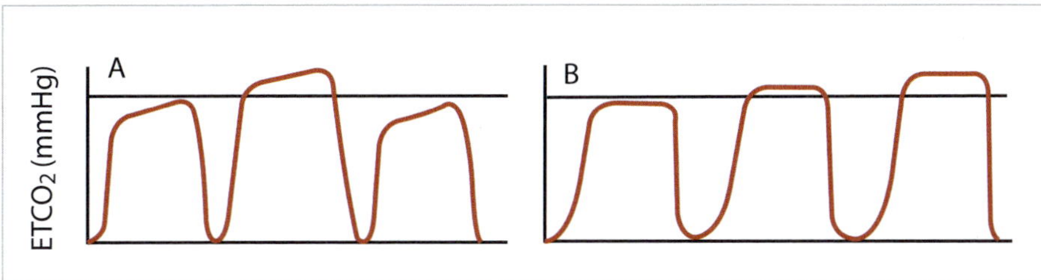

FIGURA 5 A: elevações esporádicas na $P_{ET}CO_2$ que podem ser observadas durante o despinçamento vascular e após administração de bicarbonato de sódio; B: elevação progressiva da $ETCO_2$ que pode ocorrer no hipermetabolismo (hiperpirexia ou hipertermia maligna).

Uma deformação da fase ascendente do capnograma geralmente é encontrada em portadores de doença pulmonar obstrutiva, enquanto a deformação descendente em geral é encontrada em portadores de doença pulmonar restritiva (Figura 6).[7]

Padrão irregular grosseiro comumente ocorre por falta de sintonia entre o aparelho e o paciente que está tentando ventilar. Porém, um padrão irregular fino, serrilhado, em geral significa oscilação de batimentos cardíacos (Figura 7).[7]

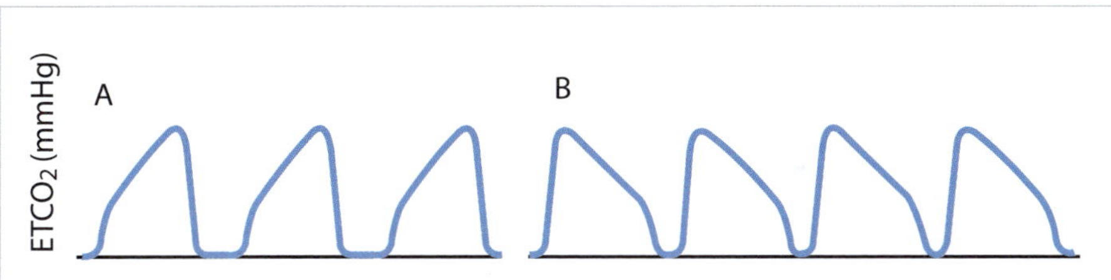

FIGURA 6 A: deformação da fase ascendente do capnograma, em geral encontrada em portadores de doença pulmonar obstrutiva; B: deformação descendente em geral encontrada em portadores de doença pulmonar restritiva.

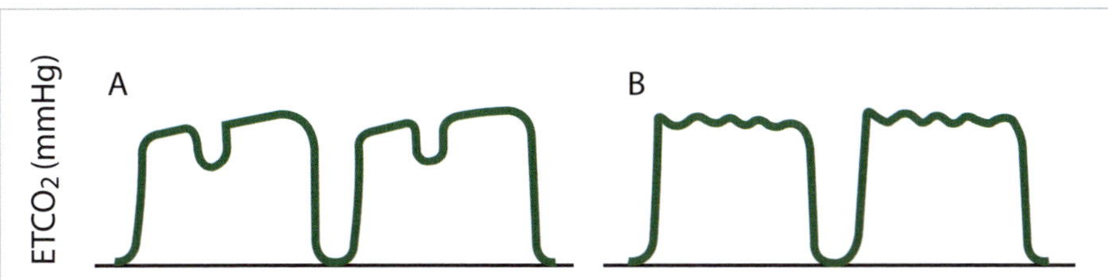

FIGURA 7 A: padrão irregular grosseiro, em geral por falta de sintonia entre o aparelho e o paciente que está tentando ventilar; B: padrão irregular fino, serrilhado, em geral significa oscilação de batimentos cardíacos.

MÉTODOS DE MEDIÇÃO DOS GASES ANESTÉSICOS

A medição dos gases anestésicos é útil durante todo o procedimento que requeira anestesia inalatória, não havendo contraindicações. Entre as vantagens de utilizar esse tipo de monitorização, destacam-se a possibilidade de administração segura de anestesia com baixo fluxo de gases, análise de plano anestésico adequado e verificação da eficiência do vaporizador, além da possibilidade de utilizar a quantidade necessária e evitar gastos desnecessários, além da menor poluição ambiente.[8,9]

As técnicas mais empregadas para analisar os múltiplos agentes anestésicos inalatórios envolvem a espectrometria de massa, espectroscopia de Raman, espectrometria fotoacústica, refratometria, absorção piezoelétrica e a espectrofotometria infravermelha.[6-8]

Na espectrometria de massa, uma bomba de vácuo puxa uma amostra de gás para dentro de um analisador. A amostra de gás é ionizada por um feixe de elétrons e passada através de um campo magnético. Os íons com a mais alta razão massa/carga são menos defletidos, por isso seguem uma trajetória curva com maior raio. O espectro de deflexão dos íons forma a base de análise. Apesar de grande precisão de monitoramento, o método tem como desvantagem o tempo de resposta mais longo.[6-8]

A espectroscopia de Raman identifica e mede as concentrações de gases por meio da análise da intensidade de luz emitida quando uma amostra de gás retorna ao seu estado não excitado depois de ter sido energizada por um feixe de *laser*. A técnica diferencia o tipo de gás e determina sua concentração, que será proporcional aos fótons emitidos.[6-8]

O *laser* também é empregado no método de monitorização fotoacústica, que incide sobre um gás causando variações de volume por alteração de temperatura, gerando sinal acústico na célula de medição, proporcional à concentração do gás.[6-8]

Na refratometria, uma fonte de luz monocromática emite feixes através de um meio gasoso que são focados em uma tela, determinando um padrão típico de bandas. Esse tipo de monitor não faz análise contínua. Logo, são usados para calibração da saída do vaporizador e detecção de contaminação ambiental.[6-8]

A absorção piezelétrica utiliza um cristal de quartzo que absorve os halogenados com alteração da frequência de ressonância proporcional à sua concentração. A técnica permite detectar gases anestésicos, mas não os diferencia, reduzindo sua funcionabilidade.[6-8]

A espectrofotometria infravermelha é a tecnologia utilizada pela maioria dos monitores. Baseia-se na lei Beer-Lambert, que determina a dependência logarítmica entre a transmissão de luz através de uma substância e sua concentração.

Os analisadores se utilizam da propriedade física de que os gases com dois ou mais átomos diferentes na molécula possuem um espectro único de absorção de luz infravermelha e, dessa forma, determinam a pressão parcial desses agentes anestésicos. O método consiste na passagem de luz infravermelha de comprimento de onda conhecido por uma amostra de gás e, desde que o total de luz infravermelha absorvida seja proporcional às propriedades específicas do gás na amostra, sua concentração pode ser calculada utilizando-se um valor referencial predeterminado para cada gás anestésico.[6-8]

A Figura 8 mostra os espectros de absorção de infravermelho para CO_2, N_2O e os cinco agentes anestésicos inalatórios potentes, halotano, enflurano, isoflurano, sevoflurano e desflurano. Pode-se ver na figura que os picos de absorbância para CO_2 e N_2O estão localizados na faixa de 4-5 μm, enquanto os agentes anestésicos são encontrados na faixa de 8-13 μm, em cinco comprimentos de onda diferentes. Pode-se ver ainda que os espectros de absorção dos agentes estão sobrepostos, exigindo métodos complexos de discriminação entre seus componentes espectrais, juntamente com técnicas matemáticas avançadas envolvendo soluções para múltiplas equações simultâneas para medi-los e identificá-los.[9]

Entre as vantagens da análise infravermelha, podem-se citar, além da análise dos gases anestésicos, a detecção das concentrações de óxido nitroso e gás carbônico, mensuração rápida e fácil calibração.[6-9] Como desvantagens dessa técnica, pode-se ressaltar o fato de o oxigênio e do nitrogênio não serem medidos por

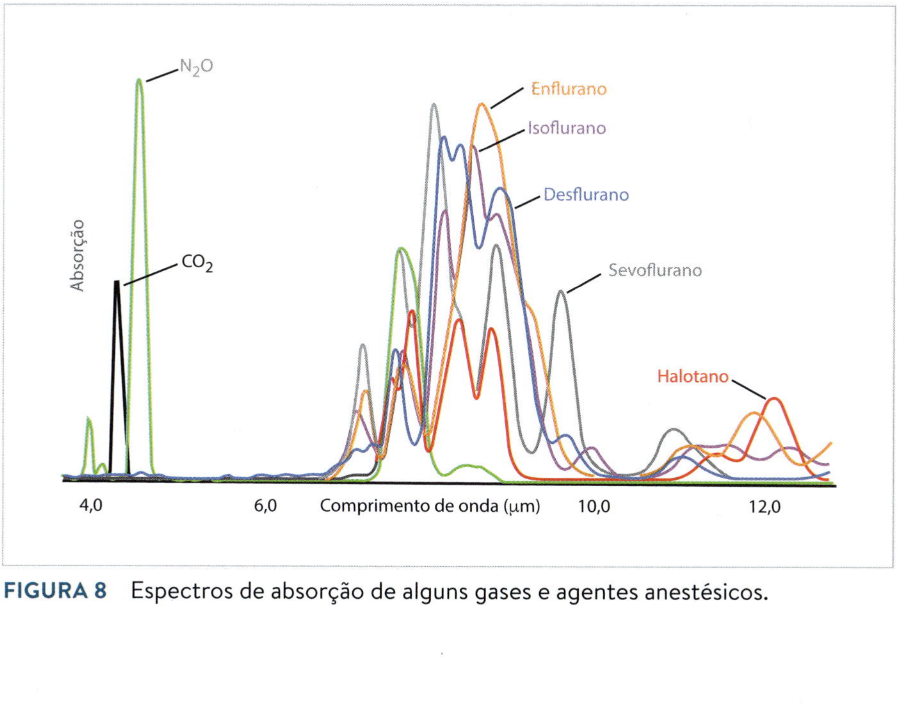

FIGURA 8 Espectros de absorção de alguns gases e agentes anestésicos.

não serem polares. Além disso, os próprios gases anestésicos e o vapor de água podem alterar os picos de absorção uns dos outros. O gás carbônico e o óxido nitroso alargam os picos uns dos outros e dos halogenados por transferência da energia absorvida. O vapor de água absorve a luz infravermelha, podendo alterar a leitura dos halogenados e do gás carbônico. Entretanto, os monitores mais novos corrigem essas possíveis falhas através de programação eletrônica com análise de vários picos de absorção que parecem previsíveis.[6-9]

CONSIDERAÇÕES FINAIS

Inúmeras tecnologias de monitorização dos gases anestésicos e de gás carbônico estão disponíveis, sendo ferramentas extremamente úteis na prática anestésica segura, sem nenhuma contraindicação ao seu uso.

Apesar de, no Brasil, as orientações para segurança básica e o desempenho essencial de ventiladores e da estação de trabalho de anestesia seguirem a NBRISO 80601-2-12 e 80601-2-13, que versam sobre sistema de fluxo proporcional e sobre a falta de pressão de oxigênio, a presença do analisador de oxigênio e de gases anestésicos com alarme para concentrações inferiores a 21% de oxigênio não é obrigatória, sendo esse tipo de monitor e de alarme considerado mais um importante recurso para a redução de complicações relacionadas à hipóxia por falhas nos equipamentos ou erro humano.[11,12]

A detecção das concentrações de gás carbônico permite melhor acompanhamento das funções respiratória e cardiovascular, além de auxiliar no diagnóstico de doenças importantes e potencialmente fatais. O monitoramento dos halogenados e do óxido nitroso também diminui os riscos de oferta de doses inadvertidas, reduzindo a chance de despertar intraoperatório e efeitos colaterais da exposição acentuada aos eles – tanto para os pacientes quanto para os profissionais.

REFERÊNCIAS BIBLIOGRÁFICAS

1. Garg R, Gupta RC. Analysis of oxygen, anaesthesia agent and flows in anesthesia machine. Indian J Anaesth. 2013;57(5):481-8.
2. Langdon JA, Hutton A. Respiratory gas analysis. Critical Care & Pain. 2009;9:19-23.
3. Harry JL, Karl L. Clinical and laboratory evaluation of an expired anaesthetic gas monitor. Anesthesiology. 1971;34(4):378-82.
4. Meyer JU, Kullik G, Wruck N, Kück K, Manigel J. Advanced technologies and devices for inhalational anesthetic drug dosing. Handb Exp Pharmacol. 2008;(182):451-70.
5. Cohen DE, Diaz LK, Balzer JR. Pediatric Anesthesia Monitoring, In: Davis PJ, Cladis FP. Smith's Anesthesia for Infants and Children. 9. ed. St. Louis: Elsevier; 2017. p. 328-48.
6. Kaczka DW, Chitilian HV, Mello MFV. Respiratory monitoring, In: Gropper MA. Miller's Anesthesia. 9. ed. Filadélfia: Elsevier; 2020. p. 1298-339.

7. Amaral JLG, Ferreira ACP, Ferez D, Geretto P. Monitorização da respiração: oximetria e capnografia. Braz J Anesthesiol. 1992;42:51-8.
8. Costa CTB, Nociti JR. Monitorização intraoperatória dos gases anestésicos. In: Potério GMB, Pires OC; Callegari DC, Slullitel A. Monitorização em anestesia. São Paulo: Manole; 2011.
9. Mandal NG. Measurement of gas concentrations: oxygen, carbon dioxide, nitrogen, nitrous oxide and volatile anaesthetic agents. Anaesth Int Care Med. 2008;9:559-63.
10. Associação Brasileira de Normas Técnicas. NBRISO 80601-2-12 de 2-12-2014 - Equipamento eletromédico - Parte 2-12: Prescrições particulares para segurança básica e o desempenho essencial de ventiladores para cuidados críticos. Rio de Janeiro: ABNT; 2014.
11. Associação Brasileira de Normas Técnicas. NBRISO 80601-2-13 de 01/2017 - Equipamento eletromédico - Parte 2-13: Requisitos particulares para a segurança básica e o desempenho essencial de estação de trabalho de anestesia. Rio de Janeiro: ABNT; 2017.

5

Eletroencefalograma (EEG)

Lakshmi N. Kurnutala
Christiano dos Santos e Santos

PONTOS-CHAVE

1. Introdução do eletroencefalograma (EEG).
2. Compreensão da gravação de EEG, eletroencefalograma e ondas cerebrais.
3. Artefatos e interpretação do EEG.
4. Patologia cerebral e alterações no EEG.
5. EEG e uso intraoperatório.
6. Medicamentos anestésicos e efeitos do EEG.
7. Fatores fisiológicos – alterações do EEG durante a cirurgia.

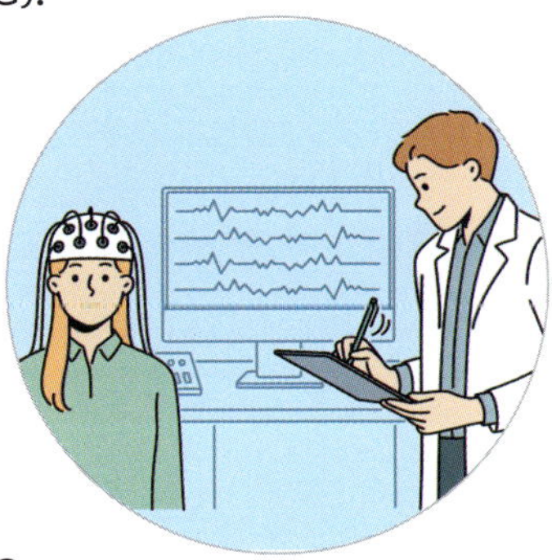

INTRODUÇÃO

Em 1875, o médico inglês Richard Canton registrou pela primeira vez a atividade elétrica do tecido cerebral em coelhos e macacos e publicou seus achados no British Medical Journal. Posteriormente, em 1924, o fisiologista e psiquiatra alemão Hans Berger registrou o primeiro eletroencefalograma (EEG) humano e inventou o eletroencefalógrafo. A invenção do EEG pelo Dr. Berger lançou as bases para a aplicação do EEG na prática clínica e seu uso no estudo da função cerebral.

COMPREENSÃO DO EEG

O EEG é o registro da atividade elétrica espontânea do cérebro. As células neurais apresentam atividade elétrica inerente e inconfudível, e um EEG detecta a soma desses potenciais pós-sinápticos das células neurais do neocórtex e do alocórtex. Os eletrodos de EEG são colocados sobre o couro cabeludo na medição usando o sistema internacional 10-20. Eletrodos de função semelhante podem ser colocados sobre o córtex cerebral após craniotomia e abertura da dura-máter. Esse sistema é conhecido como eletrocorticografia (ECoG).

O sistema de registro de EEG consiste em eletrodos não invasivos, posicionados com adição de gel condutor, amplificadores com filtros, conversores A/D (alternado para direto) e um dispositivo de registro, que pode ser tanto feito em tela ou impresso em papel específico. Os eletrodos de EEG leem os sinais cerebrais a partir da superfície da cabeça; os amplificadores digitalizam os sinais e o conversor A/D converte o analógico para o formato digital. O dispositivo de gravação (computador) armazena e exibe os dados. O EEG permite a medição das mudanças na atividade elétrica dos neurônios ao longo do tempo em um circuito elétrico primário entre o eletrodo de sinal (ativo) e o eletrodo de referência. Os eletrodos são divididos em descartáveis (sem gel e pré-gelificados), eletrodos de disco reutilizáveis (ouro, prata, aço inoxidável e estanho), faixas de cabeça, tampas de eletrodos, à base de solução salina e eletrodos de agulha.

POSICIONAMENTO DOS ELETRODOS

Em 1958, a Federação Internacional de Eletroencefalografia e Neurofisiologia Clínica adotou uma sistemática de colocação de eletrodos denominado 10-20 e esse sistema permanece em uso até o dia de hoje. Dessa forma, 21 pontos na anatomia do crânio são identificados para a colocação de eletrodos. O crânio é dividido em distâncias iguais dos pontos de referência da cabeça (násio, áreas pré-auriculares e ínion) para cobrir todas as áreas cerebrais. O sistema 10-20 indica a distância em percentual (%) entre as orelhas e o nariz, onde são escolhidos os pontos dos eletrodos. A colocação dos eletrodos é feita de acordo com as áreas adjacentes do cérebro a serem estudadas: F (frontal), C (central), T (temporal), P (posterior) e O (occipital). Os números ímpares são colocados no lado esquerdo e os números pares no lado direito. Os eletrodos de lóbulo da orelha A1 (esquerda) e A2 (direita) foram usados como eletrodos de referência. O cérebro é dividido em áreas funcionais com base em sua atividade elétrica. A localização dos eletrodos C3, C4 e Cz é relacionada ao córtex motor e sensorial. As localizações P3, P4 e Pz estão associadas com a função de percepção e diferenciação, enquanto as localizações T3 e T4 estão posicionadas próximas aos processadores emocionais. As localizações T5 e T6 funcionam como memória e os pontos O1 e O2 medem a função das áreas visuais (Figura 1). Outra forma de posicionamento de eletrodos muito menos utilizada é conhecida como EEG modificado, que faz uso do sistema international 10-10.

Os sinais de EEG são caracterizados por diferentes tipos de ondas cerebrais (Figura 2), que são classificadas com base em sua frequência (número de ondas por segundo) e amplitude (altura da onda). Tais ondas cerebrais incluem:

1. Ondas beta (13-30 Hz): ondas de alta frequência observadas em ambos os lados do cérebro em uma distribuição simétrica. Essas ondas geralmente são observadas quando uma pessoa está acordada e envolvida em atividade mental. Em pacientes com dano cortical, essas ondas podem estar ausentes ou reduzidas.
2. Ondas alfa (8-12 Hz): ondas de média frequência normalmente observadas em pacientes acordados e relaxados com os olhos fechados. As ondas alfa são frequentemente associadas a um estado calmo e de meditação. Essas ondas aparecem na metade posterior do couro cabeludo e geralmente são encontradas na região occipital do cérebro.
3. Ondas theta (4-7 Hz): ondas lentas que podem ser observadas durante os períodos de sonolência, relaxamento profundo ou durante as diversas fases do sono. As ondas theta geralmente estão presentes em crianças pequenas e, ocasionalmente, em adultos com estresse emocional.

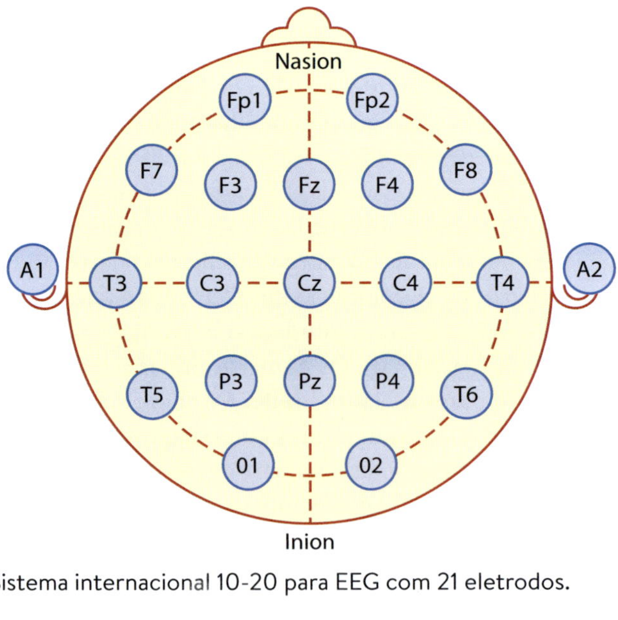

FIGURA 1 Sistema internacional 10-20 para EEG com 21 eletrodos.

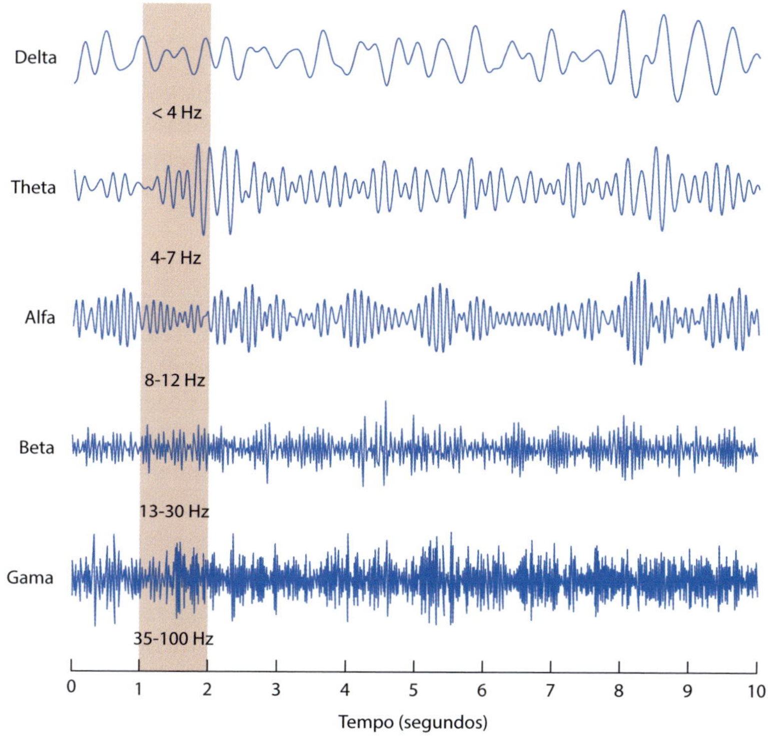

FIGURA 2 Ondas cerebrais e frequências – EEG.

4. Ondas delta (< 4 Hz): ondas cerebrais mais lentas e geralmente observadas durante o sono profundo (anestesia geral) ou em certos condicionais patológicos (encefalopatia metabólica, hidrocefalia).

ARTEFATOS DO EEG

A amplitude dos sinais de EEG é mínima e durante o processo de gravação podem ocorrer vários artefatos que podem interferir em sua interpretação. Tais artefatos são divididos em duas categorias: artefatos relacionados ao paciente, como movimentos corporais (musculares), movimentos oculares, ECG (eletrocardiograma), EMG (eletromiograma), cauterização elétrica, e artefatos elétricos, incluindo contato inadequado do eletrodo, eletrodos soltos ou de conexões defeituosas, interferência na linha de energia que pode introduzir um sinal de 50-60 Hz na gravação de EEG, bateria fraca e flutuação de impedância.

Doenças cerebrais e alterações no EEG

O EEG fornece informações valiosas sobre a patologia cerebral, detectando alterações específicas na atividade elétrica de áreas funcionais específicas do cérebro. Aqui estão alguns exemplos de alterações de EEG relacionadas às patologias cerebrais.

1. Tumores cerebrais: os sintomas típicos em pacientes com tumores cerebrais são cefaleia, náusea, vômitos e convulsões. O EEG auxilia na avaliação dos tumores cerebrais e localiza anormalidades focais na área afetada com base na localização e tamanho do tumor. As anormalidades do EEG incluem lentificação da atividade de fundo e padrões irregulares (desorganizados) ou descargas epileptiformes focais. Esses achados específicos do EEG dependem do tipo de tumor, proximidade de área cerebral funcional, extensão da infiltração do tumor ou efeito de massa no tecido cerebral circundante.
2. Epilepsia: distúrbio neurológico caracterizado por convulsões recorrentes, com ou sem manifestações motoras. O EEG é comumente usado no diagnóstico precoce e no tratamento da epilepsia. Uma característica marcante da epilepsia no EEG é a presença de descargas epileptiformes intermitentes/contínuas, que são padrões elétricos anormais associados à atividade convulsiva. A localização, frequência e duração desses padrões elétricos podem fornecer uma compreensão do tipo e localização do foco epiléptico.
3. Doenças neurodegenerativas: o número de doenças neurodegenerativas aumentou em todo o mundo. Vários distúrbios neurodegenerativos (doença de Alzheimer, doença de Parkinson e doença de Huntington) podem manifestar padrões específicos de EEG. Esses padrões de EEG geralmente incluem uma lentidão generalizada da atividade de fundo e alterações específicas da banda de frequência. As alterações variam dependendo do estágio da doença neurodegenerativa e da gravidade da doença, sendo o EEG muito útil no diagnóstico e monitoramento dessas condições.
4. Acidente vascular cerebral (AVC): alterações no EEG com fluxo sanguíneo cerebral (normal de 50 mL/min/100 g de tecido cerebral) podem ajudar a avaliar a isquemia cerebral da seguinte forma:
   - Fluxo sanguíneo cerebral reduzido < 18 mL/min/100 g; a disfunção neuronal é mostrada como lentificação do EEG.
   - Fluxo sanguíneo cerebral reduzido < 10 mL/min/100 g; morte celular neuronal retardada e achatamento do EEG.
   - Fluxo sanguíneo cerebral reduzido < 6 mL/min/100 g; ocorre morte celular rápida com falha de membrana plasmática neuronal.

No AVC agudo, a área cerebral afetada pode demonstrar lentidão ou supressão da atividade do EEG devido ao suprimento sanguíneo comprometido. Em alguns casos, o EEG pode ajudar a diferenciar entre AVC isquêmicos e hemorrágicos. Além disso, o EEG pode monitorar a evolução da atividade elétrica do cérebro após um acidente vascular cerebral e avaliar o processo de recuperação.

5. Traumatismo cranioencefálico (TCE): dependendo da gravidade e localização do TCE, várias anormalidades de EEG são observadas. Em pacientes com TCE agudo, observa-se lentidão difusa da atividade do EEG ou anormalidades focais na região cerebral afetada. As alterações persistentes da atividade de fundo incluem lentidão, desorganização ou descargas epileptiformes em pacientes com TCE tardio. A gravidade do TCE, recuperação e detecção de epilepsia pós-traumática é avaliada usando o EEG e tem grande implicância sobre a manutenção de terapias farmacológicas antiepilépticas.

Os achados do EEG sozinhos não são suficientes para fazer um diagnóstico definitivo de patologias cerebrais específicas. A interpretação do EEG requer história clínica detalhada, exame físico minucioso, estudos de imagem e outros testes diagnósticos. Neurologistas e neurofisiologistas clínicos com experiência em interpretação de EEG são treinados para analisar os dados de EEG no contexto da apresentação clínica do paciente para fornecer uma avaliação abrangente a fim de orientar outras decisões de diagnóstico e tratamento.

USO PERIOPERATÓRIO DO EEG

Na sala de cirurgia, o EEG é extremamente útil na identificação de padrões de ondas cerebrais, atividade elétrica anormal (convulsões), localização (ECoG) de áreas eloquentes durante a ressecção cirúrgica de tumores e na avaliação dos efeitos anestésicos no cérebro. A seguir, são discutidos alguns usos críticos do EEG durante a cirurgia.

1. Monitoramento da profundidade da anestesia (EEG, Index Bispectral – BIS): EEG bruto e EEG processado (BIS) são usados para avaliar a profundidade anestésica e importantes para prevenção da consciência perioperatória. Detecção de convulsões intraoperatórias, otimização das dosagens dos agentes anestésicos, emergência da anestesia e minimização dos riscos de efeitos colaterais indesejados de drogas anestésicas.
2. Monitoramento da função neurológica: EEG é muito útil em pacientes submetidos a procedimentos não neurocirúrgicos, como cirurgias vasculares de grande porte com parada cardíaca circulatória hipotérmica profunda (DHCA)

e raiz aórtica, cirurgia de aneurisma aórtico e cirurgia da artéria carótida, além de crucial em procedimentos neurocirúrgicos, como clipagem de aneurisma cerebral gigante. Nesses casos, o EEG monitora a resposta do cérebro à diminuição do fluxo sanguíneo, e a hipotermia permite que os anestesiologistas tomem medidas de proteção cerebral.

3. Cirurgia de craniotomia acordada: em pacientes com tumores cerebrais (glioma) próximos a áreas eloquentes (área da fala ou motora), a cirurgia cerebral acordada é realizada para mapear as áreas funcionais do cérebro com ECoG. Como o paciente é mantido acordado durante esse momento crítico da cirurgia (mapeamento cerebral), o cirurgião pode identificar regiões cerebrais essenciais, como fala e linguagem, com ressecção máxima do tumor e preservar a função pós-operatória, visando não apenas sobrevida, mas também a qualidade de vida do paciente.
4. Cirurgia de epilepsia: o EEG localiza e guia a ressecção do foco epiléptico com precisão. Mapeamento do foco epiléptico através da colocação de eletrodos sobre a córtex cerebral após a craniotomia, minimizando os danos às áreas normais do cérebro.
5. Determinação da morte encefálica: o EEG faz parte dos critérios clínicos para confirmar a morte encefálica em pacientes com lesão cerebral grave e irreversível. Um padrão de EEG isoelétrico ou plano, persistindo por um período específico, é capaz de indicar morte encefálica.

EFEITOS FARMACOLÓGICOS SOBRE O EEG

Diferentes agentes farmacológicos são utilizados durante o procedimento cirúrgico como parte do plano anestésico (indução e manutenção). Essas drogas apresentam efeitos variáveis no EEG ao longo da cirurgia (Tabela 1). A seguir estão os medicamentos comuns e seu impacto no EEG:

1. Agentes hipnóticos intravenosos: propofol e barbitúricos (tiopental) são dois medicamentos intravenosos comumente usados durante a indução e manutenção da anestesia geral. Os efeitos desses agentes no EEG variam de padrões de alta frequência com doses menores à supressão elétrica com doses mais altas. A *burst suppression* é caracterizada por períodos de atividade elétrica de alta amplitude (rajadas) seguidos por períodos de silêncio elétrico (supressão). Indica um nível profundo de anestesia útil em grandes procedimentos cirúrgicos cardíacos e cerebrovasculares para proteção cerebral. A cetamina é usada como um agente analgésico e/ou hipnótico-dissociativo; liga-se de forma inibitória aos receptores N-metil-D-aspartato (NMDA) no sistema nervoso central (en-

TABELA 1 Agentes farmacológicos – efeitos sobre a frequência e amplitude do EEG

Medicamentos	EEG – Frequência	EEG – Amplitude	*Burst suppression*
Propofol	Em dose baixa - intermediária: β frontal, perda de ondas α, ondas α crescentes – minguantes Altas doses – ondas δ difusas seguidas de *burst suppression*, silêncio elétrico	Reduzida Elevada seguida de onda isoelétrica	Doses elevadas – SIM
Barbitúricos	Baixa – dose intermediária: Atividade β frontal rápida seguida por fusos α frontais Dose alta: ondas δ difusas seguidas de supressão de explosão, silêncio elétrico	Levemente elevada Elevada seguida de onda isoelétrica	Doses elevadas – SIM
Etomidato	Semelhante aos barbitúricos	Dose baixa a intermediária – reduzida Dose alta – elevada seguida de onda isoelétrica	Doses elevadas – SIM
Cetamina	Baixa – dose intermediária: perda de α, ↑ frontal, β seguida de frontal δ, crescente e minguante α Dose mais alta: ondas δ difusas seguidas de *burst suppression*, silêncio elétrico	Nenhum efeito Elevada seguida de onda isoelétrica	Não
Dexmedetomidina	Baixas doses de medicação mostram fusos do sono ou ritmo sigma 8-14 Hz Infusão de dose mais alta: atividade delta (0-4 Hz)	Reduzida Elevada	Não
Opioides	Dose intermediária baixa: perda de β, α diminui seguida por θ difuso, algum δ Doses mais altas: ondas δ	Nenhum efeito, levemente aumentada Elevada	Não
Benzodiazepínicos	Dose baixa: perda de α, aumento da atividade β frontal Doses mais altas: ondas δ dominantes frontais	Reduzida Elevada	Não
Halogenados	Doses subanestésicas: perda de α, ↑ frontal β Doses anestésicas: atividade frontal de 4-8 Hz	Reduzida Elevada	Sim – sevoflurane, desflurane (> 1.2 CAM) Isofluarane (> 1.5 CAM)
Óxido nitroso (como agente único)	Atividade oscilatória frontal rápida (> 30 Hz)	Elevada, com $FiNO_2$ > 50%	Não

céfalo e medula espinhal), produzindo desinibição, produção de maior frequência (20-30 Hz) e aumento da atividade com doses baixas. Padrão de EEG com ondas gama (35-100 Hz) e ondas delta e gama lentas alternadas, também observadas com o uso de cetamina. Doses mais altas aumentam a profundidade da anestesia com frequências mais baixas no EEG.

2. Agentes inalatórios: os agentes inalatórios comuns usados durante a anestesia geral são isoflurano, sevoflurano e desflurano. Os agentes inalatórios produzem uma redução dose-dependente da atividade do EEG (diminuição da frequência e da amplitude). Com concentrações mais elevadas de agentes inalatórios durante a manutenção da anestesia geral, ocorre a supressão do surto.
3. Dexmedetomidina: é um agonista do receptor α2 (terminal pré-sináptico) com efeitos sedativos, ansiolíticos e analgésicos. EEG com baixas doses dessa droga demonstra fusos do sono ou ritmo sigma 8-14 Hz. A atividade delta (0-4 Hz) é observada com doses mais altas de infusões.
4. Opioides: não há efeitos diretos de opioides no EEG. Os opioides comumente utilizados para analgesia durante a cirurgia (fentanil, remifentanil e sufentanil) têm efeitos diferentes no EEG, incluindo diminuição da frequência do EEG e aumento do padrão de onda lenta. Devido à redução ou ausência de resposta a estímulos dolorosos com opioides, padrões de EEG mais estáveis são observados sob anestesia geral.
5. Benzodiazepínicos: benzodiazepínicos (midazolam, lorazepam, diazepam) são usados como agentes ansiolíticos ou sedativos antes da cirurgia. Devido aos seus efeitos nos receptores GABA-A, os benzodiazepínicos produzem uma diminuição dependente da dose na atividade do EEG e produzem sedação e um estado bem relaxado. Com doses mais elevadas, ocorre uma desaceleração acentuada do EEG com supressão de surto.
6. Relaxantes musculares: os relaxantes musculares despolarizantes e adespolarizantes são compostos de amônio quaternário, que não atravessa a barreira hematoencefálica (BHE). Portanto, não apresentam efeito direto sobre o EEG. Entretanto, eles podem auxiliar na interpretação dos padrões de EEG, evitando artefatos relacionados ao movimento.

O efeito dos agentes anestésicos sobre o EEG varia de acordo com a idade do paciente, comorbidades associadas, administração concomitante de outros fármacos e sensibilidade individual aos agentes anestésicos. O anestesiologista titula seu arsenal farmacológico durante os períodos de indução e manutenção da anestesia, a fim de promover a profundidade adequada ao procedimento anestésico-cirúrgico, minimizando os efeitos colaterais e proporcionando segurança ao paciente.

FATORES FISIOLÓGICOS - ALTERAÇÕES DO EEG DURANTE A CIRURGIA

Os efeitos fisiológicos durante a anestesia levam a alterações no EEG. A seguir estão alguns efeitos fisiológicos durante o procedimento anestésico-cirúrgico e seus efeitos no EEG:

1. Indução da anestesia geral: transição do padrão de onda do EEG do estado de vigília para o estado de inconsciência, demonstrada como uma diminuição gradual da frequência e amplitude das ondas cerebrais. As ondas alfa dominantes observadas no estado de vigília são substituídas por atividade teta ou delta mais lenta, conforme o aprofundamento da anestesia.
2. Estímulos e manipulação cirúrgica: a incisão cirúrgica está associada à ativação de receptores nociceptivos, o que gera um aumento transitório da atividade de alta frequência do EEG, conhecido como dessincronização relacionada ao evento, principalmente em pacientes com analgesia inadequada. Essas alterações do EEG estão localizadas em áreas específicas do cérebro associadas ao processamento sensorial ou à resposta motora.
3. Alterações hemodinâmicas: a hipotensão e a redução do fluxo sanguíneo cerebral estão associadas à lentificação do EEG, enquanto a hipertensão está associada ao aumento do fluxo sanguíneo cerebral com aumento da amplitude do EEG.
4. Anemia e perda sanguínea intraoperatória: causam uma diminuição na capacidade de transporte de oxigênio pela hemoglobina, resultando em hipóxia cerebral e redução do fluxo sanguíneo cerebral. O monitoramento de EEG nessas condições demonstra uma desaceleração da atividade de fundo, um aumento da atividade delta e theta ou até mesmo a supressão de surto em condições graves.
5. Temperatura: a taxa metabólica cerebral de oxigênio (CMRO2: normal 3,8 mL O_2/min/100 g de tecido cerebral) muda com a temperatura corporal (normal 37°C). Para cada aumento de 10°C na temperatura corporal, o $CMRO_2$ aumenta em aproximadamente 6%; com a diminuição da temperatura, o $CMRO_2$ diminui em aproximadamente 6%. Com a redução da temperatura corporal na sala de cirurgia, são observadas descargas periódicas lateralizadas ou generalizadas no EEG. A 24,4 ± 4°C, foi observada supressão súbita de EEG e a 17,8 ± 4°C, EEG isoelétrico (inatividade eletrocerebral).
6. Condições metabólicas e alterações na oferta/utilização de oxigênio que afetam o EEG: a hipoglicemia retarda a atividade do EEG e promove alterações na amplitude. Outros distúrbios de equilíbrio ácido-básico e distúrbios eletrolíticos podem afetar a atividade elétrica cerebral e gerar alterações do EEG.

O primeiro sinal de hipóxia é a desaceleração do EEG, seguida por seu achatamento à medida que o insulto hipóxico se acentua.

7. Superficialização da anestesia: ao final do procedimento cirúrgico, a profundidade anestésica é titulada para despertar o paciente de planos mais profundos. Durante esse tempo, o EEG aumenta gradualmente a frequência e a amplitude das ondas, com o retorno do ritmo alfa indicativo da recuperação da consciência.

CONSIDERAÇÕES FINAIS

É importante observar que a interpretação do EEG requer experiência e treinamento. Os anestesiologistas que utilizam o monitoramento de EEG devem entender os princípios básicos da sua interpretação e reconhecer as limitações e potenciais armadilhas associadas a essa técnica. A colaboração com neurologistas ou neurofisiologistas pode ser benéfica nos casos em que é necessária uma análise ou interpretação mais detalhada. O monitoramento de EEG na sala cirúrgica é uma abordagem multi-disciplinar envolvendo anestesiologistas, neurocirurgiões, neurologistas e eletrofisiologistas para melhorar a segurança do paciente e fornecer condições ideais para melhores resultados perioperatórios.

REFERÊNCIAS BIBLIOGRÁFICAS

1. Walia R, Sharma A, Mullana M. EEG Measurement: A Review. Int J Exploring Emerging Trends Eng. 2015;2(2):62-8.
2. Sawa T, Yamada T, Obata Y. Power spectrum and spectrogram of EEG analysis during general anesthesia: Python-based computer programming analysis. J Clin Monit Comput. 2022;36(3):609-21.
3. Purdon PL, Sampson A, Pavone KJ, Brown EN. Clinical Electroencephalography for Anesthesiologists: Part I: Background and Basic Signatures. Anesthesiology. 2015;123(4):937-60.
4. Scheinin A, Kallionpää RE, Li D, et al. Differentiating Drug-related and State-related Effects of Dexmedetomidine and Propofol on the Electroencephalogram. Anesthesiology. 2018;129(1):22-36.
5. Wanderer P, MPhil N, Naveen MD. Electroencephalography-Guided Anesthesia: EEG-cellent Monitors for Preventing Post-Op Delirium? Anesthesia & Analgesia. 2020;131(3):708.
6. Friedman D, Claassen J, Hirsch LJ. Continuous electroencephalogram monitoring in the intensive care unit. Anesth Analg. 2009;109(2):506-23.
7. Sun Y, Wei C, Cui V, Xiu M, Wu A. Electroencephalography: Clinical Applications During the Perioperative Period. Front Med (Lausanne). 2020 Jun 9;7:251.
8. Lobo FA, Saraiva AP, Nardiello I, et al. Electroencephalogram Monitoring in Anesthesia Practice. Curr Anesthesiol Rep. 2021;11:169-80.

9. Kreuzer M. EEG Based Monitoring of General Anesthesia: Taking the Next Steps. Front Comput Neurosci. 2017;11:56.
10. Nayak CS, Anilkumar AC. EEG Normal Waveforms. [Updated 2023 Apr 16]. In: StatPearls [Internet]. Treasure Island (FL): StatPearls Publishing; 2023 Jan-. Available from: https://www.ncbi.nlm.nih.gov/books/NBK539805/.

6

Oximetria cerebral

Ana Laura Lindner Latorre de Alcântara

PONTOS-CHAVE

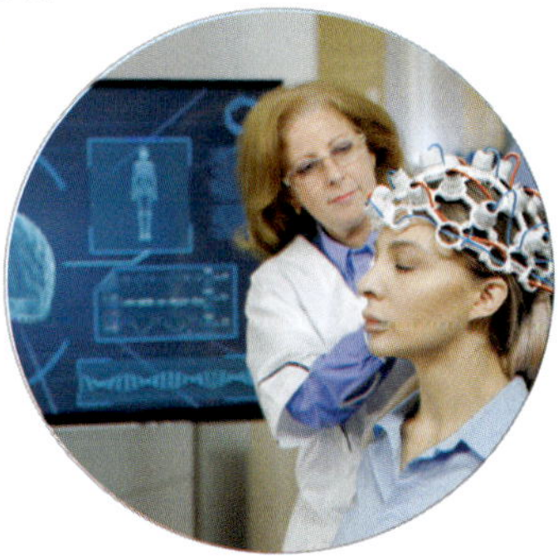

1. Importância da monitorização da oximetria cerebral frente ao subdiagnóstico da hipoperfusão cerebral.
2. Utilização da tecnologia NIRS para a extração de dados sobre a rSO_2.
3. Dados sobre a oxigenação cerebral regional de forma não invasiva, contínua e em tempo real.
4. Relação da hipoperfusão cerebral aos distúrbios cognitivos pós-operatórios, isquemia cerebral e aumento da morbi/mortalidade.
5. Os dados da oximetria cerebral pela tecnologia NIRS devem ser utilizados conjuntamente a outros parâmetros clínicos para que possam ser validados.
6. Familiarização às novas tecnologias para reconhecimento de sua aplicabilidade, limitações e riscos.

A complexidade da compreensão da interação do funcionamento do sistema nervoso com as drogas anestésicas torna fundamental a monitorização da perfusão tecidual cerebral.

Nos últimos 20 anos, houve uma intensificação nos estudos referentes à monitorização cerebral, não só da sua atividade elétrica, como de seu metabolismo; um dos exemplos é a monitorização da oximetria cerebral com o objetivo de evitar a dessaturação cerebral.

Diversas são as causas que nos levam a entender a sua importância: o subdiagnóstico das lesões cerebrais durante o perioperatório, a proteção cerebral frente à neurotoxicidade dos anestésicos e a prevenção de episódios de hipóxia e/ou isquemia.

A oximetria cerebral aferida pelo método NIRS (*Near Infrared Spectroscopy*), ou espectroscopia frontal próxima do infravermelho, disponibiliza dados sobre a oxigenação cerebral regional de forma não invasiva, contínua e em tempo real. Esses dados transmitem a relação consumo/demanda de O_2 cerebral, permitindo otimização da perfusão cerebral.

Com o advento da ressonância magnética, pode-se relacionar baixos valores de oximetria cerebral aos distúrbios cognitivos, ao aumento da morbi/mortalidade e à piora das lesões isquêmicas tanto na população adulta quanto pediátrica.

A complexidade da interação do sistema nervoso com as drogas anestésicas requer a utilização conjunta de diversos monitores, como os de EEG processado e o de oximetria cerebral para obtenção de um ato anestésico mais seguro.

TECNOLOGIA NIRS

A oximetria cerebral utiliza a tecnologia NIRS (*Near Infrared Spectroscopy* – espectroscopia frontal próxima do infravermelho), com o objetivo de avaliar a diferença entre a oferta e a demanda de oxigênio cerebral regional (rSO_2).

Nessa tecnologia é utilizado um sensor adesivado à pele posicionado na região frontal, contendo um emissor de luz infravermelho e um receptor para avaliar, através de sinal não pulsátil, o sangue da microvasculatura com componente arterial de aproximadamente 20 a 25% e componete venoso e capilar de 75 a 80%. O princípio físico consiste na relativa transparência da pele e do tecido ósseo à luz infravermelha, cuja faixa de comprimento de onda avaliada varia entre 650 e 950 nm. Os cromóforos comumente encontrados nessa faixa são os da hemoglobina oxigenada (HbO) e o da hemoglobina desoxigenada (HbR).

Para a realização do cálculo rSO_2 utiliza-se a lei de Beer-Lambert, em que *a* determina a relação entre os cromóforos, *c* representa o coeficiente de extinção e *d*, a distância percorrida pela luz.

$$rSO_2 = a \times c \times d$$

Valores entre 60 e 80% são aceitos como normais, porém deve-se individualizar este intervalo considerando o monitor utilizado e a patologia do paciente.

A dessaturação cerebral é considerada a partir de uma queda de 20% do valor basal, no entanto, são necessários mais estudos com o objetivo de estabelecer os limites seguros de acordo com os valores de saturação de bulbo jugular e/ou conteúdo arterial.

Devem-se considerar alguns fatores mais importantes que interferem na oferta de oxigênio cerebral, dentre eles: valores de hemoglobina, $SatO_2$% e o fluxo sanguíneo cerebral (FSC), fator responsivo aos parâmetros:

1. $PaCO_2$ – vasoconstrição arterial atua diminuindo o FSC e a vasodilatação aumentando o FSC.
2. Pressão arterial média.
3. Débito cardíaco.

Os valores relacionados ao consumo de oxigênio estão diretamente relacionados à taxa metabólica cerebral ($CRMO_2$), que pode estar aumentada por fatores como: aumento da temperatura, aumento metabólico, dor e crises convulsivas. A utilização de drogas anestésicas pode atuar no aumento ou diminuição do metabolismo cerebral.

INDICAÇÕES

A princípio, qualquer procedimento e/ou paciente que necessite de monitorização do risco de hipoperfusão cerebral seria candidato para a utilização da oximetria cerebral pelo método NIRS, porém, enquanto não se têm definidas as diretrizes para a sua indicação da utilização, diversos estudos tratam de validar com o fim de justificar o seu uso.

Suas indicações de utilização seriam as cirurgias com maior potencial de hipoperfusão cerebral, como as endoarterectomias de carótida, cirurgias realizadas em posição de cadeira de praia, cirurgias com *bypass*, durante a ressuscitação cardiopulmonar, ECMO e na terapia intensiva neonatal.

A utilização como parâmetro de oxigenação cerebral com o fim de evitar episódios de hipoxemia/isquemia cerebral em pacientes pediátricos submetidos a cirurgias cardíacas com *bypass* parece demonstrar uma grande aplicabilidade.

Nos pacientes adultos, submetidos a cirurgias cardiovasculares, pode-se associar a dessaturação cerebral durante o perioperatório a maior incidência de infarto cerebral e a distúrbios cognitivos. Já a sua utilização durante o pós-operatório apresenta um potencial de antever as complicações hipóxicas, porém há a necessidade de mais estudos para validar esse dado.

Nos pacientes neurocirúrgicos, deve-se levar em consideração que a própria patologia pode apresentar um metabolismo do fluxo sanguíneo cerebral alterado ou a própria via de acesso cirúrgico como um fator de exclusão para a utilização do sensor.

Essa tecnologia apresenta potencial como guia em procedimentos endovasculares para tratamento de AVC isquêmicos agudos, porém, nos pacientes que apresentam vasoespasmo, os valores ainda precisam ser reavaliados.

Recentemente, a utilização da oximetria cerebral demonstrou-se um importante parâmetro para a monitorização da pressão de perfusão cerebral (PPC) e ajuste da PA durante a realização de mielograma.

MONITORES

Pode-se contar no mercado com alguns monitores de oximetria cerebral. Entre eles, o Invos™, Medtronic, ForeSight Elite™, Edwards e o O3™, Masimo.

Invos™

O sensor do Invos™ apresenta dois comprimentos de onda da luz vermelha. Possui três tamanhos de sensores adesivados: o de uso adulto para pacientes com peso > 40 kg, o de uso pediátrico para pacientes com peso entre > 5 e < 40 kg e o de uso neonatal e lactente com peso < 5 kg.

A profundidade da penetração da luz é de 30 a 40 mm com tempo de atualização de 6 segundos.

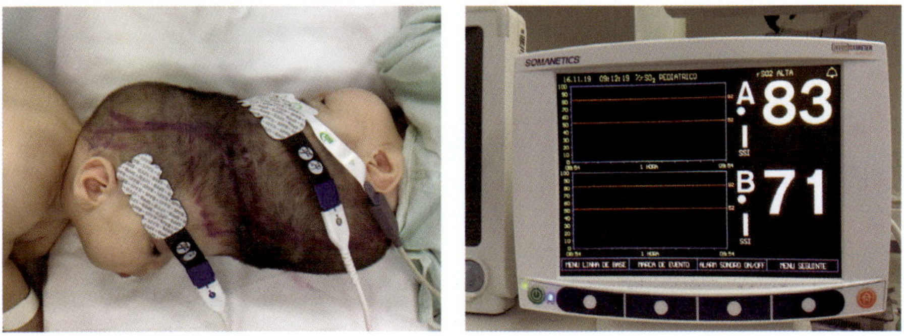

FIGURA 1 Sensor Invos™.

Fonte: Instituto Estadual do Cérebro Paulo Niemeyer.

Fore-Sight Elite™

O sensor do monitor Fore-Sight Elite™ apresenta cinco comprimentos de onda da luz infravermelha, permitindo fazer a compensação dos efeitos da melanina e bilirrubina.

Possui quatro tamanhos de sensores (adulto e pediátrico): sensores adesivados para adultos com peso > 40 kg, sensores pediátricos (médios) para pacientes > 3 kg e (pequenos) para pacientes < 8 kg; sensor não adesivado (pequeno) para pacientes < 8 kg. A profundidade da penetração da luz é de 25 mm com tempo de atualização de 2 segundos. Utiliza valores absolutos, não necessitando calibragem prévia e seu algoritmo está calibrado e validado com valores de saturação de bulbo jugular ($SjvO_2$).

Para sua visualização, os sensores terão que estar conectados ao monitor hemodinâmico HemoSphere™.

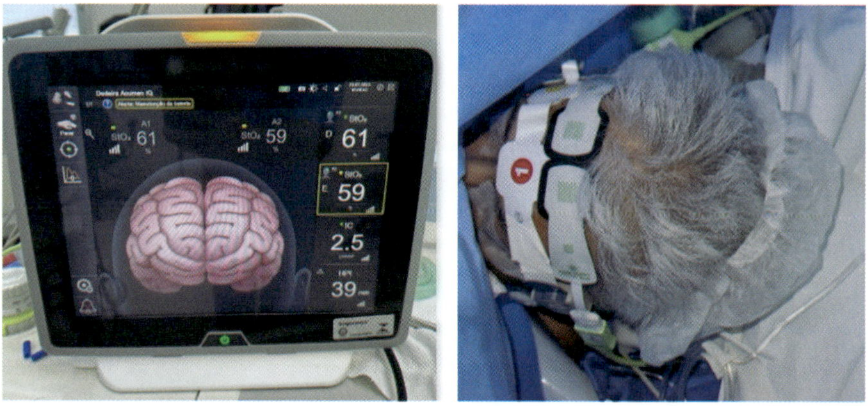

FIGURA 2 HemoSphere™.

O3™

O sensor do monitor O3™ apresenta quatro comprimentos de onda da luz infravermelha e o cálculo de delta SpO_2.

Possui três tamanhos de sensores adesivados: o de uso adulto para pacientes com peso > 40 kg, o de uso pediátrico para pacientes com peso entre > 5 e < 40 kg e o de uso neonatal e lactente com peso < 10 kg.

A profundidade da penetração da luz é de 30 a 40 mm, com tempo de atualização de 2 segundos.

Sua acurácia é validada através de valores de saturação de oxigênio de bulbo jugular ($SjvO_2$) e de artéria radial (SaO_2).

Utiliza o monitor Root™, que permite o acoplamento de diversos parâmetros concomitantes. Possibilita a realização de *print* da tela, facilitando a documentação de momentos determinados e, através do programa TRACE, permite a extração de dados.

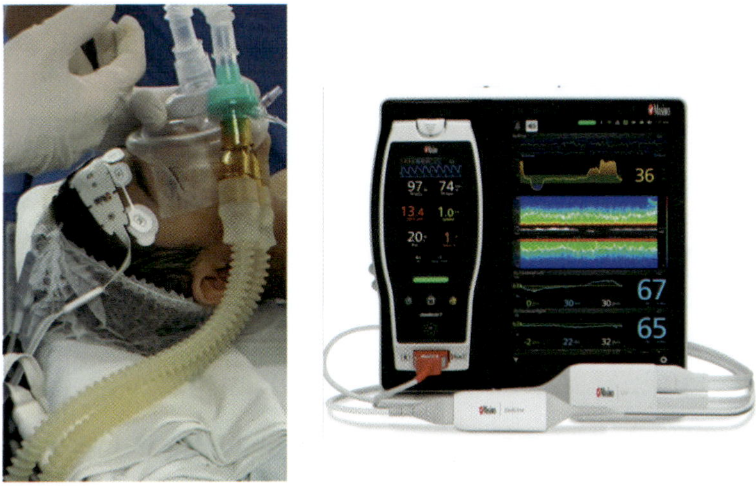

FIGURA 3 O3™.

Fonte: Instituto Estadual do Cérebro Paulo Niemeyer.

CONSIDERAÇÕES FINAIS

- A monitorização da oximetria cerebral desponta como uma ferramenta importante na prevenção da hipoperfusão cerebral.
- O uso da oximetria cerebral permite avaliar o metabolismo cerebral e, conjuntamente a outras monitorizações, estabelecer maior segurança diante da hemodinâmica do paciente.
- Deve-se compreender as limitações tecnológicas e riscos de cada monitor.
- Ainda necessitam ser estabelecidos as indicações do uso da oximetria cerebral e os valores há serem considerados como dessaturação cerebral.

REFERÊNCIAS BIBLIOGRÁFICAS

1. Chung CKE, Poon CCM, Irwin MG. Peri-operative neurological monitoring with electroencephalography and cerebral oximetry: a narrative review. Anaesthesia. 2022;77(1): 113-22.

2. Barud M, Dabrowski W, Siwicka-Gieroba D, Robba C, Bielacz M, Badenes R. Usefulness of Cerebral Oximetry in TBI by NIRS. J Clin Med. 2021;10(13):2938.
3. Koch K, Zhao X, Mikkelsen IK, Espelund US, Aanerud J, Rasmussen M, et.al. Correlation Between Cerebral Tissue Oxygen Saturation and Oxygen Extraction Fraction During Anesthesia: Monitoring Cerebral Metabolic Demand-supply Balance During Vasopressor Administration. J Neurosurg Anesthesiol. 2023;35(2):238-42.
4. Schraag S. Combined Monitoring-Brain Function Monitoring and Cerebral Oximetry. J Cardiothorac Vasc Anesth. 2019;33(1):S53-S57.
5. Holmgaard F, Vedel AG, Rasumussen LS, Paulson OB, Nilsson JC, Ravn HB. The association between postoperative cognitive dysfunction and cerebral oximetry during cardiac surgery: a secondary analysis of a randomised trial. Br J Anaesth. 2019;123(2):196-205.
6. Yoshitani K, Kawaguchi M, Ishida K, Maekawa K, Miyawaki H, Tanaka S, et al. Guidelines for the use of cerebral oximetry by near-infrared spectroscopy in cardiovascular anesthesia: a report by the cerebrospinal Division of the Academic Committee of the Japanese Society of Cardiovascular Anesthesiologists (JSCVA). J Anesth.2019;33(2):167-196.
7. Gatica-Moris S, Welch TL, Abcejo AS, Carr CM, Pasternack JJ. Anesthesia during Positive -pressure Myelogram; A New role for Cerebral oximetry. Journal of Neurosurgical Anesthesiology. 2021;33(3):263-7.
8. Green DW, Kunst. Cerebral oximetry and its role in adult cardiac, non-cardiac surgery and resuscitation from cardiac arrest. Anaesthesia. 2017;72(1): 48-57.
9. Badenes R, García-Pérez ML, Bilotta F. Intraoperative monitoring of cerebral oximetry and depth of anaesthesia during neuroanesthesia procedures. Curr Opin Anaesthesiol. 2016 Oct;29(5):576-81.
10. Deschamps A, Hall R, Grocott H, Mazer CD, Choi PT, Turgeon AF, et. al. Cerebral Oximetry Monitoring to Maintain Normal Cerebral Oxygen Saturation during High-risk Cardiac Surgery: A Randomized Controlled Feasibility Trial. Anesthesiology. 2016;124(4):826-36.
11. Picton P, Dering A, Alexander A, Neff M, Miller BS, Shanks A, et al. Influence of Ventilation Strategies and Anesthetic Techniques on Regional Cerebral Oximetry in the Beach Chair Position: A Prospective Interventional Study with a Randomized Comparison of Two Anesthetics. Anesthesiology. 2015;123(4):765-74.
12. Sang-Hwan J, Kang P, Song IS, Jang YE, Lee JH, Kim JT, et.al. The effect of dexmedetomidine on neuroprotection in pediatric cardiac surgery patients: study protocol for a prospective randomized controlled trial. Trials. 2022;23(1):271.
13. Holmgaard F, Vedel AG, Rasmussen LS, Paulson OB, Nilsson JC, Ravn HB. The association between postoperative cognitive dysfunction and cerebral oximetry during cardiac surgery: a secondary analysis of a randomized trial. British Journal of Anaesthesia. 2019;123(2):196-205.
14. Henningsson A, Lannemyr L, Angerås O, et al. Prehospital monitoring of cerebral circulation during out of hospital cardiac arrest? A feasibility study. Scand J Trauma Resusc Emerg Med. 2022;30(62).
15. Calderone A, Jarry S, Couture EJ, Brassard P, Beaubien-Souligny W, Momeni M, et al. Early Detection and Correction of Cerebral Desaturation with Noninvasive Oxy-Hemoglobin, Deoxy-Hemoglobin, and Total Hemoglobin in Cardiac Surgery: A Case Series. Anesth Analg. 2022;135(6):1304-14.

7

Doppler transcraniano

Bruna Bastiani dos Santos
Maurício Hoshino

PONTOS-CHAVE

1. Compreender o princípio do Doppler transcraniano.
2. Ter conhecimento da anatomia vascular intracraniana.
3. Entender os princípios hemodinâmicos da fisiologia cerebral.
4. Saber as janelas utilizadas e quais artérias cerebrais são encontradas em cada uma delas.
5. Estar ciente das indicações do Doppler transcraniano e saber interpretar os achados do exame.

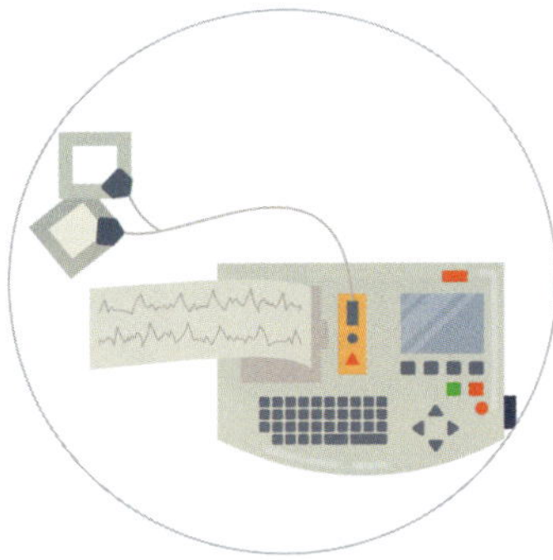

O princípio do Doppler transcraniano (DTC) baseia-se no efeito Doppler – descrito pelo matemático Christian Doppler, em 1842 – que demonstra o fenômeno pelo qual um observador pode perceber a direção e a velocidade do som produzido continuamente por um objeto. No DTC observam-se os sinais inaudíveis ao ouvido humano, captados através do som emitido com a movimentação das hemácias dentro de um vaso sanguíneo, e é possível determinar se as hemácias estão se aproximando ou se distanciando do probe.

Existem diversas formas de avaliar a circulação intracraniana, entretanto o DTC é uma técnica não invasiva, capaz de avaliar a velocidade e pulsatilidade do fluxo sanguíneo no polígono de Willis (Figura 1) e no sistema vertebrobasilar. O polígono de Willis é uma rede de anastomoses arteriais que comunicam o sistema arterial anterior de origem nas artérias carótidas internas e seus ramos terminais com o sistema arterial posterior, que possui fluxo da artéria basilar, através das artérias comunicantes posteriores. Apesar de ser um ramo terminal da artéria carótida interna, a artéria cerebral média não faz parte do polígono.

Em 1979, Satomura e Kaneko descreveram o uso do DTC no período intraoperatório como forma de estudar a hemodinâmica cerebral, e em 1982 Aaslid et al. introduziram o transdutor de 2 MHz, capaz de realizar medida não invasiva das velocidades de fluxo sanguíneo nas artérias intracranianas.

Durante as últimas décadas, o DTC tem sido utilizado nas unidades de acidente vascular encefálico (AVE), em salas de emergência, em unidades de terapia intensiva, e seu uso começou a crescer dentro do centro cirúrgico. É uma ferramenta que permite entender o mecanismo de doença oclusiva arterial e auxilia na construção de estratégias para seu tratamento.

Entre as indicações para uso do DTC, destaca-se o emprego na monitorização do vasoespasmo em pacientes com hemorragia subaracnóidea (HSA); entretanto,

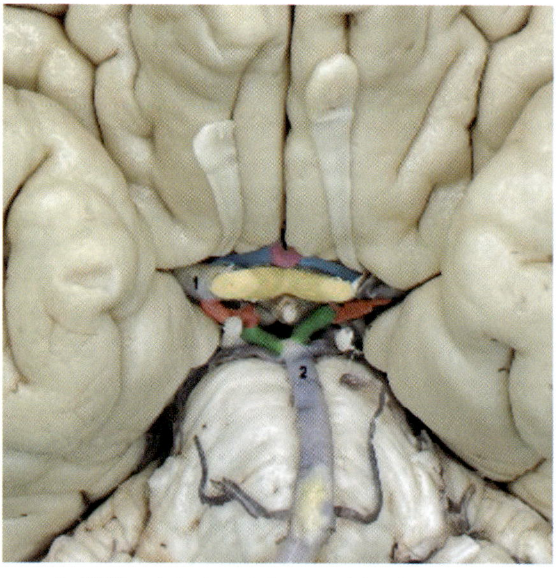

FIGURA 1 Polígono de Willis: visão basal do encéfalo. Artérias cerebrais anteriores em azul; artéria comunicante anterior em rosa; artérias comunicantes posteriores em vermelho; artérias cerebrais posteriores em verde. A artéria cerebral média (1) e a artéria basilar (2) não fazem parte do polígono

Imagem gentilmente cedida do acervo do Dr. Felipe Salvagni Pereira.

pode ser utilizado na avaliação de doença oclusiva intracraniana, na monitorização de êmbolos, no teste de reatividade vasomotora e na detecção de morte encefálica. Durante o período intraoperatório, destaca-se ainda o uso em cirurgias de endarterectomia carotídea e em cirurgias de revascularização miocárdica. A monitorização contínua por meio de DTC pode também ser empregada durante terapia trombolítica para AVE isquêmico.

A avaliação das artérias cerebrais ocorre através do emprego de um probe de frequência de 2 MHz. Após a detecção do vaso, é necessário que ocorra o ajuste do seu ângulo com o probe, para que possa ser localizado o melhor sinal possível; estudos mostraram que o melhor ângulo do probe em relação ao vaso para que isso aconteça seja próximo a 0 grau. Para identificar o vaso insonado, podem-se utilizar outros fatores, como a profundidade aplicada e a direção do fluxo sanguíneo, como será visto adiante.

Um fator a ser considerado no emprego do DTC diz respeito a tratar-se de um exame operador-dependente, portanto é necessário que o examinador tenha conhecimento da anatomia das artérias intracranianas e das alterações de fluxo que podem estar presentes em estados fisiológicos e patológicos. A American Society of Neuroimaging e a World Federation of Neurology recomendam que os responsáveis pela interpretação dos achados do DTC (neurossonologistas e neurologistas) realizem exames para obtenção da certificação. Anestesiologistas, principalmente os neuroanestesiologistas, estão cada vez mais aprimorando seus conhecimentos em DTC, haja vista a disponibilidade de muitos aparelhos de ultrassom em ambientes cirúrgicos e de terapia intensiva – utilizados para prática de POCUS – já possuírem módulo para realizar o duplex transcraniano (ou TCCD), através do probe linear, permitindo inclusive a visualização anatômica de algumas estruturas encefálicas. Apesar de limitações em relação aos valores de velocidades obtidos em relação aos aparelhos de DTC ditos "dedicados", seu conhecimento permite a monitorização neurológica não invasiva.

Os *softwares* utilizados para realização do DTC/TCCD geralmente fornecem velocidades de picos sistólicos e diastólicos, a velocidade média e o índice de pulsatilidade (PI). A interpretação desses dados irá guiar condutas em diversas patologias.

PRINCÍPIOS HEMODINÂMICOS

Para entender o que é observado através do DTC, é preciso haver o conhecimento de alguns princípios hemodinâmicos da fisiologia cerebral, como a autorregulação do fluxo sanguíneo cerebral, a resistência ao fluxo sanguíneo e a velocidade de fluxo.

Autorregulação do fluxo sanguíneo cerebral

A autorregulação é a capacidade intrínseca do cérebro de manutenção do fluxo sanguíneo cerebral (FSC), a despeito de alterações na pressão de perfusão cerebral (PPC), com o objetivo de suprir a elevada taxa metabólica cerebral, atuando como um mecanismo protetor contra isquemia. A manutenção do FSC ocorre através da manipulação da resistência vascular cerebral ao fluxo sanguíneo; diversas situações podem ocasionar alterações na resistência, como a manipulação do conteúdo arterial de CO_2, distúrbios do equilíbrio ácido-base, componentes intracranianos com efeito massa, alterações na pressão arterial, anemia, entre outras. Calcula-se a PPC através da pressão arterial média (PAM) subtraída da pressão intracraniana (PIC), portanto:

$$PPC = PAM - PIC$$

A autorregulação se mantém constante quando a PAM se encontra na faixa de 60 a 150 mmHg, com variações individuais, em pessoas sem patologias intracranianas.

Resistência de fluxo

O fluxo sanguíneo em um vaso é a razão entre a diferença de pressão entre o início e o final desse vaso, e a sua resistência. A resistência dependente da viscosidade do sangue, do comprimento e do raio do vaso sanguíneo é diretamente proporcional à viscosidade sanguínea e ao comprimento, e inversamente proporcional ao raio. Portanto, aumento na viscosidade sanguínea e redução do raio do vaso, causado por vasoconstrição ou estenose, por exemplo, levarão a um aumento na resistência.

Velocidade do fluxo sanguíneo arterial

A velocidade do fluxo arterial é diretamente proporcional ao fluxo sanguíneo como um todo. A curva de Spencer descreve a relação entre o diâmetro do vaso arterial, a velocidade do fluxo sanguíneo e o volume de fluxo sanguíneo: apesar de uma redução crítica no lúmen vascular, o FSC permanece praticamente constante, a despeito de um aumento na velocidade do fluxo sanguíneo, resultando em um pico sistólico (PS), captado pelo DTC na forma de uma onda.

INTERPRETAÇÃO DOS PARÂMETROS DO DUPLEX TRANSCRANIANO ULTRASSONOGRÁFICO

Vários parâmetros são medidos e calculados através do TCCD, fornecendo informações do vaso de interesse, como observado na Figura 2. A velocidade de pico sistólico (Vs) é o pico inicial da onda em cada ciclo cardíaco, enquanto a velocidade diastólica (Vd) indica o padrão de baixa resistência das artérias cerebrais. Para o cálculo da velocidade média (VM), utiliza-se a equação VM = (Vs - Vd/3) + Vd.

O índice de pulsatilidade (IP) é utilizado para medir a resistência ao fluxo e é calculado do seguinte modo: IP = (Vs – Vd) / VM. Valores acima de 1,2 indicam alta resistência ao fluxo sanguíneo. Na Figura 3, podem-se observar dois DTC: um com índice de pulsatilidade normal, e outro com IP elevado. Observa-se também uma alteração no formato da onda.

Como será visto adiante, cada artéria possui uma velocidade considerada normal, que em estados patológicos se alteram e podem ser detectados através do DTC, guiando condutas.

TÉCNICA PARA AVALIAÇÃO DAS ARTÉRIAS INTRACRANIANAS

Durante a avaliação das artérias através do DTC, deve-se determinar a posição e o ângulo do probe, a profundidade e a direção do fluxo, pois isso será fundamental na identificação da artéria insonada, como pode ser observado na Tabela 1. Deve-se lembrar que se trata de um exame operador-dependente e limitado pela anatomia do paciente, que pode ser portador de uma janela ruim,

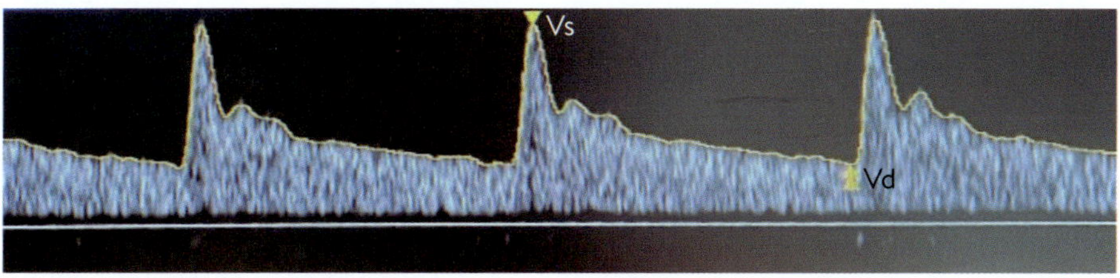

FIGURA 2 Padrão de onda positiva observado no Doppler transcraniano ultrassonográfico.

Vd: velocidade diastólica; Vs: velocidade de pico sistólico.

Fonte: acervo próprio.

não permitindo a visualização adequada do vaso a ser examinado. A seguir, será mostrada a técnica adequada para avaliar as principais artérias cerebrais. Na Figura 4 observam-se os locais aproximados em que as sondas são posicionadas, de acordo com cada janela.

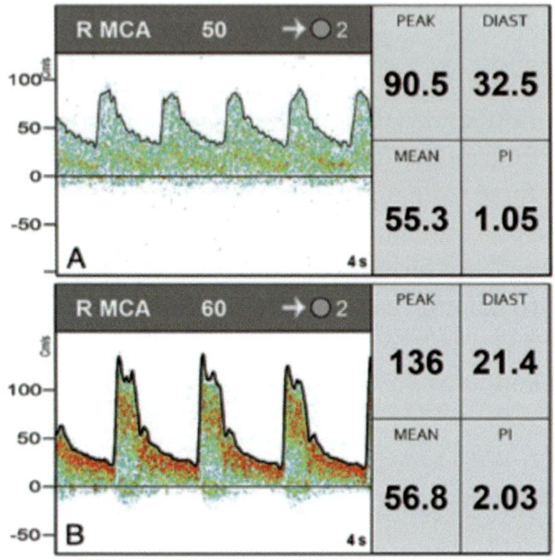

FIGURA 3 O índice de pulsatilidade é um indicativo de resistência ao fluxo sanguíneo. Em A observa-se um DTC com índice de pulsatilidade normal, enquanto em B o índice se encontra elevado

Fonte: adaptada de Bonow et al., 2019.

TABELA 1 Parâmetros utilizados para identificação no DTC do fluxo sanguíneo dos vasos intracranianos

Vaso	Profundidade (mm)	Janela	Direção do fluxo	Velocidade normal (cm/seg)
ACM	30-65	Temporal	Aproxima-se	55 ± 12
ACA	60-80	Temporal	Distancia-se	50 ± 11
ACP P1	60-70	Temporal	Aproxima-se	39 ± 10
ACP P2	60-80	Temporal	Distancia-se	40 ± 10
Artéria oftálmica	40-60	Transorbital	Aproxima-se	21 ± 5
Sifão carotídeo	60-80	Transorbital	Variável	47 ± 14
Artéria vertebral	45-55	Inferior ao mastoide	Variável	38 ± 10
Artéria basilar	60-90	Transforaminal	Distancia-se	41 ± 10

Fonte: adaptada de Bonow et al., 2019.

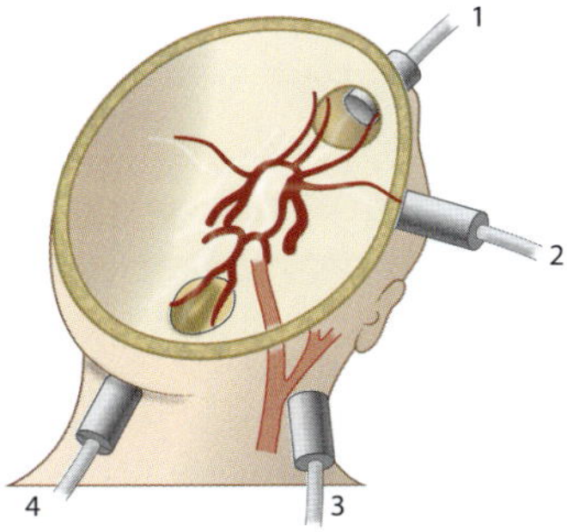

FIGURA 4 Quatro janelas acústicas: em 1 está representada a janela transorbital, em 2 a janela temporal, em 3 a submandibular, e em 4, a transforaminal

ARTÉRIA CEREBRAL MÉDIA

- O probe deve ser colocado na janela temporal pré-auricular, que se localiza acima do arco zigomático e anterior ao trago da orelha. Para captar o sinal de M1 e M2, a sonda deve ser apontada em direção cranial anterior. Autores recomendam seguir o curso da sobrancelha ipsilateralmente como forma de auxiliar na localização.
- O tronco M1 da ACM localiza-se a cerca de 50 a 60 mm, enquanto a M1 e M2 distais se localizam a cerca de 30 a 50 mm. Sugere-se iniciar a 50 mm e posteriormente encontra-se a bifurcação entre as artérias cerebral média e cerebral anterior em 60 a 65 mm. Como a artéria M1 da cerebral média continua com a artéria carótida interna (ACI), é difícil a diferenciação entre as duas, mas sabe-se que a última se encontra em uma profundidade de 65 a 70 mm.
- O aspecto da onda é positivo (acima da linha de base), portanto o fluxo sanguíneo se move em direção à sonda.

ARTÉRIA CEREBRAL ANTERIOR (ACA)

- O probe deve ser continuado através da janela temporal, e serão observados sinais bidirecionais com o aumento da profundidade de insonação.
- Pode ser detectada a uma profundidade de 60 a 75 mm.
- A onda observada é negativa (abaixo da linha de base). A artéria comunicante anterior pode vir a irrigar a ACI na presença de uma estenose significativa desta última, fazendo com que a onda observada na artéria cerebral anterior se torne positiva.

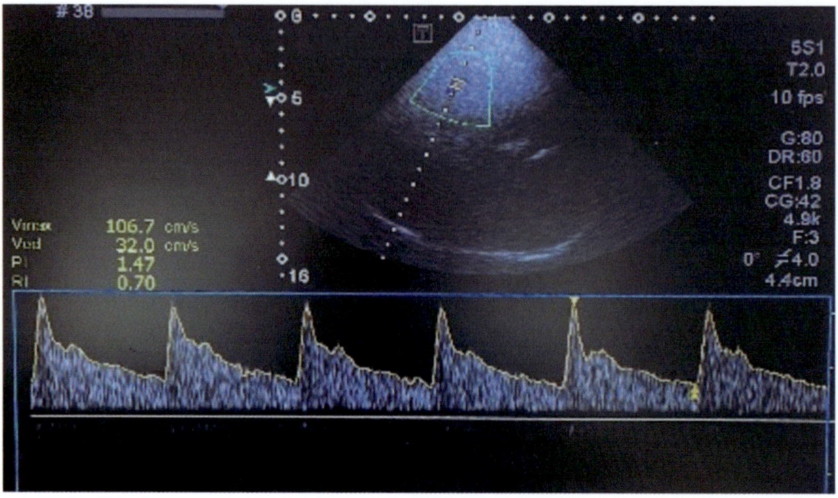

FIGURA 5 Artéria cerebral média em duplex transcraniano, em janela temporal. Por meio do cálculo da velocidade média (1/3 da diferença entre as velocidades sistólica e diastólica somado à velocidade diastólica), encontra-se velocidade de 56 cm/seg.

Fonte: acervo próprio.

Artéria cerebral posterior (ACP)

- Continuando-se através da janela temporal, movendo o transdutor posterior e caudal.
- Segmentos P1 e P2 da ACP podem ser detectados a 55 a 75 mm; P1 encontra-se mais profundamente que P2.
- O fluxo é positivo para P1 e para a parte proximal de P2. No segmento distal de P2, a onda é negativa.

Artéria oftálmica e sifão da artéria carótida interna

- O transdutor deve ser posicionado sobre a pálpebra superior com o olho do paciente fechado, lateralmente, apontando em direção ao canto interno. Atenção especial deve ocorrer no momento do exame: se o probe exercer uma pressão muito intensa sobre o globo ocular, pode ser desencadeado o reflexo oculocardíaco, podendo resultar em bradicardia e até mesmo assistolia. Portanto, o probe deve ser gentilmente colocado sobre o globo ocular, de forma a não realizar a compressão dele.
- O sinal da artéria oftálmica pode ser detectado a uma profundidade de 40 a 60 mm, enquanto o do sifão carotídeo, a 60 a 75 mm.

- O fluxo é positivo para a oftálmica e o sifão e negativo no segmento supraclinóideo. Um fluxo invertido na artéria oftálmica é encontrado quando há estenose ou oclusão da ACI ipsilateral.

Artéria vertebral e artéria basilar

- Paciente sentado ou deitado com a cabeça inclinada para a frente, com o probe à direita ou à esquerda da linha média.
- A artéria vertebral pode ser detectada a uma profundidade de 40 a 75 mm, enquanto a basilar, em 75 a 110 mm.
- Ambas as artérias possuem onda negativa. Ondas positivas podem se originar da artéria cerebelar posteroinferior (PICA), anterior-inferior (AICA) e superior (SCA).

O DOPPLER TRANSCRANIANO E A HEMORRAGIA SUBARACNÓIDEA

O vasoespasmo é uma complicação temida de paciente com HSA, pois pode evoluir para isquemia cerebral tardia (ICT) – acometendo cerca de 30% de todos os pacientes com HSA –, cursando com altos índices de morbimortalidade. Durante o vasoespasmo, o diâmetro arterial diminui, fazendo com que ocorra aumento na resistência e aumento na velocidade do fluxo sanguíneo, observado no DTC. O diagnóstico de vasoespasmo pode ser realizado por meio de angiografia, entretanto o DTC é uma ferramenta não invasiva que pode ser utilizada no diagnóstico, podendo ser realizada à beira do leito, sem necessidade de mover o paciente para outro setor, pois geralmente se trata de pacientes instáveis e graves. Em 2012, a American Heart Association (AHA) recomendou o DTC ultrassonográfico para monitorização de vasoespasmo, com nível de evidência classe IIa/B.

Metanálise de 2016 avaliando o uso do DTC como fator preditivo para ICT em pacientes com HSA evidenciou que o vasoespasmo encontrado através do DTC foi considerado preditor de ICT com sensibilidade de 90%. Durante o vasoespasmo, será observado no DTC um aumento velocidade média acima de 120 cm/s; uma velocidade abaixo desse valor tem 94% de valor preditivo negativo para vasoespasmo na ACM. Em contrapartida, velocidade acima de 200 cm/s tem 87% de valor preditivo positivo para vasoespasmo. Além do diagnóstico, é possível o monitoramento da evolução (realização do exame 1-2 vezes por dia), e exames seriados podem ser feitos após cada intervenção – como redução do $EtCO_2$, administração de solução salina, aumento da pressão arterial –, a fim de guiar a terapia e observar como o FSC se comporta diante dessas medidas terapêuticas.

Existem estados fisiológicos que podem aumentar a velocidade média arterial na ausência de vasoespasmo; no DTC ultrassonográfico, pode-se calcular o índice de Lindegaard (IL), utilizado para normalizar a VM na ACM em relação ao da ACI no intuito de corrigir esse erro, através da equação $IL = VM_{acm}/VM_{aci}$. No vasoespasmo, será observado aumento no fluxo da ACM, enquanto o fluxo da ACI permanece inalterado, resultando em um IL elevado.

MONITORIZAÇÃO APÓS *BYPASS* NEUROCIRÚRGICO

O objetivo do *bypass* é aumentar ou substituir o FSC através de uma única artéria em pacientes com risco de desenvolvimento de isquemia cerebral. Portadores da doença de Moyamoya parecem se beneficiar da técnica. Em pacientes com lesões vasculares complexas, como aneurismas complexos de ACM, essa cirurgia é altamente indicada, bem como em pacientes com tumores de base de crânio que necessitam do sacrifício do vaso proximal para permitir sua completa ressecção.

O *bypass* pode ser classificado em alto fluxo e baixo fluxo. *Bypass* de baixo fluxo tem fluxo inferior a 65 mL/min (geralmente envolvendo ramos da artéria carótida externa, como a artéria temporal superficial). Já os de alto fluxo permitem fluxos de cerca de 100 mL/min.

No período pós-operatório, a perfusão cerebral depende do fluxo sanguíneo no enxerto, e a monitorização do fluxo nessas artérias pode identificar problemas antes que se desenvolva uma injúria secundária, como isquemia.

No *bypass* de baixo fluxo, quando se observa um aumento na velocidade máxima ou subida sistólica lentificada, sugere-se estenose do enxerto. Quando se analisa o de alto fluxo, ao se encontrarem velocidades de fluxo < 65 mL/min ou > 200 mL/min, há associação positiva com isquemia e hiperemia, respectivamente, necessitando de avaliação complementar do enxerto.

MONITORIZAÇÃO APÓS NEUROCIRURGIA ENDOVASCULAR

Durante esse procedimento, o DTC adquire papel na monitorização de microêmbolos após embolização endovascular de aneurismas e colocação de *stent* carotídeo, pois a presença de êmbolos se associa a lesões isquêmicas pós-operatórias. Geralmente, a presença dos êmbolos é verificada na artéria onde desemboca aquela em que foi colocado o *stent* intracraniano, e após a colocação de *coil* durante a embolização de aneurisma.

Na presença de vários sinais microembólicos, visualizados através de sinais de alta densidade, com duração inferior a 0,1 segundo e intensidade de 3-60 dB, pode ser considerada a administração adicional de terapia antitrombolítica.

TESTE DE AUTORREGULAÇÃO CEREBRAL

A autorregulação cerebral se refere à capacidade do cérebro de manter o FSC constante a despeito de variações na PPC. Como visto anteriormente, em indivíduos saudáveis, o FSC é mantido quando a PAM se encontra entre 60 e 150 mmHg, por meio do mecanismo de vasodilatação ou vasoconstrição das arteríolas aferentes.

Na presença de aterosclerose, a resistência ao fluxo sanguíneo aumenta, resultando em queda da PPC no território irrigado pelo vaso em questão. Como mecanismo compensatório, a vasculatura distal se dilata, promovendo redução da resistência globalmente, a fim de manter o FSC. Entretanto, essa dilatação pode atingir o limite máximo, fazendo com que a perfusão não se mantenha, resultando em isquemia cerebral.

A reserva autorreguladora pode ser testada medindo-se a velocidade do fluxo sanguíneo antes e depois da região estenótica, após a administração de agentes que desafiam a resposta autorreguladora normal. Se a autorregulação estiver preservada, as arteríolas de resistência da superfície da pia-máter se dilatam, elevando o FSC nos vasos do tronco, observado no DTC como aumento do fluxo sanguíneo. Em contrapartida, se a autorregulação não está presente, o aumento no fluxo sanguíneo é pequeno ou inexistente.

Os agentes mais comuns utilizados no teste são a inalação de dióxido de carbono e administração de acetazolamida. O mecanismo de ação é a redução do pH do líquido extracelular, potente estímulo para aumento do FSC.

Bonow et al. definiram o cálculo para avaliação da reserva autorregulatória (RAR) após a administração de CO_2, através da avaliação da ACM, da seguinte forma: RAR = (velocidade média em hipercapnia/velocidade média basal) × 100 – velocidade média em hipocapnia/velocidade média basal) × 100. Em indivíduos normais, após a administração de CO_2, a velocidade na ACM aumenta 2-4% a cada mmHg que se eleva na $PaCO_2$. A RAR é considerada exaurida quando < 15%; entre 16-38%, está gravemente reduzida, entre 39-69% moderadamente reduzida, e se maior ou igual a 70%, dentro da normalidade.

Quando utilizada a acetazolamida, o cálculo fica da seguinte forma: reserva cerebrovascular = (velocidade média com acetazolamida – velocidade média basal)/velocidade média basal × 100. Em indivíduos saudáveis, sua administração é capaz de elevar o fluxo sanguíneo em 30 a 60%.

AVALIAÇÃO DE FORAME OVAL PATENTE PARA NEUROCIRURGIA EM POSIÇÃO SENTADO

Muitos neurocirurgiões têm preferência por operar algumas patologias – como tumores de fossa posterior e lesões envolvendo a linha média –, na posição sentado, devido a melhor exposição anatômica e otimização da drenagem venosa cerebral, cursando com pressões intracranianas menores e facilidade na drenagem do líquido cefalorraquidiano.

Uma complicação extremamente temida pelos anestesiologistas quando um paciente é submetido à neurocirurgia em posição sentada é a embolia aérea. Nesses casos, ela pode ocorrer entre 23-45% das vezes. Se o paciente for portador de forame oval patente (FOP), o risco de sequelas se eleva devido à embolia paradoxal. Portanto, a avaliação prévia da presença de FOP antes de cirurgia em posição sentada é altamente indicada. O padrão ouro nessa avaliação é o ecocardiograma transesofágico, entretanto, algumas complicações podem ocorrer durante esse exame, como perfuração e/ou hemorragia esofágica e fratura dentária; além disso, o paciente necessita ser anestesiado para sua realização. Diante desse quadro, o DTC aparece como alternativa não invasiva na investigação de FOP previamente à cirurgia com o paciente em posição sentada.

Engelhardt et al. descreveram como avaliar a presença de FOP através de DTC em seu estudo: primeiramente o paciente era encorajado a efetuar manobra de Valsalva para aumentar a pressão no átrio direito; o probe do DTC foi fixado nas ACM (nesse estudo, bilateralmente), com o sinal registrado continuamente durante todo o exame; foram administrados 10 mL de contraste em veia cubital e o DTC foi observado durante 4 minutos; e foi realizado um segundo exame após nova manobra de Valsalva, também com duração de 4 minutos. O FOP foi identificado com base em sinal acústico e visual, chamado de sinal transitório de alta intensidade, como se pode observar na Figura 6; considerou-se a presença de

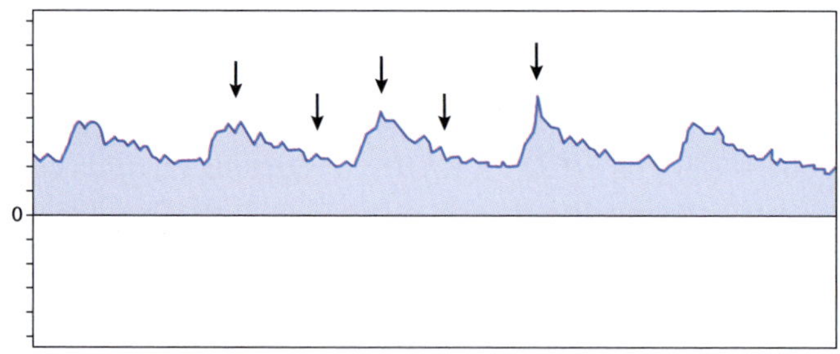

FIGURA 6 Detecção dos sinais transitórios de alta intensidade causados pela presença de contraste (setas pretas).

Fonte: adaptada de Stendel et al., 2000.

FOP na detecção de três sinais dentro de 10 batimentos cardíacos após a injeção do contraste. Além do contraste, uma alternativa é o uso de solução salina contendo bolhas de ar.

Stendel et al. compararam a capacidade de detecção de FOP por meio de ecocardiograma transesofágico (ETE), ecocardiograma transtorácico (ETT) e DTC. Nesse estudo, o DTC se mostrou mais acurado que o ETT, mas não superior ao ETE.

MONITORIZAÇÃO PERIOPERATÓRIA EM CIRURGIA CARDÍACA

A monitorização contínua das artérias cerebrais através do DTC permite visualizar alterações nas suas velocidades e pode ser utilizada para a monitorização contínua do FSC durante cirurgias de revascularização do miocárdio e endarterectomia de carótida. A velocidade da ACM em geral reduz após a indução anestésica. Em cirurgias de revascularização do miocárdio, durante o reaquecimento, as velocidades se elevam para os níveis basais ou além deles. Se houver redução bilateral grave na velocidade da ACM durante o procedimento, pode estar ocorrendo hipoperfusão cerebral, enquanto redução súbita da velocidade em apenas um lado é mais sugestiva de um evento embólico. O DTC também pode auxiliar na identificação de microêmbolos cerebrais, como citado anteriormente, que são mais comuns durante a canulação aórtica, clampeamento aórtico e na remoção do *clamp*.

Durante a cirurgia de endarterectomia carotídea, comumente é monitorizada a ACM ipsilateral à cirurgia, por ser o vaso diretamente afetado por alterações no fluxo sanguíneo carotídeo. Queda abrupta do fluxo sanguíneo na ACM durante o clampeamento da carótida sugere hipoperfusão – artérias colaterais incapazes de manter o FSC –, sendo uma indicação da inserção de *shunt*, ou intervenções farmacológicas que visem ao aumento da pressão arterial. A síndrome da reperfusão é uma complicação temida dessa cirurgia, e o DTC pode auxiliar nesse diagnóstico: aumentos da velocidade da ACM acima de 150% em relação aos valores pré-clampeamento são sugestivos da síndrome.

CONSIDERAÇÕES FINAIS

O DTC pode ser mais um método de monitorização para auxiliar o anestesiologista no que concerne às alterações do FSC. Por meio dele pode-se diagnosticar e tratar algumas patologias, como visto anteriormente. Com a difusão do uso desse equipamento, principalmente por meio da implementação do ultrassom com o módulo de duplex transcraniano, acredita-se que cada vez mais esse método ganhe espaço no ambiente cirúrgico, contribuindo para melhores desfechos neurológicos no período perioperatório. Portanto, trata-se de mais uma munição da qual o anestesiologista pode fazer uso, desde que tenha conhecimento de como fazer o exame, bem como saber interpretar os achados encontrados.

REFERÊNCIAS BIBLIOGRÁFICAS

1. Sharma V, Wong KS, Alexandrov AV. Transcranial Doppler. Front Neurol Neurosci. 2016:40:124-40.
2. Lupetin AR, Davis DA, Beckman I, Dash N. Transcranial Doppler sonography. Part 1. Principles, technique, and normal appearances. Radiographics. 1995;15(1):179-91.
3. Chen HY, Elmer J, Zafar SF, Ghanta M, Moura Junior V, Rosenthal ES, et al. Combining Transcranial Doppler and EEG Data to Predict Delayed Cerebral Ischemia After Subarachnoid Hemorrhage. Neurology. 2021;98(5):e459-69.
4. Kumar G, Shahripour RB, Harrigan MR. Vasospasm on transcranial Doppler is predictive of delayed cerebral ischemia in aneurysmal subarachnoid hemorrhage: a systematic review and meta-analysis. J Neurosurg. 2016;124(5):1257-64.
5. Bender M, Richter E, Schwarm FP, Kolodziej MA, Uhl E, Reinges MHT, et al. Transcranial Doppler Sonography Defined Vasospasm, Ischemic Brain Lesions, and Delayed Ischemic Neurological Deficit in Younger and Elderly Patients after Aneurysmal Subarachnoid Hemorrhage. World Neurosurg. 2020:138:e718-e724.
6. Bonow RH, Young CC, Bass DI, Moore A, Levitt MR. Transcranial Doppler ultrasonography in neurological surgery and neurocritical care. Neurosurg Focus. 2019;47(6):E2.
7. Wessels L, Hecht N, Vajkoczy P. Bypass in neurosurgery – indications and techniques. Neurosurg Rev. 2018;42(2):389-93.
8. Meybodi TA, Huang W, Benet A, Kola O, Lawton MT. Bypass surgery for complex middle cerebral artery aneurysms: an algorithmic approach to revascularization. J Neurosurg. 2017;127(3):463-79.
9. Chui J, Manninen P, Sacho RH, Venkatraghavan L. Anesthetic Management of Patients Undergoing Intracranial Bypass Procedures. Anesth Analg. 2015;120(1):193-203.
10. Babikian VL, Feldmann E, Wechsler LR, Newell DW, Gomez CR, Bogdahn U, et al. Transcranial Doppler Ultrasonography: Year 2000 Update. J Neuroimaging. 2000;10(2):101-15.
11. Stendel R, Gramm HJ, Schröder K, Lober C, Brock M. Transcranial Doppler Ultrasonography as a Screening Technique for Detection of a Patent Foramen Ovale before Surgery in the Sitting Position. Anesthesiology. 2000;93(4):971-5.
12. Engelhardt M, Folkers W, Brenke C, Scholz M, Harders A, Fidorra H, et al. Neurosurgical operations with the patient in sitting position: analysis of risk factors using transcranial Doppler sonography. Br J Anaesth. 2006;96(4):467-72.
13. Aaslid R, Lindegaard KF, Sorteberg W, Nornes H. Cerebral autoregulation dynamics in humans. Stroke. 1989;20(1):45-52.
14. Meng L, Gelb AW. Regulation of Cerebral Autoregulation by Carbon Dioxide. Anesthesiology. 2015;122(1):196-205.
15. Spencer MP, Reid JM. Quantitation of carotid stenosis with continuous-wave (C-W) Doppler ultrasound. Stroke. 1979;10(3):326-30.

16. Alexandrov AV. The Spencer's Curve: clinical implications of a classic hemodynamic model. J Neuroimaging. 2007;17(1):6-10.
17. DeWitt DL, Wechsler LR. Transcranial doppler. Stroke. 1988;19(7):915-21.
18. Pan Y, Wan W, Xiang M, Guan Y. Transcranial Doppler Ultrasonography as a Diagnostic Tool for Cerebrovascular Disorders. Front Hum Neurosci. 2022:16:841809.

8

Monitorizacão da pressão intracraniana

Cláudio César do Nascimento
Lakshmi N. Kurnutala
Christiano dos Santos e Santos

PONTOS-CHAVE

1. A doutrina de Monro-Kellie explica as relações entre o crânio rígido, o volume intracraniano cerebral, sanguíneo e de líquido cefalorraquidiano (LCR) e como o aumento de volume intracraniano resulta em aumento da pressão intracraniana (PIC).
2. A pressão de perfusão cerebral (PPC) é calculada por meio da pressão arterial média (PAM) menos a pressão intracraniana: PPC = PAM – PIC.
3. A monitorização da PIC é importante para promover a adequada perfusão cerebral em pacientes com hipertensão intracraniana (HIC) para evitar isquemia cerebral secundária.
4. Mudanças na forma da onda no monitor da PIC têm importância maior que a medida numérica isolada da PIC. Elas permitem diagnóstico precoce de HIC.
5. Os monitores invasivos de PIC são considerados *gold standard* em protocolos de tratamento de traumatismo cranioencefálico (TCE) grave.
6. Alguns monitores não invasivos da PIC parecem promissores, entretanto ainda não são recomendados como substitutos dos monitores invasivos.

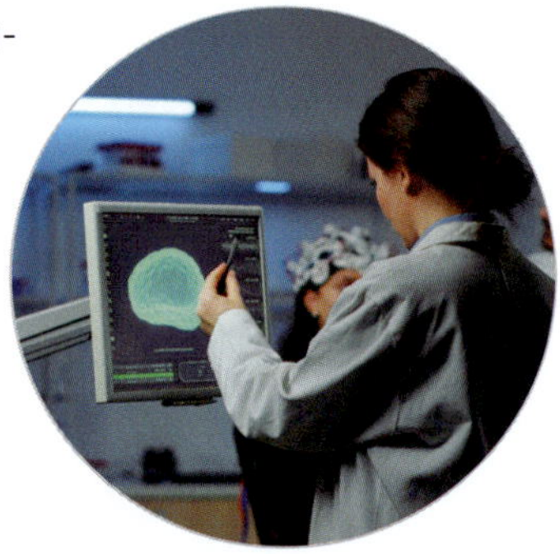

7. A associação de monitores invasivos de PIC com outros tipos de monitores cerebrais, como a monitorização contínua da oxigenação do tecido cerebral ($PbtO_2$), parece ser a tendência futura para a monitorização de pacientes com TCE. Estudos maiores estão em andamento.

INTRODUÇÃO

A monitorização invasiva da pressão intracraniana (PIC) tornou-se uma importante ferramenta em neuroanestesia e terapia intensiva. Adicionada à prática clínica na década de 1960, seu uso aumentou significativamente nos Estados Unidos da América a partir da década de 1990. Hoje, ela apresenta importante papel em vários protocolos de manejo de distúrbios que podem resultar em hipertensão intracraniana (HIC), como os traumas cranioencefálicos (TCE) graves, hemorragia subaracnóidea e outros distúrbios intracranianos.[1] É difícil determinar a incidência exata de casos de TCE no mundo. Contudo, um importante estudo publicado em 2019 estimou sua incidência global em torno de 27 milhões de casos ao ano[2], com um custo aproximado de 400 bilhões de dólares.[3] No Brasil, considera-se que existam cerca de 786 mil casos por ano (383 casos/100.000 habitantes).[2]

A identificação precoce de elevação da PIC é fundamental para prevenção da síndrome de hipoperfusão cerebral e consequente desenvolvimento de lesão cerebral secundária. Estudos mostraram uma redução da mortalidade hospitalar em duas semanas após o trauma, quando pacientes com TCE grave (definido como escala de coma de Glasgow 3-8) tiveram monitores da PIC usados desde o início de seu tratamento.[4] Ressalta-se que os monitores da PIC só melhoram o prognóstico dos pacientes quando as equipes envolvidas no tratamento sabem como interpretá-los.[4] Portanto, o seu entendimento é de crucial importância para o anestesiologista.

Métodos invasivos de monitorização da PIC, como cateteres intraventriculares ou sensores intraparenquimatosos, são considerados *gold standard*, apesar de apresentarem riscos inerentes à sua utilização (p.ex., hemorragia e infecção).[5,6] Para minimizar tais riscos, vários métodos inovadores não invasivos têm sido testados. Neste capítulo, serão apresentados importantes conceitos fisiopatológicos e de monitorização da PIC essenciais ao anestesiologista em sua prática clínica.

EVOLUÇÃO DOS CONCEITOS FISIOLÓGICOS SOBRE PIC, A DOUTRINA DE MONRO-KELLIE E A EVOLUÇÃO DA MONITORIZAÇÃO DA PIC

Em 1783, o anatomista escocês Alexander Monro II, descobridor do forame interventricular, propôs o conceito de PIC.[7] Monro aventou a hipótese de que se o crânio fosse uma estrutura rígida, o cérebro não compressível e o volume sanguíneo intracraniano constante, para se manter a PIC estável, o sangue venoso intracraniano deveria ser constantemente drenado para permitir o influxo de sangue arterial.[7] Em 1824, George Kellie, antigo aluno de Monro, realizou estudos em cadáveres e chegou a conclusões semelhantes às de seu professor.[8] Esses conceitos foram divulgados e passaram a ser conhecidos como doutrina de Monro-Kellie. Em 1846, o médico inglês George Burrows realizou experimentos animais semelhantes aos de Kellie e constatou que o volume de líquido cefalorraquidiano também influencia o volume sanguíneo intracraniano.[9] Em 1926, Dr. Harvey Cushing aprimorou a fórmula que descreve a doutrina de Monro-Kellie ao descrever o volume total intracraniano como sendo igual à soma do trajeto do LCR e seu volume, do volume sanguíneo intracraniano e do tecido cerebral, ressaltando que quando há aumento do volume de um desses compartimentos, há diminuição do volume de um ou ambos os outros.[10] Tal conceito continua atual e é utilizado para descrever a fisiopatologia da elevação da PIC. Em 1951, houve o relato das primeiras aferições da pressão liquórica intraventricular.[1]

Em 1960, o neurocirurgião sueco Nils Lundberg conseguiu realizar a monitorização contínua da pressão do LCR intraventricular com baixo índice de infecção. Ele descreveu três diferentes tipos de ondas, correlacionando o aumento da PIC com disfunção do SNC e pior prognóstico neurológico.[11] Ele relatou que o tipo de onda registrada tem importância maior do que a medição isolada do valor da PIC.[11] Seu método passou a ter maior popularidade nas décadas de 1970 e 1980 e seu trabalho inovador foi fundamental para o desenvolvimento da monitorização da PIC e sua introdução na prática clínica.[1]

Atualmente, a monitorização da PIC é considerada *gold standard* em vários protocolos de tratamento de lesões intracranianas, como nos *guidelines* de tratamento do TCE grave propostos pela Brain Trauma Foundation e no proposto pela Seattle International Severe Traumatic Brain Injury Consensus Conference (SIBICC).[1,4,12]

VALORES NORMAIS DA PIC, PRESSÃO DE PERFUSÃO CEREBRAL E FISIOPATOLOGIA DA HIC

O valor normal da PIC média em adultos varia de 5 a 15 mmHg e, ao monitorá-la, obtém-se um sinal de onda com variações associadas às oscilações da pressão intratorácica, as quais são observadas durante o ciclo respiratório, devido às oscilações de pressão arterial durante o ciclo cardíaco.[13] O ciclo cardíaco resulta na presença de três picos na onda da PIC conhecidos como P1, P2 e P3 (Figura 1).[13] A detecção desses picos condiz com um transdutor em posicionamento adequado. P1 correlaciona-se com o pulso arterial do plexo carotídeo

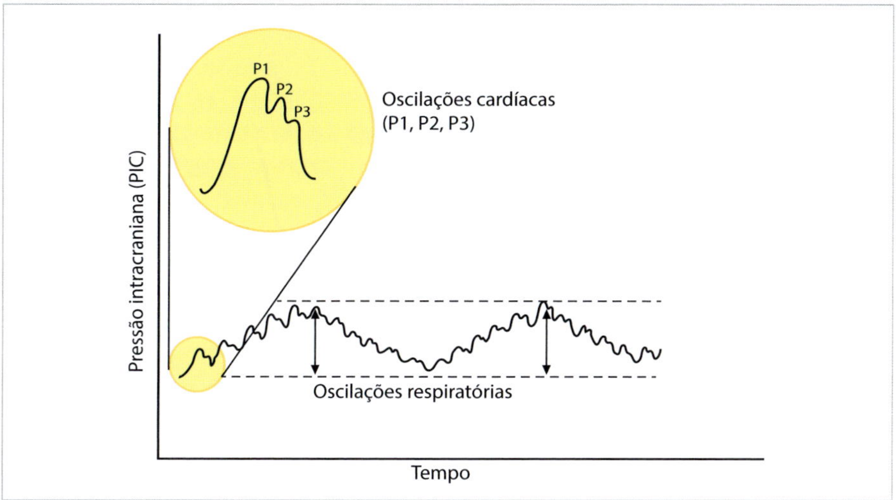

FIGURA 1 Variações normais da onda de pressão intracraniana (PIC) devido a oscilações dos ciclos cardíacos e respiratórios.

Fonte: L. Ribeiro.

refletido no LCR, P2 com o pulso arterial refletido no parênquima cerebral e P3 com o fechamento da válvula aórtica.[5,13]

A elevação da PIC pode resultar em queda da pressão de perfusão cerebral (PPC) com consequente isquemia cerebral e maior morbidade e mortalidade. Dessa forma, a monitorização da PIC é considerada fundamental em neuroanestesia e terapia intensiva. A PPC é calculada por pressão arterial média (PAM) menos a PIC (PPC = PAM - PIC). Ao monitorar-se a PIC, consegue-se estimar a PPC e otimizá-la a fim de diminuir a ocorrência de lesões isquêmicas secundárias ao cérebro. A monitorização da PIC é *gold standard* em diversos protocolos de tratamento de TCE.[4,5,12,13]

A identificação precoce de alterações nas leituras dos monitores da PIC permite ao anestesiologista diagnosticar HIC antes que os mecanismos de compensação da PIC descritos pela doutrina de Monro-Kellie estejam esgotados. Isso permite o início imediato de protocolo de tratamento da HIC antes que a PIC se eleve a valores muito altos. Em caso de elevação da PIC, observa-se aumento de amplitude das oscilações oriundas do ciclo cardíaco enquanto as oscilações oriundas do ciclo respiratório diminuem em amplitude. Além disso, a diminuição da complacência intracraniana pode resultar em aumento de P2 e arredondamento das ondas observadas (Figuras 2 e 3). O aumento ainda maior da PIC pode resultar em ondas inicialmente descritas por Lundberg como ondas tipo A, B, C.[1] As ondas tipo A de Lundberg registram aumento grave da PIC entre 50 e 100 mmHg por período de 5 a 10 minutos. Associam-se com isquemia cerebral grave e her-

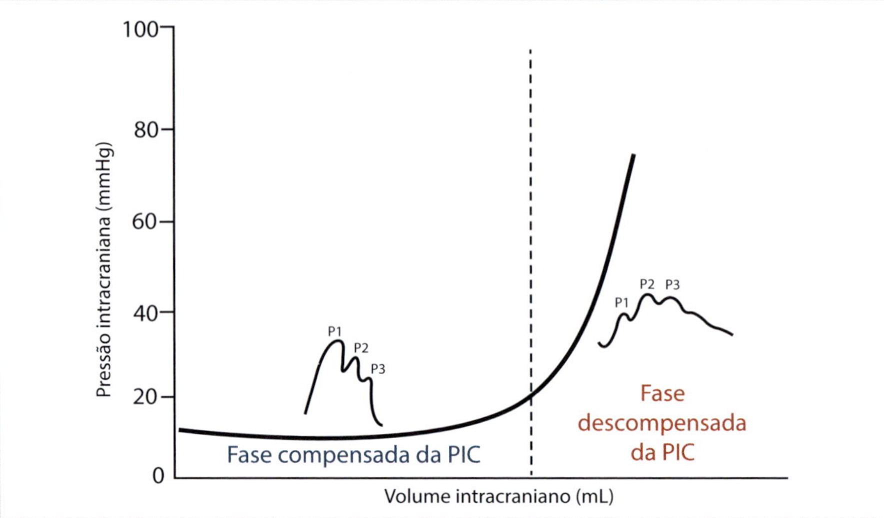

FIGURA 2 Relação entre pressão intracraniana (PIC) e volume intracraniano (VIC). Durante o aumento inicial do volume intracraniano (dependendo se agudo *versus* crônico), o aumento de volume é compensado com mínima ou nenhuma alteração da PIC baseado na doutrina de Monro-Kellie – fase compensada. Com contínuo aumento de volume, o VIC atinge o ponto em que mínimo aumento de volume causa aumento elevado na PIC – fase descompensada (ilustração com uma das possíveis alterações da onda da PIC elevada: aumento de P2 e arredondamento das ondas observadas).

Fonte: Lakshmi N. Kurnutala, modificada por L. Ribeiro.

niação cerebral iminente. As ondas tipo B de Lundberg registram aumentos de PIC entre 20 e 30 mmHg, por um período de 1 a 2 minutos e com padrão rítmico, indicando lesão cerebral em progressão. As ondas tipo C de Lundberg não apresentam importância clínica e associam-se com alterações da pressão arterial devido a reflexos em barorreceptores e quimiorreceptores.[1,13]

INDICAÇÕES DE USO DA MONITORIZAÇÃO DA PIC

Não há um *guideline* universalmente aceito para a indicação de uso de monitores da PIC para todos os tipos de lesões intracranianas. No entanto, existem alguns *guidelines* com indicação precisa para o uso desses monitores, como o Brain Trauma Foundation *guideline*. Nele, o uso de monitores da PIC é recomendado para reduzir a mortalidade intra-hospitalar e em até duas semanas após TCE (recomendação nível IIB). Também indica monitores da PIC para TCE grave (escala de Glasgow 3-8) com tomografia craniana (TC) anormal ou em TCE grave com TC normal se o paciente apresentar ao menos duas das seguintes condições iniciais: idade maior que 40 anos, alterações de postura motora (de-

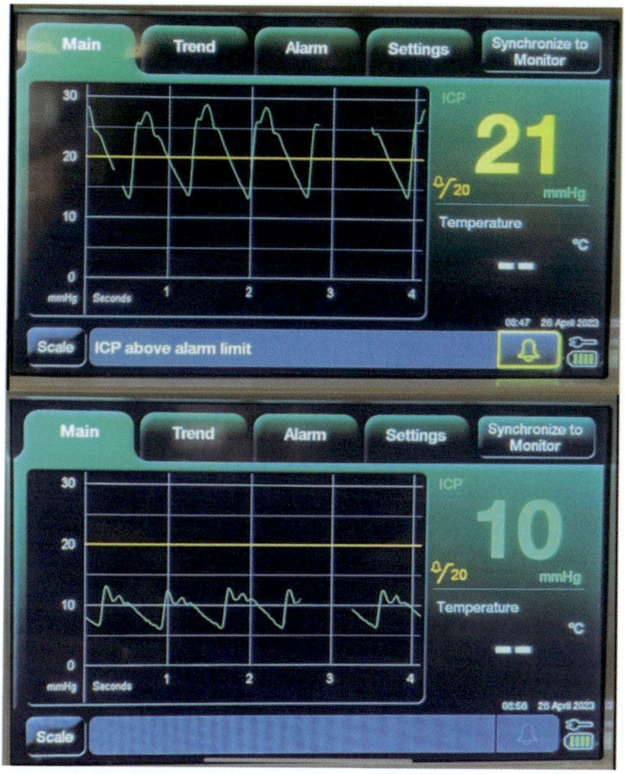

FIGURA 3 Paciente com TCE grave internado na UTI. Aumento de P2 indicando diminuição de complacência cerebral e aumento da PIC notados. Protocolo de tratamento de hipertensão intracraniana (HIC) seguido, antes de se observar aumentos ainda maiores da PIC. Normalização do formato da curva e do valor da PIC observados em apenas alguns minutos depois do tratamento descrito.

corticação/decerebração) uni ou bilateral e/ou pressão sistólica inferior a 90 mmHg. Nesse protocolo, o objetivo é a manutenção da PIC menor que 22 mmHg e a PPC entre 60 e 70 mmHg.[4,13] Como diferentes grupos neurocirúrgicos têm diferentes protocolos de monitorização da PIC, é importante que o anestesiologista mantenha comunicação direta e constante com essas equipes para seguir os protocolos desejados para cada caso.

TIPOS DE MONITORES DA PIC

Os monitores da PIC são classificados em invasivos ou não invasivos. Os monitores invasivos, como os dispositivos ventriculares externos, são mais exatos e confiáveis que métodos não invasivos, sendo considerados *gold standard* na medição da PIC. Entretanto, eles apresentam elevado custo, necessitam de cirurgião treinado para instalá-los e têm riscos maiores de sangramento e infecção intracraniana. Com o objetivo de se tentar evitar essas adversidades, alternativas não invasivas têm sido testadas, mas até o presente momento nenhum método não invasivo se provou suficientemente robusto, exato e confiável para substituir os métodos invasivos de monitorização da PIC na prática clínica.[5,13,14]

Tipos de monitores invasivos

- Dispositivos ventriculares externos (DVE): inicialmente descrito por Lundberg, tal método continua sendo o *gold standard* da monitorização da PIC. Através de um orifício de trepanação no crânio, um cateter preenchido com fluido é instalado em um dos ventrículos laterais do cérebro e conectado a um transdutor de pressão. Além de permitir a aferição exata da pressão intracraniana, pode ser recalibrado e permite drenagem de LCR, caso necessário para tratamento de HIC. No entanto, hemorragia e infecção são complicações comuns associadas ao seu uso.
- Microtransdutores: alguns tipos de microtransdutores utilizados na monitorização invasiva da PIC utilizam sensores de fibra óptica, sensores pneumá-

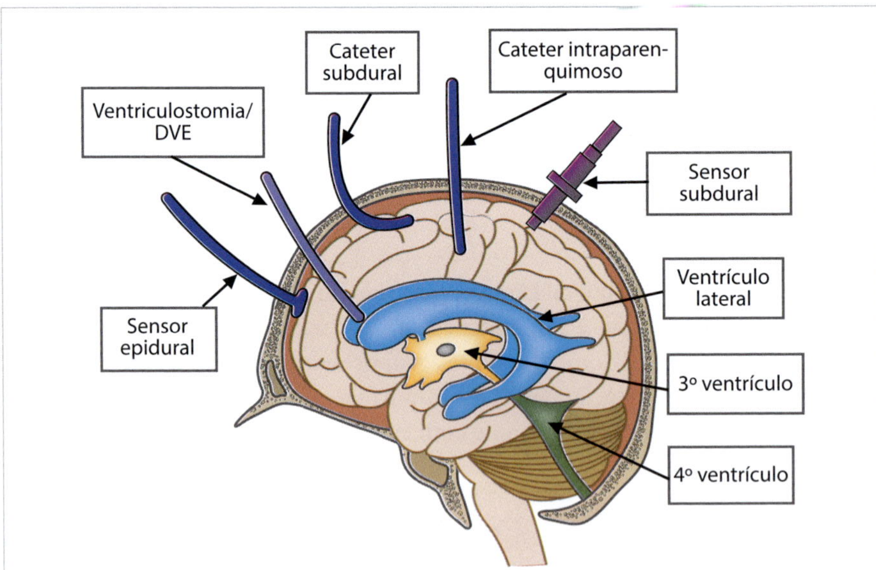

FIGURA 4 Técnicas de monitorização invasiva da pressão intracraniana (PIC).
Fonte: adaptada de Lakshmi N. Kurnutala.

ticos ou sensores piezoelétricos. Quando comparados com DVE, eles são precisos, fáceis de manusear, apresentam menor incidência de sangramento e infecção, não dependem da posição do paciente para sua leitura e podem ser instalados em diferentes localizações, como no parênquima cerebral, espaços subdurais, epidurais e subaracnóideos. O córtex frontal direito é o local mais utilizado. Contudo não permitem drenagem de LCR para tratamento de HIC, podem apresentar leitura progressivamente alterada quando usados por tempo prolongado e não são recalibráveis.[5,13]

Monitores não invasivos

Por causa da importância em se obter leituras confiáveis da PIC para adequado tratamento de pacientes com eventos críticos como HIC, o American National Standards Institute (ANSI)/Association for the Advancement of Medical Instrumentation (AAMI) estabeleceu padrões estritos de aceitação de monitores não invasivos da PIC. Segundo tais critérios, se a PIC invasiva for de 0 a 20 mmHg, aceitam-se diferenças de leitura nos monitores não invasivos de ±2 mmHg, e para PIC invasiva > 20 mmHg aceitam-se diferenças de ±10% na leitura dos monitores não invasivos. Alguns métodos não invasivos mostraram resultados promissores em estudos de pequena escala. No entanto, até o momento, nenhum deles mostrou-se suficientemente seguro para substituir os monitores invasivos na monitorização contínua da PIC. A Tabela 1 mostra alguns exemplos dos diferentes métodos utilizados para monitorização não invasiva da PIC.

Vários métodos não invasivos continuam sendo testados. Alguns autores sugerem que métodos multiparamétricos, como a associação de monitores invasivos da PIC com análise automática da onda de pulso, monitores da oxigenação do tecido cerebral (invasivos ou não invasivos) e monitores diretos do metabolismo cerebral (microdiálise), poderão ser usados no futuro para a análise mais precisa da complacência, perfusão, oxigenação e metabolismo cerebral. Mais estudos são necessários para determinar a utilidade desses diversos métodos no tratamento de pacientes com lesões cerebrais.[3,5,13-15]

TABELA 1 Alguns exemplos de métodos não invasivos para monitorização da PIC

Doppler transcraniano: medição da velocidade de fluxo sanguíneo na artéria cerebral média e correlação com PIC estimada
Diâmetro da bainha do nervo óptico: medição do aumento de diâmetro da bainha do nervo óptico e correlação com aumento de PIC

(continua)

TABELA 1 Alguns exemplos de métodos não invasivos para monitorização da PIC *(continuação)*

Doppler da artéria oftálmica: análise de segmentos extra e intracranianos utilizando Doppler para estimar-se PIC
Dinamometria oftálmica venosa: correlação entre aumento da pressão da veia central da retina e aumento da PIC
Pupilômetro: correlação entre velocidade de constrição pupilar e alterações da PIC
Deslocamento da membrana timpânica: correlação entre aumento da PIC com aumento de pressão do fluido coclear e consequente diminuição de excursões do estribo
Eletroencefalograma (EEG): correlação entre mudanças de complacência cerebral com alterações no EEG
Potencial evocado visual: correlação entre alteração da latência dos sinais evocados visuais com alterações da PIC
NIRS (*Near Infrared Spectroscopy*): tentativas de se correlacionar mudanças na absorção de luz infravermelha pelo tecido cerebral com alterações de PIC
Tomografia computadorizada (TC): tentativas de se criar modelos de correlação entre TC e PIC
Ressonância nuclear magnética (RNM): tentativas de se correlacionar imagens de RNM com PIC estimada
Análise de ressonância tecidual: correlação entre mudanças na PIC e alterações de ressonância de ondas de ultrassom no tecido cerebral
Micromovimentos do crânio: medição de micropulsos de expansão e retração craniana causados pelas ondas da PIC

Métodos inovativos de tratamento de pacientes com TCE grave. Associação de monitores invasivos da PIC com monitores da oxigenação do tecido cerebral

O atual protocolo de tratamento de TCE grave em adultos recomendado pelo grupo de 42 especialistas que formaram a Seattle International Severe Traumatic Brain Injury Consensus Conference (SIBICC) sugere o uso dos monitores invasivos da PIC associado com o uso de monitores invasivos contínuos da oxigenação do tecido cerebral ($PbtO_2$).[12] Esse grupo apontou estudos sugerindo que o uso de $PbtO_2$ pode melhorar o prognóstico desses pacientes.[12] Mesmo com a PPC otimizada, pacientes com TCE grave podem apresentar distúrbios de autorregulação cerebral com consequente isquemia encefálica. Assim, a $PbtO_2$ supostamente ofereceria melhores informações para a detecção precoce de hipoperfusão cerebral. A SIBICC sugere protocolos de tratamento diferentes para os pacientes de acordo com a presença isolada de elevação da PIC > 22 mmHg, queda isolada de $PbtO_2$ < 20 mmHg ou a presença combinada de ambas as alterações citadas.[12] Essa é uma recomendação de um painel de especialistas que ainda não substitui a prática padrão. Contudo, estudos mais robustos sobre o uso de $PbtO_2$ no tratamento de TCE, como o BOOST-III, BONANZA, OXY-TC, estão em andamento e seus resultados deverão ser publicados nos próximos anos.[3,16]

CONCLUSÃO – IMPORTÂNCIA DO ENTENDIMENTO DA FISIOPATOLOGIA DA ELEVAÇÃO DA PIC E DE SUA MONITORIZAÇÃO PARA O ANESTESIOLOGISTA

Nos países desenvolvidos, a monitorização invasiva da PIC é considerada *gold standard* no tratamento de lesões cerebrais como o TCE. Métodos inovadores invasivos e não invasivos estão sendo testados e poderão ser adicionados à prática clínica em larga escala. O uso desses monitores em países em desenvolvimento como o Brasil tem aumentado. O anestesiologista brasileiro irá vê-los com maior frequência em sua prática clínica, tanto no centro cirúrgico quanto nas unidades de terapia intensiva. Eventos ligados à prática anestésica, como manipulação de vias aéreas, mudança de posicionamento do paciente, estimulação cirúrgica, hipóxia, hipercarbia, hipo ou hipertensão arterial, além do uso de alguns anestésicos, podem resultar em elevação da PIC ou alterações da PPC em pacientes com lesões cerebrais (Figura 5). A detecção imediata dessas alterações é

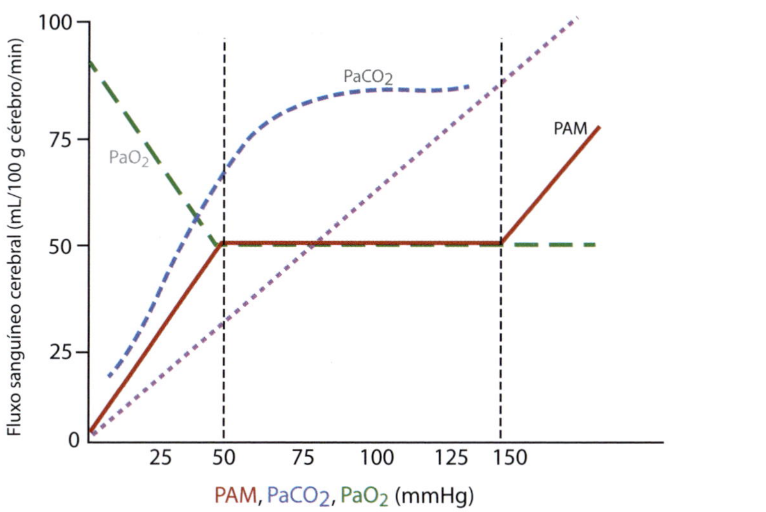

FIGURA 5 Autorregulação cerebral (intacta) e determinantes. Com pressão arterial média (PAM) de 50 a 150 mmHg. Fluxo sanguíneo cerebral (FSC) mantido dentro dos limites normais. Para cada 10 mmHg de mudança na $PaCO_2$, FSC altera 10 mL/100 g de tecido cerebral na mesma direção. PaO_2 tem mínimo efeito no FSC, com PaO_2 < 50 mmHg há aumento exponencial no FSC devido ao metabolismo anaeróbico.

Fonte: Lakshmi N. Kurnutala.

fundamental para a instituição das medidas de neuroproteção responsáveis pela redução das lesões encefálicas secundárias. Os conceitos apresentados neste capítulo são importantes para o anestesiologista compreender os princípios da fisiopatologia da perfusão cerebral em pacientes com lesões encefálicas, e seu entendimento sobre a monitorização da PIC traz implicações positivas para a prática anestésica.

REFERÊNCIAS BIBLIOGRÁFICAS

1. Sonig A, Jumah F, Raju B, Patel NV, Gupta G, Nanda A. The Historical Evolution of Intracranial Pressure Monitoring. World Neurosurgery. 2020;138:491-7.
2. Global, regional, and national burden of traumatic brain injury and spinal cord injury, 1990–2016: a systematic analysis for the Global Burden of Disease Study 2016. Lancet Neurol. 2019;18:56-87.
3. Dietvorst S, Depreitere B, Meyfroidt G. Beyond intracranial pressure: monitoring cerebral perfusion and autoregulation in severe traumatic brain injury. Current Opinion in Critical Care. 2023;29(2):85-9.
4. Carney N, Totten AM, O'Reilly C, Ullman JS, Hawryluk GW, Bell MJ, et al. Guidelines for the Management of Severe Traumatic Brain Injury, Fourth Edition. Neurosurgery. 2017;80(1):6-15.
5. Canac N, Jalaleddini K, Thorpe SG, Thibeault CM, Hamilton RB. Review: pathophysiology of intracranial hypertension and noninvasive intracranial pressure monitoring. Fluids and Barriers of the CNS. 2020;17(1):40.
6. Tavakoli S, Peitz G, Ares W, Hafeez S, Grandhi R. Complications of invasive intracranial pressure monitoring devices in neurocritical care. Neurosurgical Focus. 2017;43(5):E6.
7. Patel K, Mishra P, Choudhari KA. Commentary: Alexander Monro of "The Foramen of Monro". Neurosurgery. 2018;83(4):E146-E152.
8. Kellie G. An Account of the Appearances Observed in the Dissection of Two of Three Individuals Presumed to Have Perished in the Storm of the 3d, and Whose Bodies Were Discovered in the Vicinity of Leith on the Morning of the 4th, November 1821; with Some Reflections on the Pathology of the Brain: Part I. Transactions Medico-Chirurgical Society of Edinburgh. 1824;1:84-122.
9. On Disorders of the Cerebral Circulation, and on the Connection between Affections of the Brain and Diseases of the Heart. The Medico-chirurgical Review. 1846;4(7):34-48.
10. Cushing H. The Third Circulation in Studies in Intracranial Physiology and Surgery. London, UK: Oxford University Press; 1926.
11. Lundberg N. Continuous recording and control of ventricular fluid pressure in neurosurgical practice. Acta Psychiatrica Scandinavica Supplementum. 1960;36(149):1-193.
12. Hawryluk GWJ, Aguilera S, Buki A, Bulger E, Citerio G, Cooper DJ, et al. A management algorithm for patients with intracranial pressure monitoring: the Seattle International Severe Traumatic Brain Injury Consensus Conference (SIBICC). Intensive Care Medicine. 2019;45(12):1783-94.
13. Nag DS, Sahu S, Swain A, Kant S. Intracranial pressure monitoring: Gold standard and recent innovations. World Journal of Clinical Cases. 2019;7(13):1535-53.
14. Müller SJ, Henkes E, Gounis MJ, Felber S, Ganslandt O, Henkes H. Non-Invasive Intracranial Pressure Monitoring. Journal of Clinical Medicine. 2023;12(6):2209.

15. Rubiano AM, Figaji A, Hawryluk GW. Intracranial pressure management: moving beyond guidelines. Current Opinion in Critical Care. 2022;28(2):101-10.
16. Chesnut R, Aguilera S, Buki A, Bulger E, Citerio G, Cooper DJ, et al. A management algorithm for adult patients with both brain oxygen and intracranial pressure monitoring: the Seattle International Severe Traumatic Brain Injury Consensus Conference (SIBICC). Intensive Care Medicine. 2020;46(5):919-29.

9

Monitorização da nocicepção

Claudia Marquez Simões
Marcio Matsumoto

INTRODUÇÃO

Para falar sobre os monitores de nocicepção, é preciso esclarecer alguns conceitos, a começar pela definição de dor. A dor é um conceito complexo que foi definido pela International Association for the Study of Pain (IASP) como "uma experiência sensitiva e emocional desagradável associada ou semelhante àquela associada a uma lesão tecidual real ou potencial".[1] Esta definição ainda é complementada por seis observações a seguir:

1. A dor é sempre uma experiência pessoal que é influenciada, em graus variáveis, por fatores biológicos, psicológicos e sociais.
2. Dor e nocicepção são fenômenos diferentes. A dor não pode ser determinada exclusivamente pela atividade dos neurônios sensitivos.
3. Através das suas experiências de vida, as pessoas aprendem o conceito de dor.
4. O relato de uma pessoa sobre uma experiência de dor deve ser respeitado.
5. Embora a dor geralmente cumpra um papel adaptativo, ela pode ter efeitos adversos na função e no bem-estar social e psicológico.
6. A descrição verbal é apenas um dos vários comportamentos para expressar a dor; a incapacidade de comunicação não invalida a possibilidade de um ser humano ou um animal sentir dor.

Já a nocicepção é um termo que deriva do latim, *nocere*, que significa prejudicar/ferir. Pode ser descrito como o processo do sistema nervoso de codificação de estímulos nocivos, que podem ou não causar dor. Uma série de eventos e processos é necessária para que um organismo receba um estímulo doloroso, converta-o em um sinal molecular e reconheça e caracterize o sinal para desencadear uma resposta defensiva apropriada.[2]

Na nocicepção, a estimulação química intensa, mecânica ou térmica de neurônios sensoriais chamados nociceptores produzem sinais que são transmitidos por fibras nervosas através da medula espinhal até o cérebro. A nocicepção desencadeia uma variedade de respostas fisiológicas e comportamentais para proteger o organismo contra uma agressão e geralmente resulta em uma experiência subjetiva, ou percepção, de dor, no entanto esta percepção exige consciência. Embora a nocicepção e a dor sejam consideradas distintas, a dor causada pela lesão não pode ocorrer sem a nocicepção.[3]

DO ESTÍMULO PERIFÉRICO AO SISTEMA NERVOSO CENTRAL

A ínsula parece ter um papel básico na regulação homeostática da nocicepção e dor. A ínsula recebe informações dos sistemas simpático e parassimpático e das vias da dor, transmitindo-as para outras áreas corticais. A informação aferente é integrada e segue da ínsula posterior para a anterior. A integração destas informações aferentes contribuem para a resposta homeostática e mostram que a ínsula anterior possui um papel relacionado à consciência.[4]

A ínsula também está conectada ao córtex cingulado anterior (CCA) ao redor do corpo caloso e à amígdala. O CCA é conectado ao córtex pré-frontal e está envolvido com a consciência e o comportamento. Já a amígdala também está conectada ao CCA e é responsável pelas respostas de medo.[2]

A conexão entre a dor e a consciência tem sido objeto de estudo. Várias pesquisas investigam como a consciência influencia a percepção e o comportamento diante da dor, bem como de que forma a dor impacta a consciência em diversos estados e condições.

A interação entre dor e consciência se manifesta através da coordenação de várias regiões cerebrais, que frequentemente são referidas como uma "matriz de dor". Essa matriz não consiste em estruturas anatômicas específicas, mas, sim, em um sistema dinâmico de conexões composto por diversas redes que processam diferentes facetas do estímulo nocivo. Esta matriz engloba dois principais subsistemas: a rede neuronal lateral (RNL) e a rede medial (RM) (Tabela 1). A rede neuronal lateral codifica a informação sensorial discriminativa e a rede medial, informações afetivo-cognitivas.[2]

TABELA 1

Rede neuronal lateral	Rede medial
▪ Córtex S2 (opérculo parietal suprassilviano) ▪ Tálamo lateral ▪ Ínsula posterior	▪ Córtex cingulado anterior (CCA) ▪ Córtex pré-frontal

De maneira extremamente resumida podemos dizer que a experiência denominada "dor" resulta da ativação de múltiplas áreas cerebrais (matriz da dor), que resulta na ativação das redes insulares anteriores e frontoparietais e, finalmente, para a ativação do sistema límbico, região cingulada posterior e estruturas do hipocampo. Diferentes regiões do cérebro ajudam a transformar reações sensório-motoras e límbicas inconscientes à consciência. Este processo, que integra memórias e autoconsciência, ocorre apenas durante estados de alerta. No entanto, mesmo se não estivermos conscientes, podemos criar memórias da dor se a experienciarmos muitas vezes.[2]

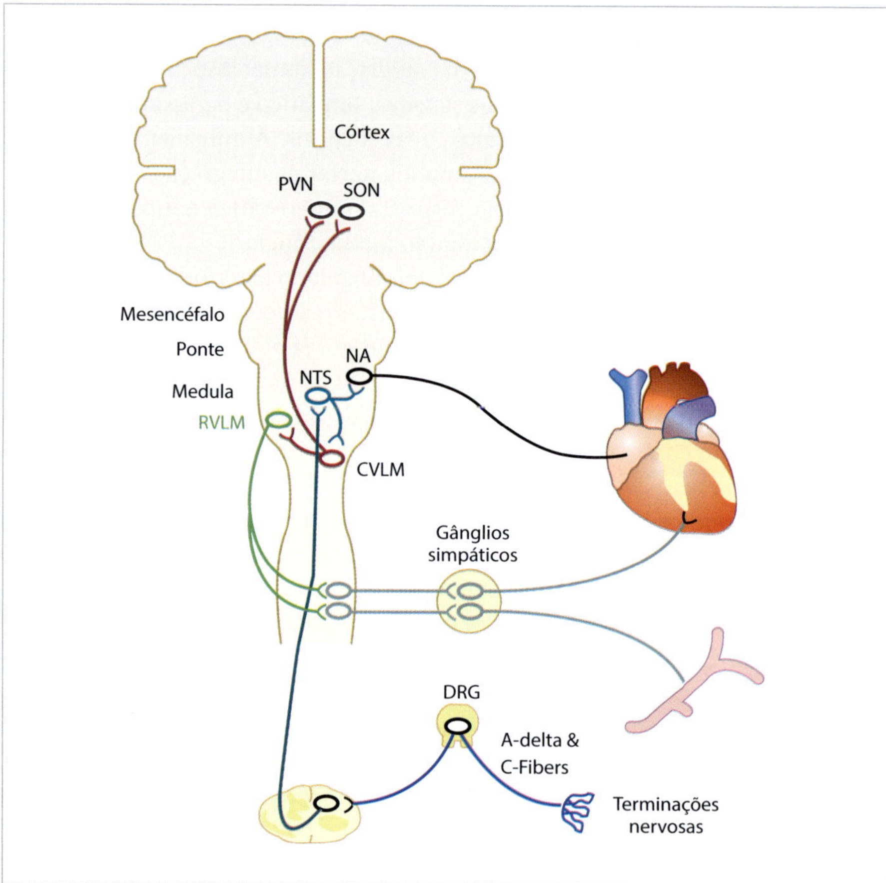

FIGURA 1 Circuito nociceptivo autonômico.

PVN: núcleo paraventricular; SON: núcleo supraóptico; NA: núcleo ambíguo; NTS: núcleo do trato solitário; RVLM: medula lateral ventral rostral; CVLM: medula lateral ventral caudal.

Fonte: adaptada de: https://saesp.org.br/wp-content/uploads/REVISTA-DA-SAESP-08_DEZ2021-1.pdf.

PRINCÍPIOS PARA MONITORIZAÇÃO DA NOCICEPÇÃO

A nocicepção irá desencadear um desequilíbrio simpático-vagal em direção a uma resposta simpática em resposta ao estresse. No geral, a ativação simpática gera alterações que são comumente observadas em pessoas estressadas: aumento da frequência cardíaca, pupilas dilatadas, mãos frias e suadas.

Estas alterações oferecem um acesso relativamente fácil à avaliação dessa resposta simpática. Além dessas reações "simples", o estresse também pode influenciar a variabilidade da frequência cardíaca, os padrões eletroencefalográficos e eletromiográficos e o limiar dos reflexos periféricos, permitindo que também sejam alvo para monitorização.

No entanto, vale lembrarmos que outras causas, além do estímulo nociceptivo, podem resultar nas mesmas alterações mencionadas, levando a fatores confundidores na avaliação. Os próprios agentes anestésicos e outras medicações utilizadas no perioperatório podem resultar em uma série de alterações que podem confundir a manifestação autonômica da resposta nociceptiva. Estado volêmico e idade também são outros fatores confundidores que podem ser lembrados. Portanto, é essencial conhecermos as diferentes condições que podem mimetizar a resposta nociceptiva para auxiliar a interpretação dos diferentes monitores hoje disponíveis no mercado.

SOLUÇÕES COMERCIAIS DISPONÍVEIS PARA AVALIAÇÃO DA NOCICEPÇÃO

Nesta seção, iremos discutir os monitores atualmente disponíveis no Brasil para avaliação da nocicepção, com seus diferenciais e limitações, uma vez que nenhuma tecnologia se aplica a qualquer situação e todas podem ter limitações, portanto, precisam ser muito bem compreendidas. Existem monitores que avaliam parâmetros únicos e outros que avaliam índices compostos por dois ou mais parâmetros.

Índice de nocicepção e analgesia

O índice de analgesia nocicepção (ANI) é um escore que varia de 0 a 100 baseado na análise da área sob a curva do espectro de altas frequências da variação da frequência cardíaca. Pontuações mais altas no escore do ANI refletem maior atividade parassimpática e, portanto, uma menor resposta ao estresse e provavelmente menos nocicepção. O ANI já foi avaliado em pacientes sob anestesia e também acordados. É importante destacar que a respiração/ventilação pode influenciar a variabilidade da frequência cardíaca, portanto, pode ser um fator a influenciar os escores do ANI. O uso intraoperatório do ANI para guiar a analgesia foi relatado em diversas publicações com resultados inconclusivos. Embora a analgesia guiada pelo ANI possa reduzir ligeiramente o consumo de opioides no intraoperatório,[5] não resulta em redução significativa dos seus efeitos colaterais.[6]

O monitor em si é de uso simples e necessita de um sensor posicionado no tórax do paciente, conforme a Figura 2.

O monitor traz dois parâmetros ao longo do tempo: o ANI instantâneo, avaliado a cada intervalo de batimentos (curva em amarelo) e a média dos últimos 4 minutos (curva em laranja) (Figura 3)

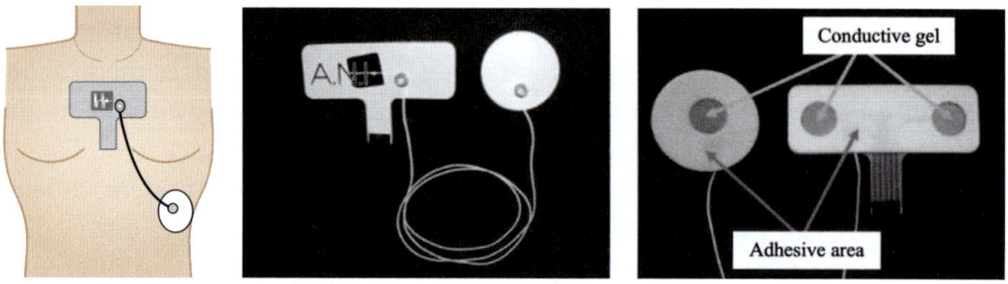

FIGURA 2

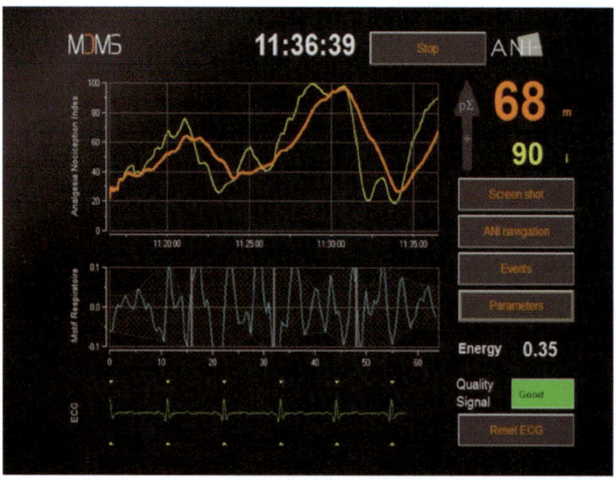

FIGURA 3

Uma das potenciais vantagens desta monitorização é a predição da analgesia pós-operatória. Pacientes que receberam administração intraoperatória de fentanil guiada pelo ANI durante anestesia balanceada para discectomia lombar e laminectomia demonstraram diminuição da dor na sala de recuperação, provavelmente como resultado de uma administração intraoperatória mais objetiva de opioides.[7]

Pupilometria

Sabidamente a ativação simpática altera o diâmetro pupilar. Guedel já utilizava este conceito para descrever os planos da anestesia com éter. Apesar dos agentes novos não terem um efeito tão pronunciado, ainda assim podem causar miose, provavelmente pela supressão das influências inibitórias sobre o núcleo de Edinger Westphal.[8] Deve-se levar em consideração que a avaliação pupilométrica intraoperatória também pode ser influenciada pela profundidade da anestesia, não apenas pelo nível de antinocicepção.[9]

A inervação parassimpática do esfíncter pupilar através do nervo oculomotor e do nervo ciliar curto é mostrada à esquerda (Figura 4A). Isto é inibido pela inibição supranuclear central dos núcleos de Edinger-Westphal (EW) através da ativação do receptor α2-adrenérgico, resultando no relaxamento do músculo esfíncter da pupila. Os opioides inibem os neurônios inibitórios centrais do núcleo EW, resultando em constrição pupilar. A inervação simpática do dilatador pupilar através do nervo ciliar longo é mostrada à direita (Figura 4B).

TABELA 2

Agentes	Resposta à pupilometria
Anestésicos inalatórios e intravenosos	Não deprimem o reflexo de dilatação pupilar
Propofol e os anestésicos inalatórios	Diminuem a amplitude do reflexo pupilar à luz

Latência é o tempo decorrido desde o estímulo luminoso até o início da constrição. Isto é seguido por uma fase de constrição máxima que é seguida por uma fase de dilatação lenta chamada escape da pupila (durante um estímulo luminoso contínuo). As inclinações máxima e média da fase de constrição fornecem as velocidades de constrição máxima e média, respectivamente. Da mesma forma, a inclinação da fase de dilatação fornece a velocidade de dilatação. Estes denotam a mudança no diâmetro pupilar por unidade de tempo. O diâmetro da linha de base é indicado como abertura máxima.

A pupilometria pode ser utilizada para avaliar a extensão da anestesia regional e sua adequada cobertura da área com estímulo álgico. Vale destacar que quando associada a anestesia peridural, as alterações pupilares desaparecem.[10]

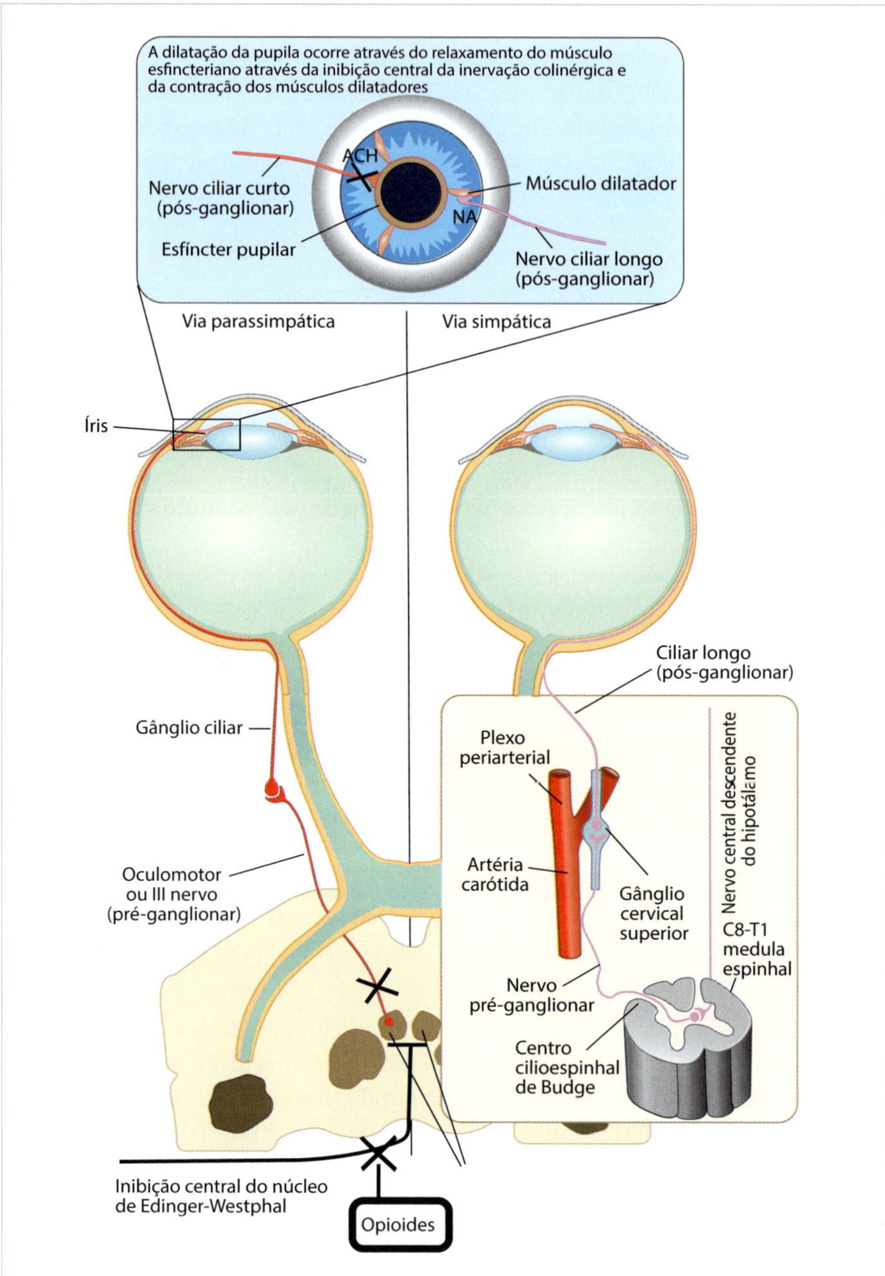

FIGURA 4

Fonte: adaptada de: Packiasabapathy et al., 2021.[8]

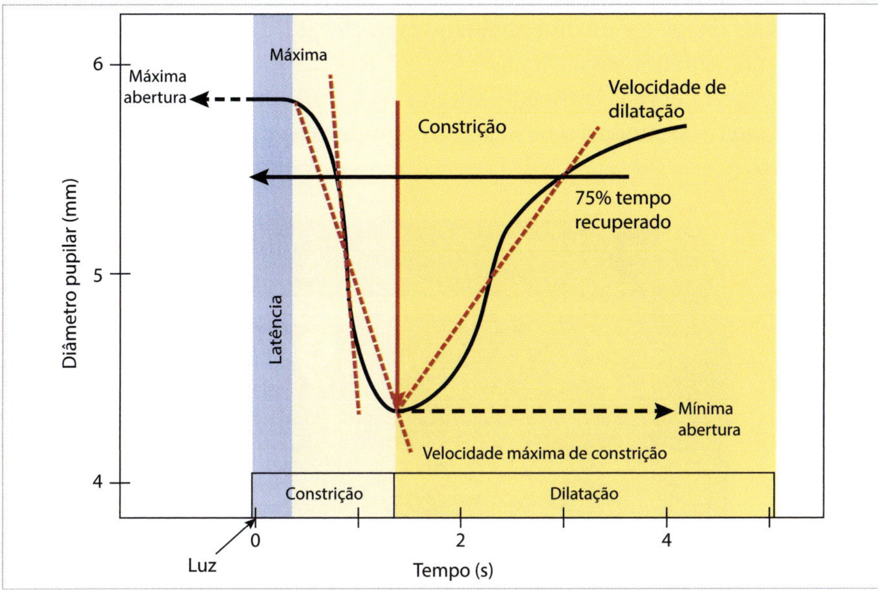

FIGURA 5 Fases do reflexo pupilar à luz e as medidas pupilométricas correspondentes.
Fonte: adaptada de Packiasabapathy et al., 2021.[8]

Uma limitação que precisa ser levada em consideração é a fadiga que a resposta pupilar sofre com estímulos nocivos constantes. A pupila dilata-se em resposta a um estímulo de dor aguda, mas esta resposta acaba por desaparecer com uma dor constante e incessante. Dentre os vários parâmetros avaliados na pupilometria, o mais útil sob anestesia geral é o reflexo de dilatação pupilar. Como o reflexo de dilatação pupilar não é influenciado por agentes anestésicos, é especialmente útil no intraoperatório para monitorizar o efeito opioide do sistema nervoso central.

qNOX

O monitor CONOX traz dois parâmetros baseados na atividade eletroencefalográfica: qCON e qNOX. O qCON é um índice que pode ser considerado análogo ao índice biespectral e avalia a profundidade da anestesia e o nível de hipnose do paciente. Já o qNOX é um índice também derivado dos parâmetros eletroencefalográficos que avalia a profundidade da analgesia. O qNOX avalia a probabilidade de uma resposta motora a um estímulo nocivo.[11] De acordo com o fabricante, um qNOX < 40 significa uma probabilidade muito baixa; 40-60, probabilidade baixa; e > 60 probabilidade mais elevada de uma resposta motora frente a um estímulo nocivo.

A eletroencefalografia consegue refletir alterações corticais e também subcorticais de maneira secundária, ou seja, consegue avaliar a resposta aos estímulos nociceptivos.[12]

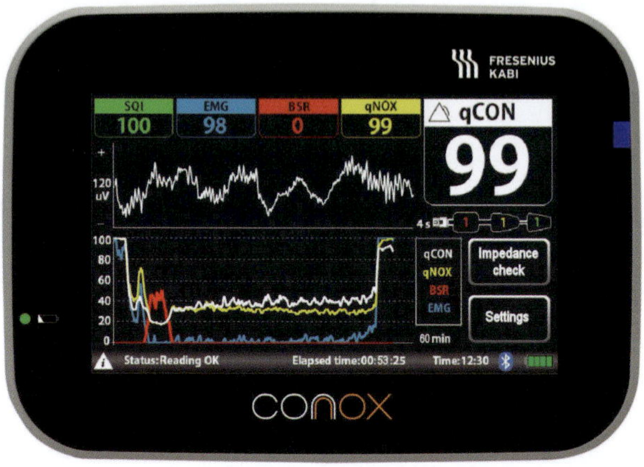

FIGURA 6 CONOX e seus parâmetros: qCON, qNOX. SQI: índice de qualidade do sinal; EMG: eletromiografia; BSR: taxa de supressão.

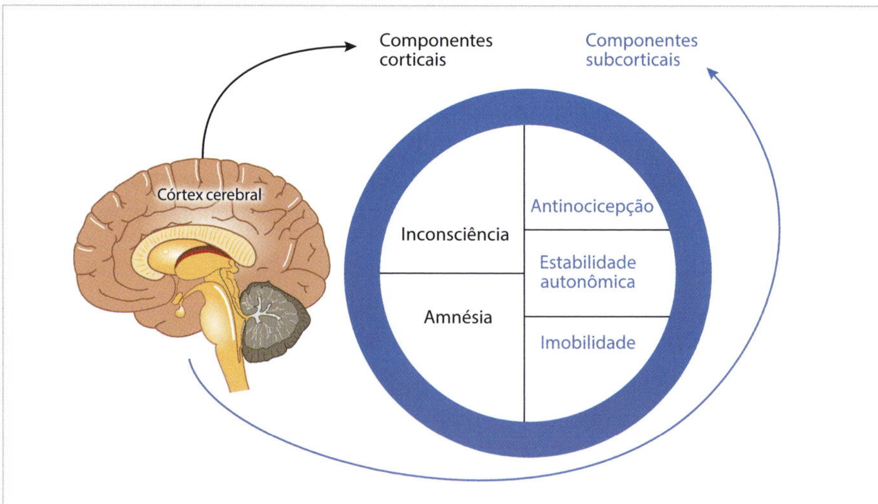

FIGURA 7

Fonte: adaptada de: https://web.bvu.edu.

E como a atividade elétrica cerebral reage ao estímulo nociceptivo?

Observa-se que com o estímulo nociceptivo as alterações espectrais ao longo do tempo mostram forte potência delta (~ 2 Hz) e alfa (~ 10 Hz). Este fenômeno é nomeado delta arousal e alfa *dropout*, característicos da resposta nociceptiva não controlada.[13]

De maneira geral, o qNOX representa uma alternativa interessante aos outros monitores para a avaliação da nocicepção, uma vez que não depende de uma medida da atividade autonômica (periférica). Isto pode tornar a pontuação mais robusta contra a influência de medicamentos com ação cardiovascular e algumas comorbidades. Além disso, outra potencial vantagem seria já fazer a avaliação da profundidade anestésica de maneira conjunta com o mesmo sensor, trazendo assim maior custo-efetividade.

Da mesma maneira que os demais monitores, ele pode apresentar limitações. É importante destacar que os valores só poderão ser confiáveis com uma boa impedância e com adequada qualidade do sinal. Outro ponto interessante é que quando o paciente está com algum sofrimento cerebral ou em um nível de anestesia muito profundo, com surtos de supressão, os valores do qCON e qNOX perdem a discriminação e apresentam-se idênticos.

Outra limitação importante de ser compreendida é que o qNOX não irá predizer a analgesia pós-operatória imediatamente antes do despertar. No momento

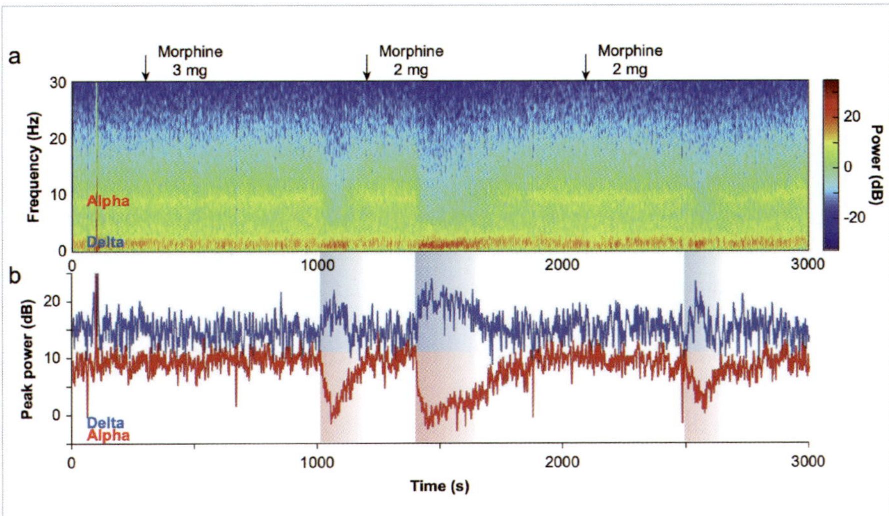

FIGURA 8

Fonte: British Journal of Anaesthesia, 126 (2): 445e457 (2021).

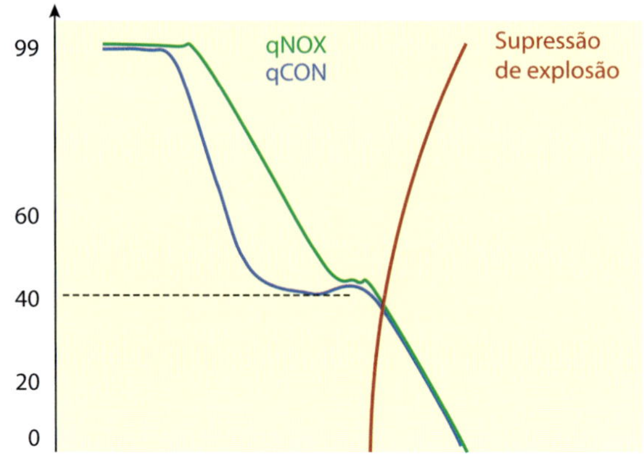

FIGURA 9 Perda da discriminação entre qCON e qNOX com valores abaixo de 40 e a presença de taxa de supressão.

do despertar, o qNOX irá efetivamente ter valores aumentados, pois ele reflete a probabilidade de resposta motora ao receber um estímulo nocivo. Se a hipnose foi reduzida, naturalmente a chance de movimentação com um estímulo aumenta, portanto, o valor do qNOX irá subir, encontrando-se em 99 imediatamente antes do despertar e não significando que o paciente irá sentir dor ao despertar.

Índice NOL

O NOL é um índice multiparamétrico que varia de 0 a 100. Ele possui quatro diferentes sensores para avaliar as variáveis que compõe o índice: fotopletismografia, resposta galvânica da pele, temperatura e acelerômetro. Estes sensores são combinados em um adesivo descartável, semelhante a um oxímetro de pulso, portanto é muito simples para uso. Valores entre 25 e 100 sugerem uma resposta nociceptiva clinicamente relevante e valores < 25 sugerem analgesia suficiente.

A administração de opioides orientada pelos valores do índice NOL leva a uma redução no consumo de opioides e aumenta a estabilidade hemodinâmica dos pacientes sujeitos a intervenções cirúrgicas.[14] Assim como o ANI, que também avalia a resposta do sistema nervoso autônomo, o NOL permite prever dor precoce e a longo prazo no pós-operatório.[15] Um fato interessante é que por ser um índice composto, mesmo um fator que pudesse alterar a leitura da resposta a nocicepção parece não atrapalhar. Já foi constatado que o índice pode ser utilizado mantendo seu adequado funcionamento mesmo em pacientes que façam uso de betabloqueadores.[16]

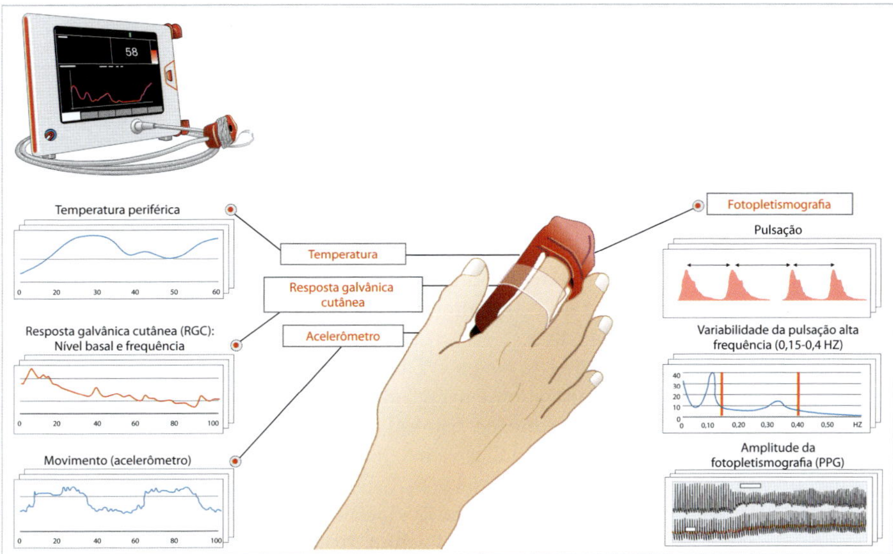

FIGURA 10 Monitor NOL: sensores são combinados em um adesivo de uso único que é posicionado no dedo do paciente, semelhante a um oxímetro de pulso e todos os parâmetros avaliados.

E existem evidências que apontem para o uso sistemático destes monitores?

Infelizmente os resultados na literatura ainda são divergentes e apresentam uma ampla variabilidade. Uma revisão sistemática avaliou o impacto do uso de diferentes monitores de nocicepção (alguns inclusive não citados neste texto por não estarem disponíveis no Brasil) e demonstrou dados inconclusivos.[17] Já uma metanálise posterior que incluiu mais estudos conseguiu demonstrar a efetividade desses monitores na redução no consumo de opioides intraoperatórios.[18] Embora alguns monitores de nocicepção apresentem resultados promissores, não é possível tirar conclusões definitivas sobre o efeito da monitorização da nocicepção no consumo intraoperatório de opiáceos ou outros resultados relacionados com a anestesia, necessitando de estudos mais robustos; no entanto, essas tecnologias parecem ser extremamente promissoras. Vale destacar que cada monitor irá ter algumas limitações específicas, portanto o conhecimento de seu funcionamento se faz mandatório para que tenhamos um bom uso.

REFERÊNCIAS BIBLIOGRÁFICAS

1. DeSantana JM, Perissinotti DMN, Oliveira Junior JO de, Correia LMF, Oliveira CM de, Fonseca PRB da. Revised definition of pain after four decades. BrJP. 2020;3:197-8.

2. Riganello F, Tonin P, Soddu A. I Feel! Therefore, I Am from Pain to Consciousness in DOC Patients. Int J Mol Sci. 2023; 24.
3. Sneddon LU. Comparative Physiology of Nociception and Pain. Physiology 2018; 33:63-73.
4. Craig ADB. How do you feel now? The anterior insula and human awareness. Nat Rev Neurosci. 2009; 10:59-70.
5. Daccache G, Caspersen E, Pegoix M, Monthé-Sagan K, Berger L, Fletcher D, et al. A targeted remifentanil administration protocol based on the analgesia nociception index during vascular surgery. Anaesthesia Critical Care & Pain Medicine. 2017; 36:229-32.
6. Szental JA, Webb A, Weeraratne C, Campbell A, Sivakumar H, Leong S. Postoperative pain after laparoscopic cholecystectomy is not reduced by intraoperative analgesia guided by analgesia nociception index (ANI®) monitoring: a randomized clinical trial. British Journal of Anaesthesia. 2015;114:640-5.
7. Upton HD, Ludbrook GL, Wing A, Sleigh JW. Intraoperative "Analgesia Nociception Index". Guided Fentanyl Administration During Sevoflurane Anesthesia in Lumbar Discectomy and Laminectomy: A Randomized Clinical Trial. Anesth Analg. 2017; 125:81-90.
8. Packiasabapathy S, Rangasamy V, Sadhasivam S. Pupillometry in perioperative medicine: a narrative review. Can J Anaesth 2021; 68:566-78.
9. Payen J-F, Isnardon S, Lavolaine J, Bouzat P, Vinclair M, Francony G. Pupillometry in anesthesia and critical care. Ann Fr Anesth Reanim. 2012; 31:e155-159.
10. Huybrechts I, Barvais L, Ducart A, Engelman E, Schmartz D, Koch M. Assessment of thoracic epidural analgesia during general anesthesia using pupillary reflex dilation: a preliminary study. J Cardiothorac Vasc Anesth. 2006; 20:664-7.
11. Jensen EW, Valencia JF, López A, Anglada T, Agustí M, Ramos Y, et al. Monitoring hypnotic effect and nociception with two EEG-derived indices, qCON and qNOX, during general anaesthesia. Acta Anaesthesiol Scand. 2014; 58:933-41.
12. Constant I, Sabourdin N. Monitoring depth of anesthesia: from consciousness to nociception. A window on subcortical brain activity. Paediatr Anaesth. 2015; 25:73-82.
13. García PS, Kreuzer M, Hight D, Sleigh JW. Effects of noxious stimulation on the electroencephalogram during general anaesthesia: a narrative review and approach to analgesic titration. Br J Anaesth. 2021; 126:445-57.
14. Meijer FS, Martini CH, Broens S, Boon M, Niesters M, Aarts L, et al. Nociception-guided versus Standard Care during Remifentanil-Propofol Anesthesia: A Randomized Controlled Trial. Anesthesiology 2019; 130:745-55.
15. Fuica R, Krochek C, Weissbrod R, Greenman D, Freundlich A, Gozal Y. Reduced postoperative pain in patients receiving nociception monitor guided analgesia during elective major abdominal surgery: a randomized, controlled trial. J Clin Monit Comput. 2023; 37:481-91.
16. Bergeron C, Brulotte V, Pelen F, Clairoux A, Bélanger M-E, Issa R, et al. Impact of chronic treatment by β1-adrenergic antagonists on Nociceptive-Level (NOL) index variation after a standardized noxious stimulus under general anesthesia: a cohort study. J Clin Monit Comput 2022; 36:109-20.
17. Meijer FS, Niesters M, Velzen M van, Martini CH, Olofsen E, Edry R, et al. Does nociception monitor-guided anesthesia affect opioid consumption? A systematic review of randomized controlled trials. J Clin Monit Comput. 2020; 34:629-41.
18. Jiao Y, He B, Tong X, Xia R, Zhang C, Shi X. Intraoperative monitoring of nociception for opioid administration: a meta-analysis of randomized controlled trials. Minerva Anestesiol. 2019; 85:522-30.

10

Monitorização da ventilação mecânica intraoperatória

Sérgio Martins Pereira
Domingos Dias Cicarelli
Joaquim Edson Vieira

INTRODUÇÃO

Em 1986, Eichhorn et al. publicaram no *Journal of the American Medical Association* (JAMA) a primeira diretriz relacionada à monitorização durante a anestesia.[1] No Brasil, o Conselho Federal de Medicina (CFM) publicou em 2006 a Resolução n. 1.802, estabelecendo a obrigatoriedade da monitorização contínua da oxigenação do sangue arterial, incluindo a oximetria de pulso e a monitorização contínua da ventilação, incluindo os teores de gás carbônico exalados nas seguintes situações: anestesia sob via aérea artificial (como intubação traqueal, brônquica ou máscara laríngea) e/ou ventilação artificial e/ou exposição a agentes capazes de desencadear hipertermia maligna.[2]

Neste capítulo, serão considerados conceitos que são importantes na avaliação e compreensão da mecânica respiratória no período perioperatório e as propriedades elásticas e resistivas do pulmão. Serão levadas em consideração as implicações relacionadas às variáveis ventilatórias na função pulmonar intra e pós-operatória, bem como a monitorização da pressão arterial de oxigênio (PaO_2) e a lesão pulmonar por oxigênio. Ao final, serão discutidas brevemente novas tecnologias para monitorização da ventilação mecânica intraoperatória, como tomografia de impedância elétrica e ultrassonografia pulmonar.

MECÂNICA PULMONAR: COMPLACÊNCIA E RESISTÊNCIA

A mecânica pulmonar é composta por propriedades resistivas e elásticas. A pressão gerada pelas forças elásticas estáticas é independente do fluxo de ar, enquanto a pressão gerada pelas forças resistivas, não. Uma vez cientes dessa diferença, podem-se abordar os conceitos de complacência, elastância e resistência.

Pressão elástica, complacência e elastância

A complacência pulmonar é uma medida pulmonar que expressa o quanto de distensão (volume em mL) ocorre dada uma diferença de pressão (em cm de H_2O).[3] Ela pode ser medida de forma dinâmica, isto é, sem pausa inspiratória, ou estática, com pausa inspiratória. De forma sucinta, a complacência pulmonar é calculada da seguinte maneira (Equação I):

$$\text{I. Complacência } (C_{SR}) = V_C/(P1 - PEEP)$$

C_{SR} = complacência do sistema respiratório; Vc = volume corrente; P1 = pressão de pico quando se calcula a complacência dinâmica ou pressão de platô quando se calcula a complacência estática; PEEP = pressão positiva ao final da expiração.

Pressão resistiva e resistência das vias aéreas

A resistência das vias aéreas é calculada pela soma da resistência da via aérea, do pulmão e da caixa torácica. A resistência da via aérea depende diretamente de fluxo, viscosidade do gás e comprimento da via aérea, relacionada inversamente à quarta potência do raio da via aérea. Quanto maior o fluxo e mais turbulenta a passagem de ar, mais energia é dispendida em forma de calor. A resistência do pulmão era, até anos atrás, considerada desprezível, porém hoje se sabe que depende do tempo inspiratório,[4] do volume e do fluxo.[5-7]

Ao contrário da complacência pulmonar – que pode ser calculada de forma estática ou dinâmica –, a resistência pulmonar pode ser estimada somente de forma estática. Além disso, é importante que o paciente esteja em ventilação controlada a volume e com fluxo constante. A resistência das vias aéreas é resultado da diferença entre a pressão de pico (PP) e a pressão de platô inspiratório (PPI), dividida pelo fluxo inspiratório (Equação II):[8]

$$\text{II. } R_{VA} = (PP - PPI)/\text{fluxo}$$

R_{VA} = resistência do sistema das vias aéreas; PP = pressão de pico; PPI = pressão de platô inspiratório.

Assim, para um fluxo determinado, alterações na pressão resistiva podem significar alterações no calibre das vias aéreas, como crise de asma, obstrução do tubo endotraqueal ou do circuito respiratório etc.[8]

COMO MEDIR COMPLACÊNCIA E RESISTÊNCIA NO DIA A DIA DO ANESTESIOLOGISTA?

Para que seja possível calcular a complacência e a resistência, é preciso primeiramente entender como medi-las em pacientes sob ventilação mecânica. É importante ter em mente que a pressão das vias aéreas (P_{VA}) é resultado não somente das pressões resistiva e elástica, mas também da pressão positiva ao final da expiração (PEEP) e da pressão muscular. Para ser possível diferenciar o componente elástico do componente resistivo, são necessárias algumas condições:

a) O paciente precisar estar em ventilação controlada a volume.
b) Fluxo inspiratório constante.
c) Pausa inspiratória para que seja possível calcular a pressão de platô.
d) O paciente não pode respirar espontaneamente.

Será explicado sucintamente o ciclo respiratório de um paciente sob ventilação mecânica. No início do ciclo respiratório de um paciente sob ventilação controlada, ocorre fechamento da válvula expiratória e abertura da válvula inspiratória, com influxo de ar para os pulmões. Quando o volume é atingido e ainda há fluxo inspiratório, tem-se a pressão de pico (PP). No momento em que ocorre o fechamento da válvula inspiratória sem que haja abertura da válvula expiratória, o fluxo é zerado; tem-se, portanto, uma pausa inspiratória e a pressão de platô (PPI). Após o fim da pausa inspiratória, a válvula inspiratória é fechada e a expiratória é aberta, resultando na expiração do paciente (Figura 1).

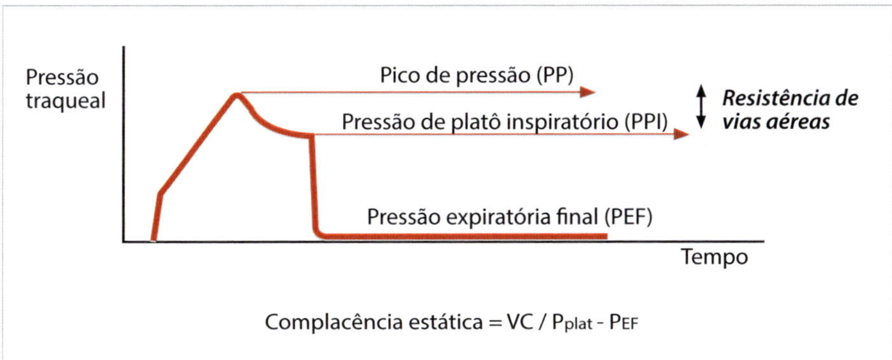

FIGURA 1 Gráfico de pressão de vias aéreas *versus* tempo.

Dessa forma, a P_{VA} é calculada da seguinte forma (Equação III):

$$III.\ P_{VA} = R_{VA} \times fluxo + (volume/complacência) + PEEP - P_{MUS}$$

P_{VA} = pressão de vias aéreas; R_{VA} = resistência das vias aéreas; P_{MUS} = pressão muscular gerada pela contração diafragmática e/ou músculos acessórios. No paciente curarizado, a P_{MUS} é zero.

COMO AJUSTAR O VENTILADOR PARA PROMOVER VENTILAÇÃO MECÂNICA PROTETORA

O ajuste inapropriado do ventilador mecânico pode causar lesão pulmonar, hoje definida como VILI (*ventilation-induced lung injury*) ou, em português, lesão pulmonar induzida pela ventilação (LPIV). Para que se reduza a VILI, é importante fazer o ajuste adequado do volume corrente e da PEEP. Manobras de recrutamento devem ser realizadas somente se seguidas de ajuste da PEEP. A seguir, serão discutidos esses pontos.

O volume corrente (V_C) é definido pela quantidade de ar nos pulmões ao final da inspiração. O ajuste do V_C, tanto em pacientes no centro cirúrgico quanto aqueles na UTI, deve ser baseado no peso ideal do paciente ajustado pela altura (Equações IV e V), e não no peso real, uma vez que o tamanho do pulmão é proporcional ao tamanho do tórax de um paciente. V_C muito alto pode gerar hiperdistensão pulmonar, ao passo que V_C muito baixo pode ser insuficiente para proporcionar ventilação alveolar. Em outras palavras, o uso de V_C muito alto ou muito baixo já está comprovadamente associado à lesão pulmonar.[9-12]

$$VI.\ Para\ homens: Peso\ ideal = 50{,}5 + 0.91 * (H - 152.4)$$
$$VII.\ Para\ mulheres: Peso\ ideal = 45.5 + 0.91 * (H - 152.4)$$

H = altura em centímetros.

O ajuste da PEEP é igualmente importante para pacientes sob ventilação mecânica. Isso ocorre porque uma PEEP muito baixa pode levar ao colapso pulmonar e, consequentemente, piora da complacência pulmonar. Por outro lado, uma PEEP muito alta pode causar hiperdistensão pulmonar, o que por sua vez acarreta a piora da complacência pulmonar. Quando ocorre diminuição da complacência pulmonar, torna-se difícil de ventilar o paciente. Para entender melhor esse processo, é preciso lembrar que a curva P-V da complacência pulmonar é uma sigmoide (Figura 2),[13] limitada superiormente pela baixa complacência pulmonar e inferiormente pela baixa complacência da caixa torácica. Em um paciente com pulmões sadios, tanto no colabamento (porção inferior da curva P-V) quanto na hiperdistensão (porção superior da curva P-V), existe a necessidade de pressões maiores para que o mesmo V_C seja oferecido ao paciente. O ideal, portanto, é que o paciente seja ventilado na parte íngreme da curva P-V, e não sobre os platôs.

Devido às propriedades elásticas dos pulmões e à diferença nas pressões de abertura e fechamento alveolares, o ideal é que o ajuste da PEEP seja realizado após uma manobra de recrutamento alveolar. Analisando a Figura 2, pode-se notar que a inspiração é a linha cheia e a expiração é a linha tracejada. Portanto, para uma mesma pressão, o volume pulmonar é maior na expiração do que na inspiração. Existem várias maneiras diferentes de realizar uma manobra de recrutamento alveolar, porém esse não é o objetivo deste capítulo.

Existe na literatura uma enorme quantidade de estudos sobre ajuste de V_C e PEEP em pacientes sob ventilação mecânica. Em um estudo publicado em 2015 no *New England Journal of Medicine*, Amato et al. observaram que a pressão de distensão (Equação VIII) ou *driving pressure* é um fator fortemente associado a desfecho em pacientes com síndrome do desconforto respiratório agudo (SDRA).[14] Em uma análise que incluiu mais de 3.000 pacientes, a pressão de distensão $\geq$ 15 cmH_2O está relacionada a aumento da mortalidade. O importante, segundo os autores, não seria o volume corrente *per se*, mas o volume corrente ajustado pela complacência pulmonar (Equação IX). Com base nesse racional, fica evidente a importância de ajuste da PEEP seguido de manobra de recrutamento

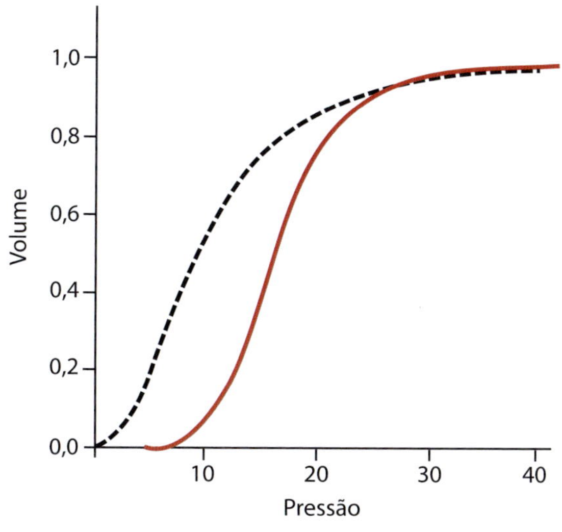

FIGURA 2 Curva P-V.

alveolar para o paciente permanecer na porção íngreme da curva P-V, onde a complacência é maior. Serpa-Neto et al. analisaram pacientes sob anestesia geral e chegaram à mesma conclusão: a pressão de distensão ≥ 13 cmH_2O está associada a pior desfecho clínico.

VIII. Pressão de distensão = pressão de platô - PEEP IX. V_C / C_{SR} → V_C/(VC/$P_{PLATÔ}$ - PEEP) → $P_{PLATÔ}$ - PEEP

V_C = volume corrente; C_{SR} = complacência do sistema respiratório; $P_{PLATÔ}$ = pressão de platô; PEEP = pressão positiva ao final da expiração.

Dada a falta de estudos multicêntricos prospectivos que analisassem a pressão de distensão em pacientes sob anestesia geral, o último consenso publicado em 2019 no *British Journal of Anesthesia* propõe que o V_C esteja entre 6 e 8 mL/kg de peso ideal. De fato, em pacientes saudáveis, a presença de pressão de pico > 30 cmH_2O foi associada a uma maior incidência de SDRA.[15] Em pacientes submetidos à ventilação monopulmonar, pressão de pico > 25 cmH_2O foi associada a risco três vezes maior de lesão pulmonar aguda.[16]

LESÃO PULMONAR POR OXIGÊNIO E MONITORIZAÇÃO DA PaO_2

O oxigênio é substrato essencial para a quebra eficaz de glicose. No entanto, concentrações alveolares e pressão arterial supranormais de O_2 são lesivas ao corpo. O uso de altas FiO_2 durante a pré-oxigenação é comum. A administração de 100% de O_2 está associada a maior ocorrência de atelectasias e suas possíveis complicações pulmonares.[17] Um pequeno estudo com 20 pacientes apontou que não há diferença na formação de atelectasias.[18] Outros dois artigos, porém, evidenciaram que redução na FiO_2 para 60% ou 30% é capaz de eliminar a ocorrência de atelectasias.[19,20] O uso de FiO_2 > 90% associado a hiperdistensão pulmonar também predispõe a diminuição de complacência, alteração da produção de surfactante e aumento das citocinas inflamatórias em ratos.[21] Finalmente, o uso de alta fração inspirada de O_2 aumenta a produção de radicais livres capazes de oxidar o tecido pulmonar e diminui a vasoconstrição pulmonar hipóxica, o que pode ocasionar em aumento do *shunt* V/Q.[22] Em 2012, Hedenstierna publicou uma revisão em que defendia a menor FiO_2 possível.[23]

A monitorização da PaO_2 pode ser feita apenas de uma forma: gasometria. O importante nessa análise é ter em mente o quanto esse fator de fato contribui para o total de oxigênio oferecido para o corpo e como avaliá-lo quanto à função pulmonar. Para isso, basta lembrar a equação de conteúdo arterial de O_2 e a relação PaO_2/FiO_2:

$$CaO_2 = 1{,}34 \times Hb \times SatO_2 + 0{,}0031 \times PaO_2$$
$$\text{Relação } PaO_2/FiO_2$$

Pode-se concluir que, atingida saturação > 92%, muito pouco se ganha em relação à oferta de O_2 para os tecidos com o aumento da FiO_2. Quanto à relação com a FiO_2, ela é de fundamental importância para entender e realizar uma análise qualitativa da função pulmonar, fazendo parte de um dos critérios para a classificação de SDRA.[24]

TOMOGRAFIA DE IMPEDÂNCIA ELÉTRICA E ULTRASSONOGRAFIA PULMONAR

Um monitor adicional que pode ajudar a solucionar parte dos problemas relacionados à ventilação mecânica no período perioperatório é o tomógrafo de impedância elétrica (TIE). A TIE é uma tecnologia não invasiva e livre de radiação que fornece uma imagem em tempo real do pulmão e que permite avaliar a distribuição da ventilação e da perfusão. Atualmente, dependendo do modelo e do fabricante, já existe TIE com ferramentas capazes de estimar colapso e hiperdistensão à beira do leito[25] e de auxiliar na titulação da PEEP,[26,27] sendo inclusive usada no perioperatório.

O ultrassom, uma ferramenta não invasiva e que não emite radiação, tem ganhado cada vez mais espaço para avaliação pulmonar. Tonelotto et al. publicaram um estudo em que o ultrassom foi utilizado para avaliar hiperdistensão pulmonar durante uma manobra de titulação da PEEP após manobra de recrutamento alveolar e concluíram que a presença de mais de seis linhas A pode estar com hiperdistensão pulmonar.

CONSIDERAÇÕES FINAIS

- O uso de PEEP é benéfico para evitar atelectrauma e volutrauma, porém não se chegou ainda a um consenso sobre qual valor seria o ideal.
- O recrutamento alveolar intraoperatório deve ser seguido de titulação da PEEP.
- O uso de altas FiO_2 é lesivo ao pulmão e ao corpo.
- A compreensão da mecânica pulmonar e a interpretação dos dados fornecidos pelo ventilador mecânico são de suma importância na condução de pacientes

com alto risco de lesão pulmonar ou naqueles que já têm doença prévia (i.e. SDRA).

- Novas tecnologias podem ajudar a compreender a fisiologia pulmonar em pacientes sob ventilação mecânica.

REFERÊNCIAS BIBLIOGRÁFICAS

1. Eichhorn JH, Cooper JB, Cullen DJ, Maier WR, Philip JH, Seeman RG. Standards for Patient Monitoring During Anesthesia at Harvard Medical School. JAMA. 1986;256(8):1017-20.
2. Resolução CFM nº 1.802 de 04/10/2006. Dispõe sobre a prática do ato anestésico.
3. Grassino AE, Roussos C. Static properties of the lung and chest wall. In: Crystal RG, West JB, Weibel ER, Barnes PJ, editores. The lung: scientific foundations. 2. ed. Filadélfia: Lippincott-Raven; 1997. p. 1187-202.
4. Similowski T, Levy P, Corbeil C, Albala M, Pariente R, Derenne JP, et al. Viscoelastic behavior of lung and chest wall in dogs determined by flow interruption. J Appl Physiol (1985). 1989;67(6):2219-29.
5. Kochi T, Okubo S, Zin WA, Milic-Emili J. Flow and volume dependence of pulmonary mechanics in anesthetized cats. J Appl Physiol (1985). 1988;64(1):441-50.
6. Auler Jr JO, Saldiva PH, Martins MA, Carvalho CR, Negri EM, Hoelz C, et al. Flow and volume dependence of respiratory system mechanics during constant flow ventilation in normal subjects and in adult respiratory distress syndrome. Crit Care Med. 1990;18(10):1080-6.
7. D'Angelo E, Robatto FM, Calderini E, Tavola M, Bono D, Torri G, et al. Pulmonary and chest wall mechanics in anesthetized paralyzed humans. J Appl Physiol (1985). 1991;70(6):2602-10.
8. Chitilian HV, Kaczka DW, Melo MFV. Respiratory monitoring. In: Miller RD, Eriksson LI, Fleisher LA, Wiener-Kronish JP, Cohen NH, Young WL, editores. Miller's Anesthesia. 8. ed. Filadélfia: Elsevier; 2015. p. 1541-79.
9. Dreyfuss D, Soler P, Basset G, Saumon G. High inflation pressure pulmonary edema: respective effects of high airway pressure, high tidal volume, and positive end-expiratory pressure. Am Rev Respir Dis. 1988;137:1159-64.
10. Mascheroni D, Kolobow T, Fumagalli R, Moretti MP, Chen V, Buckhold D. Acute respiratory failure following pharmacologically induced hyperventilation: an experimental animal study. Intensive Care Med. 1988;15:8-14.
11. Slutsky AS. Lung injury caused by mechanical ventilation. Chest 1999;116:1 Suppl:9S-15S.
12. Bilek AM, Dee KC, Gaver DP III. Mechanisms of surface-tension-induced epithelial cell damage in a model of pulmonary airway reopening. J Appl Physiol. 2003;94:770-83.
13. Venegas JG, Harris RS, Simon BA. A comprehensive equation for the pulmonary pressure--volume curve. Appl Physiol (1985). 1998;84(1):389-95.
14. Amato MBP, Meade MO, Slutsky AS, Brochard L, Costa ELV, Schoenfeld DA, et al. 2015. Driving Pressure and Survival in Acute Respiratory Distress Syndrome. N Engl J Med. 2015;372(8):747-55.
15. Gajic O, Frutos-Vivar F, Esteban A, Hubmayr RD, Anzueto A. Ventilator settings as a risk factor for acute respiratory distress syndrome in mechanically ventilated patients. Intensive Care Med. 2005;31(7):922-6.

16. Licker M, de Perrot M, Spiliopoulos A, Robert J, Diaper J, Chevalley C, et al. Risk factors for acute lung injury after thoracic surgery for lung cancer. Anesth Analg. 2003;97(6):1558-65.
17. Van Kaam AH, Lachmann RA, Herting E, De Jaegere A, Van Iwaarden F, Noorduyn LA, et al. Reducing atelectasis attenuates bacterial growth and translocation in experimental pneumonia. Am J Resp Crit Care Med. 2004;169(9):1046-53.
18. Kanaya A, Satoh D, Kurosawa S. Higher fraction of inspired oxygen in anesthesia induction does not affect functional residual capacity reduction after intubation: a comparative study of higher and lower oxygen concentration. J Anesth. 2013;27(3):385-9.
19. Edmark L, Kostova-Aherdan K, Enlund M, Hedenstierna G. Optimal oxygen concentration during induction of general anesthesia. Anesthesiology. 2003;98(1):28-33.
20. Rothen HU, Sporre B, Engberg G, Wegenius G, Reber A, Hedenstierna G. Prevention of atelectasis during general anaesthesia. Lancet. 1995;345(8962):1387-91.
21. Bailey TC, Martin EL, Zhao L, Veldhuizen RAW. High oxygen concentrations predispose mouse lungs to the deleterious effects of high stretch ventilation. J Appl Physiol (1985). 2003;94(3):975-82.
22. Carvalho CR, Schettino GPP, Maranhão B, Bethlem EP. Hyperoxia and lung disease. Curr Opin Pulm Med. 1998;4(5):300-4.
23. Hedenstierna G. Oxygen and anesthesia: what lung do we deliver to the post-operative ward? Acta Anaesthesiol Scand. 2012;56(6):675-85.
24. Acute Respiratory Distress Syndrome Network; Brower RG, Matthay MA, Morris A, Schoenfeld D, Thompson BT, Wheeler A. Ventilation with lower tidal volumes as compared with traditional tidal volumes for acute lung injury and the acute respiratory distress syndrome. N Engl J Med. 2000;342(18):1301-8.
25. Costa ELV, Borges JB, Melo A, Suarez-Sipmann F, Toufen Jr C, Bohm SH, et al. Bedside estimation of recruitable alveolar collapse and hyperdistension by electrical impedance tomography. Intensive Care Med. 2009;35(6):1132-7.
26. Karsten J, Grusnick C, Paarmann H, Heringlake M, Heinze H Positive end-expiratory pressure titration at bedside using electrical impedance tomography in post-operative cardiac surgery patients. Acta Anaesthesiol Scand. 2015;59(6):723-32.
27. Long Y, Liu DW, He HW, Zhao ZQ. Positive End-expiratory Pressure Titration after Alveolar Recruitment Directed by Electrical Impedance Tomography. Chin Med J (Engl). 2015;128(11):1421-7.
28. Futier E, Constantin JM, Paugam-Burtz C, Pascal J, Eurin M, Neuschwander A, et al. A trial of intraoperativelow- tidal-volume ventilation in abdominal surgery. N Engl J Med. 2013;369(5):428-37.
29. Brower RG, Morris A, MacIntyre N, Matthay MA, Hayden D, Thompson T, et al. Effects of recruitment maneuvers in patients with acute lung injury and acute respiratory distress syndrome ventilated with high positive end-expiratory pressure. Crit Care Med. 2003;31(11):2592-7. [Erratum, Crit Care Med. 2004;32:907.]
30. PROVE Network Investigators for the Clinical Trial Network of the European Society of Anaesthesiology; Hemmes SNT, Abreu MG, Pelosi P, Schultz MJ. High versus low positive end-expiratory pressure during general anaesthesia for open abdominal surgery (PROVHILO trial): a multicentre randomised controlled trial. Lancet. 2014;384(9942):495-503.

11

Monitores não invasivos do débito cardíaco

Diná Mie Hatanaka

INTRODUÇÃO

Atualmente, discute-se muito se a terapia guiada por metas (TGM) poderia levar a melhores desfechos pós-operatórios ou à diminuição da mortalidade dos pacientes cirúrgicos. Hamilton e colaboradores, em estudo publicado em 2011, mostrou que, quando a TGM foi aplicada a pacientes cirúrgicos, houve diminuição de complicações para todos os pacientes e diminuição da mortalidade para aqueles com maior probabilidade de morte.[1]

É importante observar que já está bem estabelecido que a TGM inclui utilizar uma medida dinâmica de responsividade a volume para a administração de fluidos (quando possível) e monitorização do débito cardíaco para a sua otimização.[2,3] Com isso, o desafio passou a ser monitorizar o débito cardíaco com métodos minimamente ou não invasivos, já que nem sempre a gravidade do paciente justifica a passagem de um cateter de artéria pulmonar. Embora seja o método mais invasivo, o cateter de artéria pulmonar ainda é o *gold-standard* para validação de todos os monitores de débito cardíaco e ainda tem indicações muito precisas e importantes de utilização.[4]

Os métodos não invasivos hoje disponíveis para monitorização do débito cardíaco em nossa prática incluem a biorreatância transtorácica e a análise de contorno de curva de pressão obtida com clampe de dedo.

BIORREATÂNCIA TRANSTORÁCICA

Inicialmente, o método utilizado foi a bioimpedância transtorácica, que se baseia na teoria de que uma corrente elétrica alternada aplicada ao tórax e captada por um receptor em outro ponto torácico sofre uma variação em sua impedância (análogo ao conceito de resistência), dependendo da quantidade de líquido que está nessa cavidade. Assim, de acordo com o ciclo cardíaco, seria possível mensurar a variação de fluido e, portanto, a quantidade de líquido que sai do tórax durante a sístole, ou seja, poderíamos inferir o volume sistólico do paciente.[5,6]

A biorreatância foi depois empregada, com *softwares* mais modernos e acurados, embora o mecanismo de funcionamento seja o mesmo. A diferença primordial entre os dois métodos é que a impedância analisa as mudanças na amplitude da corrente alternada, enquanto a reatância avalia as alterações na fase da corrente alternada.[7]

O monitor que analisa a biorreatância (Starling® – Baxter) apresentou resultados comparáveis ao débito cardíaco obtido por meio de termodiluição transpulmonar ou do cateter de artéria pulmonar com termodiluição, de acordo com algumas publicações.[7,8]

As limitações para o uso perioperatório dos monitores por biorreatância seriam a interferência elétrica pelos demais aparelhos da sala cirúrgica, movimentação dos pacientes, e, como os dados mostrados no monitor são a média dos valores dos últimos 60 segundos, mudanças muito rápidas no *status* hemodinâmico do paciente podem não ser vistas rapidamente.[6,7] Apesar disso, estudos conduzidos no intraoperatório mostraram que esse método pode ser usado com bom desempenho.

CLAMPE VOLUMÉTRICO DE DEDO

A técnica do clampe volumétrico de dedo foi inicialmente descrita em 1973 e aprimorada ao longo de décadas. Basicamente, temos um fotopletismógrafo

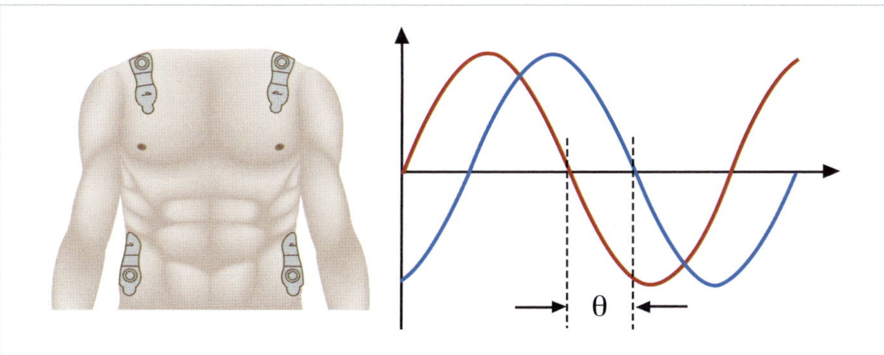

FIGURA 1 Esquema com posição de emissor e receptor de corrente (à direita) no tórax do paciente monitorizado. Representação onde θ mostra o atraso de sinal (ou fase) devido à alteração na biorreatância do tórax durante a sístole.

Fonte: imagens cedidas pela Baxter.

(similar ao usado na oximetria de pulso), que permite que o volume da artéria do dedo seja medido. Ao mesmo tempo, um clampe (ou *cuff*) de dedo é aplicado e, para que o volume de sangue dentro da artéria seja constante durante o ciclo cardíaco, esse clampe deve exercer maior ou menor pressão.[6,7] De acordo com a pressão que esse *cuff* exerce, podemos inferir a pressão arterial, já que, para manter o volume da artéria do dedo constante, a pressão exercida pelo clampe é igual à pressão arterial nessa extremidade.[6,7]

Conhecendo a pressão exercida pelo *cuff*, o *software* do monitor é capaz de criar uma curva de pressão dessa artéria e, dessa, derivar uma curva de artéria braquial.

Pela técnica da análise de contorno da curva, que analisa a área e o formato da curva, são calculados o volume sistólico e, como consequência, o débito cardíaco.[9]

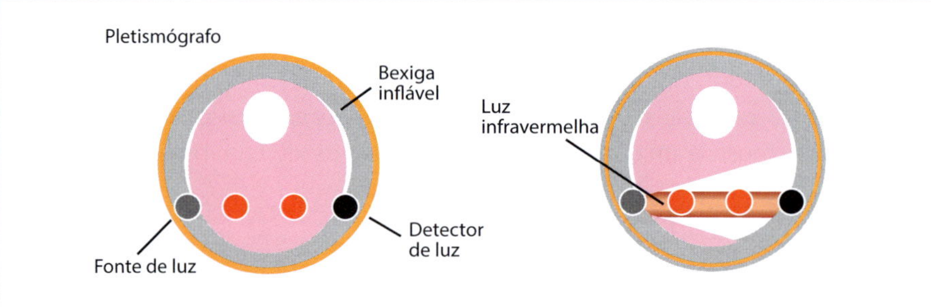

FIGURA 2 Esquema do funcionamento da técnica do clampe volumétrico.

Fonte: imagem cedida por Edwards Lifesciences.

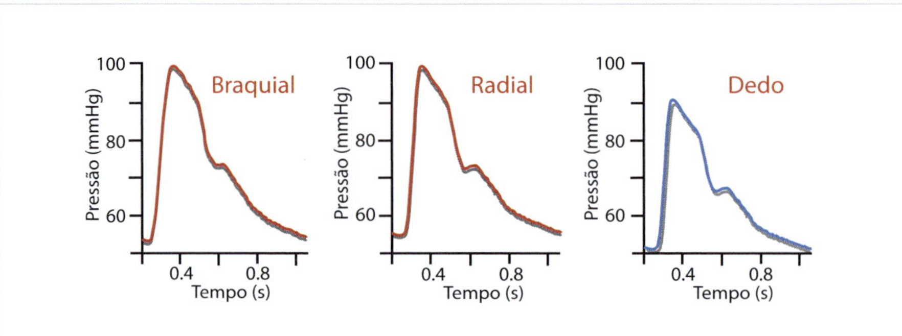

FIGURA 3 A partir da curva de pressão do dedo, o *software* cria uma curva de pressão de artéria braquial.

Fonte: imagem cedida pela Edwards Lifesciences.

Os monitores hoje disponíveis para uso com essa tecnologia são o CNAP® e o ClearSight®. Ambos apresentaram bons resultados quando as medidas de pressão foram comparadas com as medidas obtidas por meio de punção de artéria, bem como quando os valores de débito cardíaco foram comparados aos obtidos por meio de termodiluição transpulmonar ou termodiluição pelo cateter de artéria pulmonar. Entretanto, algumas metanálises ainda mostram que os métodos não invasivos não são intercambiáveis com métodos mais invasivos.[10]

Pacientes com perfusão periférica comprometida, pacientes hipotérmicos, hiperdinâmicos e com uso de altas doses de drogas vasoativas não são bons candidatos ao uso de monitores que usam o método do clampe de dedo.[6,7]

CONSIDERAÇÕES FINAIS

Os monitores não invasivos de débito cardíaco apresentam-se como opções a serem consideradas para os pacientes graves ou com menor reserva que tenham baixo risco de sangramento e que serão submetidos a cirurgias pouco complexas – ou seja, aqueles pacientes em que a TGM é indicada, mas que não há necessidade de invasão com punção arterial. Outro grupo de pacientes seria o dos jovens e saudáveis, que serão submetidos a cirurgias complexas, ou longas, porém sem risco de sangramento – ou seja, quando queremos monitorizar a oferta tecidual de oxigênio ou guiar a nossa fluidorresponsividade com um método dinâmico, porém sem invasão. Entretanto, é muito importante lembrar as limitações e restrições de uso de cada método, para que não haja perda de acurácia ou má interpretação de resultados não fidedignos.

REFERÊNCIAS BIBLIOGRÁFICAS

1. Hamilton MA, Cecconi M, Rhodes A. A Systematic Review and Meta-Analysis on the Use of Preemptive Hemodynamic Intervention to Improve Postoperative Outcomes in Moderate and High-Risk Surgical Patients. Anest Analg. 2012;112(6):1392-402.
2. Thiele RH, Raghunathan K, Brudney CS, Lobo DN, Martin D, Senagore A, et al. American Society for Enhanced Recovery (ASER) and Perioperative Quality Initiative (POQI) joint consensus statement on perioperative fluid management within an enhanced recovery pathway for colorectal surgery. Perioper Med. 2016;5:24-39.
3. Chong MA, Wang Y, Berbenetz NM, McConachie I. Does goal-directed haemodynamic and fluid therapy improve peri-operative outcomes? A systematic review and meta-analysis. Eur J Anaesthesiol. 2018;35:1-15.
4. Vincent JL, Pelosi P, Pearse R, Payen D, Perel A, Hoeft A, et al. Perioperative cardiovascular monitoring of high-risk patients: a consensus of 12. Crit Care. 2015;19(1):224.
5. Sanders M, Servaas S, Slagt C. Accuracy and precision of non-invasive cardiac output monitoring by electrical cardiometry: a systematic review and meta-analysis. J Clin Monit Comput. 2020;34(3):433-60.

6. Saugel B, Thiele RH, Hapfelmeier A, Cannesson M. Technological Assessment and Objective Evaluation of Minimally Invasive and Noninvasive Cardiac Output Monitoring Systems. Anesthesiology. 2020;133(4):921-8.
7. Saugel B, Cecconi M, Wagner JY, Reuter DA. Noninvasive continuous cardiac output monitoring in perioperative and intensive care medicine. Br J Anaesth. 2015;114(4):562-75.
8. Squara P, Rotcajg D, Denjean D, Estagnasie P, Brusset A. Comparison of monitoring performance of Bioreactance vs. pulse contour during lung recruitment maneuvers. Crit Care. 2009;13(4):R125.
9. Thiele RH, Durieux ME. Arterial waveform analysis for the anesthesiologist: past, present, and future concepts. Anesth Analg. 2011;113(4):766-76.
10. Saugel B, Hoppe P, Nicklas JY, Kouz K, Körner A, Hempel JC, et al. Continuous noninvasive pulse wave analysis using finger cuff technologies for arterial blood pressure and cardiac output monitoring in perioperative and intensive care medicine: a systematic review and meta-analysis. Br J Anaesth. 2020;125(1):25-37.

12

Monitorização hemodinâmica invasiva

Murillo Santucci Cesar de Assunção

A palavra monitorização tem como origem a palavra monitor, que vem do latim *monere* e significa "advertir, admoestar, avisar", e hemodinâmica se refere a força que determina o fluxo sanguíneo na circulação, com origem grega: sangue e força. Desta forma, entende-se como vigilância do fluxo sanguíneo, o qual tem como objetivo manter a oxigenação tecidual, monitorização hemodinâmica. De forma simplista, resume-se o conceito de perfusão tecidual definido por fluxo e oxigenação. A monitorização é realizada não somente do ponto de vista da utilização de tecnologias sofisticadas e modernas, mas também principalmente pelo exame clínico e exames laboratoriais. A integração do maior número de variáveis monitoradas, mensuradas, estimadas, calculadas associadas a variáveis clínicas contribuirá para a avaliação do paciente grave e, consequentemente, para o raciocínio clínico e tomada de decisão adequada.

A monitorização hemodinâmica pode ser utilizada no auxílio do diagnóstico do tipo do estado de choque, como guia terapêutico durante a fase de ressuscitação e adequação da perfusão tecidual, e como monitorização preemptiva para detecção de alterações precoces e correções imediatas antes que um problema significativo apareça.[1]

A MONITORIZAÇÃO HEMODINÂMICA COMO DIAGNÓSTICO

Neste caso, a monitorização contribui para o esclarecimento do que está ocorrendo com o paciente e auxilia na intervenção. Por exemplo, na utilização do cateter de artéria pulmonar (CAP) no paciente gravemente enfermo com instabilidade hemodinâmica, pode-se observar a equalização entre as pressões de átrio direito, pressão diastólica de artéria pulmonar e pressão de oclusão de artéria pulmonar (POAP) com valores elevados, índice cardíaco diminuído e saturação venosa mista de oxigênio diminuída, caracterizando tamponamento cardíaco.[2]

A MONITORIZAÇÃO HEMODINÂMICA COMO GUIA TERAPÊUTICO

Pode ser utilizada para guiar as intervenções em pacientes graves, sendo de grande valor na tomada de decisão terapêutica, desde que a obtenção dos dados das variáveis e a interpretação delas sejam realizadas de forma adequada. Isto é importante para qualquer ferramenta que esteja sendo utilizada, desde técnicas não invasivas até monitorização invasiva. Avaliar a condição pré-intervenção e imediatamente pós-intervenção é fundamental para certificar que a conduta realizada foi correta, e este passo não pode ser negligenciado. Existem situações em que, após determinada ação, torna-se necessário retirar o tratamento associado ou seguir em direção contrária, como, por exemplo, na adequação da oferta de oxigênio (DO_2) à demanda metabólica. Pode ocorrer que a associação de inotrópico não seja benéfica, e que apenas promova "fluxo de luxo", ou seja, está otimizando o débito cardíaco, mas o mesmo está sendo em demasia pois não ocorreu aumento do consumo de oxigênio em resposta à intervenção. Desta forma, persistir com esta estratégia pode ser deletério para o paciente.[3]

A MONITORIZAÇÃO HEMODINÂMICA COMO MONITORIZAÇÃO PREEMPTIVA

Esta é a forma de utilizar a monitorização de forma preventiva, como na monitorização da pressão arterial invasiva (PAi) nos casos de emergência hipertensiva associada a acidente vascular cerebral hemorrágico. A simples monitorização para controle da pressão arterial sistêmica com o uso de vasodilatadores intravenosos tem como objetivo prevenir que o paciente apresente hipotensão arterial sistêmica persistente e desenvolva complicações. Assim, permitindo, caso ocorra, intervenção imediata para reversão do quadro de hipotensão arterial detectada pela monitorização PAi contínua. Outra situação seria o emprego da monitorização em pacientes cirúrgicos de alto risco, com o objetivo otimizar a perfusão tecidual para adequar as necessidades metabólicas de oxigênio decorrente do incremento súbito devido ao trauma cirúrgico em pacientes com diminuição da reserva fisiológica ou que estejam em grande risco de desenvolver hipoperfusão tecidual.[1,4]

A monitorização hemodinâmica pode ser realizada com ferramentas não invasivas, minimamente invasivas e invasivas (Tabela 1). O objetivo principal do tratamento do estado de choque é a adequação da DO_2 à demanda metabólica, que por conseguinte é traduzida pelo aumento do consumo de oxigênio (VO_2), sendo o débito cardíaco (DC) a principal variável que contribui para isto. Para tanto, se monitora o DC, e há várias ferramentas utilizadas para estimá-lo, sendo que a escolha do monitor mais adequado deve ser baseada na complexidade do paciente, nos parâmetros mensurados, estimados e calculados, nas tecnologias que estão incorporadas neles, e pelas respostas que obtém com a monitorização.[1,4-6]

Utiliza-se de maneira racional a estratificação do paciente para escolher qual metodologia a ser utilizada, visto que as tecnologias não invasivas ou minimamente invasivas podem não ser confiáveis em pacientes graves e não fornecer informações suficientes para responder todas as perguntas que são realizadas diante de pacientes gravíssimos com choque.[7] Por isso a importância de considerar as condições em que se encontra o paciente para poder escolher de forma assertiva a tecnologia de monitorização hemodinâmica (Figura 1).[5]

TABELA 1 Vantagens e limitações dos métodos de monitorização hemodinâmica

Método	Vantagens	Limitações
Termodiluição em artéria pulmonar	Padrão ouro para estimativa do DC Parâmetros adicionais: pressões de enchimentos das câmaras cardíacas, índices volumétricos de câmaras direitas, FEVD e SvO_2	Invasivo, complicações graves relacionadas ao cateter Causas de erro na estimativa do DC incluem temperatura e o volume do injetado, tempo de injeção do indicador durante o ciclo respiratório Erros de estimativas do DC em pacientes com *shunt* intracardíaco e anormalidades de válvula tricúspide
Diluição do indicador transpulmonar		
Termodiluição	Boa performance DC contínuo por análise de contorno de pulso calibrado Parâmetros adicionais: variáveis volumétricas de pré-carga, APEV, IPVP, parâmetros de função miocárdica	Minimamente invasivo, complicações associadas com acesso venoso central e linha arterial femoral
Diluição de lítio	Boa performance DC contínuo por análise de contorno de pulso calibrado	Minimamente invasivo Tempo de resposta rápido Alto custo Não está disponível de forma fácil

(continua)

TABELA 1 Vantagens e limitações dos métodos de monitorização hemodinâmica *(continuação)*

Método	Vantagens	Limitações
Análise de contorno de pulso minimamente invasiva	Ausência de calibração externa Monitorização contínua do DC *beat-to-beat* Operador independente Fácil instalação e uso prático Parâmetros adicionais: VVS/DeltaPP	Depende da qualidade adequada de sinal da curva de pressão arterial sistêmica Algoritmos de volume sistólico baseados em suposições teóricas Alterações relevantes ou rápidas na resistência vascular sistêmica acarretam estimativas de DC não fidedignas (p.ex.: pacientes com choque circulatório)
Doppler transesofágico	Monitorização contínua do DC *beat- to-beat*	Operador-dependente *Probe* de fácil movimentação: frequentemente necessita ser reposicionado Requer ventilação mecânica e sedação para uso adequado Assume distribuição constante do fluxo sanguíneo arterial entre as partes superior e inferior do corpo Depende da correta estimativa do diâmetro da aorta
Método pletismográfico – *cuff* de dedo (análise de contorno de pulso não invasivo)	Ausência de calibração externa Monitorização contínua do DC *beat-to-beat* Operador independente Fácil instalação e uso prático Parâmetros adicionais: VVS/DeltaPP Possibilidade de monitorização contínua da PAM	Não fidedigno na presença de edema do dedo ou perfusão periférica diminuída Baixa performance, especialmente na presença de vasoconstrição
Tempo de trânsito da onda de pulso	Ausência de calibração externa Operador independente Fácil instalação e uso prático	Não fidedigno na presença de arritmias Não fidedigno na presença de vasoconstrição Não provém VVS/DeltaPP
Biorreatância e bioimpedância torácica	Ausência de calibração Operador independente Fácil instalação e uso prático	Não confiável em muitos casos de arritmias, interferência elétrica, marca-passo interno ou externo, movimentos (artefatos a movimentação), *shunts* anatômicos, derrame pleural e pericárdico, corpos estranhos no tórax, edema pulmonar Interferência com alguns tipos de cirurgia por posicionamento dos eletrodos

(continua)

TABELA 1 Vantagens e limitações dos métodos de monitorização hemodinâmica *(continuação)*

Método	Vantagens	Limitações
Ecografia	Rápido acesso para realizar avaliação Auxílio no diagnóstico, guia terapêutico e auxílio no tratamento como nos casos de punção pericárdica Parâmetros adicionais: pressões de enchimentos das câmaras cardíacas, FEVE, pressão de artéria pulmonar, avaliação da presença de edema pulmonar, derrame pericárdico e pleural, ICVS, IDVCI	Operador-dependente Requer treinamento

DC: débito cardíaco; FEVD: fração de ejeção de ventrículo direito; SvO_2: saturação venosa mista de oxigênio; APEV: água pulmonar extravascular; IPVP: índice de permeabilidade vascular pulmonar; VVS: variação do volume sistólico; DeltaPP: variação de pressão de pulso; PAM: pressão arterial média; FEVE: fração de ejeção de ventrículo esquerdo; ICVS: índice de colapsibilidade de veia cava superior; IDVCI: índice de distensibilidade de veia cava inferior.
Fonte: modificada de Vincent et al.[6]

MONITORIZAÇÃO HEMODINÂMICA INVASIVA

A monitorização hemodinâmica invasiva é realizada pelo emprego do CAP com balonete direcionado por fluxo. Foi introduzido em 1970 por Swan e Ganz, sendo o padrão-ouro para o desenvolvimento de outras tecnologias (Figura 2).[8,9] O DC é estimado após injeção de salina resfriada na via proximal do CAP que apresenta desembocadura no átrio direito (AD). A salina resfriada leva a oscilação da temperatura sanguínea, sendo que esta oscilação é detectada pela presença do termistor na ponta do CAP. Desta forma é possível construir a curva de termodiluição e estimar o DC pelo cálculo da área da curva de oscilação da temperatura sanguínea em função do tempo, utilizando a equação de Stewart-Hamilton (Figura 3).[10]

O CAP apresenta cinco vias: via distal, via proximal, termistor, via de enchimento do balonete e via acessória. A via distal termina na ponta do cateter e é utilizada para mensurar a pressão de artéria pulmonar (PAP) quando o balonete está desinflado, ou a POAP quando ele está inflado e encunhado. A via proximal termina em uma abertura situada a 26 cm da ponta do cateter, e por meio deste lúmen pode-se medir a pressão de átrio direito (PAD). Importante enfatizar que na via proximal não se deve infundir soluções, é via de utilização exclusiva para

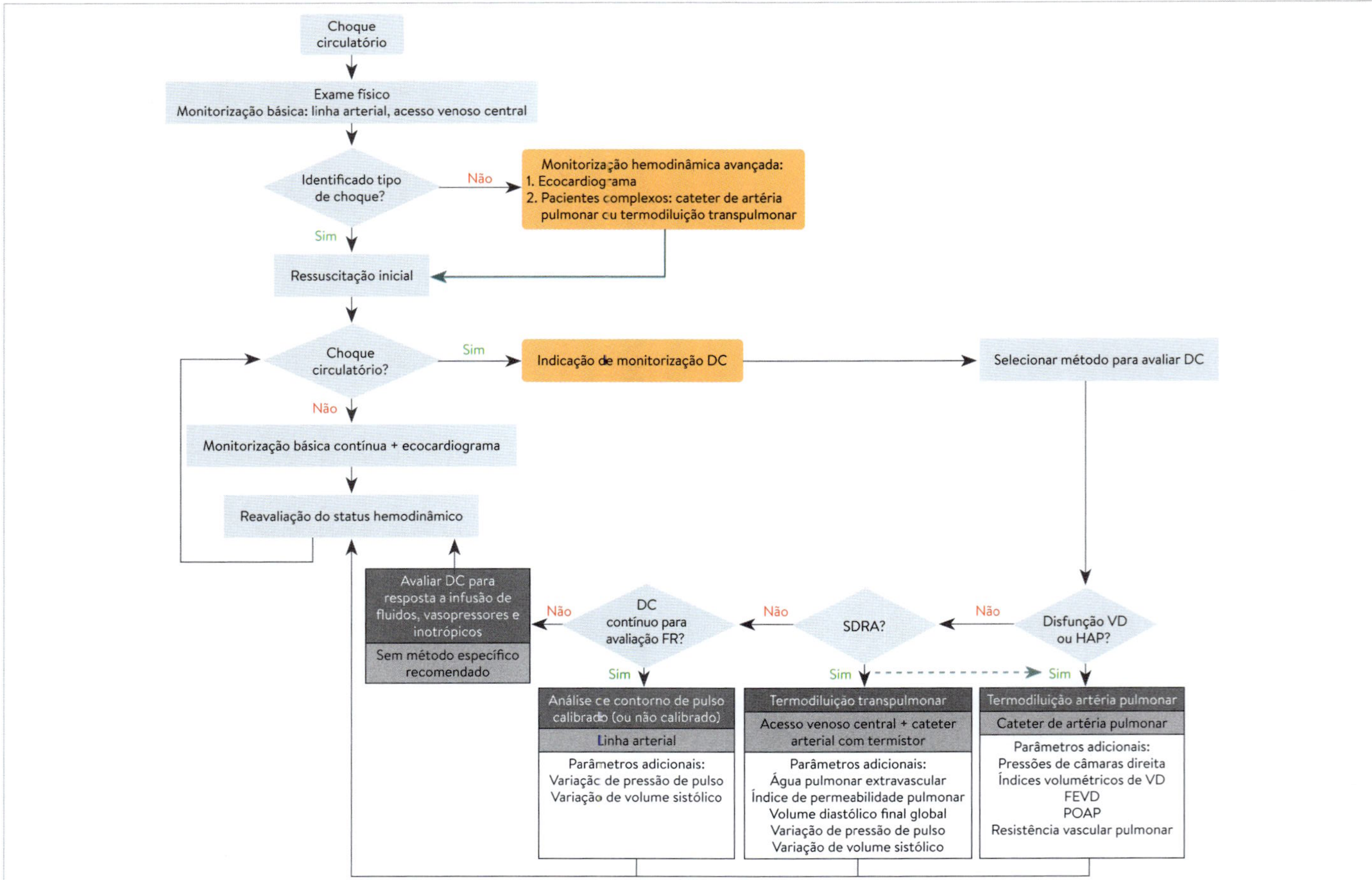

FIGURA 1 Indicações dos diferentes métodos de monitorização hemodinâmica e avaliação do débito cardíaco em pacientes graves.

DC: débito cardíaco; FR: fluido-responsividade; SDRA: síndrome do desconforto respiratório agudo; VD: ventrículo direito; HAP: hipertensão da artéria pulmonar; FEVD: fração de ejeção de ventrículo direito; POAP: pressão de oclusão de artéria pulmonar.

Fonte: modificada de Saugel et al.[5]

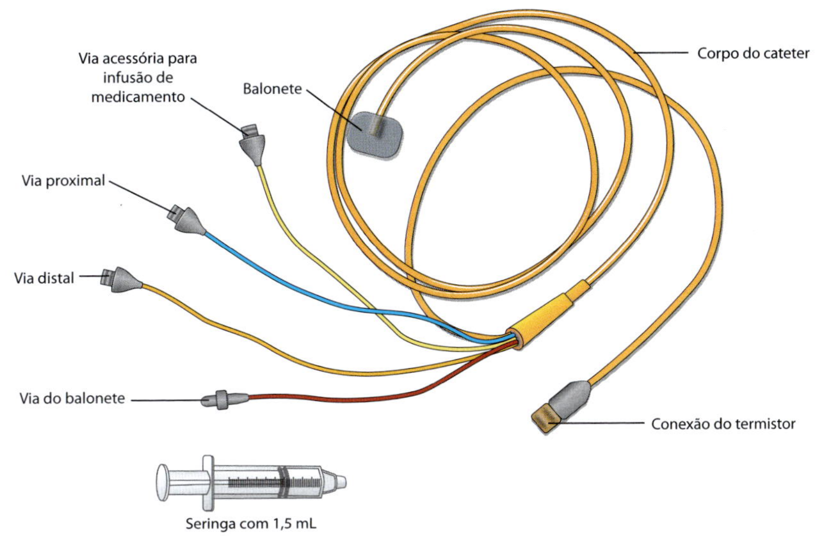

FIGURA 2 Cateter de artéria pulmonar para a técnica de termodiluição intermitente.

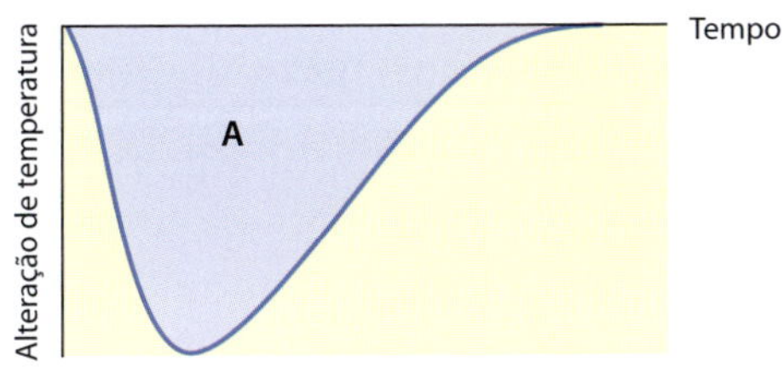

$$DC = \frac{V \times (T_b - T_i)}{A} \times \frac{(S_i - C_i)}{(S_b - x\,C_b)} \times 60 \times C_t \times k$$

FIGURA 3 Termodiluição de acordo com o princípio de Stewart-Hamilton.

Fonte: modificada de Hofer et al.[10]

A: área da curva de termodiluição; Cb: calor específico do sangue; Ci: calor específico do injetado; DC: débito cardíaco; Ct: fator de correção; k: constante de calibração; Sb: gravidade específica do sangue; Si: gravidade específica do injetado; Tb: temperatura sanguínea; Ti: temperatura do injetado; V: volume do injetado.

a medida da PAD. O lúmen do termistor contém filamentos que detectam a variação da temperatura sanguínea na artéria pulmonar e geram a curva de termodiluição associada ao tempo e ao volume de sangue utilizado para estimar o DC. A posição do termistor situa-se na superfície do cateter a 4 cm da ponta distal. A via de enchimento do balonete termina em balão de látex na ponta do cateter, que, ao ser inflado com 1,5 mL de ar (capacidade total de enchimento do balão), faz a ponta do cateter migrar em direção aos capilares pulmonares pela impulsão do fluxo sanguíneo. Ao ir em direção aos capilares pulmonares, oclui o ramo da artéria pulmonar e propicia a medida da POAP.

Existem alguns erros comuns relacionados a esta técnica de obtenção do valor estimado do DC listados no Quadro 1. Além disso, a má interpretação e a obtenção inadequada dos dados contribuem para a tomada de decisão errônea e aumentam o risco de complicações associadas ao uso do cateter, o que não necessariamente está relacionado ao cateter.[11-13]

QUADRO 1 Fatores responsáveis por erros na estimativa do débito cardíaco pela técnica de termodiluição

1	Temperatura e volume do injetado
2	Reaquecimento ao injetar
3	Tempo da injeção e a fase do ciclo respiratório
4	Velocidade e maneira de realizar a injeção
5	Administração endovenosa de fluidos concomitante
6	Hipotermia
7	Baixo fluxo
8	Posição e disfunção do cateter
9	*Shunts* intra e extracardíacos
10	Doença de valvas cardíacas
11	Pacientes pediátricos
12	Eletrocautério
13	Outras doenças

Fonte: modificado de Nishikawa T et al.[14]

Inserção do cateter de artéria pulmonar

Para inserir o CAP, utiliza-se a técnica de Seldinger para inserir o introdutor ao realizar a punção de acesso venoso profundo, preferencialmente em veia jugular direita ou veia subclávia esquerda. Através do introdutor insere-se o cateter e acompanha a mudança das morfologias das curvas de pressão que aparecem no monitor multiparamétrico. Desta forma, é necessário o reconhecimento das morfologias das curvas de pressões de átrio direito, ventrículo direito, artéria pulmonar e pressão de oclusão de artéria pulmonar (Figura 4).

A curva de átrio direito apresenta baixa amplitude com valor em torno de 6 mmHg, neste momento deve ser inflado o balonete com 1,5 mL de ar, e inserir o cateter aproveitando o fluxo sanguíneo que o direciona para acessar o ventrículo direito (VD). Ao atingir a cavidade do VD, será visualizada a curva carac-

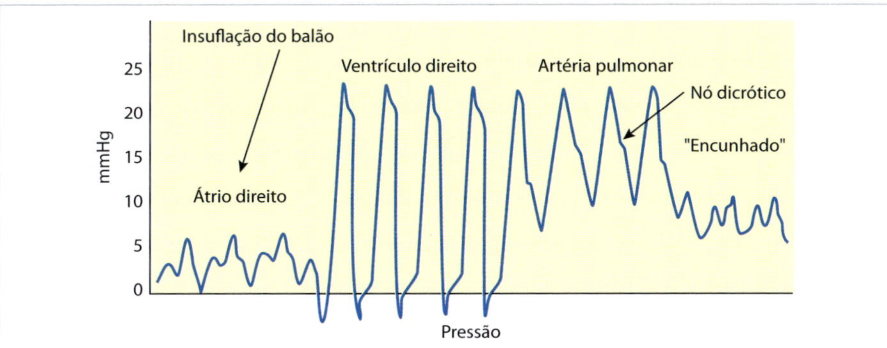

FIGURA 4 Correspondência com a topografia do coração e a extremidade do CAP durante sua inserção.

terizada por pico sistólico com diástole próximo a zero, com valores de pressão sistólica de VD entre 17 e 30 mmHg e pressão diastólica de VD entre 0 e 6 mmHg. Ao prosseguir, avançará para a artéria pulmonar, sendo possível identificar esta topografia pelo aparecimento do nó dicrótico na curva de pressão, que representa o fechamento da valva pulmonar. O pico da pressão sistólica de artéria pulmonar (PsAP) ocorre antes da onda T do eletrocardiograma (ECG) registrado simultaneamente, e o valor da pressão diastólica de artéria pulmonar coincide com a POAP média, porém pode estar de 2 a 4 mmHg acima da POAP. Ao introduzir um pouco mais o CAP, irá ocluir o ramo da AP e observará decaimento das pressões e do achatamento da curva, aparecendo a POAP, que apresenta morfologia semelhante à da PAD. No entanto, a onda "v" da curva de POAP é levemente maior que a onda "a", e a representação simultânea do ECG demonstra algum atraso se comparada à curva da PAD devido ao fato dos eventos mecânicos do átrio direito acontecerem um pouco antes, refletindo-se sobre a artéria pulmonar um pouco depois. Ao relacionar o traçado da curva de POAP com o ECG, a onda "a" ocorre logo após o complexo QRS (Figura 5).[15]

Para certificar que o cateter se encontra posicionado adequadamente, após o aparecimento da POAP, desinfla-se o balonete, observa-se o aparecimento da curva de AP e o infla novamente. É esperado que não encontre resistência ao inflá-lo e volte a aparecer o achatamento da curva de PAP, a POAP. Caso encontre resistência, com o balonete desinflado, recua-se o cateter e o infla totalmente com 1,5 mL de ar novamente para certificar que não há resistência, se assim acontecer e a curva de POAP aparecer, o CAP estará posicionado adequadamente em relação a introdução. Ainda há a necessidade de verificar a posição da ponta do cateter em relação às zonas de West, visto que todo o segmento vascular entre a ponta do cateter e o átrio esquerdo (AE) precisa estar preenchido de

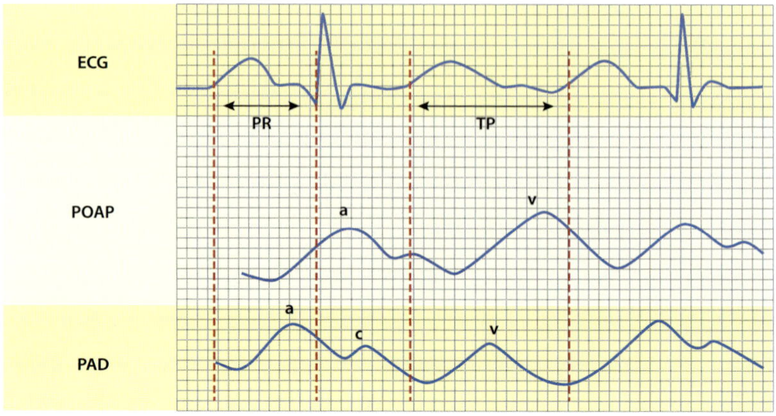

FIGURA 5 Relação entre as curvas de pressão de enchimento das câmaras cardíacas e o traçado do ECG.

ECG: eletrocardiograma; POAP: pressão de oclusão de artéria pulmonar; PAD: pressão de átrio direito.

sangue para que a transmissão da pressão de átrio esquerdo (PAE) possa ser transmitida com o mínimo de interferência. O enchimento dos segmentos intermediários, das veias e dos capilares pulmonares depende da PAP, da pressão alveolar, da PAE e da relação hidrostática entre os vasos sanguíneos e o AE.

São três as zonas de West: Zona I, caracterizada pela pressão alveolar (P_{Alv}) maior que as pressões arteriolar (P_{ap}) e venosa (P_{vp}) pulmonar, onde ocorre compressão da microvasculatura e o sistema contínuo de fluido deixa de existir. Ao inflar o balonete, percebe-se que a curva de pressão sofre variações de acordo com o ciclo respiratório e apresenta valores elevados mais evidentes nas situações em que o paciente se encontra em ventilação com pressão positiva. Isso ocorre porque essas áreas são mais ventiladas (p.ex., o ápice pulmonar) e pelo predomínio da transmissão da P_{Alv} para a área de colapso microvascular. Na Zona II, ocorre um predomínio da P_{Alv} sobre a P_{vp}, mas não sobre a P_{ap}, o que faz a microvasculatura ser parcialmente preenchida. Muitas vezes, quando a ponta do CAP se encontra nesta posição, após infusão de fluidos, acaba se transformando esta área em Zona III, sendo chamada de zona dependente da ação da gravidade, área com melhor perfusão e onde ocorre maior acúmulo de líquidos. Nesta região, as P_{ap} e P_{vp} são maiores que a P_{Alv}, o que evita o colapso dos vasos pulmonares, permitindo que todo o sistema seja preenchido com fluido. Por isso, essa região é a que melhor reflete a PAE. Após a inserção do cateter, deve-se realizar radiografia de tórax para avaliar a posição do cateter e checar a posição e direcionamento da ponta do cateter (Figuras 6 e 7).[16]

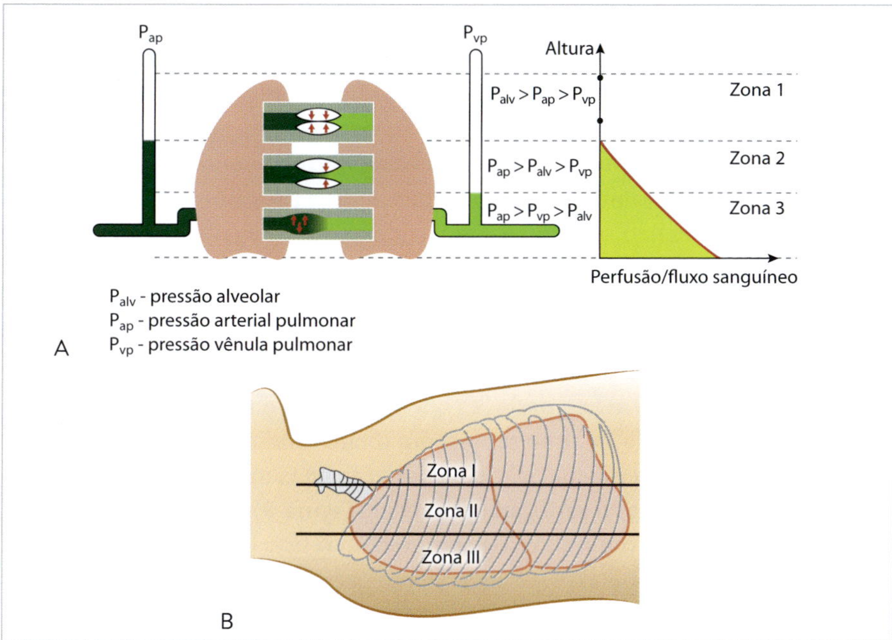

FIGURA 6 Zonas de West. (A) Paciente na posição supino, originalmente descrito. (B) Paciente em decúbito dorsal.

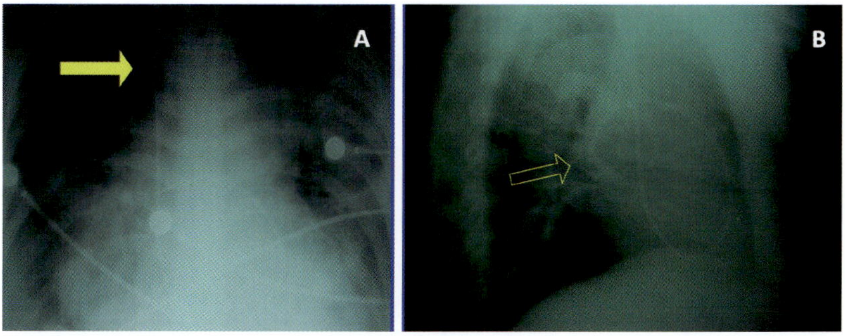

FIGURA 7 Controle radiológico após inserção de CAP.

A: Radiografia anteroposterior no leito. B: Radiografia lateral para checar a posição da ponta do cateter com paciente sentado.

Monitorização das pressões de enchimento

O CAP permite mensurar a PAD, PAP e POAP. Alguns cuidados devem ser atribuídos no momento da mensuração das pressões de enchimento de câmaras direita e da circulação pulmonar.

As medidas da PAD e POAP são realizadas de forma adequada, respeitando o ciclo respiratório, e deve-se atentar-se para a condição do paciente, se encontra-se sob respiração espontânea ou sob ventilação mecânica com pressão positiva. Quanto ao ciclo respiratório, a medida das pressões deve sempre acontecer ao final da fase expiratória, e, desta forma, se estiver sob respiração espontânea, deve-se localizar a onda de pressão imediatamente antes que as pressões diminuam com a inspiração para que não sofra interferência da pressão negativa torácica da fase inspiratória; se estiver sob ventilação mecânica, deve-se localizar a onda de pressão antes que as pressões aumentem com o aumento da pressão intratorácica decorrente da pressão inspiratória positiva gerada pela ventilação mecânica (Figura 8).[15]

A curva de átrio apresenta 5 ondas: 3 ondas positivas, a saber, onda "a" que representa a contração atrial, onda "c" que representa o fechamento das valvas atrioventricular e onda "v" que representa o enchimento atrial; e 2 inflexões negativas, a saber, descendente "x" que representa relaxamento atrial e a descendente "y" que representa o esvaziamento atrial (Figura 9).

Os dados obtidos com o CAP de acordo com o tipo de choque circulatório encontram-se na Tabela 2. Deve-se estar atento para a diferenciação entre os tipos de choque circulatório de baixo fluxo, que se faz pela distinção entre as pressões de enchimento das câmaras cardíacas. Isto é importante pois os tipos de choque cir-

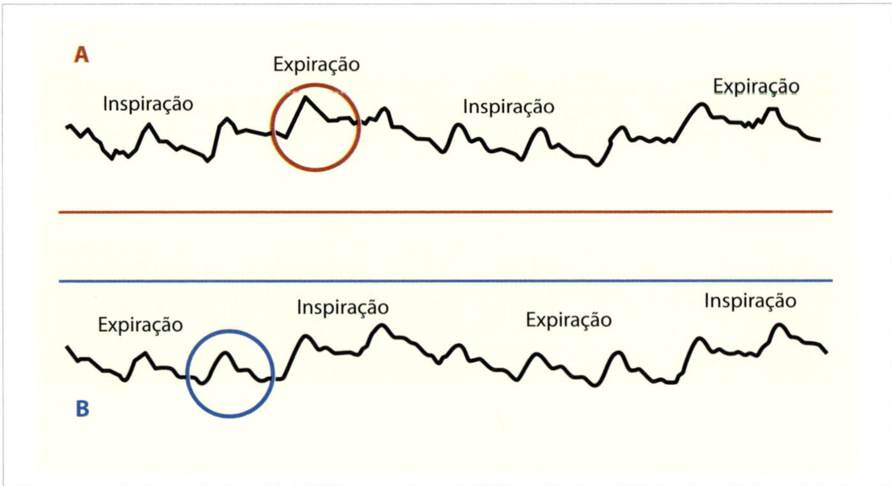

FIGURA 8 Relação das curvas de pressão de átrio relacionadas com a condição ventilatória. A: Ponto (círculo) da curva de pressão de átrio a ser medida quando sob respiração espontânea. A pressão deve ser medida imediatamente antes que diminua em virtude da ação da pressão negativa intratorácica gerada pela inspiração. B: Ponto (círculo) da curva de pressão de átrio a ser medida quando sob ventilação mecânica. A pressão deve ser medida imediatamente antes que aumente em virtude da ação da pressão positiva intratorácica gerada pela ventilação mecânica.

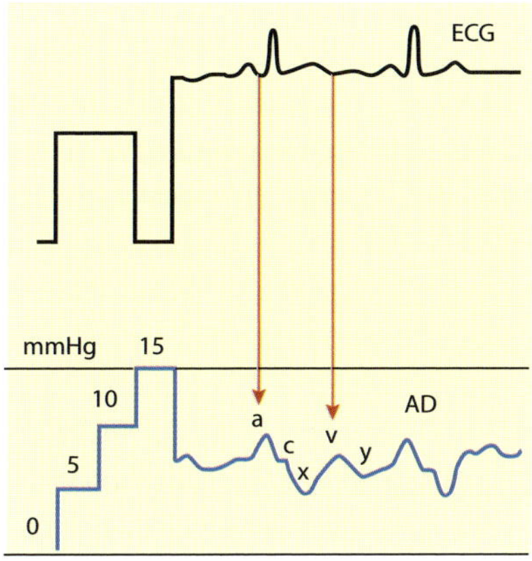

FIGURA 9 Relação entre a curva de PAD de átrio direito e traçado de eletrocardiograma. Localizar o componente "a" da PAD que corresponde à pressão diastólica final do ventrículo direito (PDFVD). Procurar relacionar a onda "a" do traçado pressórico com o final da onda P do ECG. Caso o monitor não disponha da tecnologia para "congelar" as ondas de pressão e o traçado de ECG, considerar a média da PAD durante a fase expiratória. Proceder à mensuração no final da expiração, tanto em pacientes sob ventilação mecânica como em respiração espontânea.

AD: átrio direito; ECG: eletrocardiograma.

culatório de baixo fluxo apresentam em comum valores diminuídos de DC, SvO_2 diminuída, taxa de extração de oxigênio (TEO_2) aumentada, resistência vascular sistêmica (RVS) aumentada e apenas diferem entre si pelas pressões de enchimento.

TABELA 2 Perfil da monitorização hemodinâmica invasiva de acordo com os tipos de choque circulatório

Tipo de choque circulatório	Variáveis					
	PVC	POAP	Índice cardíaco	IRVS	SvO_2	TEO_2
Hipovolêmico	↓	↓	↓	↑	↓	↑
Cardiogênico	↑	↑	↓	↑	↓	↑
Obstrutivo						
▪ Tamponamento cardíaco	↑	↑	↓	↑	↓	↑
▪ Pneumotórax hipertensivo	↑	↓	↓	↑	↓	↑
▪ Tromboembolismo pulmonar	↑	↓	↓	↑	↓	↑
Distributivo	↓ ou normal	↓ ou normal	↓ ou normal ou ↑	↓	↑	↓

PVC: pressão venosa central; POAP: pressão de oclusão de artéria pulmonar; IRVS: índice de resistência vascular pulmonar; SvO_2: saturação venosa mista; TEO_2: taxa de extração de oxigênio.

Cateter de artéria pulmonar intermitente

Ao longo dos anos o CAP sofreu modificações, foi incorporado termistor de alta resposta que permitiu estimar parâmetros volumétricos de ventrículo direito, como volume diastólico final de ventrículo direito (VDFVD), volume sistólico de ventrículo direito (VSFVD) e fração de ejeção de ventrículo direito (FEVD). Esta nova tecnologia é capaz de capturar alterações de temperatura sanguínea com maior rapidez (em até 20 ms) e precisão para a construção da curva de termodiluição, ao associar a plotagem da frequência cardíaca para estimativa da FEVD e utilizá-lo posteriormente para cálculo do VDFVD e VSFVD (Figura 10). A FC é capturada por dois eletrodos inseridos no corpo do cateter, sendo um proximal a 6 cm e outro distal a 16 cm, utilizados para a captura dos complexos QRS do traçado eletrocardiográfico para serem plotados na curva de termodiluição.

Após a injeção da solução resfriada agir sobre a temperatura sanguínea, quando falta 80% para atingir a temperatura da linha de base, ocorre plotagem dos batimentos cardíacos sobre a curva de termodiluição para cálculo das frações residuais e desta forma estimar a FEVD. A partir da FEVD calcula-se VDFVD e VSFVD.

$$IVS = IC/FC$$
$$IVDFVD = IVS/FEVD$$
$$IVSFVD = IVDFVD - IVS$$

Em que:
IVS: índice de volume sistólico; IC: índice cardíaco; FC: frequência cardíaca; IVDFVD: índice de volume diastólico final de ventrículo direito; FEVD: fração de ejeção de ventrículo direito; IVSFVD: índice de volume sistólico final de ventrículo direito.

Entre estas variáveis, a FEVD e o IVDFVD recebem maior destaque. A FEVD por possibilitar a variável de monitorização contínua mais próxima da função ventricular direita, e o IVDFVD por ser a variável estática volumétrica com maior capacidade de correlacionar com fluido responsividade.

Este tipo de cateter volumétrico intermitente já não está mais disponível.

Cateter de artéria pulmonar contínuo

No final dos anos 90, foi inserido filamento de cobre com 10 cm de comprimento no corpo do CAP, sendo o início a 25 cm da ponta do CAP e o final do filamento a 15 cm da ponta do CAP, o qual deve estar posicionado dentro do

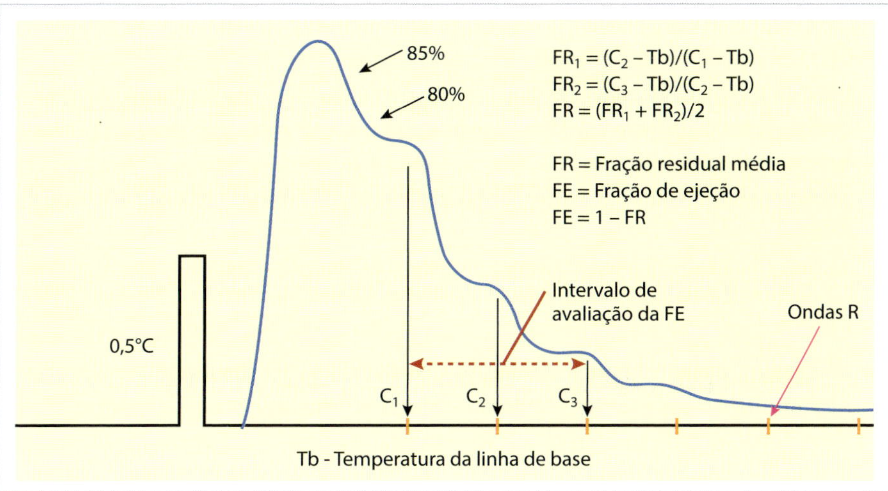

FIGURA 10 Curva de termodiluição e plotagem dos pontos de três batimentos cardíacos consecutivos na curva, após variação de cerca de 80% da temperatura em direção à linha de base.

ventrículo direito (VD). Esta tecnologia permitiu realizar a estimativa do DC de forma quase contínua, com estimativas de média durante o período de 1 minuto por técnica de termodiluição por aquecimento do sangue. Apresenta vantagens sobre a forma intermitente, por evitar manipulações repetidas do cateter pela injeção de *bolus* de solução resfriada para realizar as estimativas do DC.

A evolução da tecnologia do CAP contínuo ocorreu para a obtenção dos parâmetros volumétricos de forma semelhante que o CAP volumétrico intermitente, foi empregado termistor de alta resposta para obtenção dos parâmetros. Porém, para aplicar o algoritmo de obtenção dos batimentos cardíacos para plotar a curva de termodiluição, o monitor de débito cardíaco é conectado ao monitor multiparamétrico e os complexos QRS são obtidos e plotados na curva de termodiluição, e de forma semelhante é estimado a FEVD e calculado IVDFVD e IVSFVD.

As variáveis mais relevantes são FEVD e o IVDFVD, sendo considerado valores de referência maior que 40% e entre 90 e 140 ml/min/m^2, respectivamente.

INDICAÇÕES DO USO DO CAP

As indicações para uso do CAP devem ser norteadas pela avaliação dos dados a serem obtidos e o benefício na conduta a ser realizada, bem como contexto clínico. Segue algumas considerações na indicação do uso do CAP:[5]

- Considerar o contexto clínico que se encontra o paciente, por exemplo, nas fases iniciais de casos complexos, como aqueles pacientes submetidos a cirurgias de cardiotorácicas de grandes complexidades, incluindo transplante cardíaco ou pulmonar, choque cardiogênico grave e pacientes com disfunção de ventrículo direito.
- Dados oriundos do CAP que são importantes no manejo terapêutico do paciente.
- Manejo hemodinâmico complexo, particularmente aqueles com dificuldade na fase de otimização do choque circulatório.[17]
- Local com equipe treinada e capacitada para o manejo da ferramenta, isto é, obtenção, interpretação e aplicação dos dados de forma correta e adequada na tomada de decisão terapêutica, e não somente realizar a inserção do CAP.
- Não deve ser utilizado rotineiramente em pacientes submetidos à cirurgia cardíaca e não cardíaca.[1,4]

Complicações relacionadas ao CAP

Existem complicações relacionadas à punção para inserção do CAP, como pneumotórax hipertensivo e hematomas com compressão via aérea, que estão associadas à punção venosa central e podem acontecer na passagem do cateter venoso central.

Na passagem do CAP pelas câmaras até atingir a artéria pulmonar, pode ocorrer arritmias cardíacas, podendo ter maior probabilidade de desenvolver aqueles pacientes com isquemia miocárdica, distúrbios eletrolíticos, hipoxemia, acidemia e procedimento com longa duração para locação adequada do cateter. As arritmias cardíacas que podem ocorrer são:

- Extrassístoles atriais e ventriculares.
- Taquicardia ventricular (20-33%) e fibrilação ventricular.
- Bloqueio transitório do ramo direito.
- Bloqueio átrio-ventricular completo.
- Bloqueio de ramo direito (6% a 12%).

Em pacientes com fatores de risco após a inserção do introdutor, e com o cateter já inserido, o decúbito pode ser elevado para diminuir o risco de desenvolvimento de arritmias.

Podem ocorrer lesões estruturais, que geralmente são achados de necropsias, como lesões em: valva tricúspide e pulmonar, parede atrial e ventricular, perfuração cardíaca e artéria pulmonar.

Durante a passagem do CAP, nos casos de aumento das câmaras cardíacas, aumenta o risco de ocorrer nós do cateter, isto acaba tendo maior chance nos procedimentos demorados para alocação adequada do CAP.

A permanência do CAP pode contribuir para complicações como infecção local, endocardite, desenvolvimento de trombos no corpo do cateter, embolia pulmonar, embolia gasosa, infarto pulmonar nos casos em que o cateter se encontra muito introduzido, ruptura da artéria pulmonar pela inflação do balonete contendo resistência, arritmias cardíacas e mal posicionamento acarretando medidas incorretas que podem levar a prejuízo do paciente.

Durante a retirada do CAP, é importante ter o devido cuidado para evitar complicações que podem ocorrer, como arritmias, formação de nós, quebra e embolização do cateter, lesões estruturais e embolia gasosa.

Há alguns cuidados que podem ser tomados para evitar complicações, seja durante a passagem, permanência ou retirada do CAP (Quadro 2).

QUADRO 2 Recomendações para evitar complicações com CAP

Paciente imóvel, sedação se necessário
Técnica rigorosamente estéril
Se possível, acesso pela veia jugular interna direita
Equipamentos de RCP, desfibrilação e MP prontamente disponíveis
Não introduza o cateter além do AD com o balão desinflado
Nunca tracione ou retire o cateter com balão insuflado
Insufle o balão gradualmente, pare tão logo a curva mude
Cateter posicionado com traçados intermitentes de VD, reposicione
Observe se houve migração da ponta do cateter
POAP obtida com a insuflação máxima do balão sem resistência ao inflá-lo
Não introduza o cateter além do esperado para aquele acesso venoso
Não tracione o cateter sob resistência

RCP: ressuscitação cardiopulmonar; MP: marca-passo; AD: átrio direito; VD: ventrículo direito; POAP: pressão de oclusão de artéria pulmonar.

REFERÊNCIAS BIBLIOGRÁFICAS

1. Vincent JL, Rhodes A, Perel A, Martin GS, Della Rocca G, Vallet B, et al. Clinical review: Update on hemodynamic monitoring – a consensus of 16. Crit Care. 2011;15(4):229.
2. Yuriditsky E, Horowitz JM. The physiology of cardiac tamponade and implications for patient management. J Crit Care. 2024;80:154512.
3. Vincent JL. Determination of oxygen delivery and consumption versus cardiac index and oxygen extraction ratio. Crit Care Clin. 1996;12(4):995-1006.
4. Vincent JL, Pelosi P, Pearse R, Payen D, Perel A, Hoeft A, et al. Perioperative cardiovascular monitoring of high-risk patients: a consensus of 12. Crit Care. 2015;19(1):224.
5. Saugel B, Vincent JL. Cardiac output monitoring: how to choose the optimal method for the individual patient. Curr Opin Crit Care. 2018;24(3):165-72.

6. Vincent JL, Joosten A, Saugel B. Hemodynamic Monitoring and Support. Crit Care Med. 2021;49(10):1638-50.
7. Monnet X, Lai C. Which haemodynamic monitoring should we choose for critically ill patients with acute circulatory failure? Curr Opin Crit Care. 2023;29(3):275-80.
8. Parker MM, Pinsky MR, Takala J, Vincent JL. The Story of the Pulmonary Artery Catheter: Five Decades in Critical Care Medicine. Crit Care Med. 2023;51(2):159-63.
9. Swan HJ, Ganz W, Forrester J, Marcus H, Diamond G, Chonette D. Catheterization of the heart in man with use of a flow-directed balloon-tipped catheter. N Engl J Med. 1970;283(9):447-51.
10. Hofer CK, Ganter MT, Zollinger A. What technique should I use to measure cardiac output? Curr Opin Crit Care. 2007;13(3):308-17.
11. Iberti TJ, Fischer EP, Leibowitz AB, Panacek EA, Silverstein JH, Albertson TE. A multicenter study of physicians' knowledge of the pulmonary artery catheter. Pulmonary Artery Catheter Study Group. JAMA. 1990;264(22):2928-32.
12. Gnaegi A, Feihl F, Perret C. Intensive care physicians' insufficient knowledge of right-heart catheterization at the bedside: time to act? Crit Care Med. 1997;25(2):213-20.
13. Morris AH, Chapman RH. Wedge pressure confirmation by aspiration of pulmonary capillary blood. Crit Care Med. 1985;13(9):756-9.
14. Nishikawa T, Dohi S. Errors in the measurement of cardiac output by thermodilution. Can J Anaesth. 1993;40(2):142-53.
15. Daily EK. Hemodynamic waveform analysis. J Cardiovasc Nurs. 2001;15(2):6-22; quiz 87.
16. Shin B, Ayella RJ, McAslan TC. Pitfalls of Swan-Ganz catheterization. Crit Care Med. 1977;5(3):125-7.
17. Pinsky MR, Cecconi M, Chew MS, De Backer D, Douglas I, Edwards M, et al. Effective hemodynamic monitoring. Crit Care. 2022;26(1):294.

13

Monitorização do débito cardíaco minimamente invasiva, interação coração-pulmão e fluido-responsividade

Murillo Santucci Cesar de Assunção
João Manoel Silva Junior

INTRODUÇÃO

A monitorização hemodinâmica em pacientes graves tem como objetivo principal otimizar a função do coração para melhorar a perfusão tecidual. Quando ocorre hipoperfusão tecidual, ou seja, redução do fluxo sanguíneo e oxigenação, pode levar ao desenvolvimento de disfunção orgânica e até mesmo à morte celular.[1-3]

Desta forma, é importante a monitorização hemodinâmica, pois permite avaliar parâmetros que indicam problemas como alterações na pré-carga (falta de volume intravascular), contratilidade (disfunção miocárdica) e pós-carga (vasoplegia ou vasoconstrição). Essas informações são essenciais para definir tratamentos específicos para cada tipo de choque circulatório.[4]

Ainda que o cateter de artéria pulmonar (CAP), introduzido na prática clínica em 1970, seja considerado o padrão ouro de monitorização hemodinâmica, sendo a referência para o desenvolvimento de outras tecnologias, estudos questionam sobre o real benefício da tecnologia, visto que depende da capacitação, habilidade na aquisição e interpretação dos dados. Houve grande uso do CAP de forma indiscriminada, o que corroborou para o questionamento do aumento do risco de morte associado à ferramenta.

Os riscos que recaem no CAP nos diferentes resultados dos estudos podem ser explicados pela diversidade nas características dos pacientes e pela falta de protocolos definidos para o tratamento baseado na monitorização hemodinâmica.

Com o decorrer dos anos novas técnicas de monitorização hemodinâmica minimamente invasiva têm sido desenvolvidas, propiciando maior facilidade na aquisição dos dados e menor dificuldade para instalação, o que permite serem aplicadas com maior precocidade e em número maior de pacientes que o CAP. Entre as técnicas minimamente invasivas, tem-se análise de contorno de onda de pulso, que monitora o formato da onda de pressão arterial (PA) pela inserção de cateter arterial em artéria radial, axilar ou femoral, e utiliza transdutores de pressão específicos de acordo com o algoritmo estabelecido para estimativa do débito cardíaco (DC). A análise de contorno de onda de pulso faz a leitura do formato da curva de PA, que é influenciada pela interação entre o volume sistólico do coração, a resistência vascular e a complacência vascular. Além de estimar o DC, os monitores que utilizam esta tecnologia também apresentam outras variáveis capazes de avaliar a fluido-responsividade, como a variação do volume sistólico (VVS) e a variação da pressão de pulso (ΔPP).

Vários algoritmos de análise de contorno de pulso estão disponíveis para estimar o DC, incluindo modelos Windkessel, análise ao longo de um intervalo de tempo ou multibatimento (*beat-to-beat*), análise de potência de pulso ou método analítico de registro de pressão. Os sistemas de monitoramento de análise de contorno de onda de pulso minimamente invasivos podem ser classificados de acordo com o método usado para calibrar os valores estimados de DC em sistemas calibrados externamente, sistemas calibrados internamente e sistemas não calibrados. Todavia, o cuidado na aquisição dos parâmetros hemodinâmicos e interpretação adequada são importantes para ter a tomada de decisão mais assertiva de acordo com a necessidades de cada paciente.

A IMPORTÂNCIA DA MONITORIZAÇÃO HEMODINÂMICA

As células ativas requerem energia obtida pela geração da adenosina trifosfato (ATP) a partir da oxidação da glicose. Para tanto, o oxigênio precisa estar presente em quantidade suficiente na mitocôndria para manter as concentrações necessárias de ATP no sistema de transporte de elétrons.

As células apresentam várias atividades essenciais para manter a sobrevivência, o que inclui transporte de íons, proteínas e outros substratos através das membranas, crescimento, reparação e processo de manutenção celular, além de contratilidade, motilidade e várias atividades biossintéticas.

Quando a viabilidade de oxigênio é limitada, o consumo de oxigênio (VO_2) diminui e a suplementação torna-se dependente, proporcionando inicialmente alterações nas funções facultativas das células, o que traz como consequências ao desenvolvimento de disfunção de órgãos e, com a progressão e agravamento dessa situação, alterações irreversíveis podem ocorrer, acarretando o óbito.

Assim, a manutenção da adequada oferta de O_2 (DO_2) para célula é fundamental, pois a hipóxia tecidual é prejudicial e promove a disfunção e, por conseguinte, a morte celular.

A DO_2 para célula é determinada por mecanismos centrais e periféricos. Mecanismos centrais estão envolvidos com a adequada função cardiorrespiratória (débito cardíaco e SaO_2) e concentrações da hemoglobina de acordo com a fórmula:

$$DO_2 = DC \times CaO_2$$

em que conteúdo arterial de oxigênio (CaO_2) = (Hb × SaO_2 × 1,34) + (PaO_2 × 0,0031); Hb – hemoglobina; SaO_2 – saturação arterial de oxigênio; 1,34 – representa a quantidade que 1 g de Hb consegue carregar totalmente saturada de O_2; PaO_2 – pressão arterial parcial de oxigênio; e 0,0031 – constate de diluição do O_2 no plasma.

Mecanismos periféricos são relacionados com a redistribuição do DC para os órgãos e com a regulação da microcirculação.

Entre os fatores centrais, o débito cardíaco é o mais importante determinante da DO_2, pois alterações nas concentrações de Hb ou na SaO_2 podem ser compensadas com o aumento do DC, já o contrário não é verdadeiro. De fato, o O_2 é ofertado para o organismo pelo produto entre débito cardíaco e conteúdo arterial de oxigênio (Figura 1), entretanto, ao realizar transfusão de concentrado

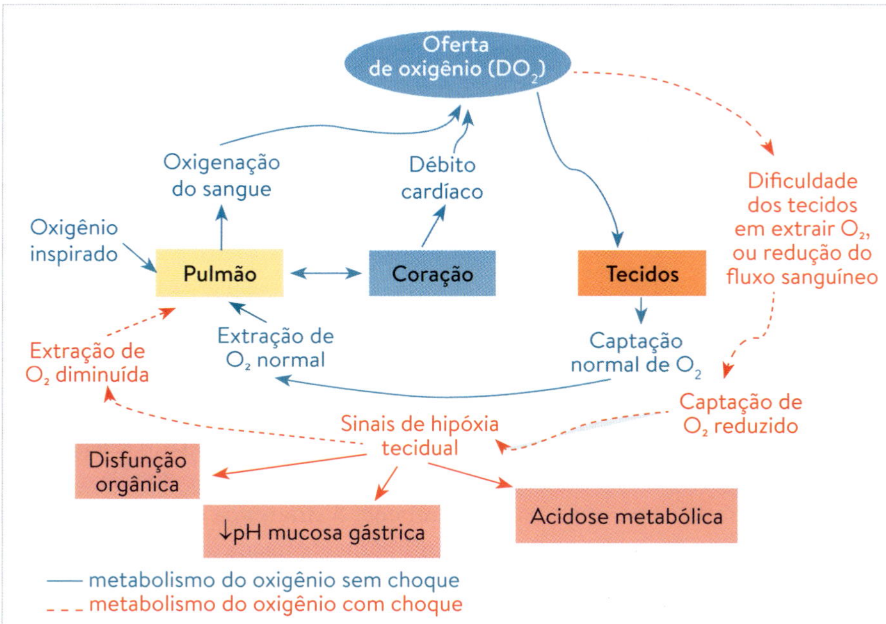

FIGURA 1 Vias de metabolismo do oxigênio com e sem choque circulatório.

de hemácias, por exemplo, o incremento da DO_2 não se faz de maneira significativa aos tecidos, visto que pode ocorrer aumento da viscosidade sanguínea e isso contribuir para perfusão tecidual não adequada na microcirculação. Porém, a diminuição do carreador de O_2 de certa forma ainda pode diminuir a oxigenação celular ao promover hipóxia anêmica, sendo a necessidade da transfusão de hemácias importante quando necessário. Portanto, deve-se avaliar o contexto, porém como o DC é a variável que apresenta maior impacto sobre a DO_2, este precisa ser adaptado constantemente para as necessidades da demanda metabólica do organismo para adequar o VO_2 das células e órgãos.

Já os mecanismos periféricos podem ser alterados em condições inflamatórias, como na sepse, no período pós-operatório, o que torna o controle do tônus vascular alterado pela ação de mediadores inflamatórios, radicais superóxidos, óxido nítrico, com ativação da coagulação, o que aumenta e proporciona formação de microtrombos, os quais comprometem o fluxo sanguíneo com distribuição heterogênea da circulação capilar.

Desse modo, a monitorização hemodinâmica torna-se indispensável para auxiliar no diagnóstico e na terapêutica dos pacientes para correção da hipoperfusão tecidual instalada em detrimento do choque circulatório.

FISIOLOGIA DA FORMA DE ONDA DA PRESSÃO ARTERIAL

O fluxo sanguíneo é determinado pela diferença de pressão entre as duas extremidades de um vaso e a resistência vascular. A relação entre essas três variáveis (fluxo sanguíneo, PA e resistência vascular) pode ser descrita pela lei de Darcy, que é uma analogia à lei de Ohm.

$$\text{Fluxo (Q)} = \frac{\text{PAM} - \text{PVC}}{\text{RVS}}$$

Em que: PAM = pressão arterial média; PVC = pressão venosa central; RVS = resistência vascular sistêmica.

Durante a sístole, o sangue é impulsionado do ventrículo esquerdo (VE) para a aorta, o que determina a pressão arterial sistólica (PAs), junto com a elasticidade da aorta. A pressão arterial diastólica (PAd) é influenciada pelo relaxamento do VE e pela resistência dos vasos sanguíneos. A diferença entre PAs e PAd é conhecida como pressão de pulso (PP), intimamente ligada ao volume sistólico (VS). A pressão arterial média (PAM) não é a média simples entre PAs e PAd, mas representa a média da pressão ao longo do ciclo cardíaco. A resistência ao fluxo sanguíneo na circulação sistêmica é determinada principalmente pela resistência vascular sistêmica (RVS), controlada pelo tônus dos pequenos vasos, especialmente as arteríolas.

Com base na lei de Poiseuille, a resistência vascular de um vaso é determinada principalmente pelo raio do vaso sanguíneo. O raio do vaso é altamente regulado por vários mecanismos, como sistema nervoso simpático, autorregulação do fluxo sanguíneo e fatores humorais locais. A resistência vascular e a RVS não podem ser medidas diretamente, mas devem ser derivadas do fluxo sanguíneo e da diferença de pressão entre dois pontos dentro da vasculatura.

A complacência vascular, também conhecida como capacitância vascular, é a capacidade do vaso de se distender com o aumento da pressão transmural. As propriedades de complacência da aorta e de outras artérias elásticas garantem o fluxo sanguíneo durante a diástole que, de outra forma, só ocorreria durante a sístole. Alterações nas propriedades de complacência, como ocorre na arteriosclerose, levam a fluxo e pressão com maior pulsatilidade durante o ciclo cardíaco. Isto pode causar danos mecânicos nos tecidos como resultado de alta amplitude da PP.

A forma de onda da PA consiste em múltiplos sinais ejetados e ondas refletidas e, portanto, fica progressivamente distorcida. Esta distorção pode ser observada por mudanças contínuas dos componentes da forma de onda da PA durante seu movimento ao longo da árvore arterial para a periferia (Figura 2). Os fenômenos de reflexão ocorrem em vários locais ao longo da árvore arterial devido a alterações nas propriedades arteriais ou arquitetura dos vasos. Na raiz da aorta, a forma de onda PA é caracterizada por movimento ascendente acentuado, aumento lento até o pico, o entalhe caracterizando o nó dicrótico, que representa o fechamento da valva aórtica, e declínio diastólico exponencial. À medida que a forma de onda de PA se move ao longo de grandes artérias elásticas e condutos

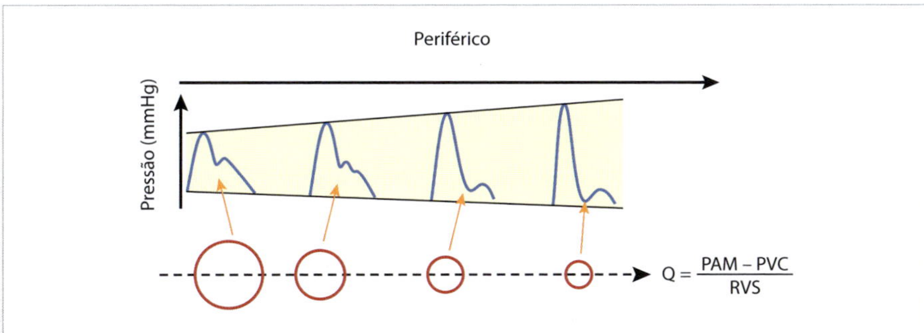

FIGURA 2 Formas de onda da pressão arterial em diferentes locais ao longo da árvore arterial. O fluxo sanguíneo (Q) é determinado pela diferença de pressão entre a pressão arterial média (PAM) e a pressão venosa central (PVC) e a resistência vascular sistêmica (RVS). A resistência vascular (R) de um vaso é determinada principalmente pelo raio do vaso (r).

menores, a PP é amplificada devido à diminuição da complacência da condução de embarcações e fenômenos de reflexão de ondas. Como a amplificação da PP não requer entrada adicional de energia no sistema arterial, é mais uma distorção do que uma verdadeira amplificação, e a PAM permanece quase inalterada ao longo da rede arterial. É, portanto, importante reconhecer que a PP medida perifericamente subestima a PP central, e que a idade e outros fatores podem afetar essa relação, principalmente afetando os fenômenos de reflexão das ondas.

Quando a forma de onda PA atinge artérias menores, arteríolas e capilares, a PP torna-se progressivamente mais baixa. Essa diminuição periférica da PP é chamada de amortecimento e é determinada principalmente por alterações na resistência vascular e na complacência desses vasos menores.

Em resumo, a complexa interação do VS do ventrículo esquerdo, complacência vascular e RVS e outros fatores fisiológicos e físicos resultam na forma de onda da PA em um sinal fisiológico diferente (Figura 3).

MÉTODOS DE ANÁLISE DE CONTORNO DE PULSO

A análise do contorno de onda de pulso como estimativa contínua do DC foi introduzida na prática clínica como alternativa ao CAP. Ela é baseada no princípio de predizer o fluxo vascular pelas médias do formato das ondas de PA. Vários

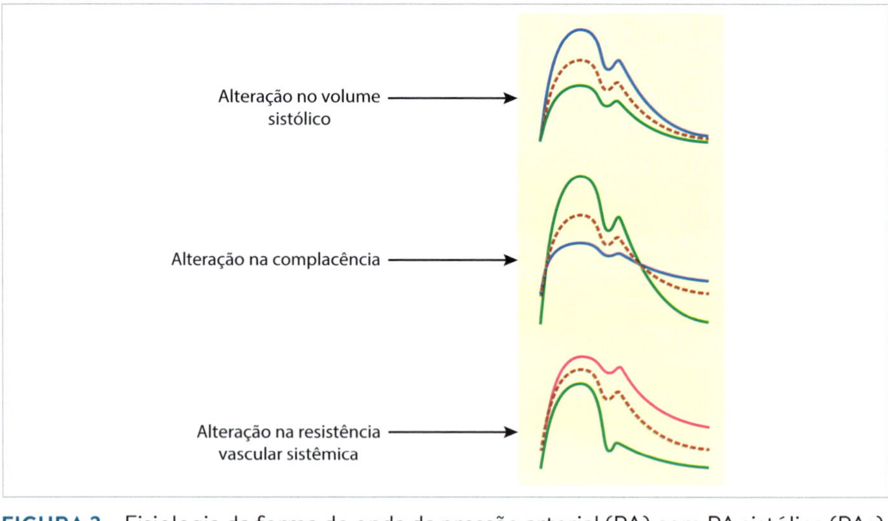

FIGURA 3 Fisiologia da forma de onda da pressão arterial (PA) com PA sistólica (PAs), PA diastólica (PAd) e PA média (PAM). Alterações no volume sistólico do ventrículo esquerdo, na complacência vascular e na resistência vascular sistêmica influenciam o formato da onda PA.

sistemas de monitoramento usando análise de contorno de onda de pulso estão disponíveis comercialmente para serem usados à beira do leito. Esses sistemas de monitoramento de análise de contorno de onda de pulso podem ser classificados de acordo com sua característica invasiva e método para calibrar os valores estimados de DC (Figura 4). Existem sistemas de análise de contorno de onda de pulso minimamente invasivos e não invasivos, sendo estes últimos discutidos em outra seção. Os sistemas de análise de contorno de onda de pulso também podem ser classificados de acordo com tipo de calibração em: (1) sistemas calibrados externamente, (2) sistemas calibrados internamente e (3) sistemas não calibrados.

Os sistemas calibrados externamente combinam a análise de contorno de onda de pulso com outra técnica de estimativa de DC – geralmente um método de diluição do indicador - para calibrar obrigatoriamente os valores de DC derivados da análise de contorno de onda de pulso. Os sistemas calibrados internamente utilizam dados biométricos, demográficos e hemodinâmicos e características de forma de onda da PA para calibrar valores de DC derivados da análise de contorno de onda de pulso.

Os sistemas não calibrados não utilizam calibração externa ou interna, mas estimam o DC baseado nas características da forma de onda da PA.

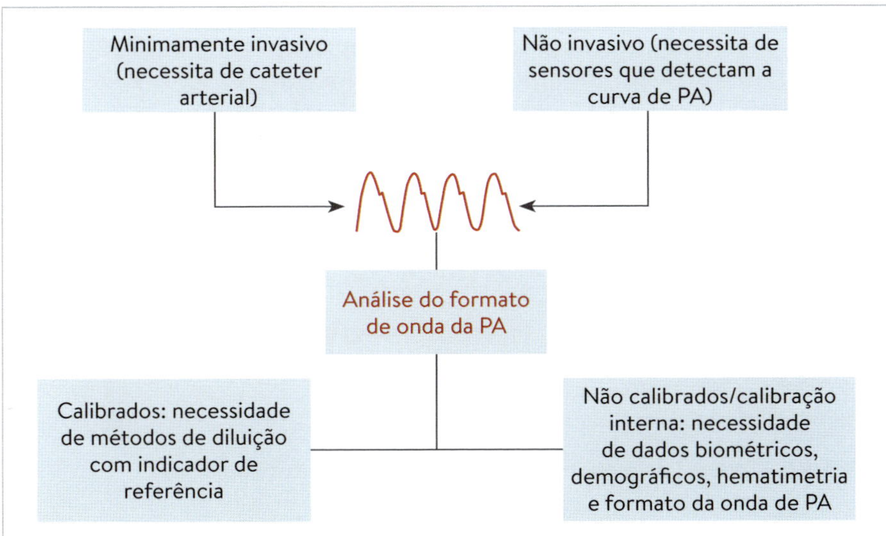

FIGURA 4 Os sistemas de monitoramento de análise de contorno de ondas de pulso são classificados de acordo com sua invasividade e método usado para calibrar o DC estimado.

Monitores de análise do contorno de onda de pulso

Existem diferentes modelos de aparelhos disponíveis atualmente na prática clínica de acordo com a tecnologia, com a necessidade de calibração ou não:

Pulsion Medical Systems, Munique, Alemanha

- Monitor PulsioFlex:
  - PiCCO (Figura 5):
    - Calibrável: termodiluição transpulmonar.
    - Estima DC batimento a batimento.

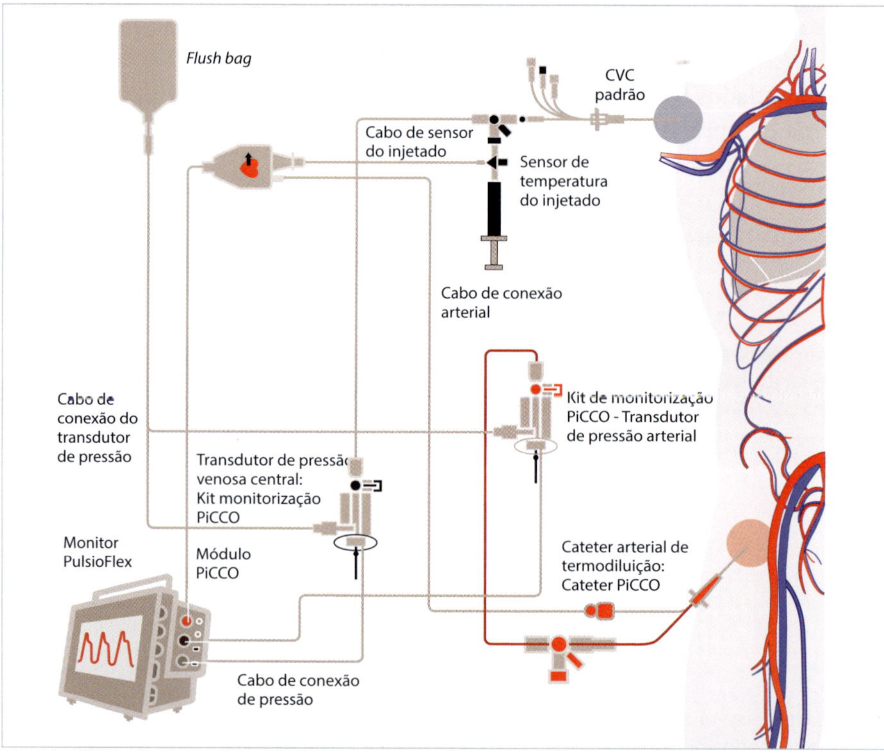

FIGURA 5 Sistema de monitorização PiCCO com monitor PulsioFlex.

  - ProAQT (Figura 6):
    - Calibrável internamente – utiliza as características demográficas do paciente, porém pode ser calibrado manualmente por valor de DC obtido por ecografia.
    - Estima DC batimento a batimento.

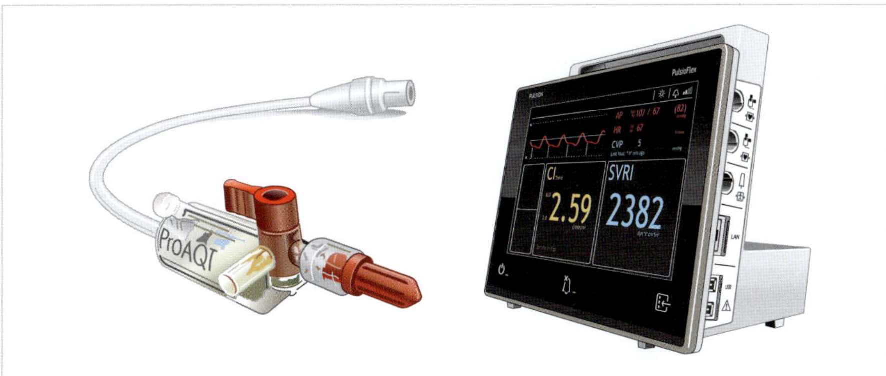

FIGURA 6 Transdutor de pressão ProAQT e monitor PulsioFlex.

Masimo LiDCO™ *Hemodynamic Monitoring System*, Irvine, CA, EUA

- LiDCO plus Monitor Hemodinâmico (Figura 7):
  - Calibrável: diluição de indicador – cloreto de lítio.
  - Estima DC batimento a batimento.

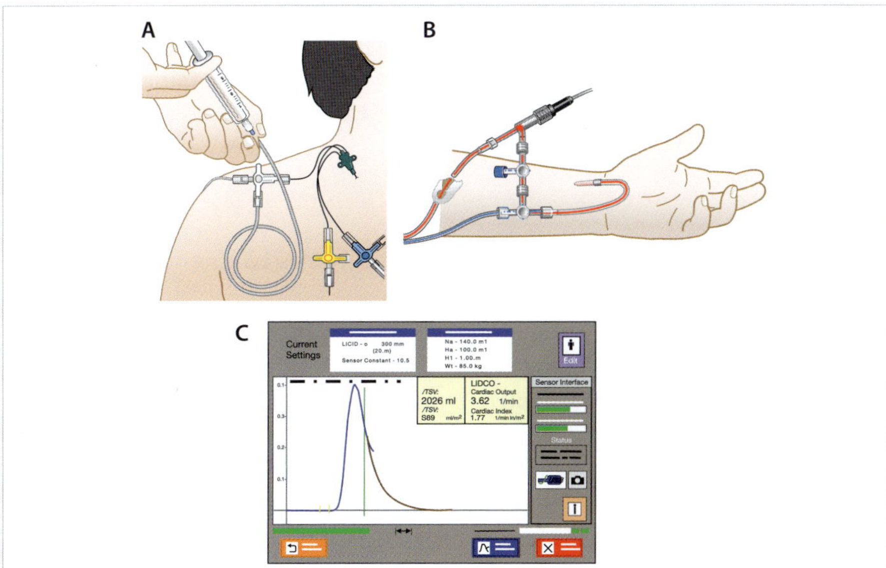

FIGURA 7 Sistema de monitorização de débito cardíaco LiDCO plus, sendo injetada em linha venosa central dose de cloreto de lítio (A), o qual altera a carga da corrente sanguínea que é detectada ao longo do tempo por meio de um sensor conectado a linha arterial (B), que leva a construção da curva de diluição do indicador que, no caso, é o cloreto de lítio (C).

- LIDCO™ & PulsoCOTM (Figura 8):
  - Calibrável internamente – utiliza as características do paciente idade, peso e altura.
  - Estima DC batimento a batimento.

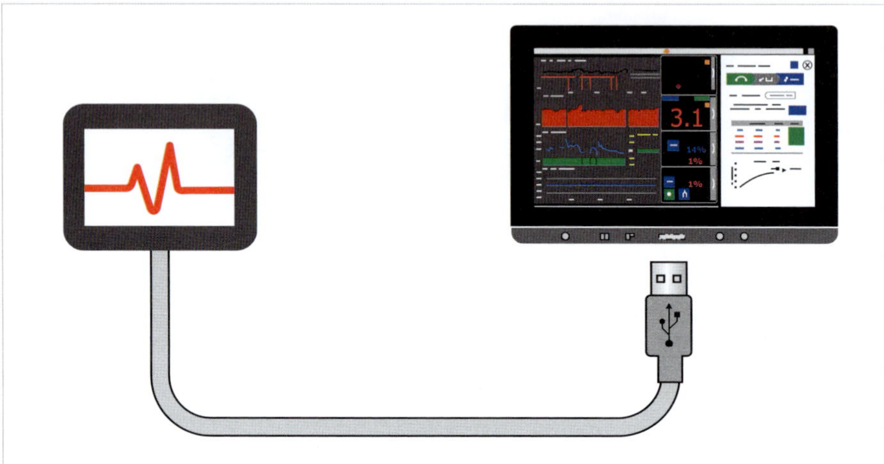

FIGURA 8 Sistema de monitorização LIDCO™ & PulsoCO™ (LiDCO rapid). Este sistema não mais exige insumos e passou a ser *plug&play*, apresentando algoritmo semelhante ao LiDCO plus; permite a possibilidade de calibração externa da análise de contorno de onda de pulso com valor de débito cardíaco obtido por outra tecnologia como ecocardiografia.

Sistemas de monitorização hemodinâmica Edwards LifeSience, Irvine, CA, EUA

- Plataforma de monitorização avançada HemoSphere:
  - Sensor Acumen IQ (Figura 9):
    - Calibrável internamente – é um transdutor de pressão arterial que possibilita habilitar a função preditiva de hipotensão arterial por meio do *software Acumen Hypotension Prediction Index* (HPI), o qual foi desenvolvido com base no algoritmo Edwards de débito cardíaco, baseado na pressão arterial.

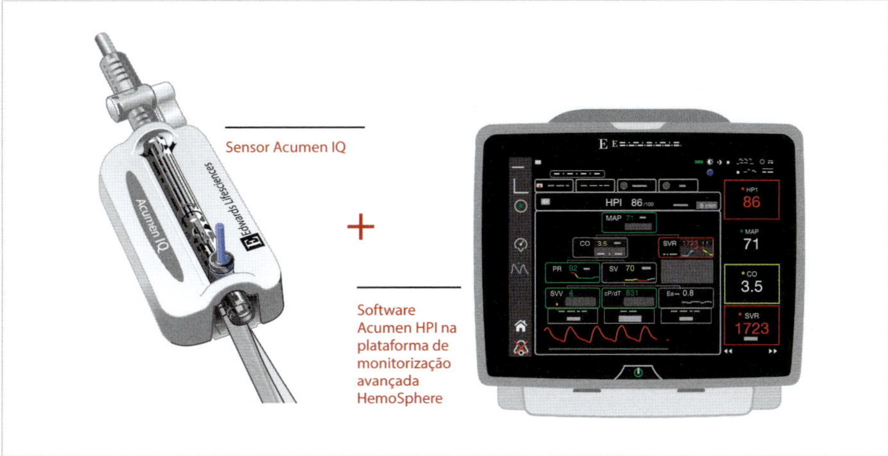

FIGURA 9 Sensor Acumen IQ e plataforma HemoSphere.

- Sensor FloTrac (Figura 10):
    - Calibrável internamente – estima o DC baseado no princípio de que a pressão de pulso (PP) aórtica é proporcional ao volume sistólico (VS) e inversamente relacionada à elastância aórtica. O algoritmo compensa os efeitos da elastância na PP com base em idade, gênero e área de superfície corporal (ASC).

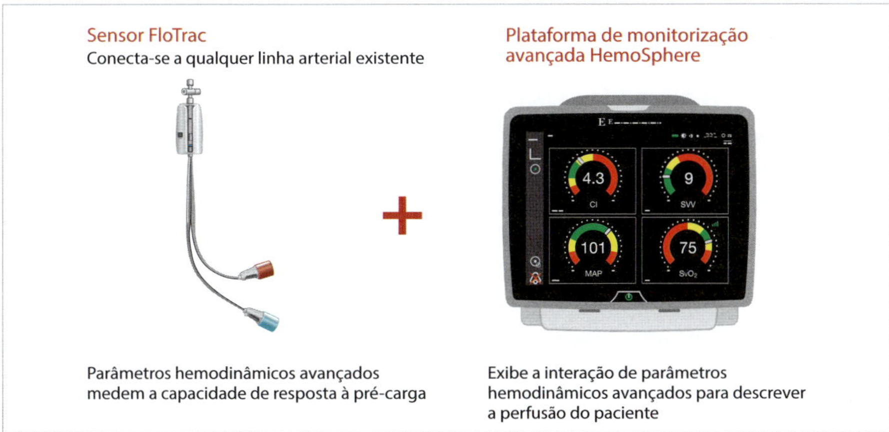
Sensor FloTrac
Conecta-se a qualquer linha arterial existente
Plataforma de monitorização avançada HemoSphere
4.3
CI
9
SVV
101
MAP
75
SvO2
Parâmetros hemodinâmicos avançados medem a capacidade de resposta à pré-carga
Exibe a interação de parâmetros hemodinâmicos avançados para descrever a perfusão do paciente

FIGURA 10 Sensor FloTrac e plataforma HemoSphere.

- Plataforma clínica EV1000 – Não está mais à venda, porém ainda há insumos à venda para os monitores que permanecem funcionando[5]:

- Sistema VolumeView (Figura 11):
  - Calibrável: pela técnica de termodiluição transpulmonar estima o DC, sendo o valor obtido utilizado para calibrar a análise de onda de contorno de pulso.
  - Estima o DC intermitentemente por meio de algoritmo do sistema patenteado e exclusivo Edwards.

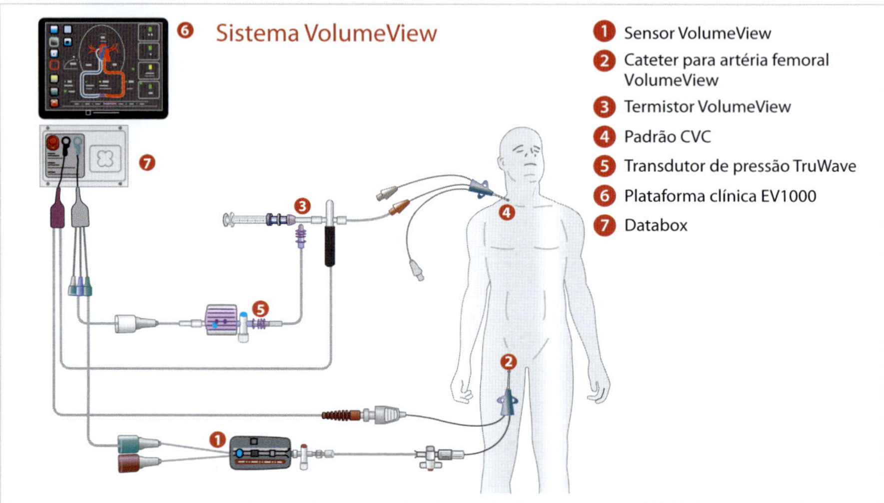

FIGURA 11 Sistema VolumeView e plataforma EV1000.

TERMODILUIÇÃO TRANSPULMONAR

A termodiluição transpulmonar (TdTP) utiliza como indicador a temperatura sanguínea que é resfriada pela injeção de salina gelada, sendo a variação de temperatura ao longo do tempo detectada pelo termistor que está inserido no cateter arterial. O cateter apresenta uma via de conexão ao termistor que, por sua vez, se conecta com o monitor de débito cardíaco para construir a curva de termodiluição e realizar a estimativa do DC. A TdTP estima o DC originado pelo ventrículo esquerdo, pois o termistor se encontra em cateter inserido em artéria periférica (Figura 12).

O PiCCO *plus system* utiliza cateter arterial com termistor colocado em posição proximal à via de saída do ventrículo esquerdo, preferencialmente cateter em posição femoral, mas pode ser inserido em artéria axilar ou utilizar cateter de comprimento maior e inserir em artéria radial; estima-se o DC batimento a batimento por algoritmo que mensura a área da parte sistólica do formato da onda arterial após realizar calibração com o valor do DC estimado pela técnica de termodiluição transpulmonar.

O sistema VolumeView, semelhante ao PiCCO *plus system*, estima o DC pela termodiluição transpulmonar, sendo que utiliza o valor obtido para calibrar a análise de contorno de onda de pulso e assim poder realizar a monitorização do DC por esta técnica. Necessita de cateter arterial com termistor inserido em artéria femoral para ficar posicionado próximo à via de saída do ventrículo esquerdo e, desta forma, poder construir a curvas de termodiluição com maior acurácia, pois a temperatura sanguínea resfriada pela injeção de salina resfriada será detectada com maior precocidade e sofrerá menor mudança de temperatura, o que contribui para detecção da variação de temperatura pelo termistor (Figura 12).

A TdTP permite a estimativa de variáveis que avaliam pré-carga, função ventricular esquerda e edema pulmonar, por algoritmos que estimam o volume sanguíneo intratorácico e o volume térmico intratorácico (Figuras 13 e 14). Esta análise é realizada de forma intermitente no momento e na mesma injeção da salina gelada utilizada para estimativa do DC.

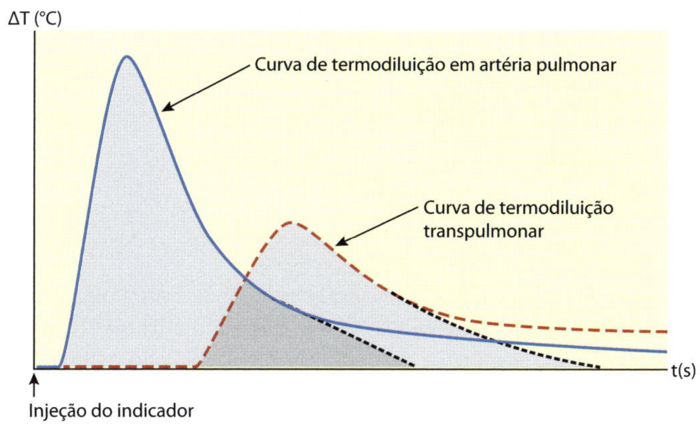

FIGURA 12 Comparação entre as curvas de termodiluição em artéria pulmonar e a transpulmonar após a injeção de salina resfriada na desembocadura da veia cava superior no átrio direito. A detecção da mudança do pico de temperatura ocorre precocemente quando o termistor se encontra na artéria pulmonar (A) quando comparado na posição em artéria femoral (B). Além disso, ambas as curvas precocemente se aproximam da linha de base.

Fonte: modificada de Reuter et al.[6]

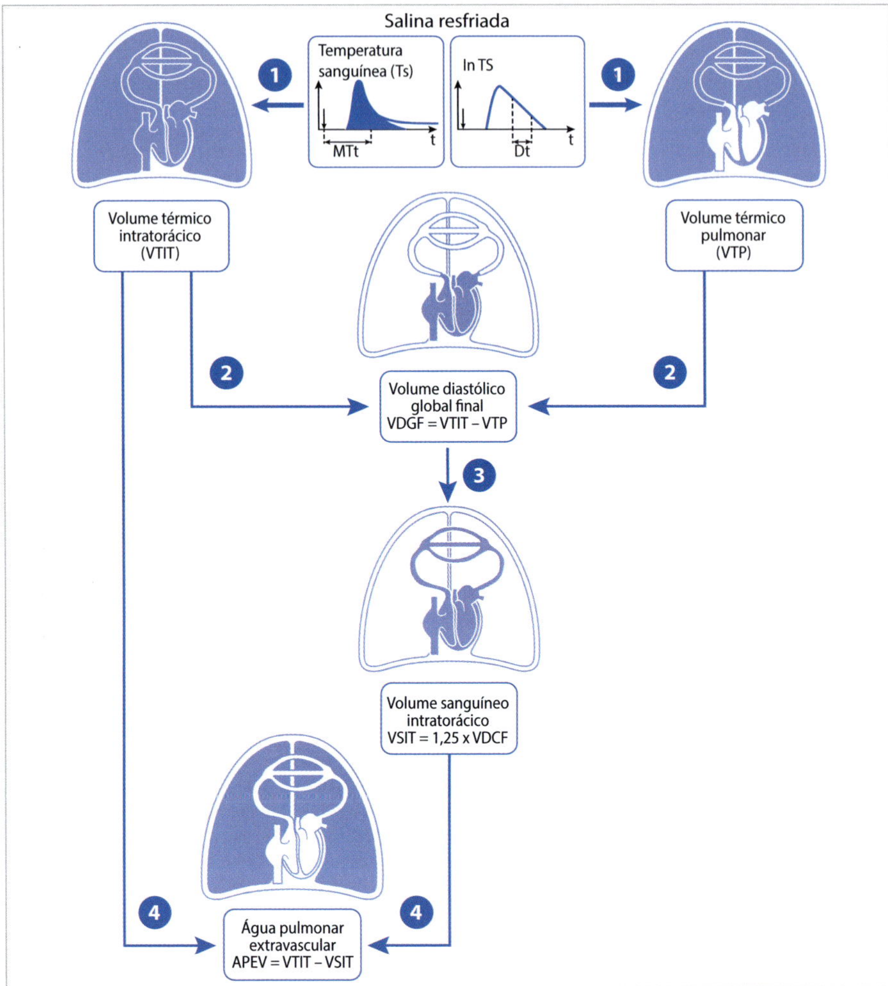

FIGURA 13 Avaliação do volume intratorácico pela termodiluição transpulmonar realizada pelo monitor PiCCO/PulsioFlex, sendo que pelo sistema VolumeView/Plataforma EV1000, a análise geométrica da curva de termodiluição estima diretamente o volume diastólico global final.

Dt: tempo de decaimento; MTt: tempo de trânsito médio.
Fonte: modificada de Monnet et al.[7]

Há algumas limitações da estimativa do DC pela TdTP como a recirculação do indicador térmico (resfriamento da corrente sanguínea) é maior quando comparado com a TdP. Nos casos em que o DC é muito baixo, habitualmente inferior a 2 L/min, os monitores de TdTP não estimam o DC devido à falta de confiabilidade decorrente da técnica adotada.

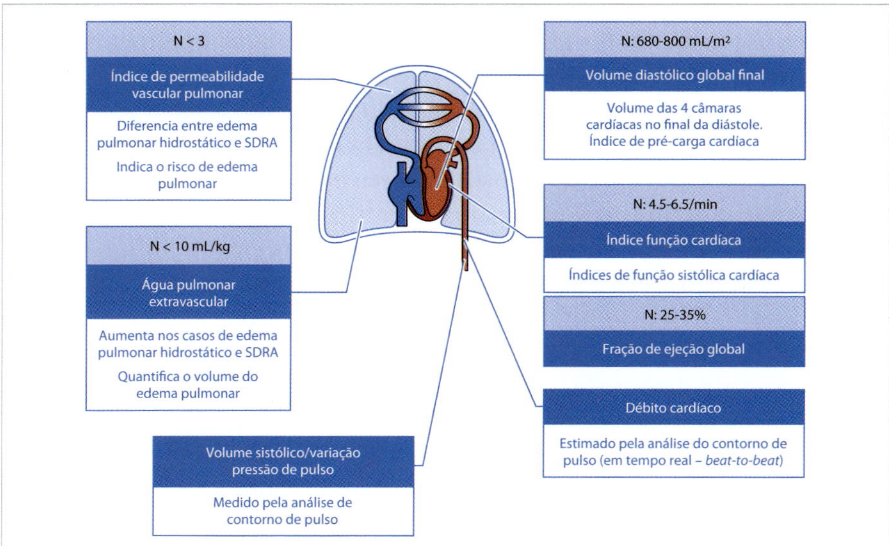

FIGURA 14 Variáveis hemodinâmicas obtidas pela termodiluição transpulmonar e análise de contorno de onda de pulso calibrável, com os significados, utilidades e valores da normalidade (N).

SDRA: síndrome do desconforto respiratório agudo.

Fonte: modificada de Monnet et al.[7]

A variável de pré-carga estimada pela TdTP é o volume diastólico final global (VDFG) que corresponde ao volume das quatro câmaras cardíacas ao final da diástole. Esta variável é calculada de forma distinta entre as tecnologias PiCCO e VolumeView, porém há estudos que demonstram a mesma correlação entre os valores obtidos com os respectivos algoritmos[8]. Importante ressaltar que apesar de estudos demonstrarem que variáveis volumétricas representam melhor a pré-carga quando comparados a variáveis pressóricas, nas situações em que a complacência ventricular é baixa, pequenas alterações no volume levarão a grandes alterações das pressões de enchimento das câmaras cardíacas, desta forma, alterações no volume podem subestimar alterações na pré-carga cardíaca. Além disso, o risco de edema pulmonar hidrostático é mais bem avaliado pela pressão de oclusão de artéria pulmonar quando comparado com VDFGF[9], devido à formação do edema estar diretamente dependente do gradiente de pressão hidrostática entre o capilar pulmonar e o interstício.

O índice de função cardíaca (IFC) e a fração de ejeção global (FEG) são parâmetros que avaliam a função ventricular esquerda pela TdTP. O IFC é a relação entre o DC (estimado pela TdTP) e o VDGF; e a FEG é a razão do volume sistólico pelo VDFG multiplicado por 4, assumindo que volume diastólico final de ventrículo esquerdo é ¼ do VDFG. Nas situações em que há dilatação ventricular de câmara direita, o VDFG encontra-se aumentado, porém o IFC e a FEG encontram-se diminuídos apesar da contratilidade ventricular esquerda estar preservada[10-12]. Importante enfatizar que apesar do IFC e FEG poderem oferecer estimativa da função sistólica cardíaca, não são parâmetros com 100% de confiança, sendo o exame de eleição para esta avaliação a ecocardiografia, a qual também possibilita a avaliação das estruturas cardíacas.

A água pulmonar extravascular (APEV) e o índice de permeabilidade vascular pulmonar (IPVP) são variáveis estimadas que contribuem na avaliação do edema pulmonar. A APEV aumenta em decorrência do aumento da permeabilidade vascular pulmonar ou do aumento da pressão hidrostática nos capilares pulmonares ou dos dois componentes[13,14]. Do ponto de vista prático, está elevada nos casos de síndrome do desconforto respiratório agudo (SDRA) e nas situações de aumento da pressão hidrostática, caracterizando sobrecarga hídrica (Figura 15), como na falência de ventrículo esquerdo. A APEV apresenta correlação com prognóstico, porém quando APEV é indexada pela superfície corpórea (APEVi), apresenta melhor desempenho.

Existem situações em que a estimativa da APEVi pode ser hiperestimada. Isto pode ocorrer no emprego de níveis elevados de pressão expiratória final positiva (PEEP, do inglês *positive end expiratory pressure*) (potencialmente), que poderiam

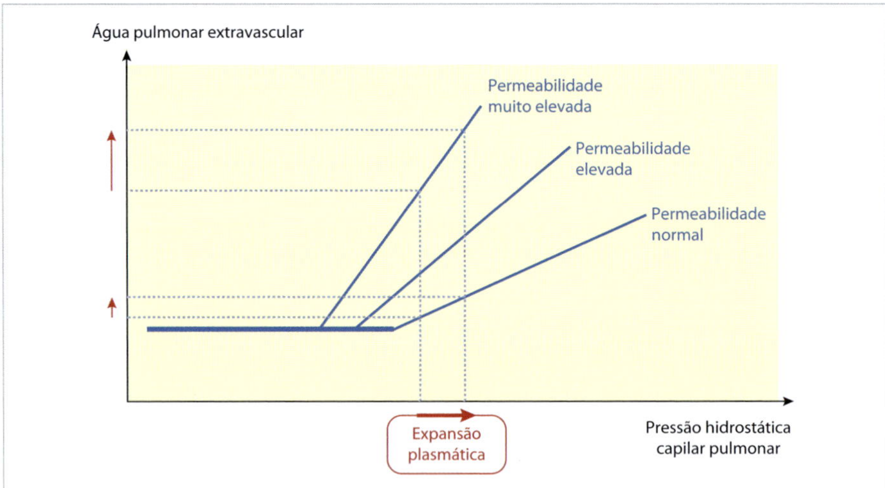

FIGURA 15 Relação entre a água pulmonar extravascular e a pressão hidrostática capilar para diferentes níveis de permeabilidade vascular pulmonar. Observar que quanto maior a permeabilidade vascular pulmonar, maior será o risco de aumentar a água pulmonar extravascular durante a expansão plasmática.

Fonte: modificada de Joswiak et al.[13]

aumentar a difusão do volume do indicador ao recrutar atelectasias pulmonares e reduzir a vasoconstrição hipoxêmica; ressecções pulmonares, em que a APEVi, pela termodiluição, diminuirá após pneumectomia, evidenciada em estudos que compararam com gravimetria pulmonar[15]. Ou a APEVi pode ser subestimada com o emprego de PEEP que reduz o DC, a pressão hidrostática capilar pulmonar e APEVi; na oclusão vascular pulmonar, visto que para estimar a APEVi necessita que os vasos estejam bem perfundidos pelo indicador térmico – estudos experimentais demonstraram que este fenômeno apenas ocorre com oclusão de grandes vasos, porém na SDRA a oclusão dos vasos pulmonares pode ser decorrente da formação de microtrombos, remodelação vascular, vasoconstrição hipoxêmica ou emprego de PEEP; estes podem afetar os pequenos vasos, desta forma, a estimativa da APEVi pode estar comprometida pela oclusão vascular; injúria pulmonar heterogênea e derrame pleural, que, em situações em que realiza toracocentese, observa-se aumento da APEVi, que pode ser justificada pela expansão de áreas com atelectasias e melhora da perfusão local.

Assim, em pacientes com SDRA, a avaliação deve ser feita com cuidado, apesar de existirem estudos que indicam benefício da APEVi ao utilizá-la como guia terapêutico[9]. A conduta a ser adotada baseada na APEVi pode ser observada na Figura 16.

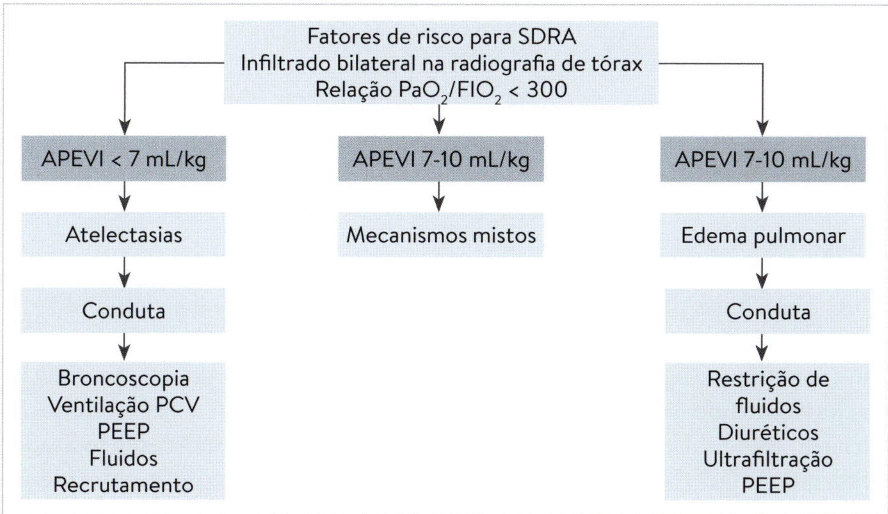

FIGURA 16 Algoritmo de suporte a decisão baseado na APEVi, na síndrome do desconforto respiratório agudo.

APEVi: água pulmonar extravascular indexada; PCV: ventilação em pressão controlada; PEEP: pressão expiratória final positiva.

Fonte: modificada de Kirov et al.[18]

Em pacientes cirúrgicos, estudos evidenciaram que algoritmos contemplando APEVi no manejo hídrico têm demonstrado redução do tempo de ventilação mecânica e menor necessidade de inotrópicos e vasopressores[16,17].

O índice de permeabilidade vascular pulmonar (PVP) é utilizado para diferenciar edema pulmonar decorrente do aumento da permeabilidade pulmonar daqueles decorrentes do aumento da pressão hidrostática capilar pulmonar. Esta variável é calculada pela relação entre a APEVi e o volume sanguíneo pulmonar (VSP), ou seja, relação entre o volume de fluido que extravasa para o espaço extravascular e o remanescente no compartimento intravascular. É possível estimar o IPVP a cada medida realizada pela termodiluição transpulmonar. O valor do IPVP considerado como *cut off* é de 3. Valor acima de 3 considera-se edema pulmonar com origem no aumento da permeabilidade capilar pulmonar, e inferior a 3, pelo aumento da pressão hidrostática.

A tecnologia de TdTP do PiCCO *system* tem sido comparado em vários estudos com a TdP intermitente do CAP para estimativa do DC. Muitos estudos encontraram boa correlação entre valores de DC obtidos pela TdTP quando comparado com TdP, que é o padrão ouro[19-22]. Entretanto, Yamashita et al. mostraram que a concordância pode variar consideravelmente durante diferentes estados da cirurgia cardíaca, o qual pode ser determinado pelas alterações na complacência e resistência vascular[23].

Nas situações em que ocorre alterações frequentes e instabilidade clínica com alterações na complacência do sistema vascular, recalibrações de 4 a 6 horas são necessárias para melhorar a acurácia da técnica.

Tanto o PiCCO *plus system* quanto o VolumeView utilizam o valor de DC obtido com a TdTP para calibrar a análise de contorno de onda de pulso e, desta forma, poder ter monitorado o DC por este método.

Diluição de indicador cloreto de lítio

As estimativas pelo LiDCO™*plus* são baseadas na análise harmônica do formato da onda (transformação de Fourier) que integra com a duração da batida, duração da ejeção e pressão arterial média. Nesta tecnologia, utiliza-se a diluição do cloreto de lítio como indicador para estimar o DC para realizar a calibração inicial do sistema. Utiliza-se a dose de cloreto de lítio de 0,3 mmol como indicador e essa quantidade, mesmo após injeções repetidas, dificilmente atingirá a dose plasmática tóxica desse elemento. Em situações de estabilidade clínica, sua calibração pode ser realizada a cada 24 horas. Recomenda-se nova calibração após alterações fisiológicas significativas. A calibração deve ser realizada antes da utilização de bloqueador neuromuscular ou após o seu uso e deve-se aguardar o tempo para que ocorra o decaimento de sua concentração plasmática máxima, pois esses fármacos interferem na leitura do lítio pelo sensor posicionado na linha arterial. O cloreto de lítio é injetado por um acesso venoso, que pode ser periférico, ou em cateter venoso central, e a curva de concentração sérica ao longo do tempo é medida por um eletrodo lítio-sensível, conectado à linha arterial (Figura 7). Então constrói-se uma curva de diluição do cloreto de lítio, sendo a área da curva utilizada para estimar o valor do DC, o qual é utilizado para calibrar o sistema de análise de contorno de onda de pulso. O algoritmo utilizado pelo sistema LiDCO™*plus* baseia-se na alteração na potência de um batimento cardíaco sobre a função do balanço entre a ejeção de determinado volume (volume sistólico) de sangue menos o montante que se perde na circulação periférica durante um batimento. Ao analisar o batimento como um todo, e não somente parte dele, o método é independente da posição da onda refletida, o que pode evitar o efeito de dumping da curva arterial, que é fator limitante na acurácia do método. A estimativa do DC é realizada batimento a batimento após a calibração do sistema.

As contraindicações para a realização da calibração com lítio, de acordo com o fabricante, são: tratamento prévio com sais de lítio, peso inferior a 40 kg e gestantes durante o primeiro trimestre.

Ao comparar com a termodiluição transpulmonar, esta técnica não requer sensibilidade à temperatura, mas necessita da dosagem de sódio sérico para corrigir a voltagem de base que é determinada pelo sódio sérico, e concentração de hematócrito que pode influenciar na diluição do cloreto de lítio.

É importante salientar que para análise do DC estas técnicas necessitam de ótima qualidade do sinal da curva arterial, sendo que pacientes com arritmias cardíacas podem comprometer a acurácia do método.

MONITORES DE ANÁLISE DE CONTORNO DE ONDA DE PULSO

Sensor ProAQT

Este sensor utiliza calibração interna a partir de dados biométricos do paciente, pressão arterial média e frequência cardíaca, sendo que após a calibração inicial passa a estimar o DC com algoritmo semelhante ao utilizado pelo PiCCO *plus system*, sendo realizado batimento a batimento. A autocalibração automática pode ocorrer a qualquer momento e pode se utilizar do valor do DC obtido por ecocardiografia para calibrar o sistema[24].

LIDCO™ & PulsoCO™ (LiDCO *rapid*)

O sistema LIDCO™ & PulsoCO™ utiliza o mesmo algoritmo que o LiDCO *plus* para estimar o DC, batimento a batimento, e faz a calibração interna ao aplicar os dados do paciente, como idade, peso e altura.

Sensor FloTrac

Este sistema estima o volume sistólico pelo produto entre a pulsatilidade e o fator K do algoritmo. A pulsatilidade é estimada pelo desvio-padrão, mas medidas da pressão de pulso aórtica e o fator K quantificam a complacência e resistência arterial (elastância); esta variável é obtida pelos dados do paciente que são comparados aos banco de dados das morfologias de curva de pressão gravado no sistema. Esse fator K é ajustado automaticamente a cada 60 segundos, levando em conta algumas propriedades geométricas da curva de pressão arterial, como assimetria e kurtosis.

Sensor Acumen IQ

Utiliza o mesmo algoritmo que o Sensor FloTrac para estimar o DC, porém esta tecnologia incorpora a possibilidade de predizer o desenvolvimento de hipotensão arterial pelo *software Acumen Hypotension Prediction Index* (HPI). Foi desenvolvido baseado em algoritmo de *machine-learning* pela análise complexa de características de registros de formas de onda de pressão arterial de alta fidelidade e sinais sutis que poderiam prever o início de hipotensão em pacientes cirúrgicos e de UTI. Foram analisados dois bancos de dados, para realizar a obtenção dos dados e validação cruzada entre eles e após a validação interna, foi validado externamente em um terceiro banco de dados. Desta forma, a escala desenvolvida varia entre 1 e 100, sendo que quanto maior o valor, maior a probabilidade do desenvolvimento de hipotensão arterial, definida por pressão arterial média menor 65 mmHg com duração de pelo menos 1 minuto. Considera-se como valor de alerta para alto risco de desenvolver hipotensão arterial HPI > 85; apresenta sensibilidade 62% e especificidade de 78%, com valor preditivo positivo de 13%, de acordo com o fabricante[25]. É importante enfatizar que valor elevado do HPI não significa que necessite de intervenção, e sim ser avaliado o contexto clínico, bem como as outras variáveis a serem discutidas a frente.

O algoritmo ainda inclui avaliação da causa da hipotensão, se está associado a fluido-responsividade, contratilidade e necessidade de vasopressor, a depender da análise das variáveis correspondentes[25]. No tocante a fluido-responsividade, a variação do volume sistólico (VVS) maior que 12% sugere que a hipotensão arterial pode ser prevenida pela infusão de fluidos. A dP/dt_{max} representa a alteração máxima na pressão arterial ao longo do tempo no ventrículo esquerdo, correspondente ao *status* de inotropismo da câmara cardíaca esquerda. Isto é possível pela análise da morfologia da curva de pressão arterial, na qual a parte superior da curva de pressão arterial, na porção sistólica, mostrou ter boa correlação com a medida invasiva da dP/dt_{max} em estudos experimentais[26,27] e em estudos envolvendo pacientes anestesiados[28]. A elastância arterial dinâmica (Eadyn) é proveniente de duas variáveis de pré-carga diferentes: a variação de pressão de pulso (VPP) e a variação de volume sistólico (VVS), calculada pela relação entre o primeiro e o segundo, isto é, VPP/VVS. Em relação a fluido-responsividade, tanto VPP quanto VVS podem ser utilizados, respeitando os mesmos princípios para poderem ser avaliados, sendo que VVS está associado a condição de fluxo, tendo origem nas alterações do volume sistólico, enquanto a VPP é baseada na pressão de pulso, diferença entre a pressão arterial sistólica e diastólica. O que difere entre essas duas variáveis é basicamente os diferentes efeitos da complacência aórtica sobre o volume sistólico e pressão de pulso. Isto representa em qual posição da curva pressão-volume o paciente se encontra e não a condição que a pós-carga se encontra. Nos casos em que há dependência da pré-carga, esta condição pode prever se a pressão arterial poderá se elevar concomitantemente com o incremento do DC com a infusão de fluidos, ou se será possível reduzir doses de vasopressores mantendo os níveis de pressão arterial. Entretanto, em várias situações, se não há hipoperfusão tecidual instalada, não há necessidade de infusão de fluidos, visto que a perfusão tecidual está sendo garantida com o emprego de vasopressores. A Eadyn pode contribuir para avaliar a condição da pós-carga e discriminar qual conduta pode ser a mais assertiva. Isto pode guiar a avaliação funcional da pós-carga e diferenciar entre hipotensão arterial secundária a hipovolemia nos casos que Eadyn se encontra elevada, apontando para o provável benefício da infusão de fluidos, ou se a hipovolemia é secundária a vasoplegia, sendo Eadyn com valores baixos sugerindo que o emprego de vasopressor seja a melhor escolha. O valor de *cut off* para Eadyn é em torno de 1, porém apresenta zona cinzenta entre 0,8 e 1,2, o que faz com que a decisão sobre infusão de fluidos ou emprego de vasopressores passe a ser dependente da avaliação clínica do médico à beira do leito associado aos sinais clínicos e outras variáveis hemodinâmicas e marcadores de perfusão tecidual.

Esta tecnologia desenvolvida a partir de algoritmos com *machine-learning* associado a outras monitorizações que são utilizadas no período perioperatório devem contribuir com desfecho clínico favorável entre pacientes cirúrgicos de alto risco, porém são apenas ferramentas que devem ter os dados obtidos de forma correta, interpretados adequadamente para que a conduta seja assertiva e contribua na decisão terapêutica dessa população de pacientes graves.

Os cuidados na manutenção da linha arterial, na checagem da morfologia da onda de curva arterial, do sistema de pressurização conectado aos sensores e transdutores de pressão arterial, nas linhas e conectores adequados para que não sejam de alta complacência e que não tenham grandes extensões, são fundamentais para que as ferramentas possam transformar os sinais fisiológicos em sinais eletrônicos com acurácia e precisão, e assim convertidos em dados para serem analisados e interpretados de forma adequada para a melhor escolha terapêutica.

Limitações gerais da análise de ondas de pulso

Além das limitações técnicas relacionadas a cada tecnologia, ainda há algumas limitações gerais inerentes ao método que precisam ser considerados. A análise do contorno de pulso depende de um sinal de forma de onda de PA ideal que pode ser embaraçado em certas situações clínicas.

Embora a monitorização invasiva da PA com um cateter arterial seja o método de referência para registrar a forma de onda da PA, medições podem ser invalidadas por artefatos, incluindo subamortecimento e sobreamortecimento.

Subamortecimento e especialmente o superamortecimento pode levar à impossibilidade de realizar corretamente a análise do contorno de pulso, uma vez que muitos algoritmos dependem da identificação correta do entalhe dicrótico que é necessário para distinguir as partes sistólica e diastólica da forma de onda da PA.

A maioria dos dispositivos não detecta e não corrige automaticamente leituras inadequadas de formas de onda de PA. Portanto, o operador precisa verificar visualmente e, se necessário, corrigir regularmente a forma de onda da PA. Assim, os testes de onda quadrada devem ser realizados repetidamente porque a resposta dinâmica pode mudar ao longo do tempo. As variáveis derivadas só devem ser usadas depois que a forma de onda de PA estiver sido verificada e otimizada quanto a artefatos.

A complacência arterial tem grande impacto nas estimativas de DC derivadas da análise de contorno de pulso. A idade influencia a complacência arterial, apesar de a maioria dos sistemas considerar o efeito da idade na complacência arterial no algoritmo subjacente, a maioria dos algoritmos não foi validada em pacientes pediátricos.

Mudanças rápidas e alterações no tônus vasomotor que ocorrem, por exemplo, em pacientes com choque séptico e insuficiência hepática, podem prejudicar o desempenho de medição dos sistemas. Os sistemas invasivos calibrados externamente devem ser recalibrados frequentemente nesses pacientes. Os sistemas minimamente invasivos e não invasivos podem exigir algum tempo para se adaptarem à nova situação hemodinâmica; novas estimativas de DC podem, no entanto, desviar-se do valor real.

Adicionalmente, a análise de contorno de pulso não pode ser usada em pacientes com fluxo de sangue não pulsátil (por exemplo, pacientes em membrana extracorpórea veno-arterial oxigenação ou pacientes com dispositivo de assistência ventricular esquerda).

Digno de nota, a oxigenação por membrana extracorpórea veno-venosa não altera a forma de onda PA, mas pode afetar a termodiluição de medições do DC usadas por sistemas invasivos calibrados externamente.

INTERAÇÃO CORAÇÃO-PULMÃO

Por definição, a interação cardiopulmonar se faz pela interrelação homeostática entre o coração e os pulmões reguladas por mecanismos físicos, as pressões intratorácicas (sanguíneas, pulmonares e pleurais), pelas alterações nos volumes pulmonares com o ciclo respiratório, alterações no volume sanguíneo decorrente do retorno venoso, débito cardíaco e volume sistólico (VS) de câmaras esquerdas e direitas, que podem ser alterados por estímulos nervosos por ação de catecolaminas, por exemplo.

Lembrar-se que o DC é o produto entre a frequência cardíaca e o VS, sendo que este sofre influência do tripé: pré-carga, contratilidade e pós-carga (Figura 17).

Ocorrem alterações sobre o sistema cardiovascular durante o ciclo respiratório fisiológico em respiração espontânea que são importantes e apresentam impacto clínico. O esforço inspiratório espontâneo leva ao balanço negativo da pressão intratorácica (PIT), sendo que se este esforço resulta em subinsuflação ou hiperinsuflação pulmonar altera resistência vascular pulmonar, a interação coração-pulmão fisiológica, e aumenta o consumo de oxigênio pelo miocárdio (MVO_2). Se o paciente apresentar o mesmo volume corrente e estiver sob ventilação mecânica com pressão positiva ou sob respiração espontânea, a PIT estará elevada e diminuída, respectivamente. Com o paciente acoplado a ventilação mecânica com pressão positiva é esperado que a PIT se eleve com a insuflação

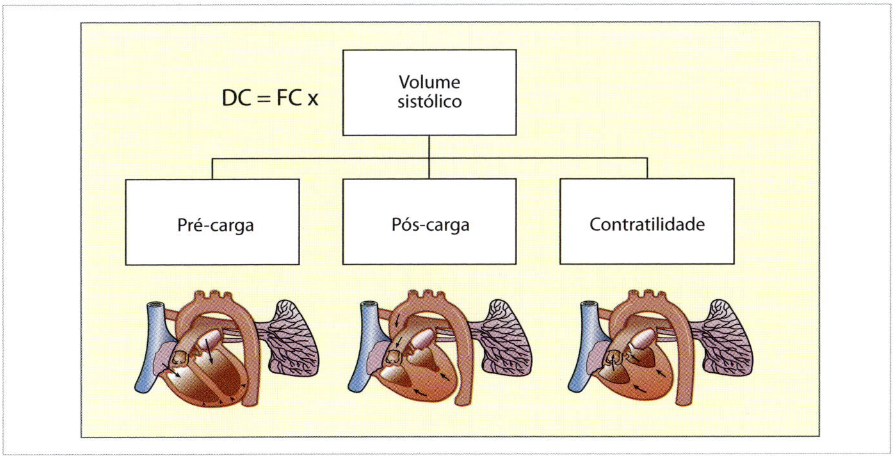

FIGURA 17 Débito cardíaco e variáveis que o influenciam.

dos pulmões pela pressão positiva (Figura 18). Desta forma, essa alteração da PIT, se positiva ou negativa, ou seja, sob ventilação mecânica com pressão positiva ou respiração espontânea, respectivamente, pode dificultar ou favorecer o retorno venoso às câmaras cardíacas direitas.

Retorno venoso

O volume de enchimento do sistema circulatório alonga todas as paredes elásticas de todos os componentes, mesmo na ausência de fluxo sanguíneo gerando pressão, que é a mesma em todo os componentes vasculares, chamada de pressão de enchimento circulatória média (PECM)[29]. Esta pressão é gerada pelo volume sanguíneo que se encontra no território venoso, que corresponde a 70% do volume sanguíneo total do organismo. Cerca de 25% do volume que se encontra neste território está estático, chamado de volume não estressado, e a diferença entre o volume total e o volume não estressado é o volume efetivo que se encontra nas veias, chamado de volume estressado[30]. A pressão equivalente das veias e vênulas à pressão hidrostática de enchimento do sistema é chamada de pressão circulatória sistêmica média (PCSM). Esta é determinada pelo volume que preenche as veias e pela complacência venosa[31]. Resumindo, os determinantes do RV são o volume estressado, complacência venosa, resistência ao retorno venoso e a pressão de átrio direito (PAD). O RV é máximo quando a PAD é zero. O aumento no RV é decorrente do incremento do volume estressado, redução da complacência venosa, diminuição na resistência ao retorno venoso e redução da PAD. A capacitância venosa é determinada pelo tônus nas paredes das vênulas e pequenas veias, sendo que a capacitância é compreendida pela relação do

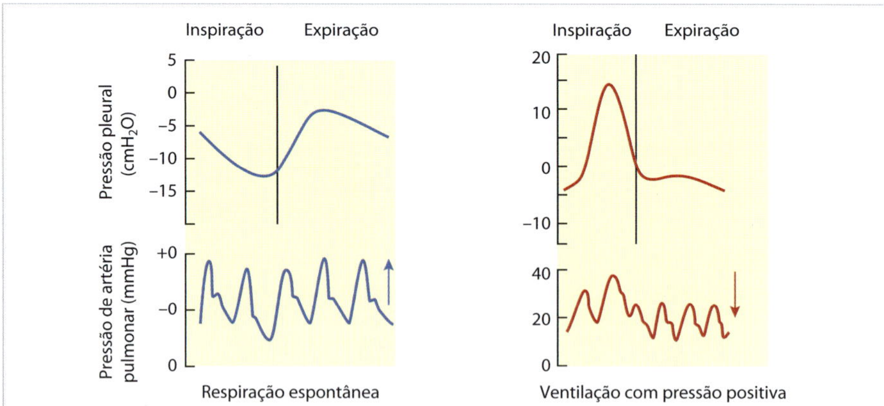

FIGURA 18 Relação do ciclo respiratório com a variação sobre a pressão pleural e pressão de artéria pulmonar.

volume de preenchimento do vaso para determinada pressão, considerando ambos os volumes estressados e não estressados. A contração dos músculos lisos nesses vasos é devida à ativação neurossimpática ou pelo emprego de catecolaminas exógenas, que pode reduzir a capacitância e converter volume não estressado e volume estressado, e consequentemente incrementar a PCSM[32,33] (Figura 19).

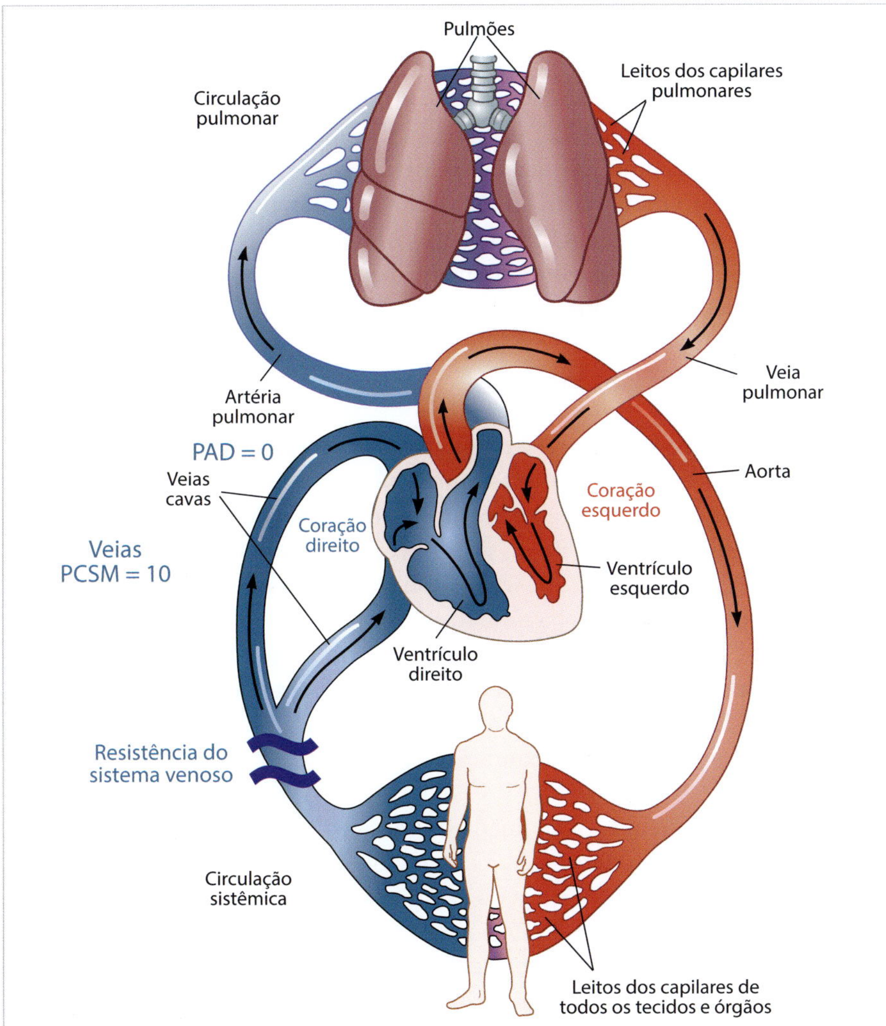

FIGURA 19 O retorno venoso depende da diferença entre a pressão circulatória sistêmica média e a pressão de átrio direito, em relação à resistência do sistema venoso.

PECM: pressão circulatória sistêmica média; PAD: pressão de átrio direito; RRV: resistência do retorno venoso.

Como o coração está situado no meio da caixa torácica, o ciclo respiratório interfere sobre a passagem do fluxo sanguíneo das câmaras cardíacas direitas para as câmaras esquerdas, por meio das forças mecânicas que inflam os pulmões. Essas forças consistem basicamente em duas: alterações na pressão pleural e alterações da pressão sobre os pulmões, que é chamada de pressão transpulmonar. A pressão transpulmonar é a diferença entre a pressão alveolar e a pressão pleural[34]. Durante a inspiração sob respiração espontânea, a pressão pleural leva a redução efetiva relativa da pressão intracardíaca em relação ao restante do organismo, o que favorece a drenagem do fluxo sanguíneo das veias para as câmaras cardíacas direitas e a redução da pós-carga na via de saída do ventrículo esquerdo. Além disso, o aumento da pressão transpulmonar que ocorre tanto em respiração espontânea como sob ventilação mecânica com pressão positiva influencia o esvaziamento do coração direito, por aumentar a pós-carga do VD e por consequência diminui o enchimento do coração esquerdo. As alterações da pressão transpulmonar afetam diretamente o desempenho do ventrículo direito, bem como diminui o enchimento do ventrículo esquerdo[35].

Variação da pressão sistólica

A variação da pressão arterial comumente observada em pacientes sob ventilação invasiva tem sido analisada como parâmetro de avaliação de fluido-responsividade, ou seja, de pré-carga recrutável, despertando o interesse na interação hemodinâmica significante do sistema coração-pulmão.

Em 1983, Coyle et al. propuseram que alterações na respiração alteram a pressão arterial sistólica (PAs), sendo o volume sistólico do VE o maior determinante da PAs[36]. Perel et al. demonstraram em estudo experimental que a ventilação mecânica com pressão positiva durante o sangramento aumenta a variação da pressão sistólica[37]. Ao calcular a diferença entre a PAs durante um mesmo ciclo respiratório, inspiração e expiração, é possível realizar avaliação do volume intravascular.

Assim, essa diferença foi chamada de variação da pressão sistólica (SPV) e dividida em dois componentes (Δ*up* e Δ*down*)(Figura 20).

O Δ*up* é resultado da diferença do valor máximo da pressão sistólica e a linha de referência em um ciclo respiratório, refletindo durante a inspiração o aumento na pressão sistólica, o qual representa aumento da pré-carga, diminuição da pós-carga de ventrículo esquerdo, ou ambos, ou ainda aumento da pressão extramural aórtica.

Já o Δ*down* define-se como a diferença entre o valor mínimo da pressão sistólica e a linha de referência em um ciclo respiratório, o que evidencia durante a expiração diminuição da pré-carga do ventrículo esquerdo.

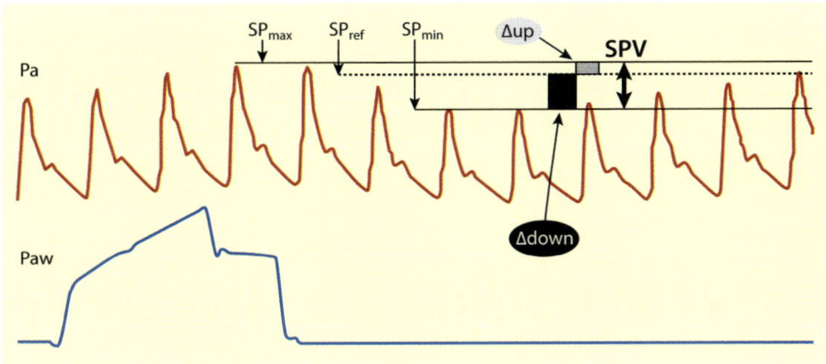

FIGURA 20 Descrição analítica das alterações da pressão arterial durante a ventilação mecânica com pressão positiva. A pressão arterial sistólica é máxima (SPmax) durante a inspiração e mínima (SPmin) poucos batimentos cardíacos após, isto é, durante o período expiratório. A variação da pressão arterial sistólica (SPV) é a diferença entre a SPmax e SPmin. A determinação da pressão sistólica de referência durante a pausa expiratória permite a discriminação entre da variação da pressão inspiratória (*up*) e da pressão expiratória (*down*) da pressão sistólica.

PA: pressão arterial sistêmica; Paw: pressão das vias aéreas.

Fonte: modificada de Michard[38].

Variação de pressão de pulso

Baseado nessas premissas, Michard et al.[23] avaliaram como parâmetro de fluido-responsividade na sepse a variação da pressão de pulso (*ΔPP*), a qual é definida como a diferença entre a pressão de pulso máxima (PPmax) e a pressão de pulso mínima (PPmin) pela média entre a pressão de pulso máxima (PPmax) e pressão de pulso mínima (PPmin), sendo diretamente proporcional ao volume sistólico do ventrículo esquerdo e inversamente à complacência arterial (Figura 21).

O significado de fluido-responsividade é a capacidade do indivíduo em incrementar o débito cardíaco ou volume sistólico, após receber certa quantidade de fluido, ou seja, o indivíduo apresenta pré-carga recrutável e se encontra na curva ascendente de Frank-Starling (Figura 22).

A *ΔPP* foi considerado como melhor parâmetro em predizer o incremento do débito cardíaco em 15% a infusão de fluidos, com *cut off* acima de 13%, quando comparado com PVC, variação de volume sistólico, pressão de oclusão da artéria pulmonar, e variação da pressão arterial sistólica[39] (Figura 23).

Entretanto algumas limitações são verificadas com este método em pacientes com arritmias, uso de drogas vasoativas e pacientes em respiração espontânea. Para avaliar de forma adequada se o paciente é fluido-responsivo é preciso respeitar algumas considerações[40]:

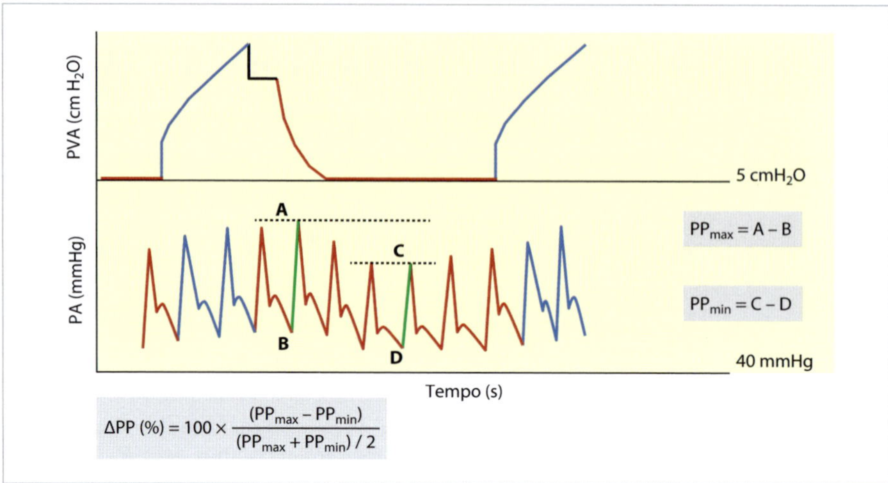

FIGURA 21 Método para mensurar a variação de pressão de pulso.

ΔPP: variação de pressão de pulso; PPmax: pressão de pulso máxima; PPmin: pressão de pulso mínima.

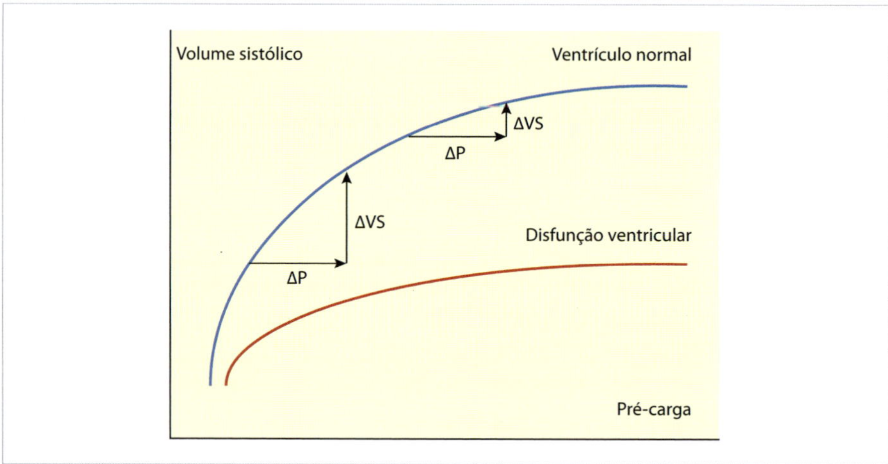

FIGURA 22 Curva de Frank-Starling. Relação entre pré-carga ventricular (eixo x) e o volume sistólico (eixo y). Para mesma variação de pressão, observa-se diferente incremento de volume de acordo com a pré-carga recrutável. A menor pré-carga ventricular se encontra na parte inferior da curva, com maior capacidade de incremento do volume sistólico ao receber infusão de fluidos, e gera variação de pressão. Caso o paciente se encontre no platô da curva, a mesma variação de pressão irá gerar menor incremento de volume sistólico.

Fonte: modificada de Michard[38].

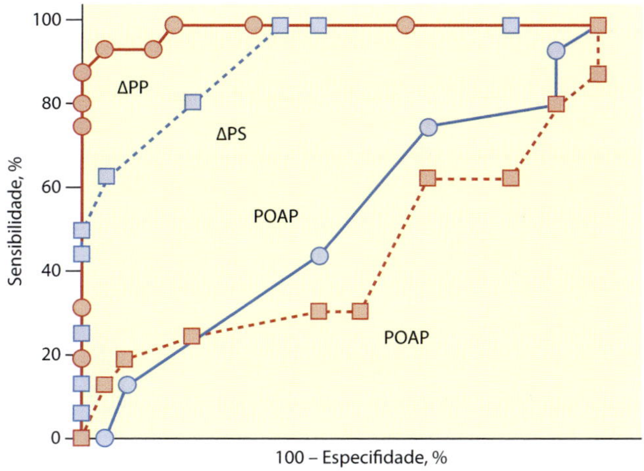

FIGURA 23 Curva roc comparando ΔPP, PAD, ΔPS e POAP para discriminar entre respondedores (índice cardíaco > 15%) e não respondedores a infusão de fluidos. A área sob a curva roc para ΔPP foi maior que ΔPS, PAD e POAP ($p < 0,1$).

ΔPP: variação de pressão de pulso; ΔvPS: variação de pressão arterial sistólica; PAD: pressão de átrio direito: POAP: pressão de oclusão de artéria pulmonar.

Fonte: modificada de Michard et al.[39]

- sob ventilação mecânica com volume corrente de pelo menos 8 mL/kg predito pela estatura;
- pressão expiratória final positiva inferior a 10 cmH_2O;
- ausência de arritmias;
- não pode apresentar esforço respiratório;
- tórax fechado;
- presença de *cor pulmonale* é limitante;
- hipertensão intrabdominal é limitante.

Esse achado traduz que mudanças na pressão arterial sistólica ou na pressão arterial de pulso, induzidas pelo ciclo respiratório, podem predizer se há ou não aumento do débito cardíaco em resposta a infusão de fluidos.

Outros parâmetros dinâmicos de fluido-responsividade

Variação de pressão venosa central com o ciclo respiratório

Para avaliar a variação de pressão venosa central (ΔPVC) como parâmetro dinâmico de fluido-responsividade, os pacientes devem estar em respiração espontânea ou, caso estejam sob ventilação mecânica, podem ser avaliados ao realizar a desconexão da prótese ventilatória por período breve. Madger et al. evidenciaram que pacientes fluido-responsivos apresentavam variação ≥ 1 mmHg durante o ciclo respiratório, com sensibilidade de 84% e especificidade de 94%[41]. Esse método não é capaz de predizer a responsividade cardiovascular em pacientes que ventilam espontaneamente com auxílio de pressão de suporte[42].

Índice de distensibilidade de veia cava inferior e índice de colapsibilidade de veia cava superior

Semelhante a ΔPP, estas variáveis, índice de distensibilidade de veia cava inferior (IdVCI) e índice de colapsibilidade de veia cava superior (IcVCS), necessitam respeitar condições para que possam ser consideradas suas avaliações como parâmetro dinâmico de fluido-responsividade, sendo que as alterações da pressão intratorácica durante a ventilação mecânica com pressão positiva acompanham variações sobre as veias cavas. Em relação à veia cava inferior, é possível observar a variação do seu diâmetro com o emprego da ecografia transtorácica, utilizando o modo M na posição do eixo longo subcostal. Com a inspiração sob ventilação mecânica, é possível observar que a VCI apresenta distensibilidade fisiológica devido à transmissão do aumento da PIT para fora da caixa torácica, levando a variabilidade do seu diâmetro, que pode ser calculado como demonstrado a seguir:

$$\text{IdVCI (\%)} = \frac{\text{(diâmetro máximo na inspiração – diâmetro mínimo na expiração)}}{\text{diâmetro mínimo na expiração}}$$

Este método apresentou sensibilidade e especificidade de 90% para identificar respondedores, IC > 15% dos não respondedores à infusão de fluidos com *cut off* 18%[43].

A VCS, ao contrário da VCI, é colapsada pela ação do aumento da PIT provocada pela ventilação mecânica durante a inspiração. Pode-se avaliar essa alteração ao empregar a ecocardiografia transesofágica para avaliar o colapso sobre a VCS causado pelo aumento da PIT. Em elegante estudo, Vieillard-Baron et al. demonstraram que colapso da VCS se relaciona fortemente com a intensidade da ΔPP[44]. Este método apresenta sensibilidade de 90% e especificidade de 100%, com *cut off* ≥ 36% de IcVCS, sendo expresso da seguinte maneira:

$$\text{IcVCS} = \frac{\text{(diâmetro máximo na expiração – diâmetro mínimo na inspiração)}}{\text{diâmetro mínimo na expiração}}$$

Como avaliar nas situações em que o paciente necessita de ventilação mecânica com estratégia protetora?

Elevação passiva dos membros inferiores

A manobra de elevação passiva dos membros inferiores (PLR) é realizada com o objetivo de aumentar o retorno venoso pela quantidade de sangue que se encontra estagnada nos membros inferiores e região esplâncnica para verificar se ocorre aumento do débito cardíaco. A manobra é realizada ao mudar a posição do paciente que se encontra em posição semirrecumbente em 30-45º, para a posição em que o tronco fica na horizontal e os membros inferiores são elevados a 30-45º, e desta forma favorece o retorno venoso dos MMII e região esplâncnica para as câmaras direitas[45] (Figura 24). Com o aumento do retorno venoso, isso mimetiza a infusão de fluidos e, desta forma, é possível avaliar se ocorre recrutamento da pré-carga, demonstrado pelo incremento do DC. A PLR representa de forma significativa o aumento da PCSM. A vantagem dessa manobra é que pode ser realizada em pacientes em respiração espontânea e mesmo em ventilação mecânica com pressão positiva com esforço ventilatório ou que não atenda as condições básicas para avaliar os parâmetros dinâmicos de fluido-responsividade. Considera-se como positivo, respondedor, incremento do DC em 10%[45,46]. A manobra PLR apresenta contraindicação nos casos em que o paciente apresenta hipertensão intracraniana, devido à restrição da mobilização, nos casos de hipertensão intra-abdominal, pois a região esplâncnica encontra com os vasos comprimidos, o que provavelmente dificulta a transferência do volume sanguíneo dos membros inferiores para o tórax

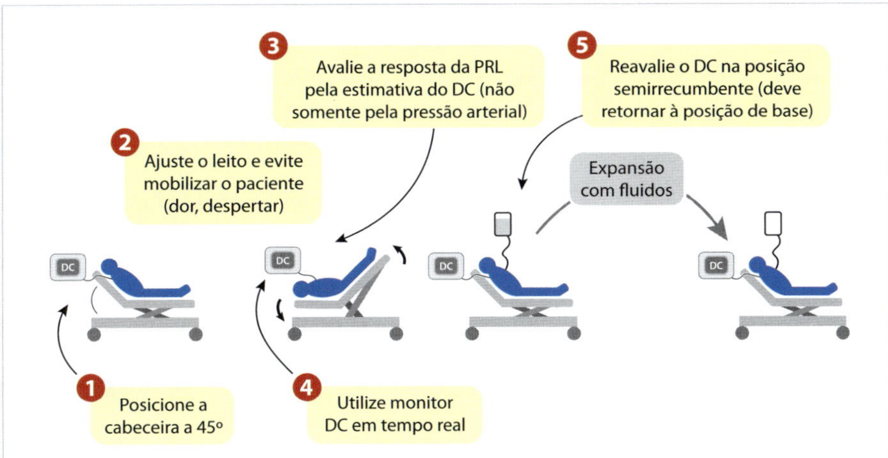

FIGURA 24 Manobra de elevação passiva dos membros inferiores.

PLR: *passive leg raising* (elevação passiva dos membros inferiores); DC: débito cardíaco.

Fonte: modificada de Monnet et al.[49]

e certamente reduz o volume sanguíneo esplâncnico que poderia ser mobilizado pela manobra. Na hipertensão intrabdominal é uma condição em que pode ocorrer teste com falso-negativo. Nas situações em que o paciente se encontra em posição prona, não é factível realizar a manobra PLR, porém pode se obter avaliação ao realizar Trendelenburg reverso[47,48].

Teste de oclusão da válvula expiratória ao final da expiração

Este teste é baseado nos efeitos da ventilação mecânica e pode ser utilizado apenas em pacientes intubados sob ventilação mecânica com pressão positiva, além de poder ser aplicado naqueles que apresentam esforço ventilatório ou que não se enquadrem nas condições necessárias para serem avaliados por parâmetros dinâmicos de fluido-responsividade. Sob pressão positiva, a cada período inspiratório, o ventilador aumenta a PIT que é transmitida ao átrio direito, o que ciclicamente leva à redução do gradiente do retorno venoso sistêmico (Figura 25) e por conseguinte ocorre redução da pré-carga. Dessa forma, ao interromper a

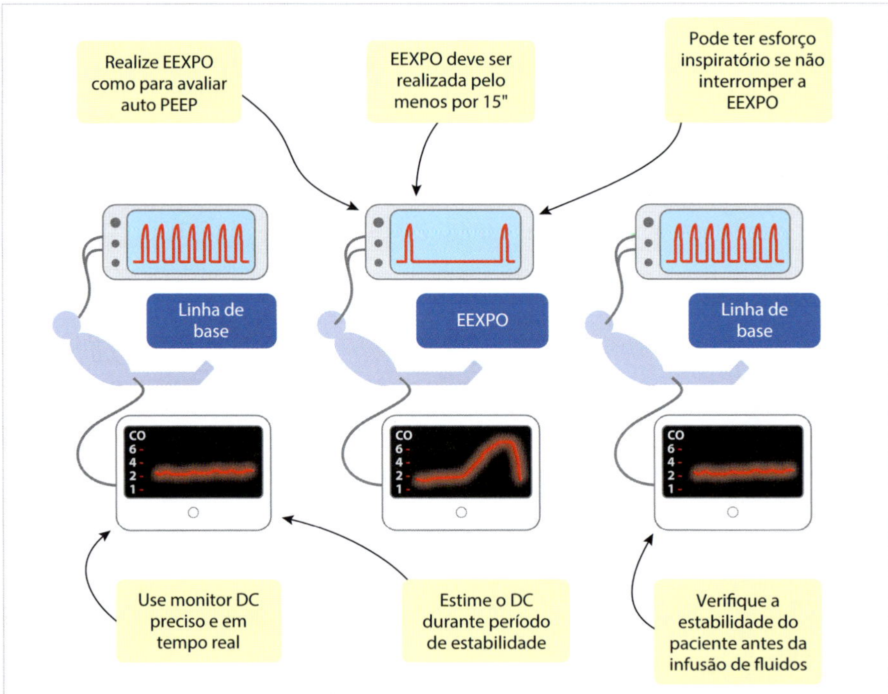

FIGURA 25 Orientações para realizar o teste de oclusão da válvula expiratória.

EEXPO: oclusão da válvula expiratória ao final da expiração; EIXPO: pausa inspiratória com oclusão ao final da inspiração; DC: débito cardíaco.

Fonte: modificada de Monnet et al.[46]

ventilação ao final da expiração, cessará o ciclo que impede o retorno venoso sistêmico. Durante a pausa expiratória, a pré-carga das câmaras direitas aumenta a pré-carga das câmaras direitas, que por sua vez contribui para o aumento da pré-carga das câmaras esquerdas, que resulta no incremento do volume sistólico e DC, nas situações em que os dois ventrículos apresentam pré-carga dependente[50]. A monitorização do DC contínua se faz necessária, sendo recomendado método com capacidade de detectar alterações de forma rápida e precisa o suficiente para evidenciar pequenas mudanças em porcentagem do DC.

Alguns estudos que envolveram pacientes com volume corrente de 6 mL/kg predito pela estatura não conseguiram demonstrar que o método é factível nesta situação, sendo que o valor empregado de PEEP não parece influenciar no método. A limitação de maior impacto ocorre nos casos em que o paciente não suporta pausas expiratórias de 15 segundos.

Desafio de volume corrente

Este teste é realizado em pacientes que se encontram intubados sob ventilação mecânica com pressão positiva com volume corrente 6 mL/kg, peso predito pela estatura. Para realizar o teste, o volume corrente é aumentado para 8 mL/kg, peso predito pela estatura (PBW), por 1 minuto, e se observa o que ocorre com a alteração da variação de pressão de pulso [VPP(ΔVPP6-8)] entre a linha base (antes do aumento do volume corrente (VPP6)) e após o aumento para 8 mL/kg PBW (VPP8)[51].

É considerado como respondedor o paciente que apresenta ΔVPP6-8 3,5%, com sensibilidade e especificidade para este *cut off* 94% e 100%, respectivamente[51]. Semelhante a VPP, a variação de volume sistólico pode ser avaliada da mesma maneira, sendo o *cut off* da VVS6-8 de 2,5% para identificar os pacientes respondedores.

REFERÊNCIAS BIBLIOGRÁFICAS

1. Cecconi M, De Backer D, Antonelli M, Beale R, Bakker J, Hofer C, et al. Consensus on circulatory shock and hemodynamic monitoring. Task force of the European Society of Intensive Care Medicine. Intensive Care Med. 2014;40(12):1795-815.
2. Vincent JL, Pelosi P, Pearse R, Payen D, Perel A, Hoeft A, et al. Perioperative cardiovascular monitoring of high-risk patients: a consensus of 12. Crit Care. 2015;19(1):224.
3. Vincent JL, Rhodes A, Perel A, Martin GS, Della Rocca G, Vallet B, et al. Clinical review: Update on hemodynamic monitoring – a consensus of 16. Crit Care. 2011;15(4):229.
4. Bronicki RA, Tume S, Gomez H, Dezfulian C, Penny DJ, Pinsky MR, et al. Application of Cardiovascular Physiology to the Critically Ill Patient. Crit Care Med. 2023.

5. Edwards LifeSience I, CA, EUA. Plataforma Clínica EV1000 2024 Available from: https://www.edwards.com/br/devices/hemodynamic-monitoring/volumeview.
6. Reuter DA, Huang C, Edrich T, Shernan SK, Eltzschig HK. Cardiac output monitoring using indicator-dilution techniques: basics, limits, and perspectives. Anesth Analg. 2010;110(3):799-811.
7. Monnet X, Teboul JL. Transpulmonary thermodilution: advantages and limits. Crit Care. 2017;21(1):147.
8. Bendjelid K, Giraud R, Siegenthaler N, Michard F. Validation of a new transpulmonary thermodilution system to assess global end-diastolic volume and extravascular lung water. Crit Care. 2010;14(6):R209.
9. Trof RJ, Beishuizen A, Cornet AD, de Wit RJ, Girbes AR, Groeneveld AB. Volume-limited versus pressure-limited hemodynamic management in septic and nonseptic shock. Crit Care Med. 2012;40(4):1177-85.
10. Combes A, Berneau J-B, Luyt C-E, Trouillet J-L. Estimation of left ventricular systolic function by single transpulmonary thermodilution. Intensive Care Med. 2004;30(7):1377-83.
11. Jabot J, Monnet X, Bouchra L, Chemla D, Richard C, Teboul JL. Cardiac function index provided by transpulmonary thermodilution behaves as an indicator of left ventricular systolic function. Crit Care Med. 2009;37(11):2913-8.
12. Meybohm P, Gruenewald M, Renner J, Maracke M, Rossee S, Höcker J, et al. Assessment of left ventricular systolic function during acute myocardial ischemia: a comparison of transpulmonary thermodilution and transesophageal echocardiography. Minerva Anestesiol. 2011;77(2):132-41.
13. Jozwiak M, Teboul JL, Monnet X. Extravascular lung water in critical care: recent advances and clinical applications. Ann Intensive Care. 2015;5(1):38.
14. Murray JF. Pulmonary edema: pathophysiology and diagnosis. The international journal of tuberculosis and lung disease: the official journal of the International Union against Tuberculosis and Lung Disease. 2011;15(2):155-60, i.
15. Roch A, Michelet P, D'Journo B, Brousse D, Blayac D, Lambert D, et al. Accuracy and limits of transpulmonary dilution methods in estimating extravascular lung water after pneumonectomy. Chest. 2005;128(2):927-33.
16. Goepfert MS, Richter HP, Zu Eulenburg C, Gruetzmacher J, Rafflenbeul E, Roeher K, et al. Individually optimized hemodynamic therapy reduces complications and length of stay in the intensive care unit: a prospective, randomized controlled trial. Anesthesiology. 2013;119(4):824-36.
17. Goepfert MSG, Reuter DA, Akyol D, Lamm P, Kilger E, Goetz AE. Goal-directed fluid management reduces vasopressor and catecholamine use in cardiac surgery patients. Intensive Care Med. 2007;33(1):96-103.
18. M. Y. Kirov VVK, L. J. Bjertnaes. Extravascular LungWater as a Target for Goal-directed Therapy. In: Vincent J-L, editor. Annual Update in Intensive Care and Emergency Medicine. Switzerland: Springer International Publishing; 2014.
19. Sakka SG, Reuter DA, Perel A. The transpulmonary thermodilution technique. J Clin Monit Comput. 2012;26(5):347-53.
20. Giraud R, Siegenthaler N, Bendjelid K. Transpulmonary thermodilution assessments: precise measurements require a precise procedure. Crit Care. 2011;15(5):195.
21. Stetz CW, Miller RG, Kelly GE, Raffin TA. Reliability of the thermodilution method in the determination of cardiac output in clinical practice. Am Rev Respir Dis. 1982;126(6):1001-4.

22. Monnet X, Persichini R, Ktari M, Jozwiak M, Richard C, Teboul JL. Precision of the transpulmonary thermodilution measurements. Crit Care. 2011;15(4):R204.
23. Yamashita K, Nishiyama T, Yokoyama T, Abe H, Manabe M. Cardiac output by PulseCO is not interchangeable with thermodilution in patients undergoing OPCAB. Canadian Journal of Anaesthesia. 2005;52(5):530-4.
24. Jozwiak M, Monnet X, Teboul JL. Pressure Waveform Analysis. Anesth Analg. 2018; 126(6):1930-3.
25. Vos JJ, Scheeren TWL. Intraoperative hypotension and its prediction. Indian J Anaesth. 2019;63(11):877-85.
26. Morimont P, Lambermont B, Desaive T, Janssen N, Chase G, D'Orio V. Arterial dP/dtmax accurately reflects left ventricular contractility during shock when adequate vascular filling is achieved. BMC Cardiovasc Disord. 2012;12:13.
27. Monge Garcia MI, Jian Z, Settels JJ, Hunley C, Cecconi M, Hatib F, et al. Performance comparison of ventricular and arterial dP/dtmax for assessing left ventricular systolic function during different experimental loading and contractile conditions. Crit Care. 2018;22(1):325.
28. De Hert SG, Robert D, Cromheecke S, Michard F, Nijs J, Rodrigus IE. Evaluation of left ventricular function in anesthetized patients using femoral artery dP/dt(max). J Cardiothorac Vasc Anesth. 2006;20(3):325-30.
29. Guyton AC, Polizo D, Armstrong GG. Mean circulatory filling pressure measured immediately after cessation of heart pumping. Am J Physiol. 1954;179(2):261-7.
30. S S. Ventilatory support in cardiac failure. In: Kvetan V DD, editor. In The IllCardiac Patient Philadelphia: Lippincott-Raven; 1996. p. 29-45.
31. Berlin DA, Bakker J. Understanding venous return. Intensive Care Med. 2014;40(10):1564-6.
32. Adda I, Lai C, Teboul JL, Guerin L, Gavelli F, Monnet X. Norepinephrine potentiates the efficacy of volume expansion on mean systemic pressure in septic shock. Crit Care. 2021;25(1):302.
33. Guyton AC, Lindsey AW, Kaufmann BN. Effect of mean circulatory filling pressure and other peripheral circulatory factors on cardiac output. Am J Physiol. 1955;180(3):463-8.
34. Somhorst P, Mousa A, Jonkman AH. Setting positive end-expiratory pressure: the use of esophageal pressure measurements. Curr Opin Crit Care. 2024;30(1):28-34.
35. Joseph A, Petit M, Vieillard-Baron A. Hemodynamic effects of positive end-expiratory pressure. Curr Opin Crit Care. 2024;30(1):10-9.
36. MC CJTRL. Respiratory variations in systemic arterial pressure as an indicator of volume status [abstract]. Anesthesiology. 1983; 59.
37. Perel A, Pizov R, Cotev S. Systolic blood pressure variation is a sensitive indicator of hypovolemia in ventilated dogs subjected to graded hemorrhage. Anesthesiology. 1987;67(4):498-502.
38. Michard F. Changes in arterial pressure during mechanical ventilation. Anesthesiology. 2005;103(2):419-28; quiz 49-5.
39. Michard F, Boussat S, Chemla D, Anguel N, Mercat A, Lecarpentier Y, et al. Relation between respiratory changes in arterial pulse pressure and fluid responsiveness in septic patients with acute circulatory failure. Am J Respir Crit Care Med. 2000;162(1):134-8.
40. Monnet X, Marik PE, Teboul JL. Prediction of fluid responsiveness: an update. Ann Intensive Care. 2016;6(1):111.

41. Magder S, Georgiadis George, Cheong T. Respiratory variations in right atrial pressure predict the response to fluid challenge. J Crit Care. 1992;7:76-85.
42. Heenen S, De Backer D, Vincent J-L. How can the response to volume expansion in patients with spontaneous respiratory movements be predicted? Crit Care. 2006;10(4):R102.
43. Barbier C, Loubieres Y, Schmit C, Hayon J, Ricome JL, Jardin F, et al. Respiratory changes in inferior vena cava diameter are helpful in predicting fluid responsiveness in ventilated septic patients. Intensive Care Med. 2004;30(9):1740-6.
44. Vieillard-Baron A, Chergui K, Rabiller A, Peyrouset O, Page B, Beauchet A, Jardin F. Superior vena caval collapsibility as a gauge of volume status in ventilated septic patients. Intensive Care Med. 2004;30(9):1734-9.
45. Monnet X, Marik P, Teboul JL. Passive leg raising for predicting fluid responsiveness: a systematic review and meta-analysis. Intensive Care Med. 2016;42(12):1935-47.
46. Cherpanath TG, Hirsch A, Geerts BF, Lagrand WK, Leeflang MM, Schultz MJ, et al. Predicting Fluid Responsiveness by Passive Leg Raising: A Systematic Review and Meta--Analysis of 23 Clinical Trials. Crit Care Med. 2016;44(5):981-91.
47. Beurton A, Teboul JL, Girotto V, Galarza L, Anguel N, Richard C, et al. Intra-Abdominal Hypertension Is Responsible for False Negatives to the Passive Leg Raising Test. Crit Care Med. 2019;47(8):e639-e47.
48. Yonis H, Bitker L, Aublanc M, Perinel Ragey S, Riad Z, Lissonde F, et al. Change in cardiac output during Trendelenburg maneuver is a reliable predictor of fluid responsiveness in patients with acute respiratory distress syndrome in the prone position under protective ventilation. Crit Care. 2017;21(1):295.
49. Monnet X, Teboul JL. Prediction of fluid responsiveness in spontaneously breathing patients. Ann Transl Med. 2020;8(12):790.
50. Gavelli F, Teboul JL, Monnet X. The end-expiratory occlusion test: please, let me hold your breath! Crit Care. 2019;23(1):274.
51. Myatra SN, Prabu NR, Divatia JV, Monnet X, Kulkarni AP, Teboul JL. The Changes in Pulse Pressure Variation or Stroke Volume Variation After a "Tidal Volume Challenge" Reliably Predict Fluid Responsiveness During Low Tidal Volume Ventilation. Crit Care Med. 2017;45(3):415-21.

14

Ecocardiografia em anestesia

Carolina Baeta Neves Duarte Ferreira
Marcello Fonseca Salgado-Filho

INTRODUÇÃO

Na década de 1980, a ecocardiografia surgiu nos Estados Unidos como ferramenta de monitorização da função ventricular esquerda durante a anestesia para cirurgia cardíaca. Atualmente, a ecocardiografia é considerada nível de evidência 1 nas cirurgias valvares, nas cirurgias da aorta ascendente, nas cirurgias de cardiopatia congênitas e nos procedimentos valvares transcateteres.[1] Nas cirurgias não cardíacas, a ecocardiografia deve ser utilizada em procedimentos de pacientes cardiopatas, nas cirurgias de grande porte em que se prevê períodos de instabilidade hemodinâmica, como nas cirurgias vasculares, nos transplantes hepáticos e nas cirurgias de alto risco de eventos tromboembólicos, como as ortopédicas e as neurológicas[1] (Tabela 1). Além do centro cirúrgico, a ecocardiografia vem sendo utilizada como monitorização hemodinâmica nas unidades de terapia intensiva e nas salas de emergência, inclusive durante os cenários de parada cardiorrespiratória.[2-6]

O uso da ecocardiografia é um excelente método para guiar a reposição volêmica, para avaliar os pacientes hemodinamicamente instáveis, além ser útil no diagnóstico das causas e manuseio da parada cardíaca. Por esses motivos, tem sido incorporado nos algoritmos de suporte avançado de vida em cardiologia.[7] Além disso, com o aumento da expectativa de vida, os pacientes com idade mais avançada são submetidos a cirurgias não cardíacas de grande porte com maior risco de eventos cardíacos adversos, em que a ecocardiografia intraoperatória, passou a ser utilizada com mais frequência para monitorização hemodinâmica.[2,6,8,13]

A demanda de treinamento para anestesiologistas e intensivistas tem aumentado progressivamente e baseia-se em trabalhos que mostraram redução da mortalidade em cirurgias não cardíacas, mudança de condutas tanto anestésicas

TABELA 1 Níveis de evidência da ecocardiografia transesofágica intraoperatória[1]

Recomendações	Classe
Distúrbios hemodinâmicos graves, agudos e persistentes, com função ventricular duvidosa, que não respondem a tratamento	I
Reparo ou troca cirúrgica de lesões valvares, doenças da aorta e miocardiopatia hipertrófica	I
Aneurisma ventricular, remoção de tumores cardíacos, trombectomia intracardíaca e embolectomia pulmonar	I
Cirurgia de cardiopatia congênita com circulação extracorpórea	I
Colocação de dispositivos intracardíacos	I
Avaliação de derrame pericárdico loculado ou posterior	I
Avaliação de procedimentos transcateteres (fechamento de comunicação interatrial, oclusão de apêndice atrial, procedimentos valvares transcateteres)	I
Avaliação da função miocárdica após revascularização do miocárdio com ou sem circulação extracorpórea	IIa
Cirurgias não cardíacas de grande porte em pacientes de alto risco	IIa

quanto cirúrgicas em cirurgias cardíacas e acesso rápido e em tempo real ao *status* hemodinâmico e cardiovascular no período intraoperatório e na terapia intensiva.[6,8-14]

O ecocardiograma transesofágico (ETE) é mais utilizado do que o ecocardiograma transtorácico (ETT) no período intraoperatório, uma vez que ele não requer que o anestesiologista fique todo o tempo segurando um transdutor e, muitas vezes, o sítio cirúrgico dificulta a utilização do ETT. A sonda transesofágica pode ser introduzida no paciente logo após a indução anestésica e intubação orotraqueal e permanecer durante todo o procedimento cirúrgico, sem risco de lesões. Deve-se atentar apenas para manter o aparelho em modo de espera. Dessa forma, não ocorrerá aquecimento da sonda, que pode provocar queimadura da mucosa esofágica se a temperatura ultrapassar 40°C. Além disso, o uso de um aparelho transesofágico não interfere no campo cirúrgico.[2]

No período intraoperatório, a ecocardiografia tem a vantagem de oferecer informações em tempo real e ser um procedimento pouco invasivo e de baixo custo. A ecocardiografia intraoperatória fornece informações quanto às funções sistólica e diastólica de ambos os ventrículos, do volume das cavidades cardíacas, da função das valvas cardíacas, análise da pré-carga e das pressões de enchimento ventriculares, do estado volêmico, das cavidades pericárdica e pleural, dos grandes vasos, além de auxiliar o posicionamento de dispositivos intracavitários.[1] No entanto, o custo inicial para aquisição do aparelho e dos transdutores, a formação necessária para a manipulação do aparelho, interpretação e análise adequadas das imagens e o fato de ser um exame operador-dependente são algumas das desvantagens dessa técnica.

Embora seus benefícios sejam bem conhecidos, a utilização da ETE deve ser feita por anestesiologistas treinados. O anestesiologista deve ter condições de reconhecer anormalidades na função e no enchimento ventricular, isquemia ou infarto do miocárdio, embolia aérea com repercussão hemodinâmica, disfunção valvar grave, trombos ou massas intracavitárias, derrame pericárdico e lesões nos grandes vasos[1].

A Sociedade Brasileira de Anestesiologia (SBA) e algumas instituições internacionais têm estabelecido programas de treinamento e certificação para a prática da ETE (Tabela 2).[2,15,16] Além disso, essas instituições fazem exigências para a renovação da certificação, visando à manutenção da qualidade dos profissionais certificados.

TABELA 2 Número de exames necessários para o processo de acreditação e reacreditação em diferentes organizações[16]

Instituição	Número de exames	Prova	Recertificação (exames/EMC)
ASE/SCA	150 exames para certificação básica e 300 para avançada	Sim	15 horas em 3 anos de EMC; 50 exames interpretados e 25 exames realizados/ano
ESE/EACTA	250 exames sob supervisão	Sim	50 exames/ano e 30 horas de EMC durante 5 anos
CAS/CSE	150 para certificação básica e 300 para avançada	Sim	50 horas de EMC em 2 anos seguidos de 50 horas em 4 anos; 50 exames/ano

ASE: American Society of Echocardiography; CAS: Canadian Anesthesiologists' Society; CSE: Canadian Society of Echocardiography; EMC: Educação Médica Continuada; EACTA: European Society of Cardiothoracic Anesthesiologists; ESSE: European Society of Echocardiography; SCA: Society of Cardiovascular Anesthesiologists. NA: não se aplica.

Em 1996, a Sociedade Americana de Anestesiologia Cardiovascular (SCA) e a Sociedade Americana de Ecocardiografia (ASE) se uniram, pela primeira vez, para definir as diretrizes do exame básico e do exame avançado, que foi atualizado em 2010. Em 1998, foi criado o National Board of Echocardiography (NBE), um esforço conjunto entre a SCA/ASE, com o objetivo de certificar e promover educação e treinamento contínuos aos seus associados. Em 1999, foi elaborado o primeiro *guideline* que incluiu um número específico de exames supervisionados para obtenção do certificado em ecocardiografia básica ou avançada. Esse trabalho foi complementado em 2006, com as diretrizes para a melhora contínua dos programas de treinamento em ecocardiografia. O que difere fundamentalmente a prática básica da avançada é que o exame básico está voltado para a monitorização intraoperatória, enquanto o avançado visa à realização de diagnósticos específicos e tomada de condutas principalmente durante cirurgias cardíacas.[17]

No Brasil, existe o grupo de Ecocardiografia Intraoperatória da SBA (ETTI/SBA), que está ligado ao "Núcleo Vida" da SBA. Este grupo realizou o primeiro curso em 2011. Hoje, são realizados cinco cursos anuais, sendo 3 módulos I e 2 módulos II. O curso está estruturado com aulas teóricas, laboratório com modelo de coração porcino (Wetlab), manequim de simulação realística de ecocardiografia transesofágica com mais de 100 patologias e um *workshop* de monitorização hemodinâmica com a ecocardiografia transtorácica. Ao longo desses anos, já foram realizados 38 Cursos ETTI (25 módulos I e 13 módulos II). Os objetivos do Grupo ETTI/SBA é incentivar os CETs a se equiparem com essa monitorização, para preparar os médicos em especialização no uso dessa ferramenta. Em 2016 foi realizada uma força-tarefa com o Departamento de Imagem Cardiovascular da Sociedade Brasileira de Cardiologia (DIC/SBC) e foi publicado o Consenso Brasileiro de Ecocardiografia Transesofágica Intraoperatória[1], entre a SBA e o DIC/SBC. Além disso, está sendo formada uma Comissão Tripartite (AMB/SBC/SBA) para a criação da Área de Habilitação em Ecocardiografia Transesofágica Intraoperatória.

O último *guideline* da SCA/ASE, publicado em 2014, relaciona uma série de competências, habilidades técnicas e cognitivas necessárias para a prática da ecocardiografia intraoperatória, tanto em nível básico, quanto avançado.[16] Entre as competências cognitivas, são citados desde o conhecimento sobre a manipulação do aparelho, indicações, contraindicações e complicações, até a anatomia, as alterações ecocardiográficas, e o conhecimento de outros métodos de diagnóstico cardiovascular e suas correlações com a ecocardiografia. Entre as competências técnicas, são citados os cuidados com a inserção da sonda, reconhecimento de alterações básicas da função ventricular, avaliação de intervenções cirúrgicas em cardiopatias congênitas e inserção de dispositivos de assistência ventricular.

Em 2013, a ASE e SCA publicaram as diretrizes para realização perioperatória de um exame ecocardiográfico básico.[17] O intuito da realização de um exame focado é principalmente a monitorização voltada para causas cardíacas de instabilidades hemodinâmicas e ventilatórias, em especial nos casos de choque não responsivos às terapêuticas instituídas. A abordagem deve incluir a avaliação do tamanho e função biventricular e valvar, estado volêmico, anormalidades pericárdicas, tromboembolismo pulmonar, trauma torácico, doenças congênitas simples em adultos e complicações de procedimentos invasivos.

Nas cirurgias não cardíacas, a ETE deve ser utilizada de acordo com a cirurgia ou com as comorbidades do paciente ou sempre que se suspeitar de alguma doença cardiovascular que possa resultar em comprometimento hemodinâmico, pulmonar ou neurológico grave. Nos casos de instabilidade hemodinâmica grave e persistente, a despeito da instituição da terapia adequada, a ETE deve ser realizada se estiverem disponíveis equipamento e pessoal treinado. Em artigo publicado na revista Critical Care, Vincent et al. revisaram diferentes métodos de monitorização hemodinâmica em pacientes de alto risco.[2] Analisaram criticamente a combinação entre acurácia e grau de invasão de cada método, além da possibilidade de escolha de cada um de acordo com o risco perioperatório do paciente. Concluíram que o uso de dispositivos para monitorização hemodinâmica por si só não reduz morbimortalidade, embora a interpretação adequada de variáveis cardiovasculares possa guiar condutas e, melhorar os desfechos clínicos. Nesse contexto, os autores mencionam o uso crescente da ecocardiografia como uma ferramenta de primeira opção na identificação de problemas e escolha do tratamento inicial.

Finalmente, durante os cuidados pós-operatórios iniciais, a ETE deve ser usada quando se espera uma informação diagnóstica que possa alterar a conduta terapêutica e não possa ser utilizada a ecocardiografia transtorácica ou outra modalidade de monitorização/diagnóstico em tempo hábil.

INDICAÇÕES, CONTRAINDICAÇÕES E COMPLICAÇÕES

O Consenso Brasileiro de ETE Intraopeatório SBA/DIC, em consonância com o *guideline* da SCA/ASE, define as indicações para a utilização da ETE intraoperatória (Tabela 1):[16]

1. Exame intraoperatório: todas as cirurgias com coração aberto (p.ex.: valvares) e da aorta torácica; em casos selecionados de revascularização miocárdica; nas cirurgias não cardíacas em que o paciente tenha doença cardiovascular suspeita ou diagnosticada que pode impactar no desfecho.
2. Avaliação de estruturas cardíacas e da aorta nos casos em que os achados podem alterar a conduta e o exame transtorácico não é capaz de esclarecer o diagnóstico: avaliação de abscessos perivalvares, de próteses valvares, de aorta torácica, da auriculeta esquerda, de pacientes em ventilação mecânica, vítimas de trauma torácico, de fontes cardíacas de êmbolos.
3. Guia para procedimentos transcateter: fechamento de comunicações septais, oclusão de auriculeta, implantes valvares transcateter, ablação por radiofrequência.
4. Pacientes críticos em que as informações possíveis de serem obtidas com o exame transesofágico possam alterar a conduta.

As contraindicações à realização da ETE podem ser divididas em absolutas e relativas.[1] As absolutas são: perfuração de vísceras, estenose esofágica, sangramento ativo do trato gastrointestinal, tumor esofágico, divertículo esofágico, esclerodermia esofágica, cirurgia gástrica ou esofágica recente e laceração ou perfuração do esôfago. As contraindicações relativas são: doença atlantoaxial, artrite cervical grave, varizes de esôfago, história de cirurgia do trato gastrointestinal, sangramento gastrointestinal recente, esôfago de Barrett, história de disfagia, radioterapia torácica ou cervical prévias, coagulopatia ou trombocitopenia, esofagite ativa, doença péptica ativa e hérnia de hiato sintomática.[1,2,15,16]

As complicações relacionadas à realização do exame e à presença da sonda no esôfago são muito raras: odinofagia, hemorragia digestiva alta, dano odontológico, perfuração esofágica, laringoespasmo, broncoespasmo, disfagia, algum sangramento faríngeo menor, arritmia e deslocamento do tubo orotraqueal.[1,2,15,16] Durante o período intraoperatório, o transdutor pode permanecer por longo período no esôfago, desde que fique em modo de espera quando não for utilizado e que retorne ao modo de espera caso a temperatura do transdutor ultrapasse 40°C. Estas medidas evitam queimadura da mucosa esofágica. É importante salientar que, quando a ETE é utilizada em cirurgia cardíaca, deve-se ter o cuidado de não inserir o transdutor após a heparinização e só retirá-lo após reversão da heparina pela protamina e após realização do tempo de coagulação ativado, que deve ser menor do que 120 segundos ou o valor basal do paciente.

PRINCÍPIOS FÍSICOS BÁSICOS

Para aperfeiçoar a realização do exame e reconhecer os limites da técnica, é necessário um conhecimento básico sobre os princípios físicos que regem o exame ecocardiográfico.[19-22]

A ecocardiografia bidimensional gera imagens dinâmicas a partir de reflexões de ondas ultrassônicas transmitidas. A reflexão do som pela estrutura anatômica retorna ao transdutor, que registra o intervalo de tempo de cada reflexão devolvida. Como a velocidade do som no tecido é constante, o intervalo de tempo permite o cálculo das distâncias.

O ultrassom é o som com frequências maiores do que as audíveis pelo ouvido humano (maior que 20.000 Hz). Em ecocardiografia são usadas frequências de 2 a 10 MHz. As ondas sonoras são caracterizadas pela frequência (expressa em ciclos por segundo ou Hertz) e pelo comprimento da onda. Esses fatores têm grande importância na escolha dos transdutores e nos ajustes do aparelho, uma vez que quanto maior a frequência do transdutor, menor o comprimento de onda e maior a resolução da imagem, mas à custa de menor penetração das ondas nos tecidos, ou seja, menor é a profundidade que pode ser estudada. Existem três tipos de resolução que são avaliados em um sistema ultrassônico: a resolução dos objetos localizados ao longo do eixo do feixe de ondas do ultrassom (resolução axial), a resolução dos objetos localizados horizontalmente ao feixe de ondas (resolução lateral) e a resolução dos objetos localizados verticalmente ao feixe (resolução elevacional).

A propagação de uma onda de som pelos tecidos é influenciada pelas interações com as diferentes densidades de tecidos encontradas. Essas interações resultam nos fenômenos de reflexão, refração, difusão e atenuação do sinal do ultrassom. É a forma como o som é afetado que determina a aparência resultante da imagem.

O transdutor é composto de cristais piezoelétricos que podem funcionar tanto como um transmissor, quanto como um receptor ultrassônico, ou seja, quando as partículas do cristal são estimuladas por corrente elétrica alternada, elas vibram gerando ultrassom (efeito antipiezoelétrico). Inversamente, quando uma onda ultrassônica atinge o cristal, as vibrações resultantes das partículas polarizadas geram uma corrente elétrica alternada (efeito piezoelétrico).

Uma grande porção de energia sonora é perdida conforme a onda ultrassônica viaja, e o sinal elétrico deve ser amplificado para que possa ser mais bem processado. Essa amplificação é manipulada pelo controle de ganho do sistema. Além disso, a compensação de ganho de tempo permite amplificar seletivamente sinais de profundidades variadas. Desse modo, os sinais de alvos distantes e refletores mais fracos são aumentados de forma que suas amplitudes são mais precisamente compatíveis com aquelas de estruturas próximas.

EXAME ETE BIDIMENSIONAL

No período intraoperatório, o transdutor devidamente lubrificado pode ser inserido no esôfago logo após a indução anestésica e intubação orotraqueal, da mesma forma que uma sonda orogástrica. A introdução da sonda pode ser guiada pela laringoscopia direta.

Imaginando o paciente em posição supina, há quatro movimentos possíveis que podem ser realizados pela sonda do ETE. Movimento de retirada, quando são citadas estruturas superiores, quer dizer, em direção à cabeça do paciente; movimento de introdução para avaliar estruturas inferiores, em direção aos pés. A sonda transesofágica possui dois manetes sobrepostos na empunhadura. O maior faz movimentos de ante e retroflexão (na direção do esterno ou da coluna do paciente), enquanto o menor faz movimentos de lateralização para a direita e para a esquerda. Quando a sonda é girada como um todo para a direita e para a esquerda, conceituam-se os movimentos em sentido horário e anti-horário, respectivamente. O plano da imagem pode ser obtido pela rotação axial do feixe de ondas de ultrassom do transdutor, que vai de 0 a 180 graus, e adquire diferentes cortes anatômicos sem mudar a posição do transdutor; os botões para a mudança desse ângulo ficam localizados na parte lateral da empunhadura.[23]

Existem duas maneiras de iniciar o exame. A primeira consiste em começar a aquisição de imagens na posição transgástrica, normalmente obtida quando o transdutor está a 40 a 45 cm dos dentes incisivos do paciente e então puxá-lo de modo a examinar o coração do ápice para a base. A segunda abordagem consiste em iniciar pela base do coração, a cerca de 25 a 30 cm dos dentes incisivos, e progredir até a visão transgástrica. Para a realização da ETE, a posição da sonda varia, então, do esôfago superior ao estômago. No esôfago superior, as estruturas mais próximas ao transdutor são os grandes vasos (aorta e artéria pulmonar); mais abaixo, no plano do esôfago médio, são visualizadas as câmaras e as válvulas cardíacas e, na posição transgástrica, é visto principalmente o ventrículo esquerdo. Para a visualização da aorta, é necessária uma rotação posterior do transdutor de 180 graus (Figura 1).[24] Com isso em mente, não é necessário preocupar-se com a distância ou profundidade de inserção do transdutor; a análise das estruturas visualizadas é mais importante e já é suficiente.

Para determinar a orientação da imagem no monitor, é importante ter em mente que o feixe de ondas do ultrassom sempre se origina do esôfago ou do estômago e se projeta perpendicularmente à sonda. Assim, no monitor, o ápice do setor exibe as estruturas que estão mais próximas à sonda, ou seja, as estruturas mais posteriores e aquelas mais próximas do arco do setor serão as anteriores.

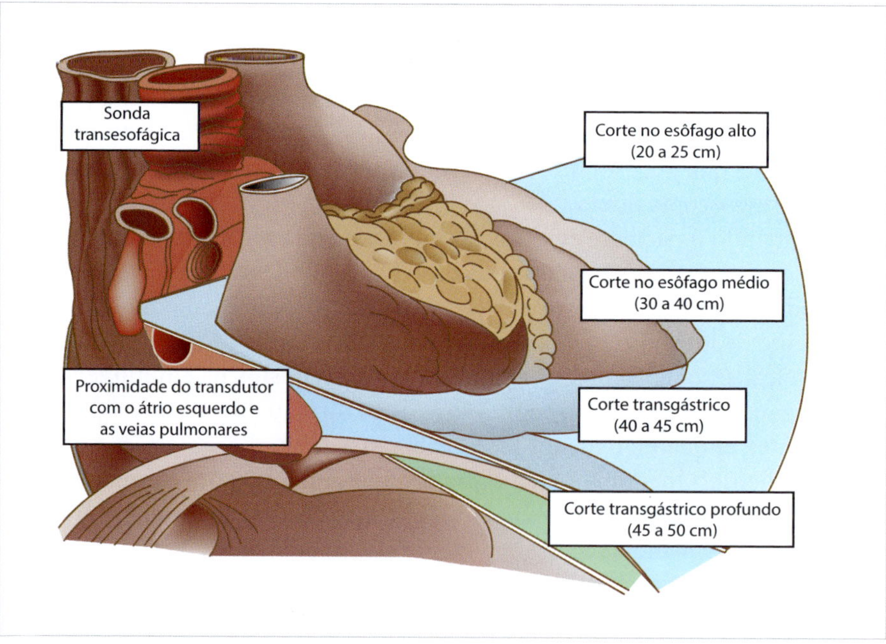

FIGURA 1 Nomenclatura e posicionamento da sonda transesofágica[1].

A varredura da imagem de zero para 180 graus ocorre em sentido horário e as estruturas que aparecem à esquerda do monitor correspondem àquelas do lado direito do paciente e vice-versa, quando são realizados cortes transversais. Ao mudar o ângulo para 90 graus, em um corte longitudinal, as estruturas que aparecem à direita do monitor são as mais cefálicas e à esquerda são as mais caudais (Figura 2).

Os transdutores mais modernos permitem a visualização simultânea, em tempo real, de imagens bidimensionais em planos ortogonais diferentes. A primeira imagem que aparece à esquerda da tela é a escolhida pelo examinador e à direita está a imagem ortogonal. Ambas são mostradas em tempo real. A Figura 4 mostra como podem ser vistas as diferentes paredes do ventrículo esquerdo e as estruturas da valva mitral em planos ortogonais. Nota-se que apenas mudando o ângulo do feixe de ultrassom é possível visualizar todas as paredes ventriculares e inspecionar as cúspides anterior e posterior da valva mitral em toda sua extensão (o que é fundamental nas cirurgias de plastia mitral).

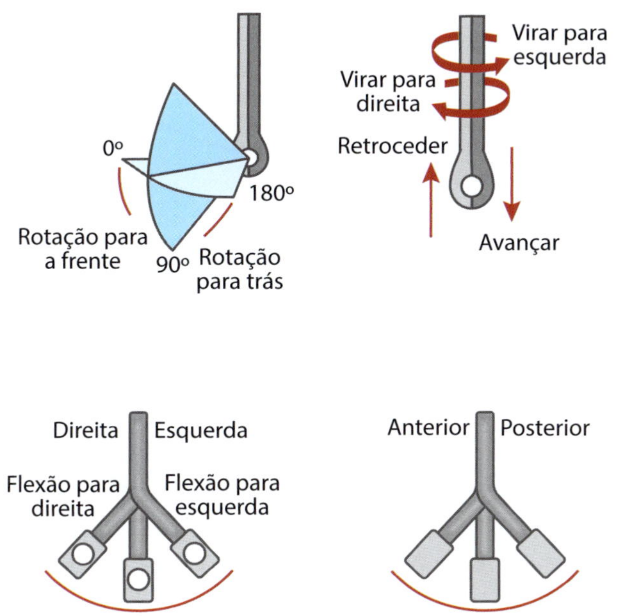

FIGURA 2 Modos de manipulação da sonda durante a aquisição de imagem.[1]

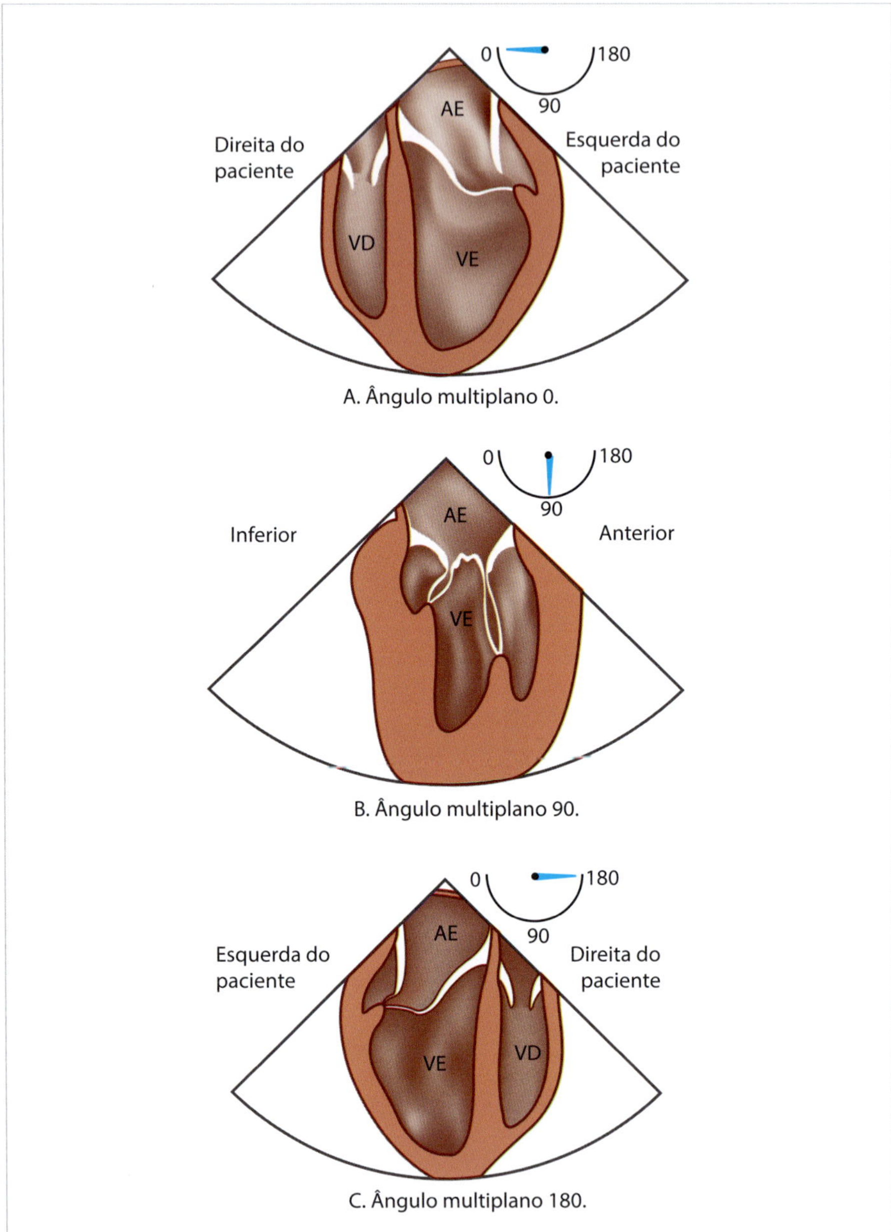

FIGURA 3 Convenção da apresentação das imagens.

AE: átrio esquerdo; VD: ventrículo direito; VE: ventrículo esquerdo.

Fonte: adaptada de Hahn et al., 2013.[24]

No conjunto de diretrizes publicado em 1999 pelas Sociedades Americanas de Ecocardiografia e de Anestesiologia Cardiovascular,[24] há um roteiro sobre como executar um exame de ETE intraoperatório abrangente (Figura 5). Embora os autores quisessem fornecer um guia que pudesse abranger um número satisfatório de janelas ecocardiográficas e facilitasse a visão de diferentes planos, frequentemente são necessárias manobras adicionais para avaliar uma anormalidade em particular ou o exame pode ficar abreviado em determinados planos pela rapidez necessária em se obter um diagnóstico intraoperatório. Desse modo, não se chegou a um consenso se todas as 20 janelas descritas nas diretrizes devem ser obtidas para cada paciente cirúrgico. Esse trabalho foi um clássico muito

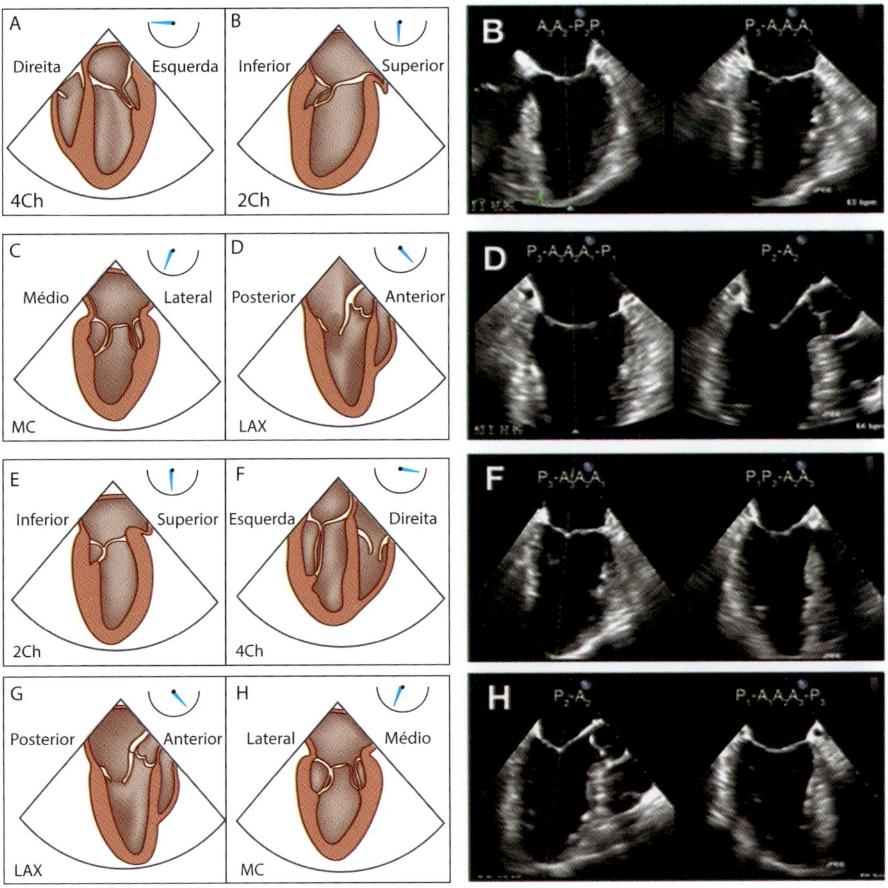

FIGURA 4 Exibição das imagens multiplanas simultâneas.

Fonte: adaptada de Hahn et al., 2013.[24]

citado em outros artigos e em cursos de ecocardiografia intraoperatória. No entanto, buscando melhorar a qualidade do exame e a segurança do paciente, em 2013, essas duas sociedades publicaram dois *guidelines* distintos. Um deles refere-se ao exame básico e recomenda a aquisição de apenas 11 janelas (Figura 6).[17]

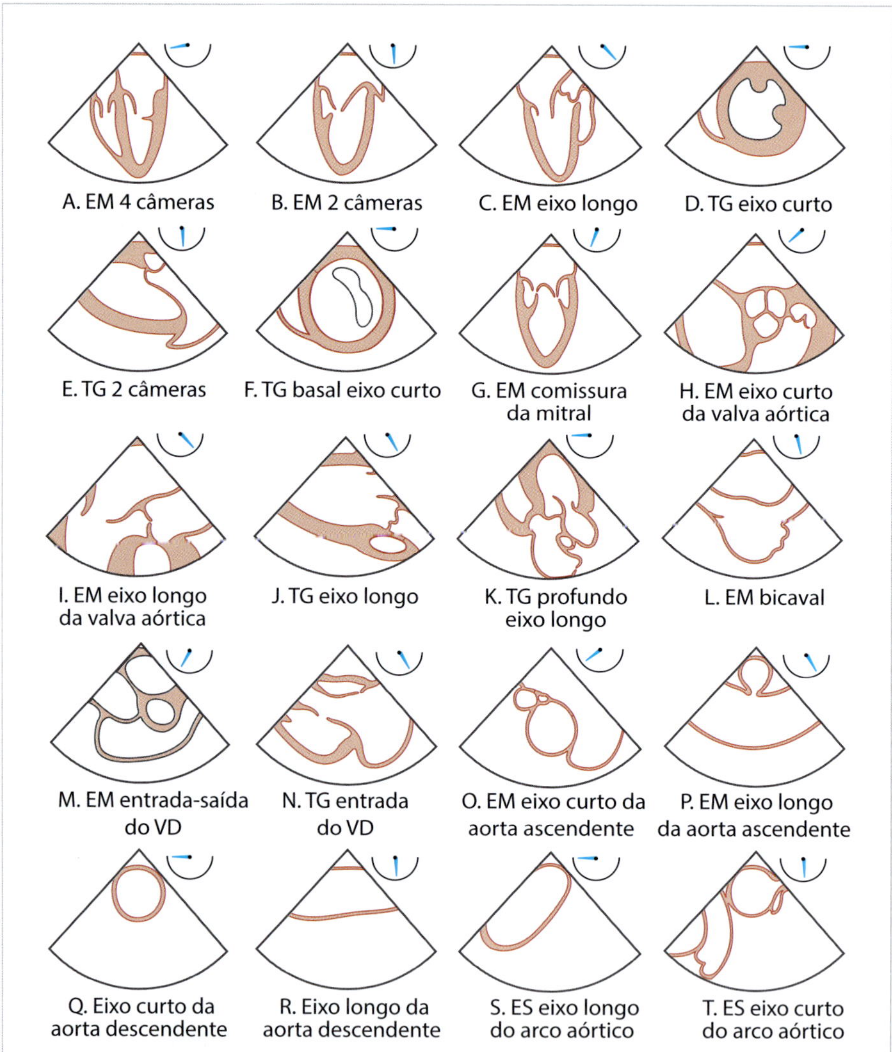

FIGURA 5 As 20 janelas ecocardiográficas.
EM: esôfago médio; TG: transgástrico; VD: ventrículo direito; ES: esôfago superior.
Fonte: adaptada de Shanewise et al., 1999.[25]

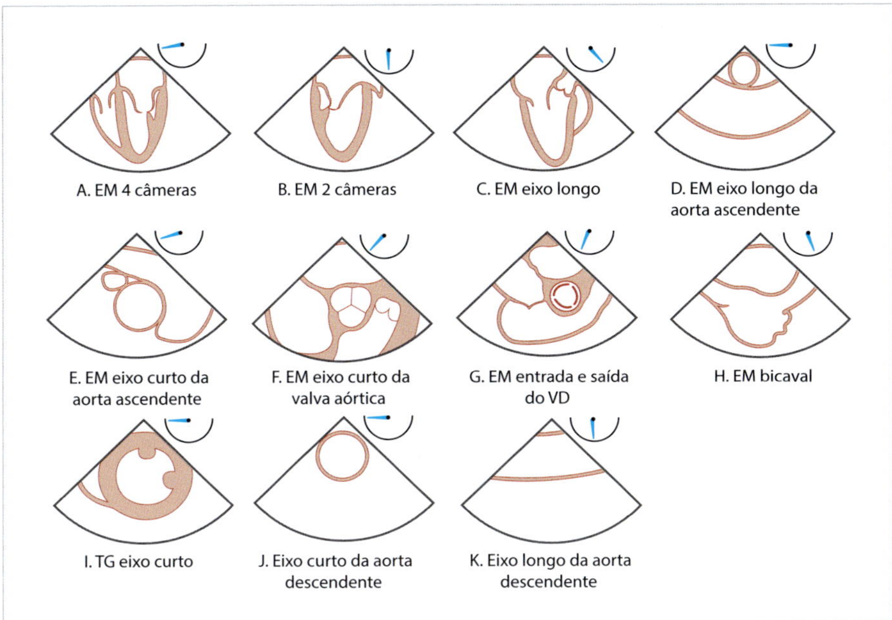

FIGURA 6 As 11 janelas ecocardiográficas do exame básico.

EM: esôfago médio; TG: transgástrico; VD: ventrículo direito.

Fonte: adaptada de Reeves et al., 2013.[18]

O outro objetiva um exame detalhado e recomenda 28 janelas e, ainda assim, menciona que elas podem ser insuficientes. Nesse *guideline* é abordado ainda o uso da ecocardiografia tridimensional (Figura 7).[23] As oito janelas adicionais são cortes em eixo longo e eixo curto das quatro valvas, quatro câmaras e dos grandes vasos. De qualquer forma, é importante que se tente avaliar cada estrutura em diferentes janelas ou cortes. Por exemplo, para avaliar a contratilidade ventricular, é fundamental que sejam vistas diferentes janelas, uma vez que cada uma delas mostra paredes diferentes. Para avaliação valvar, o mesmo raciocínio deve ser levado em conta, uma vez que o prolapso de uma cúspide, por exemplo, pode ser visualizado em uma dada janela, e em outra não.

As Figuras 5, 6 e 7 mostram uma sequência de cortes que pode ser realizada pelo anestesiologista assim que a sonda é inserida no paciente. Estão representadas em sequência as 20 janelas do trabalho clássico de 1999, as 11 e 28 janelas dos consensos mais recentes. Mas se trata apenas de uma sugestão, para que nenhuma estrutura deixe de ser visualizada. É importante que se tente avaliar o máximo possível de janelas, principalmente em anestesia para cirurgia cardíaca, uma vez que em cerca de 20% dos casos, novos diagnósticos são encontrados.

Plano de imagem	Modelo 3D	Imagem ETE	Protocolo de aquisição	Estruturas visualizadas
Janelas do plano do esôfago médio (EM)				
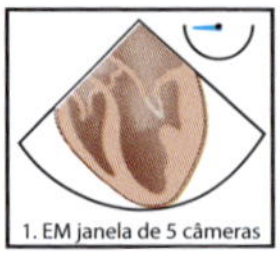	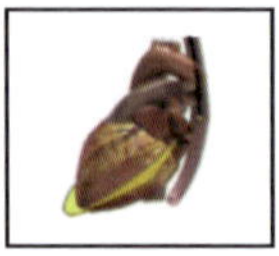	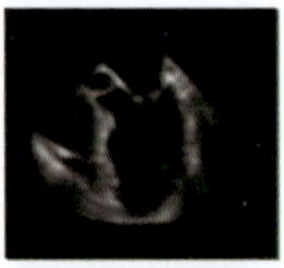	Ângulo do transdutor: 0-10 Nível: EM Manobra (a partir da imagem anterior): nenhuma	Valva aórtica VSVE Átrio esquerdo/átrio direito Ventrículo esquerdo/ ventrículo direito/VCI Valva mitral (A2A1-P1) Valva tricúspide
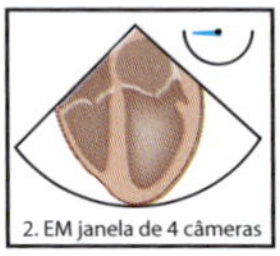	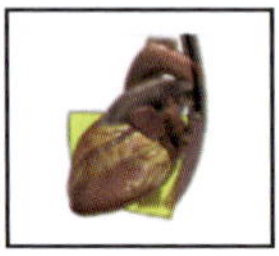	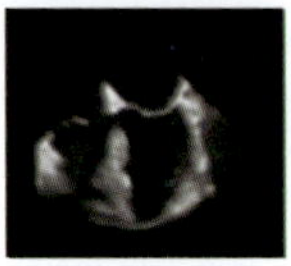	Ângulo do transdutor: 0-10 Nível: EM Manobra (a partir da imagem anterior): avançar +/- retroflexão	Átrio esquerdo/átrio direito/septo interatrial Ventrículo esquerdo/ ventrículo direito/VCI Valva mitral (A3A2-P2P1) Valva tricúspide
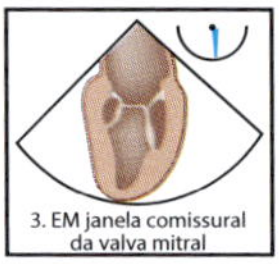	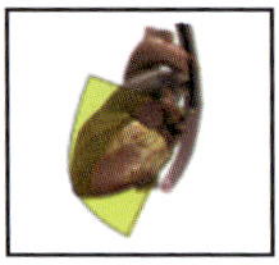	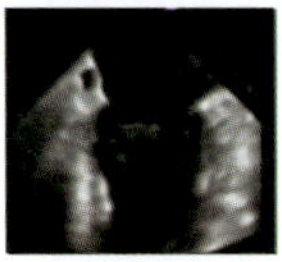	Ângulo do transdutor: 50-70 Nível: EM Manobra (a partir da imagem anterior): nenhuma	Átrio esquerdo Seio coronário Ventrículo esquerdo Valva mitral (P3-A3A2A1-P1) Músculos papilares Cordas tendíneas
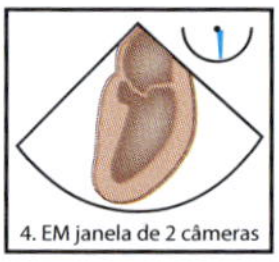	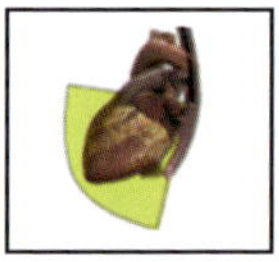	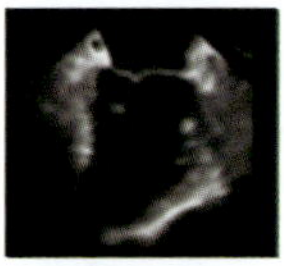	Ângulo do transdutor: 80-100 Nível: EM Manobra (a partir da imagem anterior): nenhuma	Átrio esquerdo Seio coronário Apêndice atrial esquerdo Ventrículo esquerdo Valva mitral (P3-A3A2A1)
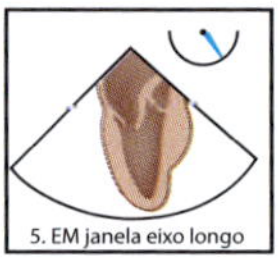	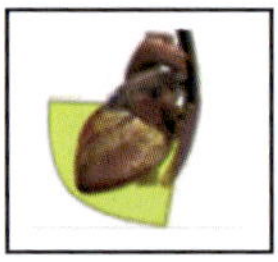	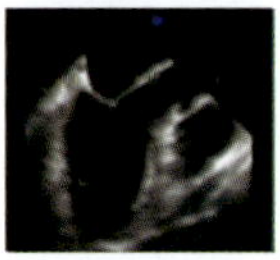	Ângulo do transdutor: 120-140 Nível: EM Manobra (a partir da imagem anterior): nenhuma	Átrio esquerdo Ventrículo esquerdo VSVE VSVD Valva mitral (P3-A2) Valva aórtica Aorta ascendente proximal
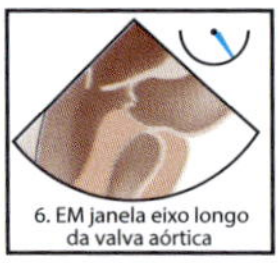	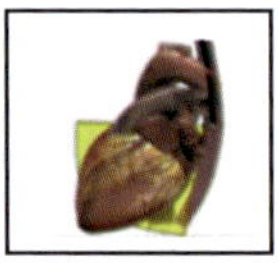	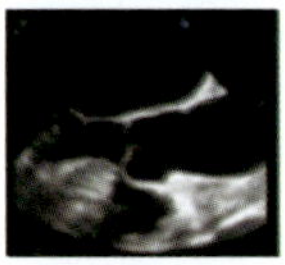	Ângulo do transdutor: 120-140 Nível: EM Manobra (a partir da imagem anterior): retirar e antiflexão	Átrio esquerdo Ventrículo esquerdo VSVE VSVD Valva mitral (P3-A2) Valva aórtica Aorta ascendente proximal
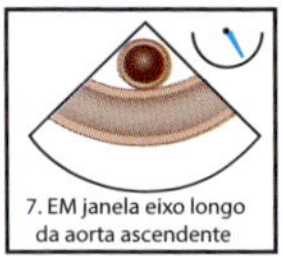	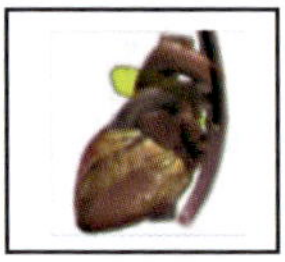	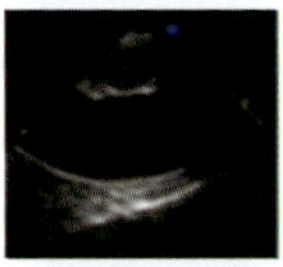	Ângulo do transdutor: 90-110 Nível: esôfago superior Manobra (a partir da imagem anterior): retirar	Aorta ascendente Artéria pulmonar direita
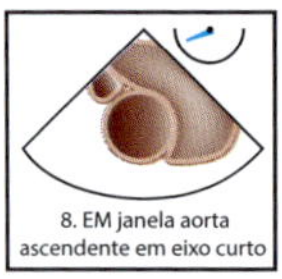	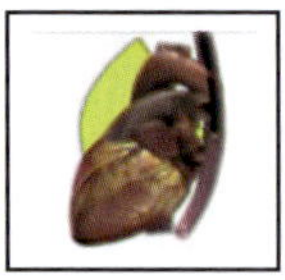	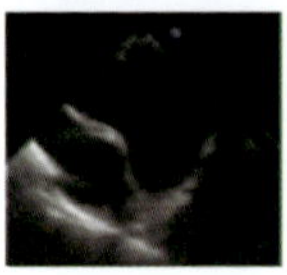	Ângulo do transdutor: 0-30 Nível: esôfago superior Manobra (a partir da imagem anterior): girar sentido horário	Eixo curto da aorta ascendente Bifurcação da artéria pulmonar Veia cava superior

FIGURA 7 As 28 janelas de um exame compreensível. *(continua)*
Fonte: adaptada de Hanh et al., 2013.

(continuação)

Plano de imagem	Modelo 3D	Imagem ETE	Protocolo de aquisição	Estruturas visualizadas
Janelas do plano do esôfago médio (EM)				
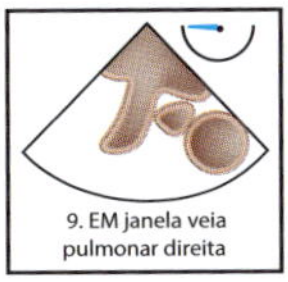 9. EM janela veia pulmonar direita	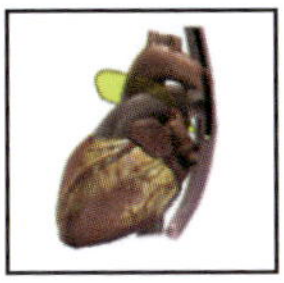	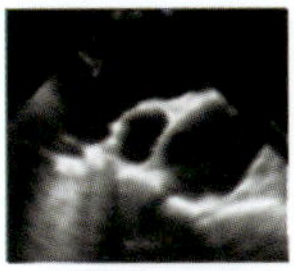	Ângulo do transdutor: 0-30 Nível: esôfago superior Manobra (a partir da imagem anterior): girar sentido horário e avançar	Aorta ascendente Veia cava superior Veias pulmonares direitas
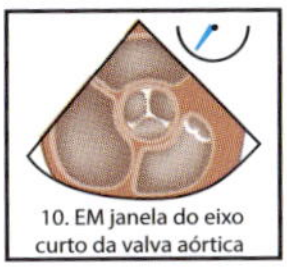 10. EM janela do eixo curto da valva aórtica	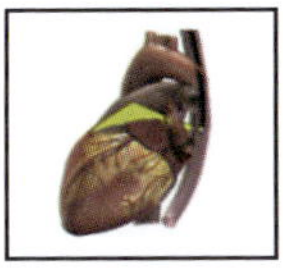	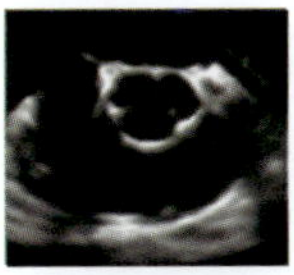	Ângulo do transdutor: 25-45 Nível: EM Manobra (a partir da imagem anterior): girar sentido anti-horário, avançar e antiflexão	Valva aórtica Átrio direito Átrio esquerdo Septo interatrial VSVD Valva pulmonar
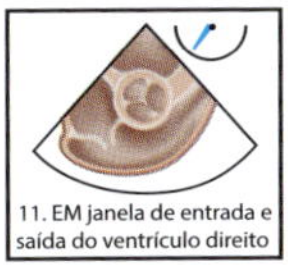 11. EM janela de entrada e saída do ventrículo direito	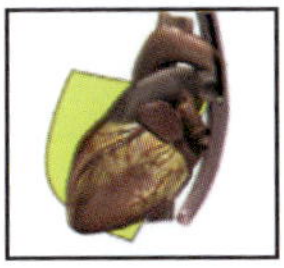	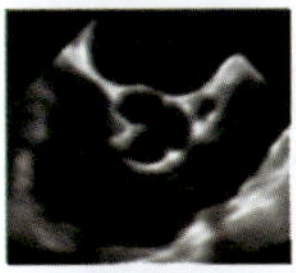	Ângulo do transdutor: 50-70 Nível: EM Manobra (a partir da imagem anterior): girar o sentido horário e avançar	Valva aórtica Átrio direito Átrio esquerdo Septo interatrial Valva tricúspide VSVD Valva pulmonar
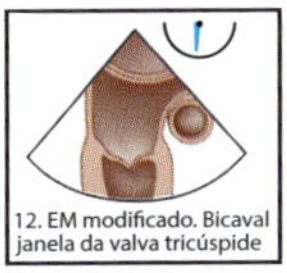 12. EM modificado. Bicaval janela da valva tricúspide	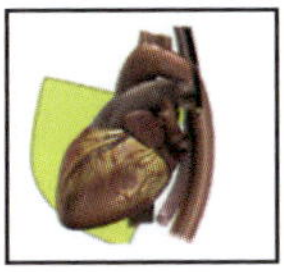	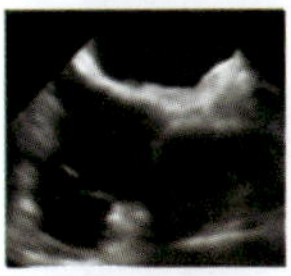	Ângulo do transdutor: 50-70 Nível: EM Manobra (a partir da imagem anterior): girar o sentido horário	Átrio direito Átrio esquerdo Septo interatrial Valva tricúspide Veia cava superior Veia cava inferior/seio coronário
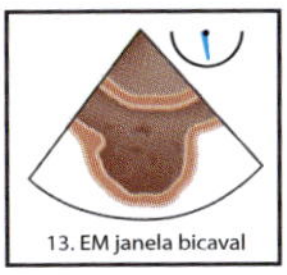 13. EM janela bicaval	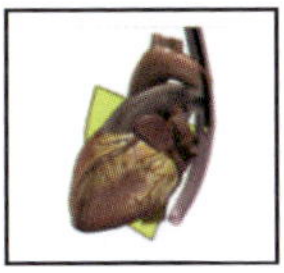	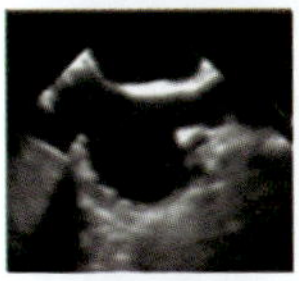	Ângulo do transdutor: 90-110 Nível: EM Manobra (a partir da imagem anterior): girar o sentido horário	Átrio direito/apêndice Átrio esquerdo Septo interatrial Veia cava superior Veia cava inferior
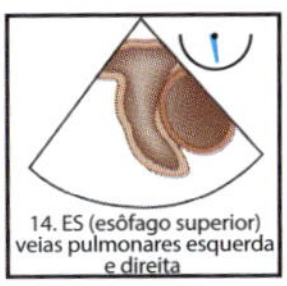 14. ES (esôfago superior) veias pulmonares esquerda e direita	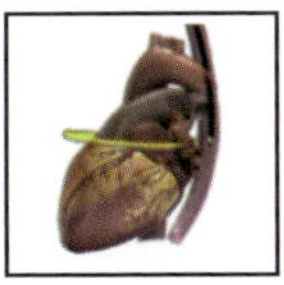	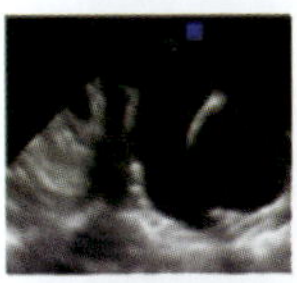	Ângulo do transdutor: 90-110 Nível: ES Manobra (a partir da imagem anterior): subir, girar o sentido horário para as veias direitas e no sentido anti-horário para as veias esquerdas	Veia pulmonar (superior e inferior) Artéria pulmonar
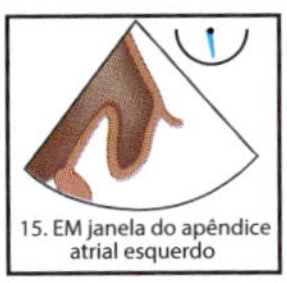 15. EM janela do apêndice atrial esquerdo	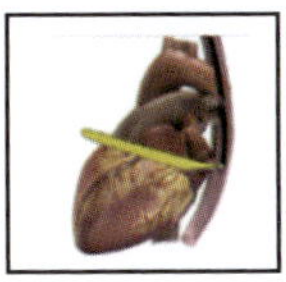	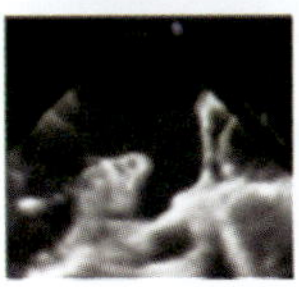	Ângulo do transdutor: 90-110 Nível: ES Manobra (a partir da imagem anterior): avançar	Apêndice atrial esquerdo Veia pulmonar superior esquerda

FIGURA 7 As 28 janelas de um exame compreensível. *(continua)*

Fonte: adaptada de Hanh et al., 2013.

(continuação)

Plano de imagem	Modelo 3D	Imagem ETE	Protocolo de aquisição	Estruturas visualizadas
Janelas transgástricas (TG)				
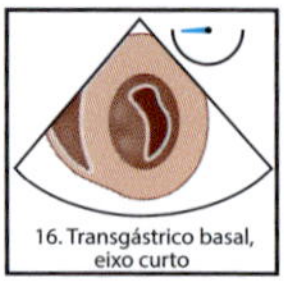	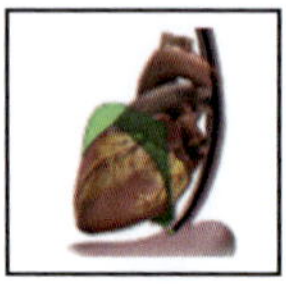	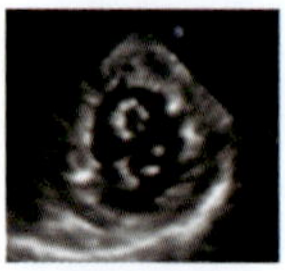	Ângulo do transdutor: 0-20 Nível: transgástrico Manobra (a partir da imagem anterior): avançar e antiflexão	VE (base) VD (base) Valva mitral (eixo curto) Valva tricúspide (eixo curto)
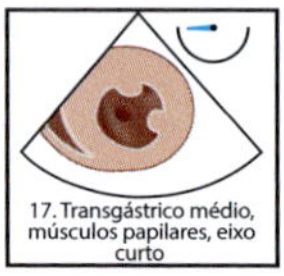	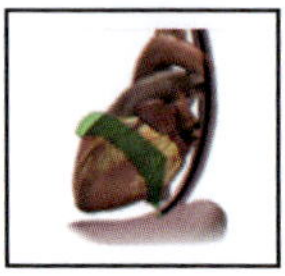	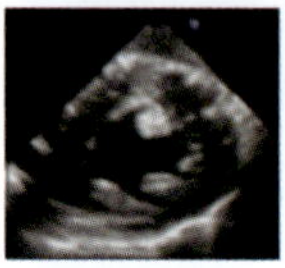	Ângulo do transdutor: 0-20 Nível: transgástrico Manobra (a partir da imagem anterior): avançar e antiflexão	VE (médio) Músculos papilares VD (médio)
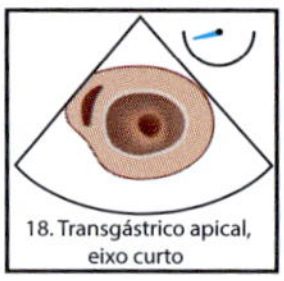	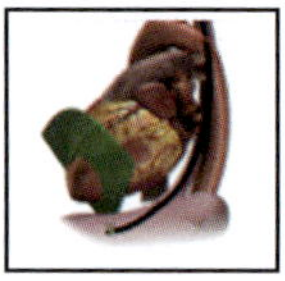	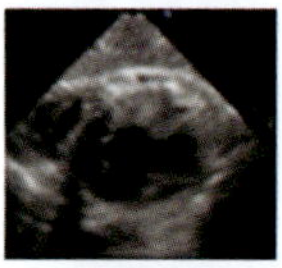	Ângulo do transdutor: 0-20 Nível: transgástrico Manobra (a partir da imagem anterior): avançar e antiflexão	VE (apical) VD (apical)
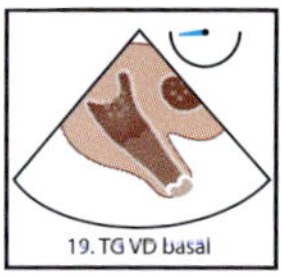	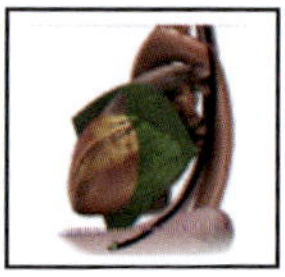	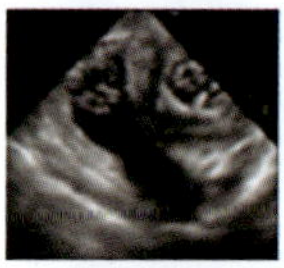	Ângulo do transdutor: 0-20 Nível: transgástrico Manobra (a partir da imagem anterior): antiflexão	VE (médio) VD (médio) VSVD Valva tricúspide (eixo curto) Valva pulmonar
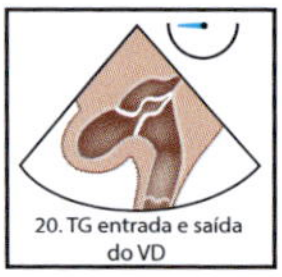	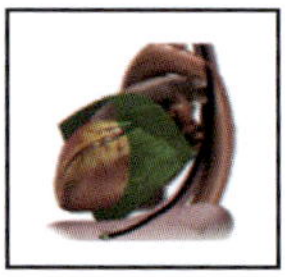	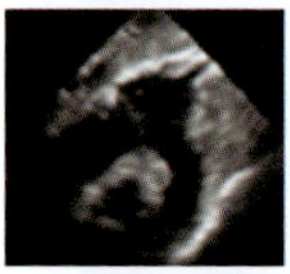	Ângulo do transdutor: 0-20 Nível: transgástrico Manobra (a partir da imagem anterior): flexão-direita	AD VD VSVD Valva pulmonar Valva tricúspide
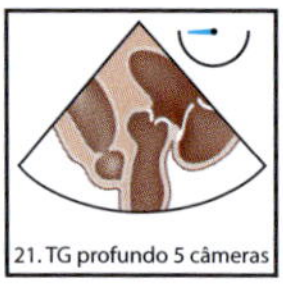	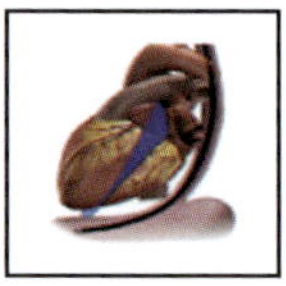	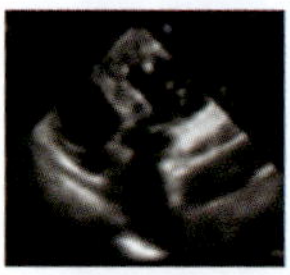	Ângulo do transdutor: 0-20 Nível: transgástrico Manobra (a partir da imagem anterior): flexão-esquerda, avançar e antiflexão	VE VSVE VD Valva aórtica Raiz da aorta Valva mitral
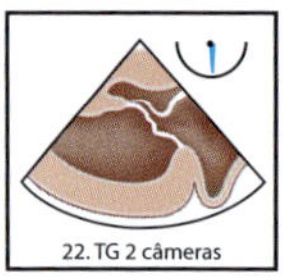	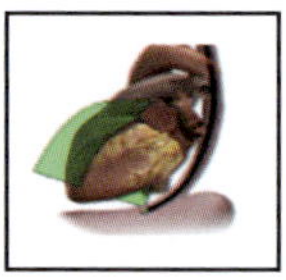	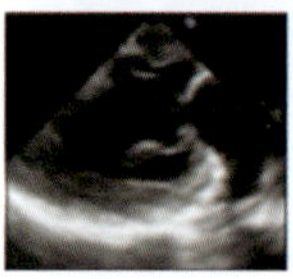	Ângulo do transdutor: 90-110 Nível: transgástrico Manobra (a partir da imagem anterior): flexão neutra e subir	VE AE/apêndice Valva mitral

FIGURA 7 As 28 janelas de um exame compreensível. *(continua)*

Fonte: adaptada de Hanh et al., 2013.

(continuação)

Plano de imagem	Modelo 3D	Imagem ETE	Protocolo de aquisição	Estruturas visualizadas
Janelas transgástricas				
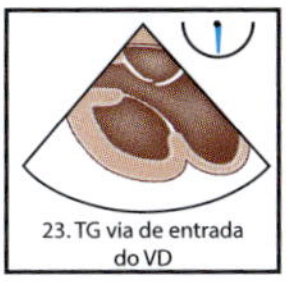	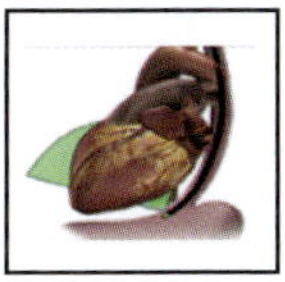	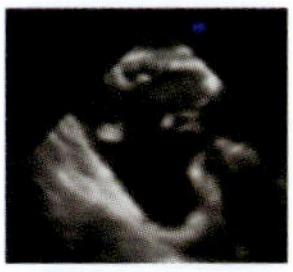	Ângulo do transdutor: 90-110 Nível: transgástrico Manobra (a partir da imagem anterior): girar sentido horário	VD AD Valva tricúspide
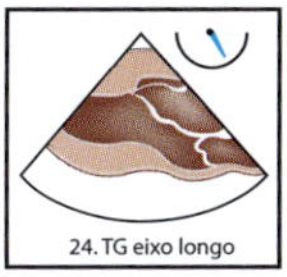	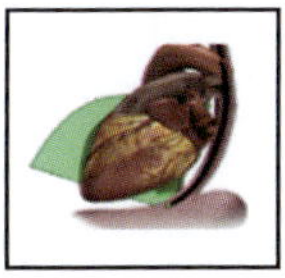	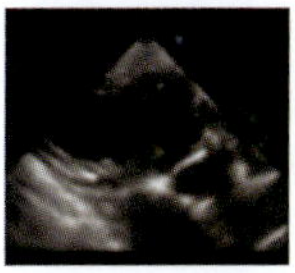	Ângulo do transdutor: 120-140 Nível: transgástrico Manobra (a partir da imagem anterior): girar sentido anti-horário	VE VSVE VDxValva aórtica Raiz da aorta Valva mitral
Janelas aórticas				
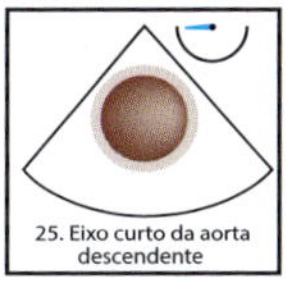	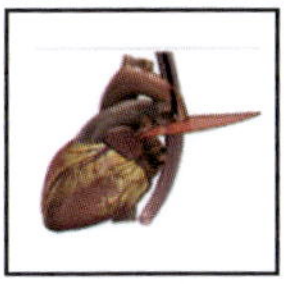	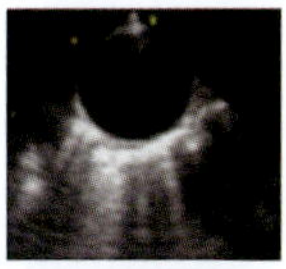	Ângulo do transdutor: 0-10 Nível: transgástrico para o EM Manobra (a partir da imagem anterior): flexão neutra	Aorta descendente Tórax esquerdo Veias ázigos e hemiázigos Artérias intercostais
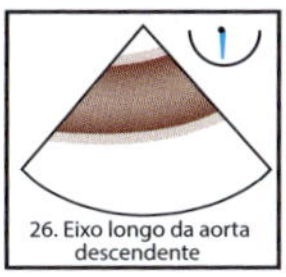	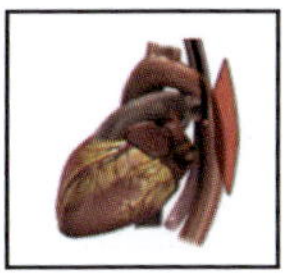	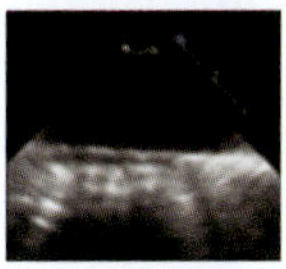	Ângulo do transdutor: 90-100 Nível: transgástrico para o EM Manobra (a partir da imagem anterior): flexão neutra	Aorta descendente Tórax esquerdo
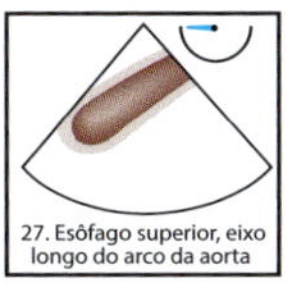	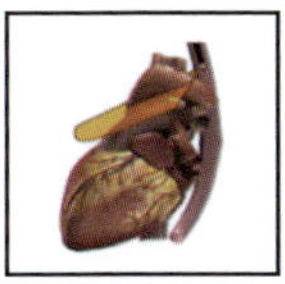	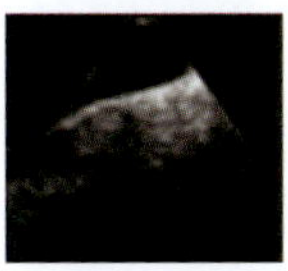	Ângulo do transdutor: 0-10 Nível: esôfago superior Manobra (a partir da imagem anterior): subir o transdutor	Arco aórtico Veia inominada Tecido mediastinal
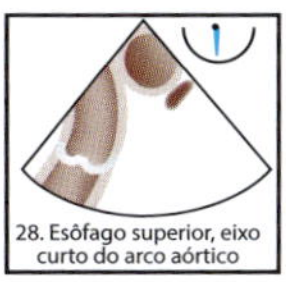	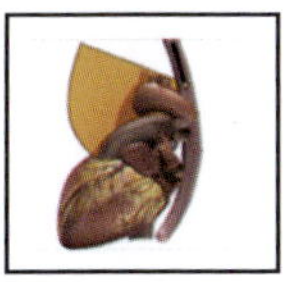	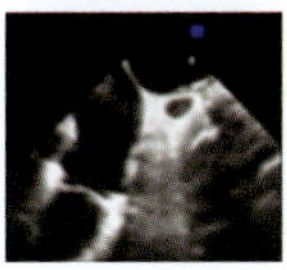	Ângulo do transdutor: 70-90 Nível: transgástrico para o EM Manobra (a partir da imagem anterior): nenhuma	Arco aórtico Veia inominada Artéria pulmonar Valva pulmonar Tecido mediastinal

FIGURA 7 As 28 janelas de um exame compreensível.

Fonte: adaptada de Hanh et al., 2013.

AVALIAÇÃO HEMODINÂMICA

A avaliação hemodinâmica é um dos objetivos principais da ecocardiografia tanto no centro cirúrgico, quanto na terapia intensiva. Medidas como o volume sistólico, o débito cardíaco, as pressões intracardíacas, os gradientes de pressão e a resistência vascular podem ser determinados pela combinação da ecocardiografia bidimensional e o modo Doppler.

Diversos trabalhos mostraram que a avaliação hemodinâmica por meio da ecocardiografia é segura e apresenta alta sensibilidade quando realizada por anestesiologistas e intensivistas treinados.[3-5,8,10-12] Além disso, existem trabalhos que comparam o uso do cateter de artéria pulmonar (CAP) com a ecocardiografia – tanto transtorácica quanto transesofágica – em relação à análise hemodinâmica e decisão terapêutica e revelam que a ecocardiografia pode trazer mais benefícios do que o CAP, com uma incidência bem menor de eventos adversos relacionados ao procedimento.[25-27]

No início da ecocardiografia, a avaliação hemodinâmica era feita predominantemente em modo M (modo de movimento – apesar de mostrar imagem unidimensional, fornece uma taxa de quadros muito alta, permitindo exibição superior do movimento dinâmico). Atualmente, a combinação das imagens em modo bidimensional (2D) e/ou tridimensional (3D) com o estudo Doppler é o método de escolha.

O efeito Doppler foi descrito pelo físico austríaco Christian Doppler em 1842.[28-30] Ele estudou o fenômeno de que o timbre do som é afetado pela sua movimentação em relação à um observador. De modo simplificado, ele nos diz que a frequência sonora aumenta à medida que a fonte de som se aproxima de um dado observador e, de modo inverso, diminui à medida que a fonte de som se afasta do observador. No caso da ecocardiografia e do sistema cardiovascular, a fonte sonora são as hemácias e o observador é o transdutor. Desse modo, pela velocidade das hemácias em relação ao transdutor, pode-se quantificar o fluxo sanguíneo a partir da seguinte equação:

$$\Delta f = 2\ fo\ \frac{v \times \cos\theta}{c}$$

Em que Δf é a variação entre a frequência transmitida e a recebida pelo transdutor; *fo* é a frequência transmitida; v é a velocidade das hemácias; c é a velocidade do som no sangue (conhecida como 1.540 m/s); e θ é o ângulo formado pelo feixe de ultrassom e o fluxo sanguíneo. Vale ressaltar que o ângulo θ indica o alinhamento entre o feixe de ultrassom e o fluxo sanguíneo, o que é de fundamental importância na análise correta das velocidades, ou seja, como a equação do efeito Doppler depende do cosseno de θ, se o alinhamento não for feito da maneira mais paralela possível pelo examinador, a velocidade do sangue estará subestimada.

Há cinco tipos básicos de técnicas com Doppler: onda contínua, onda pulsada, imagem de fluxo colorido, Doppler tissular e varredura dúplex.

No Doppler pulsado, um único cristal de ultrassom envia e recebe os feixes sonoros. O cristal do transdutor emite um disparo de ultrassons com uma frequência conhecida, que é refletido por um objeto em movimento. Esse mesmo cristal recebe a frequência refletida. O número de pulsos transmitidos por um transdutor Doppler a cada segundo é chamado de frequência de repetição de pulsos (FRP). Desse modo, existe uma frequência máxima de emissão, que é igual à metade da FRP; a isso se dá o nome de limite de Nyquist. Se a frequência emitida for maior que o limite Nyquist, ocorrerá o fenômeno de ambiguidade (*aliasing*), ou seja, o espectro do Doppler é cortado acima do limite Nyquist e as medidas não podem ser realizadas. Outra característica do Doppler pulsado é que como existe um intervalo entre a transmissão e a recepção dos pulsos, profundidades diferentes podem ser avaliadas, o que cria um "volume de amostra" em um ponto específico ao longo do feixe. Pode-se concluir então que o Doppler pulsado mede fluxos laminares, de baixas velocidades ($< 1{,}5\ m.s^{-1}$) e em uma localização intracardíaca específica.

Já no Doppler contínuo, dois cristais estão envolvidos: um que emite e outro que recebe a frequência dos objetos móveis. Assim, há um movimento contínuo de transmissão e recepção, que permite uma frequência ilimitada de repetição de pulsos e a análise de vários pontos ao longo do feixe. Logo, o Doppler contínuo permite a análise de fluxos turbilhonares, com velocidades maiores através de orifícios intracardíacos ($> 1{,}5\ m.s^{-1}$).

A Figura 8 mostra o aspecto da aplicação do Doppler contínuo para medir a velocidade do fluxo sanguíneo na valva aórtica. Observa-se que a velocidade é expressa no eixo das abscissas e o tempo no eixo das ordenadas.

A aplicação da equação do fenômeno Doppler permite determinar a velocidade das hemácias, ou seja, do fluxo sanguíneo, que pode ser convertida em gradiente de pressão pela equação simplificada de Bernoulli:

$$\Delta P = 4v^2$$

No canto superior direito da Figura 8, vê-se a aplicação desta equação. Tem-se uma velocidade máxima de 486 $cm.s^{-1}$. Ao elevar esta velocidade ao quadrado e multiplicar o resultado por 4, tem-se um gradiente máximo de pressão de 94,3 mmHg, como mostra a Figura.

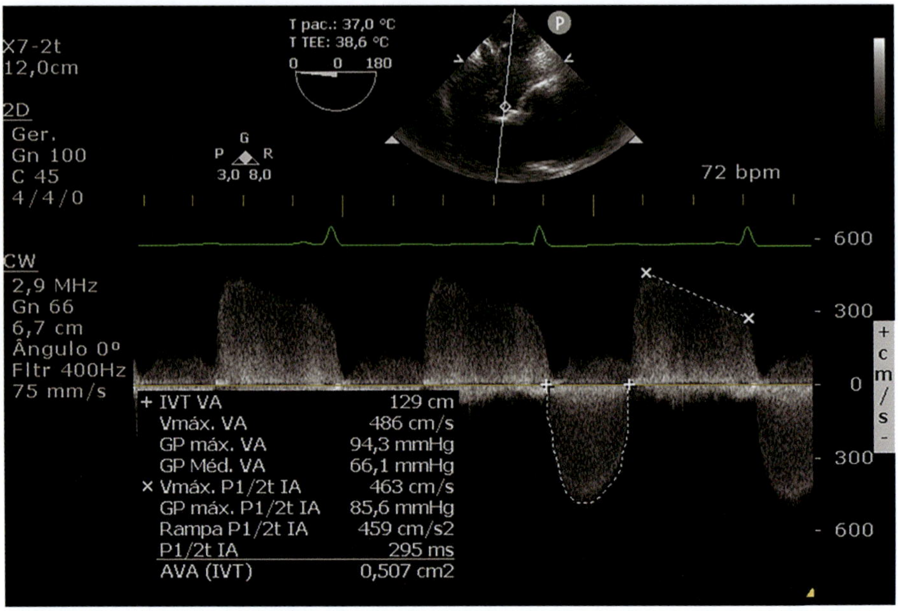

FIGURA 8 Aspecto da aplicação do Doppler.

Existe um conceito ecocardiográfico denominado Lei de Preservação das Massas. Este conceito define que o uso do efeito Doppler e da equação de Bernoulli pode ser aplicado a qualquer lugar por onde o sangue passa. Logo, é possível medir o fluxo sanguíneo em cada uma das quatro valvas cardíacas e nos grandes vasos.

Com o conhecimento desses conceitos é possível compreender as ferramentas utilizadas para o cálculo dos parâmetros hemodinâmicos.

Neste tópico serão abordados os principais métodos de análise hemodinâmica a partir da ecocardiografia bidimensional e do efeito Doppler.

Gradientes transvalvares[28-33]

Uma das aplicações mais importantes do método Doppler contínuo é avaliar os gradientes de pressão transvalvares. A equação de Bernoulli é válida em muitas situações clínicas e se correlaciona bem com as medidas invasivas de pressão. A maior aplicação dessa técnica é a classificação da gravidade de estenose valvar (Figura 7).

Para que a medida do gradiente de pressão tenha a maior acurácia possível, é necessário o ajuste adequado do ganho, a procura cuidadosa e meticulosa da melhor imagem e o alinhamento ideal do feixe do Doppler com o fluxo sanguíneo.

Pressões intracardíacas[28-33]

A análise dos fluxos transvalvares pode ser usada para estimar as pressões intracardíacas, como:

1. Medida da pressão sistólica do ventrículo direito (VD) e da artéria pulmonar (AP): a velocidade de uma regurgitação pela valva tricúspide reflete a diferença entre as pressões sistólicas no VD e no átrio direito (AD). Logo, utilizando a curva de velocidade *versus* tempo do fluxo de regurgitação tricúspide, pode-se usar a equação de Bernoulli simplificada e calcular o gradiente de pressão máximo desse fluxo. Soma-se à esta medida a pressão no AD e obtém-se a pressão sistólica do VD (PSVD). Se não houver nenhuma alteração na via de saída do VD, pode-se dizer que a PSVD é igual à pressão sistólica da artéria pulmonar. A medida da pressão do AD pode ser feita por meio de um cateter venoso central medindo a pressão venosa central (PVC) ou estimada pela análise da veia cava inferior (VCI). Se a VCI apresentar diâmetro menor que 1,5 cm, a PVC será estimada entre 0 e 5 mmHg. Quando a VCI apresentar diâmetro > 1,5 cm e o índice de colapsidade for > 50% durante a inspiração forçada, a PVC é estimada em 5 a 10 mmHg. Quando a VCI apresentar diâmetro > 1,5 cm e o índice de colapsidade for < 50% durante a inspiração forçada, a PVC é estimada em 10 a 15 mmHg se dilatada (> 2,5 cm), sem resposta à inspiração, a pressão é maior que 15 mmHg.

TABELA 3 Variação do diâmetro da veia cava inferior (VCI) e a relação com pressão venosa central (PVC)

Diâmetro da VCI	Índice de colapsidade	Pressão venosa central
< 1,5 cm	NA	0 a 5 mmHg
1,5 a 2,5 cm	> 50%	5 a 10 mmHg
1,5 a 2,5 cm	< 50%	10 a 15 mmHg
> 2,5 cm	Fixo	> 15 mmHg

2. Pressão média na artéria pulmonar e pressão diastólica final na artéria pulmonar: seguindo a mesma linha de raciocínio, com o valor da velocidade de pico de um jato de regurgitação na valva pulmonar e da velocidade de regurgitação pulmonar no final da diástole, pode-se estimar a pressão média na artéria pulmonar e a pressão diastólica final na artéria pulmonar, respectivamente.
3. Pressão no átrio esquerdo e pressão diastólica final no ventrículo esquerdo: de modo análogo ao lado direito, a velocidade de um jato de regurgitação mitral reflete a diferença de pressão sistólica entre o ventrículo esquerdo (VE) e o átrio esquerdo (AE). Em pacientes sem obstrução à via de saída do VE, pode-se

TABELA 4 Cálculo das pressões intracardíacas

Pressão	Equação
PSVD ou PSAP	$4(v_{RT})^2$ + PAD
PMAP	$4(v_{inicial}\ IP)^2$ + PAD
PDAP	$4(v_{final}IP)^2$ + PAD
PAE	PSS - $4(v_{RM})^2$
PDFVE	PAD - $4(v_{IA\ final})^2$

PSVD: pressão sistólica do ventrículo direito; PSAP: pressão sistólica da artéria pulmonar; v: velocidade de pico; RT: regurgitação tricúspide; PAD: pressão no átrio direito; PMAP: pressão média da artéria pulmonar; IP: insuficiência pulmonar; PDAP: pressão diastólica da artéria pulmonar; PAE: pressão no átrio esquerdo; PSS: pressão sanguínea sistólica; RM: regurgitação mitral; PDFVE: pressão diastólica final do ventrículo esquerdo; PSD: pressão sanguínea diastólica; IA: insuficiência aórtica.

afirmar que a pressão arterial sistólica (PAS) é igual à pressão sistólica final no VE. Logo, a pressão no AE é igual à diferença entre a PAS e o gradiente de pressão máximo dado pelo jato de regurgitação mitral. Já um jato de insuficiência aórtica reflete a diferença entre a pressão arterial diastólica (PAD) e a pressão diastólica final do VE (PDFVE). Assim, a PDFVE é igual à diferença entre a PAD e o gradiente de pressão máximo do jato de regurgitação aórtico.

A Tabela 4 mostra o resumo dos cálculos das pressões intracardíacas.

VOLUME SISTÓLICO E DÉBITO CARDÍACO[28-33]

A taxa de fluxo calculada por meio da hidrodinâmica, pode ser obtida a partir do produto entre a área seccional de um orifício e a velocidade do fluxo sanguíneo que passa por esta área. No caso do volume sistólico, pode-se medir a área da via de saída do VE e multiplicar pela integral da velocidade-tempo (IVT) do fluxo que passa por ela (Figura 9).

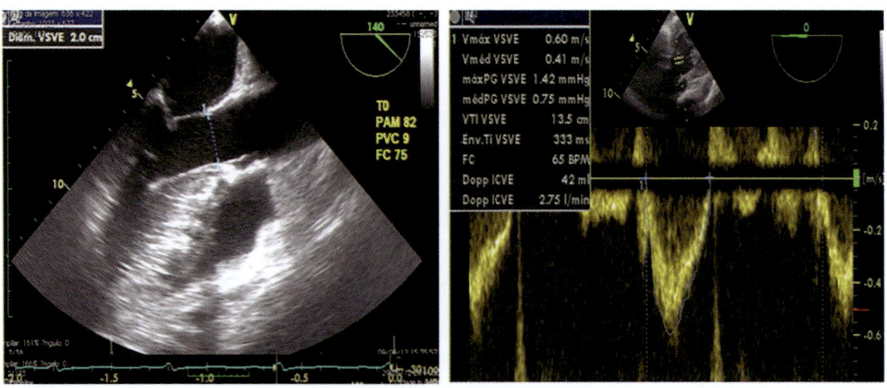

FIGURA 9 Determinação do cálculo do volume sistólico.

Mede-se o diâmetro da via de saída do VE (VSVE) no plano do esôfago médio em eixo longo a 120°. Após, no plano transgástrico em eixo longo a 135° ou no transgástrico profundo a zero grau, mede-se o fluxo pelo Doppler pulsado, também na VSVE, e calcula-se a IVT. Multiplicando-se a área da VSVE pela IVT, obtém-se o volume sistólico, que, quando multiplicado pela frequência cardíaca, será igual ao débito cardíaco.

Na prática, apenas a medida do IVT pode ser suficiente. Em primeiro lugar, porque a área da VSVE não mudará. E depois, porque com o advento da ecocardiografia tridimensional e a análise de outros exames de imagem, como a tomografia computadorizada e a ressonância nuclear magnética, observou-se que a VSVE não é um círculo perfeito, ela tem formato de elipse. Logo, pela ecocardiografia bidimensional, não é possível saber se se está medindo a VSVE no seu maior ou o menor eixo. Levando-se em consideração que a fórmula para cálculo da área da VSVE eleva o raio ao quadrado, um erro de medida pode tornar o cálculo do débito cardíaco por esse método bastante equivocado. Por esse motivo, a análise isolada do IVT pode, além de ser mais rápida, ser mais fidedigna. Valores de 18 cm da IVT da VSVE é aceito como um valor de referência de normalidade. Interpreta-se redução do IVT como redução do DC e vice-versa.

Essa medida também pode ser realizada na válvula aórtica e no ventrículo direito, mas pela facilidade de aquisição de imagens e alinhamento entre o fluxo sanguíneo e o feixe de ultrassom, a VSVE é a mais comumente utilizada.

Relação entre os fluxos pulmonar e sistêmico[28,29]

A técnica utilizada para calcular o volume sistólico (VS) do lado esquerdo do coração também pode ser usada para calcular o VS do lado direito. Mede-se o diâmetro da via de saída do VD (VSVD) no plano do esôfago médio via de entrada e via de saída do VD (50 a 70 graus). Na janela obtida, à direita da valva aórtica, pode-se visualizar a VSVD e se for possível um correto alinhamento, calcular a IVT através da valva pulmonar utilizando o Doppler pulsado. Com os volumes sistólicos esquerdo e direito calculados, tem-se a razão entre eles, ou seja, o Qp/Qs. Esse cálculo é importante para avaliar a gravidade dos *shunts* intracardíacos, como defeito do septo atrial e/ou ventricular, e orientar o seu tratamento.

Equação da continuidade[28,29]

A equação da continuidade é usada principalmente para o cálculo da área valvar e baseia-se no princípio de conservação das massas. Ou seja, o fluxo volumétrico através do coração é constante (Figura 10).

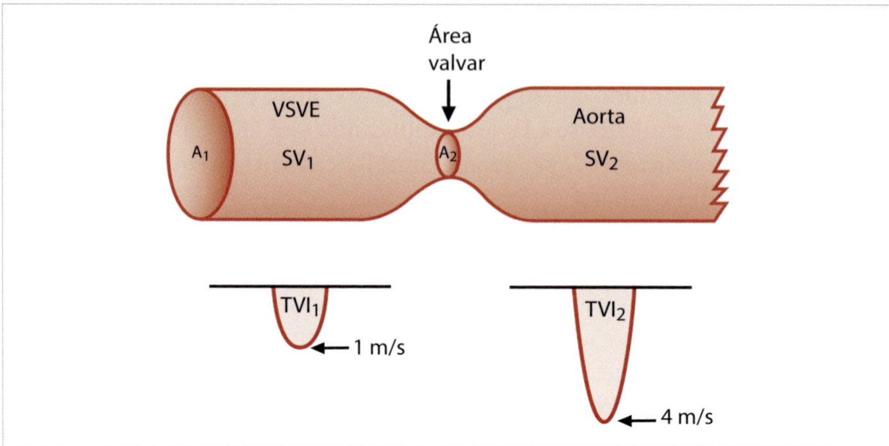

FIGURA 10 Princípio da equação da continuidade. O mesmo fluxo que passa por A1 também passará por A2.

VSVE: via de saída do ventrículo esquerdo.

Utilizando a equação dos fluxos (área × IVT) e o princípio de preservação das massas (Fluxo 1 = Fluxo 2), pode-se calcular uma área valvar estenótica, que na Figura 9 está representada como área 2 (A2):

$$\text{Fluxo 1 } (A1 \times IVT1) = \text{Fluxo 2 } (A2 \times IVT2)$$

$$A2 = \frac{A1 \times IVT1}{IVT}$$

Tempo de meia-pressão[28,29]

O tempo de meia-pressão é o tempo necessário para que o gradiente máximo de pressão transvalvar diminua à metade. Em geral, quanto maior o orifício, menor é o tempo de meia-pressão, porque a pressão tende a se equalizar mais rapidamente. A avaliação da gravidade da estenose mitral e da insuficiência aórtica pode ser calculada pelo tempo de meia-pressão (Figuras 11 e 12).

dP/dT[28,29]

Este é um índice de contratilidade do ventrículo esquerdo. Ele correlaciona a variação de pressão exercida pelo VE, em um dado intervalo de tempo. Para a

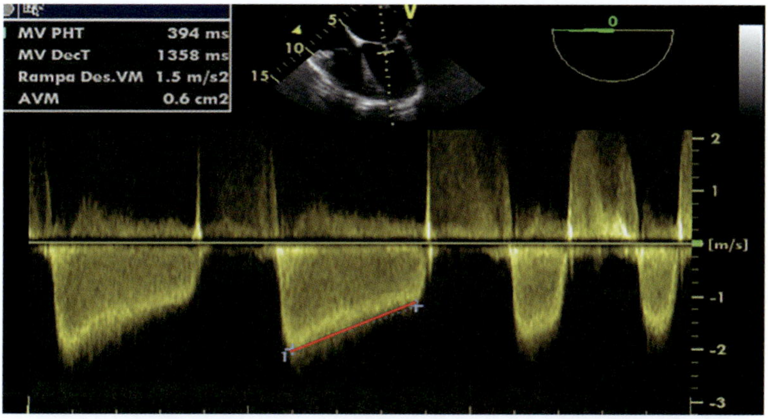

FIGURA 11 Determinação da área da estenose mitral por meio do tempo de meia-pressão.

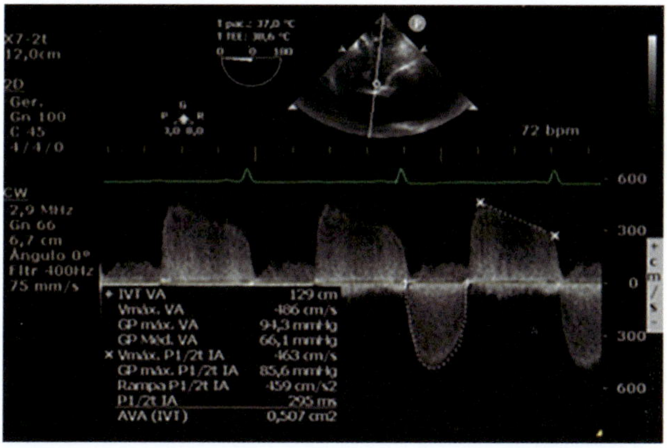

FIGURA 12 Determinação da gravidade da insuficiência aórtica por meio do tempo de meia-pressão.

medida do dP/dT, é usado o jato de regurgitação mitral. A partir da aplicação do modo Doppler contínuo, observa-se o tempo para a velocidade do refluxo mitral variar de 1 $m.s^{-1}$ para 3 $m.s^{-1}$, ou seja, variar de um gradiente de 4 para 36 mmHg, ou ainda o que proporciona uma diferença de 32 mmHg. Quanto maior o tempo que o VE demora em atingir essa variação de gradiente pressórico, pior é a contratilidade. Logo, quanto maior a relação dP/dT, melhor a contratilidade, sendo que o valor ideal atualmente utilizado é > 1.200 $mmHg.s^{-1}$ (Figura 13).

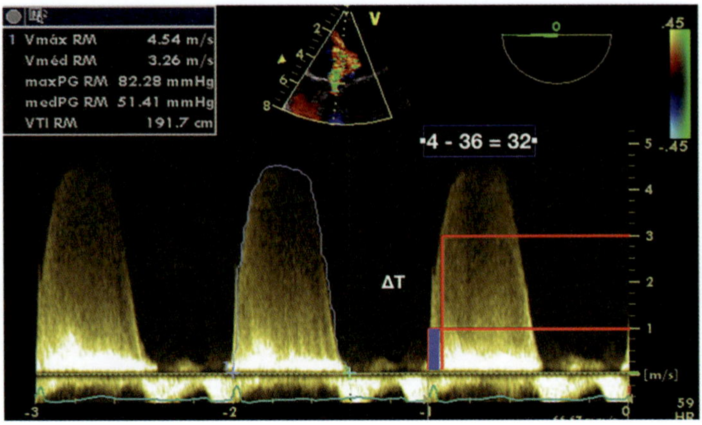

FIGURA 13 Cálculo de dP/dT.

Resistências vasculares[28,29]

De acordo com a lei de Ohm, a diferença de potencial entre 2 pontos é proporcional à corrente:

$$U = R \times i,$$

em que U é a diferença de potencial; R é a resistência e i é a intensidade da corrente.

Aplicando este conceito ao sistema cardiovascular, tem-se que a diferença de pressão entre 2 pontos é proporcional ao fluxo sanguíneo:

$$R = \text{diferença de pressão/débito cardíaco}$$

Para calcular a resistência vascular sistêmica, utiliza-se a diferença entre a pressão arterial média e a pressão venosa central dividida pelo débito cardíaco:

$$(PAM - PVC) \times 80/DC$$

A resistência vascular pulmonar (RVP) pode ser estimada dividindo-se a velocidade máxima do jato de regurgitação tricúspide (VRT) pela IVT da via de saída do VD, uma vez que a RVP tem relação direta com a alteração na pressão e relação indireta com o fluxo pulmonar. A equação utilizada é:

$$RVP = VRT/IVT_{VSVD} \times 10 + 0{,}16$$

A aplicação desta equação pode ser útil em diferenciar pressão arterial pulmonar alta decorrente de aumento do fluxo pulmonar e hipertensão pulmonar decorrente de resistência vascular pulmonar aumentada. Se a pressão da artéria pulmonar estiver alta, mas a relação VRT/IVT_{VSVD} estiver baixa (< 0,2), há maior probabilidade de resistência vascular pulmonar baixa, com pressão elevada secundária a fluxo aumentado.

Variação da pressão de pulso[28,29,34]

Com o transdutor no plano transgástrico em eixo longo ou no transgástrico profundo, obtém-se as medidas para o cálculo do volume sistólico e correlaciona a variação do fluxo pela VSVE com o ciclo respiratório para avaliar a responsividade à infusão de líquidos. Isso é possível, uma vez que o fluxo sanguíneo na VSVE é diretamente proporcional ao volume ejetado pelo VE e a variação respiratória neste fluxo revela a interdependência ventricular, ou seja, a responsividade volêmica.

Em trabalho publicado em 2001, Feissel et al. demonstraram que a variação na velocidade de pico do fluxo sanguíneo aórtico > 12% $\Delta V_{pico} = (V_{pico\ máx} - V_{pico\ min}) / (V_{pico\ máx} + V_{pico\ min})^2$ em pacientes com diagnóstico de choque séptico, mas com função ventricular prévia normal é um método eficiente de avaliar a responsividade volêmica.[35] Vale ressaltar que a $V_{pico\ máx}$ é aferida durante a inspiração e a $V_{pico\ min}$ é aferida durante a expiração e para que se obtenham as medidas mais precisas, é necessário acoplar um capnógrafo ao aparelho de ecocardiografia.

Análise da veia cava[34,36-40]

Como as variações nas pressões intratorácicas durante o ciclo respiratório no paciente em ventilação mecânica são transmitidas para as estruturas vasculares, pode-se analisar as variações do diâmetro das veias cavas com a respiração. Tal conceito é baseado na seguinte premissa: as mudanças induzidas no retorno venoso pela insuflação mecânica são mais acentuadas nos pacientes hipovolêmicos do que nos normovolêmicos.

A VCI pode ser visualizada no plano bicaval do esôfago médio ou no plano transgástrico profundo com rotação da sonda para a direita. A veia cava superior é visualizada apenas no plano bicaval (Figura 14).

A variação dos diâmetros máximo e mínimo da veia cava superior durante a expiração e inspiração, respectivamente, é calculada através da fórmula: Índice de colapsabilidade da veia cava superior = $Diâmetro_{máx\ expiratório} - Diâmetro_{min\ inspiratório} / Diâmetro_{máx\ expiratório}$. Segundo Vieillard-Baron e et al. (2004), valores até 36% permitem

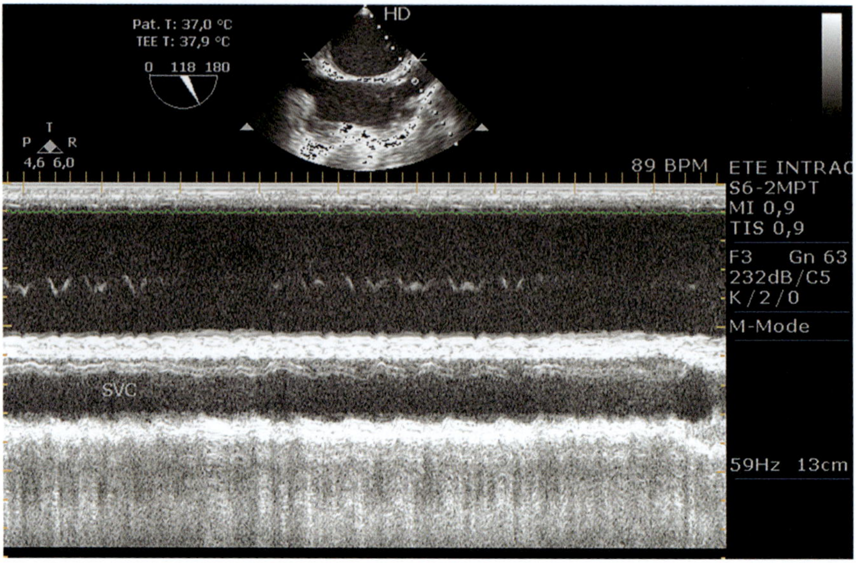

FIGURA 14 Visualização da veia cava superior em modo M no plano bicaval no esôfago médio.

separar pacientes sépticos respondedores dos não respondedores, com sensibilidade de 90% e especificidade de 100%.[3]

No mesmo ano, o mesmo grupo de autores estudou as variações na veia cava inferior também em pacientes sépticos.[38] Após expansão com 7 $mL.kg^{-1}$ de volume, os pacientes que tiveram aumento do índice cardíaco maior que 15% foram classificados como respondedores e aqueles com aumento menor do que 15% foram classificados como não respondedores. Neste caso, a fórmula é: Índice de colapsabilidade da veia cava inferior = $\text{Diâmetro}_{\text{máx inspiratório}} - \text{Diâmetro}_{\text{min expiratório}} / \text{Diâmetro}_{\text{min expiratório}}$. Com um valor de corte de 18% foi possível classificar respondedores de não respondedores com sensibilidade e especificidade de 90% (Figura 15).

Pacientes com uso de fármacos vasoativos em altas doses, com hipertensão pulmonar grave ou com aumento importante da pressão intra-abdominal, devem ter este parâmetro analisado com ressalvas.

Estimativa da pressão de enchimento do ventrículo esquerdo[29,30]

A pressão de enchimento ventricular esquerda é um parâmetro importante da função diastólica (DD). Além de ser usada para avaliar a volemia, a DD pode ser avaliada em diferentes pontos do coração esquerdo, desde que não existam

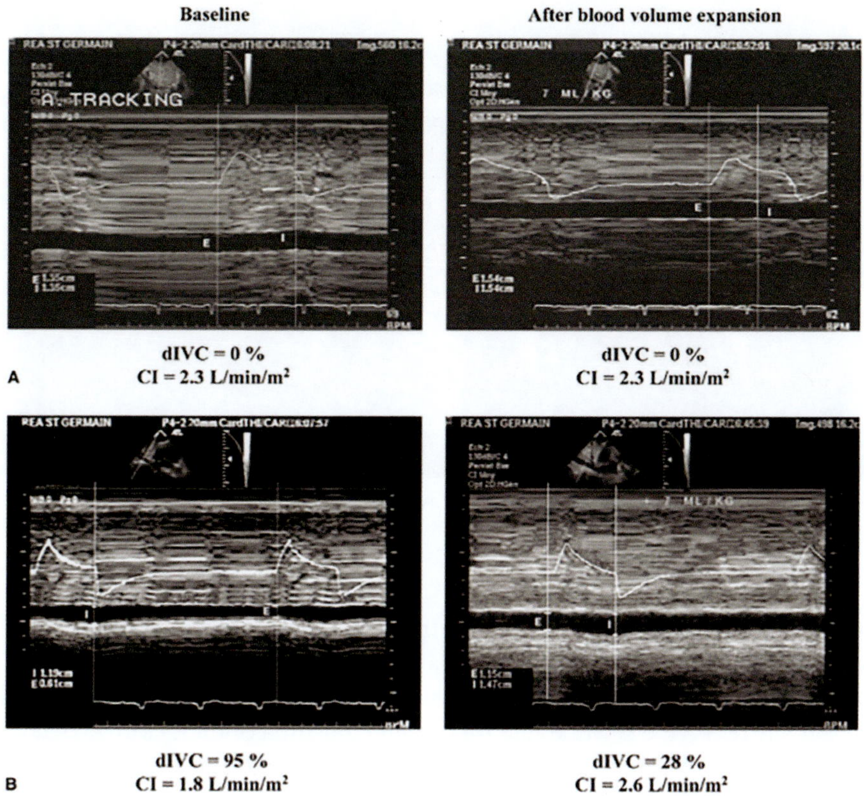

FIGURA 15 Medida da distensibilidade da VCI em pacientes não respondedores (A) e respondedores (B).

Fonte: Vieillard-Baron et al., 2004.[38]

alterações anatômicas ou funcionais preexistentes das estruturas envolvidas neste trajeto. Assim, a expressão da pressão de enchimento do VE pode ser dada por: pressão diastólica ventricular esquerda, pressão média atrial esquerda ou pressão de capilar pulmonar.

O enchimento do VE ocorre durante a diástole, quando a valva mitral se abre em consequência do aumento da pressão do AE (Figura 16).

Existem duas ondas mostradas pelo modo Doppler durante a diástole. A primeira é chamada de onda E e representa o enchimento rápido ventricular. A segunda é a onda A, que revela a fase de enchimento dependente da contração atrial. A velocidade da onda E se correlaciona com a diferença de pressão entre o AE e o VE durante a abertura da valva mitral. Logo, quanto maior for a pressão

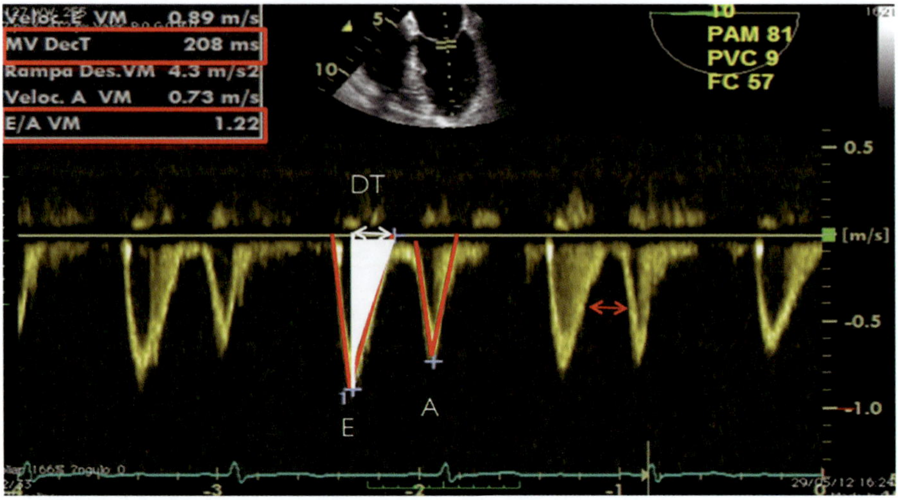

FIGURA 16 Padrão de fluxo diastólico através da valva mitral.

do AE no momento da abertura da mitral, maior será a velocidade da onda E. Além disso, o tempo de desaceleração da onda E está relacionado à pressão atrial esquerda: se a pressão no AE aumentar, ocorrerá um aumento na diferença de pressão entre o AE e o VE, o que irá caracterizar uma onda E com velocidade maior e com tempo de desaceleração menor. No entanto, esta análise sofre múltiplas interferências e pode variar com o grau de complacência ventricular esquerda, com a idade e com a função atrial esquerda.

O estudo do anel mitral com Doppler tecidual também revela um padrão de ondas semelhante ao estudo Doppler pulsado na valva mitral. A colocação do volume de amostra do Doppler tecidual na junção do anel mitral com o ventrículo esquerdo, tanto do lado septal quanto do lado lateral, registrará três ondas: uma sistólica (S'), uma diastólica rápida (E') e uma diastólica tardia (A'), como mostra a Figura 17.

A relação entre a onda E mitral (E) e a onda E tissular (E') tem mostrado boa correlação com a pressão atrial esquerda e pressão de enchimento ventricular esquerda. Quando ocorre um aumento da pressão no AE, a onda E irá aumentar, como mencionado anteriormente. Tal fato decorre do aumento do gradiente de pressão entre AE e VE. Por outro lado, a onda E' tende a diminuir devido a um aumento compensatório na pressão atrial esquerda que acompanha o relaxamento comprometido. Assim, a relação irá aumentar significativamente. Uma relação normal é menor do que 8. Se estiver maior que 13, correlaciona-se com uma pressão de enchimento do VE (ou pressão de oclusão de capilar pulmonar) acima

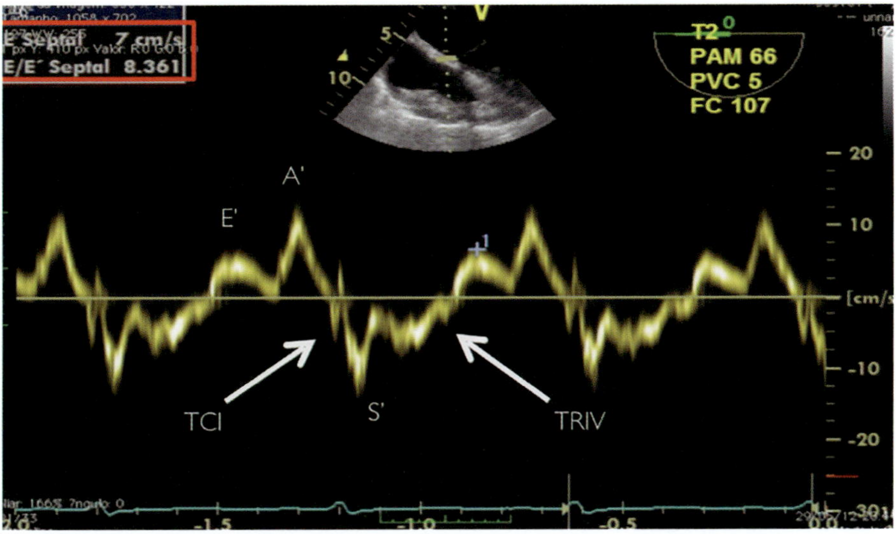

FIGURA 17 Localização do volume de amostra do Doppler tecidual no anel mitral e seu padrão de movimentação trifásico.

de 15 mmHg. Se a relação E/E' estiver menor que 8, correlaciona-se com uma pressão de enchimento menor que 10 mmHg.

DESEMPENHO SISTÓLICO DO VENTRÍCULO ESQUERDO, AVALIAÇÃO DE ISQUEMIA E DE HIPOTENSÃO ARTERIAL[12,41-47]

Um dos objetivos mais frequentes do uso da ecocardiografia é a avaliação da função sistólica. Mesmo se não for o foco principal do exame, o desempenho ventricular sistólico deve ser avaliado. No período intraoperatório, a avaliação da função sistólica logo no início do procedimento cirúrgico pode ajudar o anestesiologista na decisão de condutas, como uso de fármacos vasoativos e inotrópicos e planejamento da infusão de líquidos. Além disso, conhecer a função sistólica do paciente antes do trauma cirúrgico e das perdas volêmicas é fundamental nos casos de instabilidade hemodinâmica que porventura possam ocorrer, uma vez que torna possível o diagnóstico de novas alterações, como é o caso de mudanças da contratilidade miocárdica que podem sugerir infarto intraoperatório, por exemplo. A análise qualitativa é extensamente usada e validada como método para análise da função ventricular. Muitas vezes a simples pergunta: "o ventrículo esquerdo bate bem ou mal?" pode auxiliar no ajuste hemodinâmico.

Existem diversas ferramentas para avaliar a função sistólica. Podem ser utilizadas medidas lineares, medidas bidimensionais, marcadores indiretos em modo

M, avaliação com Doppler contínuo e pulsado, avaliação com Doppler tecidual, com Doppler tecidual colorido, rastreamento de textura, avaliação da sincronia do VE, avaliação da deformação tecidual (*strain*) e uso da técnica de *speckle-tracking* e ecocardiografia tridimensional.

Alguns exemplos de avaliação com Doppler foram citados anteriormente, como o cálculo do volume sistólico, do débito cardíaco e a análise do dP/dT.

Neste item será abordado o uso das medidas bidimensionais como encurtamento endocárdico fracionário, mudança na área fracionária e método de discos (ou regra de Simpson modificada).

Encurtamento endocárdico fracionário

Para cálculo do encurtamento endocárdico fracionário são necessárias as medidas do diâmetro interno do VE na diástole (DIVEd) e do diâmetro interno do VE na sístole (DIVEs). As medidas são obtidas no plano transgástrico em eixo curto na altura dos músculos papilares da valva mitral e analisadas em modo M (Figura 18).

- Encurtamento endocárdico fracionário (%): [(DIVEd – DIVEs)/DIVEd] × 100
- Valores normais: homens 25 a 43% e mulheres 27 a 45%.
- No exemplo, pode-se calcular: [(6,08 – 4,74)/6,08] × 100 = 22,03%

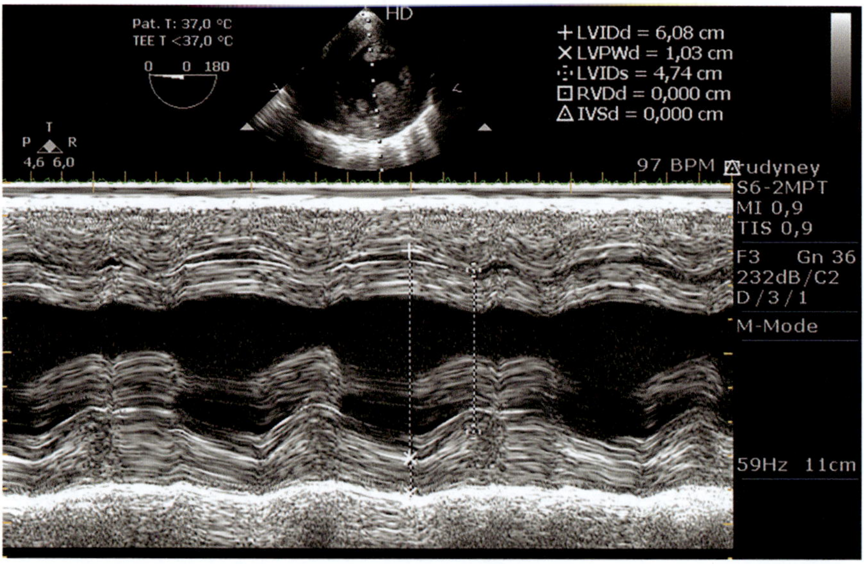

FIGURA 18 Visualização do eixo curto transgástrico demonstrando mensurações de modo M.

Medidas lineares como esta têm algumas desvantagens, pois quando são realizadas em pacientes com alteração regional de contratilidade, como aqueles portadores de doença arterial coronária, estas medidas perdem acurácia. A avaliação em modo M fornece informações relacionadas ao tamanho e contratilidade ao longo de uma única linha. Desse modo, se uma porção normal do coração for avaliada, o encurtamento endocárdico fracionário estará superestimado e, ao contrário, se avaliar uma porção comprometida, ele estará subestimado. Outra limitação do modo M é que nem sempre é aferida a porção verdadeira em eixo curto, o que geralmente leva a medidas superestimadas.

No entanto, esta é uma medida rápida e simples da função sistólica e que pode ser realizada no começo do exame para fins de comparação.

Vale ressaltar que este mesmo princípio é aplicado para o cálculo da fração de ejeção pelo método de Teicholz no ecocardiograma transtorácico. O método de Teichholz consiste em fazer o corte paraesternal longitudinal no modo M. Do mesmo modo, este método avalia a contratilidade miocárdica ao longo de uma só linha, o que pode fornecer uma interpretação errônea em casos de pacientes com alterações segmentares da contratilidade. A Sociedade Americana de Ecocardiografia (ASE) tem desencorajado a utilização desta técnica devidos às suas limitações.

Mudança na área fracionária

Assim como o encurtamento endocárdico fracionário, a mudança na área fracionária utiliza medidas obtidas no plano transgástrico em eixo curto. Neste caso, a área da cavidade do VE é medida ao final da sístole (AVEs) e ao final da diástole (AVEd). O endocárdio é manualmente investigado ao redor da cavidade ventricular e os músculos papilares não são incluídos nas medidas (Figuras 19 a 22).

- Mudança na área fracionária (%): [(AVEd – AVEs/AVEd] × 100
- Valores normais: homens 56 a 62% e mulheres 59 a 65%.
- No exemplo, pode-se calcular: [(19,7 – 7,15)/19,7] × 100 = 63,7%

Embora esse método possa ter uma interpretação mais ampla em relação ao anterior, ou seja, avaliação da área em vez de diâmetro, ele ainda avalia a área apenas no nível que está sendo interrogado (no nível dos músculos papilares). Logo, se houver uma disfunção regional fora deste plano, ela não será considerada. Ainda assim, é mais uma medida rápida e simples que pode ser utilizada para fins de comparação.

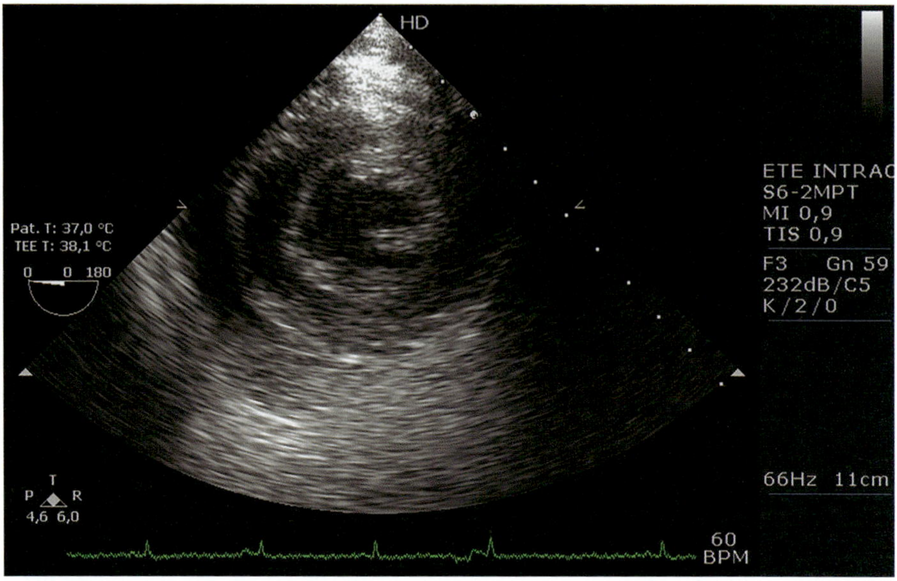

FIGURA 19 Visualização do eixo curto transgástrico demonstrando o VE no final da sístole.

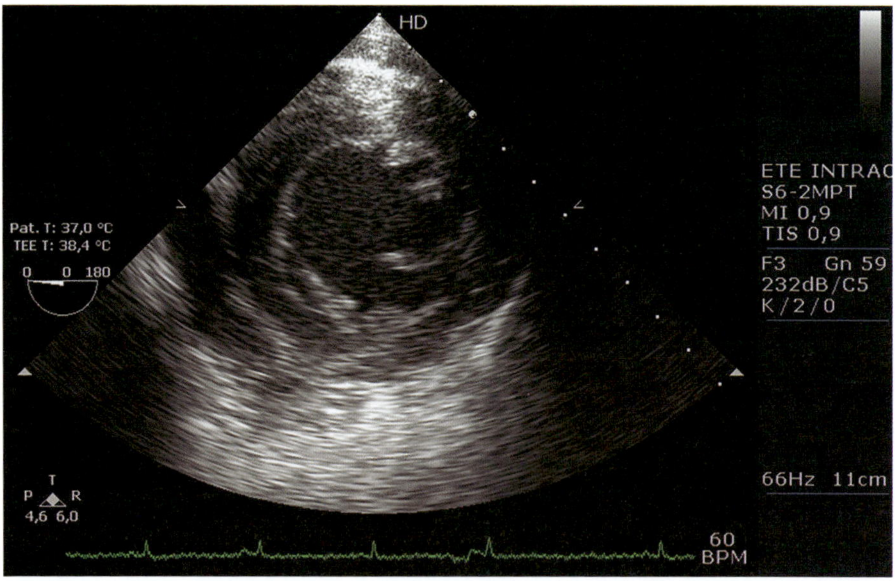

FIGURA 20 Visualização do eixo curto transgástrico demonstrando o VE no final da diástole.

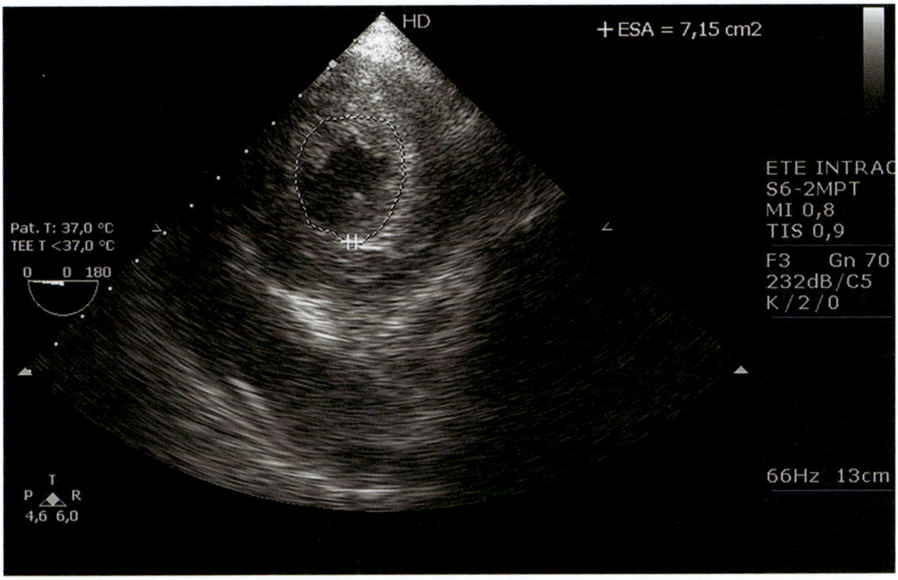

FIGURA 21 Visualização do eixo curto transgástrico demonstrando o traçado VE no final da sístole, sem incluir os músculos papilares.

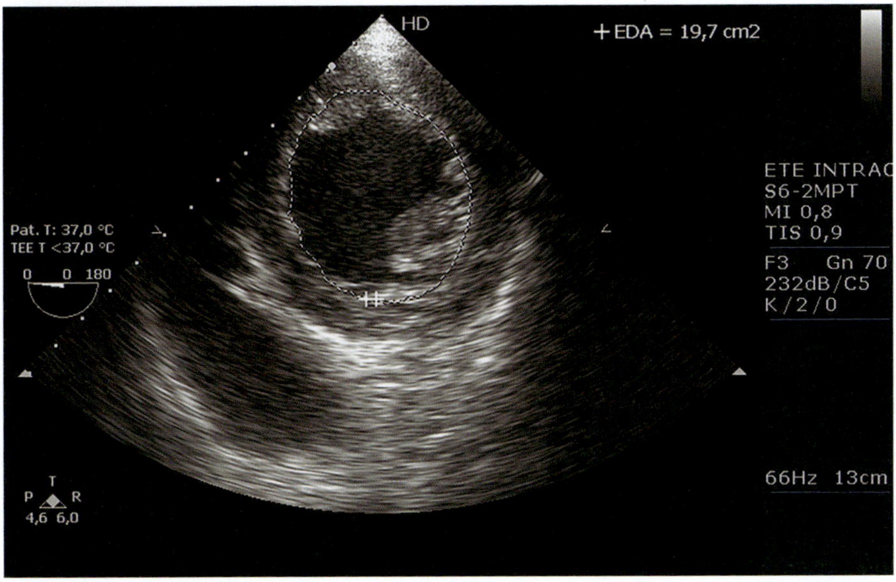

FIGURA 22 Visualização do eixo curto transgástrico demonstrando o traçado VE no final da diástole sem incluir os músculos papilares.

Outra aplicação dessa modalidade é a medida da área diastólica final como parâmetro de responsividade volêmica e de hipovolemia aguda por perda sanguínea.[34]

Método de discos (ou regra de Simpson modificada)

É o método mais comum para determinar volumes ventriculares. Essa técnica requer as visualizações das janelas no esôfago médio das quatro e das duas câmaras, nas quais a borda endocárdica é delineada ao final da sístole e da diástole. O ventrículo é dividido em uma série de 20 discos da base para o ápice. O software do aparelho calcula o volume de cada um dos discos e os volumes são somados para dar o volume final do VE (Figuras 23 e 24).

- Fração de ejeção (%): [(VVEd – VVEs/VVEd] × 100
- No exemplo, pode-se calcular: [(83,9 – 34,8) / 83,9] × 100 = 60%

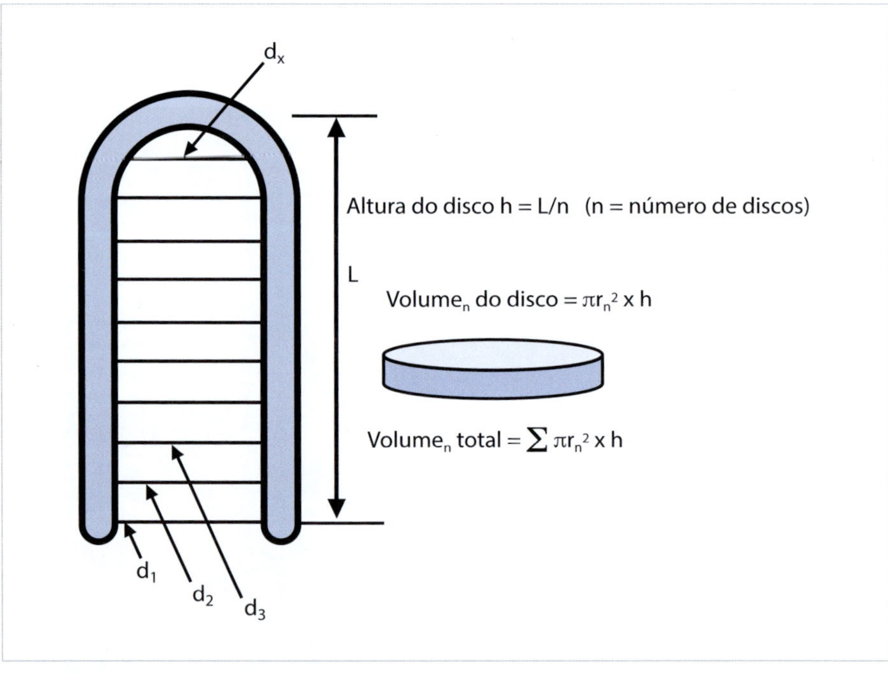

FIGURAS 23 Representação esquemática do método para determinar o volume do VE a partir da regra dos discos.

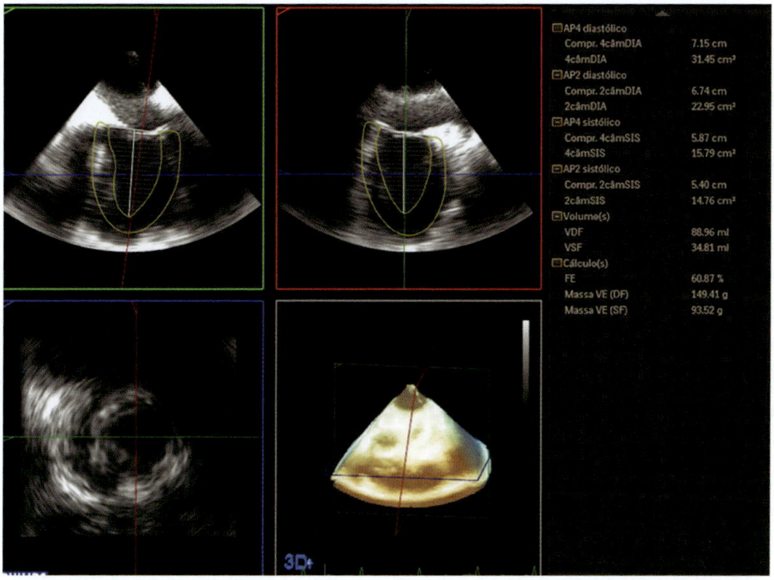

FIGURA 24 Cálculo para determinar o volume do VE a partir da regra dos discos.

A avaliação em 4 e 2 câmaras aumenta a acurácia do método, que é o mais recomendado para as mensurações volumétricas do VE, particularmente em pacientes com alterações de contratilidade segmentares ou aneurismas de VE.

Avaliação de isquemia

A ETE é uma ferramenta valiosa para a detecção de isquemia perioperatória, capaz de fornecer diagnóstico precoce e auxiliar na conduta terapêutica. O reconhecimento qualitativo das alterações segmentares da parede ventricular é a base para a detecção de isquemia.

Sabe-se que a ETE pode melhorar o resultado perioperatório em subgrupos de paciente de alto risco. Há alguns anos, houve grande euforia com o uso da ETE em cirurgias não cardíacas com o intuito de diagnosticar isquemia perioperatória. No entanto, esta é uma técnica que exige um custo inicial alto para a aquisição do equipamento, além de treinamento específico da equipe, o que demandou a realização de estudos que revelaram um valor preditivo baixo da ETE quando seu único objetivo é a avaliação de isquemia. Atualmente, a ETE não tem sido recomendada com a finalidade única de monitorizar isquemia perioperatória em cirurgias não cardíacas. Como mencionado no início deste capítulo, ETE deve ser utilizada de acordo com o porte cirúrgico ou com as comorbidades do paciente ou nos casos de instabilidade hemodinâmica grave e persistente, apesar de instituição de terapia adequada.[1]

Por outro lado, há um aumento do uso da ETE para monitorização de isquemia em cirurgia de revascularização miocárdica, em especial nas cirurgias sem circulação extracorpórea. Neste caso, é uma ferramenta valiosa para avaliar os resultados cirúrgicos e possíveis complicações, como incapacidade do paciente em tolerar a oclusão temporária de uma artéria coronária e as consequências hemodinâmicas do deslocamento cardíaco para a realização das anastomoses.

A redução ou desaparecimento do espessamento sistólico da parede ventricular é a mudança mais sensível quando ocorre isquemia. Em geral, esta é uma avaliação visual em que se compara o espessamento de diferentes paredes em um mesmo corte. Deve-se ter em mente dois principais diagnósticos diferenciais que são miocárdio atordoado e miocárdio hibernante.

Para diferenciar um miocárdio isquêmico de um atordoado e de um hibernante, pode-se iniciar infusão de dobutamina. No primeiro caso, não há resposta do segmento comprometido e a isquemia se torna mais evidente porque os outros segmentos normais ficam mais hipercinéticos. Quando se trata de miocárdio atordoado, há melhora da função segmentar com baixas doses de dobutamina, o que indica a presença de um miocárdio viável, com reserva contrátil (isso é comum de acontecer em pacientes com estenose aórtica que já têm comprometimento da função sistólica, mas que ainda tem reserva miocárdica). Por fim, o miocárdio hibernante mostra uma resposta bifásica da contratilidade, com melhora da função com doses baixas de inotrópico e deterioração em doses mais altas.

Além disso, alterações segmentares ocorrem com frequência em casos de hipotensão grave, taquicardia e aumento acentuado da pós-carga. Nestas situações, como a causa da alteração não é trombose coronária, há melhor resposta ao tratamento clínico imediato.

Os planos da ETE mostram diferentes paredes ventriculares em diferentes cortes, sejam eles longitudinais ou transversais. Em cada um desses cortes é possível identificar as porções basais, médias e apicais e correlacionar com a artéria coronária responsável pelo suprimento sanguíneo. A avaliação da mobilidade das paredes do endocárdio geralmente é subjetiva e descrita em termos de espessamento, mudança de raio e direção da mudança em relação à cavidade ventricular esquerda durante a sístole. Divide-se em normal, hipocinesia, hipocinesia grave, acinesia e discinesia (Tabela 5).

É importante saber reconhecer o território de irrigação das principais artérias coronárias e avaliá-las em cada uma das paredes e segmentos ventriculares. Isso torna possível o diagnóstico precoce de alterações isquêmicas (Figura 25).

TABELA 5 Avaliação da mobilidade segmentar de acordo com o espessamento e a mudança de raio do endocárdio

Classificação	Espessamento da parede	Mudança no raio
Normal	Bem-marcado	30% para dentro da cavidade ventricular
Hipocinesia	Moderado	10 a 30% para dentro da cavidade ventricular
Hipocinesia grave	Mínimo	< 10%, mas > O para dentro da cavidade ventricular
Acinesia	Nenhum	Nenhum
Discinesia	Adelgaçado	Movimentação para fora da cavidade ventricular durante a sístole

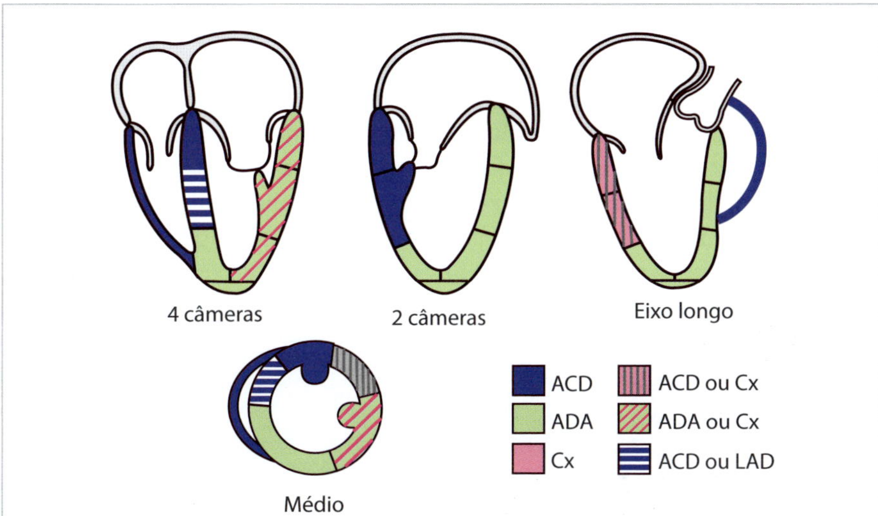

FIGURA 25 Distribuição dos territórios de irrigação das artérias coronárias direita (RCA), esquerda (LCA) e circunflexa (Cx) nos planos esofágicos em 4 câmeras, 2 câmeras e eixo longo e no plano transgástrico.

ACD: artéria coronária direita; ADA: artéria descendente anterior; Cx: arterial circunflexa.

Fonte: adaptada de Reeves et al., 2013.[18]

A ecocardiografia transesofágica tem limitações relevantes quanto à análise da função ventricular. Em primeiro lugar, o ápex ventricular esquerdo está longe do transdutor e pode ser visualizado de forma inadequada, comprometendo todos os métodos de avaliação que incluam a geometria do ventrículo. Além disso, o alinhamento para os cálculos com Doppler pode ser um desafio, em especial os que necessitam da VSVE e da valva aórtica, o que torna os índices de função baseados nesse princípio não precisos.[16]

A ecocardiografia tridimensional com aquisição de imagens em tempo real permite avaliar a função ventricular esquerda de forma mais fidedigna.[16] Atualmente é possível obter dados dos volumes ventriculares totais e, após análise "*off-line*", delimitar as bordas endocárdicas sem suposições geométricas. Desse modo, medidas precisas dos volumes diastólicos e sistólicos finais podem ser feitas e prestam-se ao cálculo dos índices de função com base em volume, como volume sistólico e fração de ejeção (Figura 26 e 27). Pode-se calcular também a massa do VE tanto na sístole quanto na diástole.

Avaliação de hipotensão arterial

Além da observação de alterações estruturais e anatômicas das estruturas cardíacas e dos grandes vasos, o diagnóstico diferencial de hipotensão arterial baseia-se fundamentalmente em um tripé em que os pilares são: alterações da pré-carga, diminuição da contratilidade e alterações da pós-carga.

Com as metodologias descritas até agora, é possível montar uma tabela simplificada (Tabela 6), que auxilia na identificação rápida da alteração de um ou mais desses pilares.

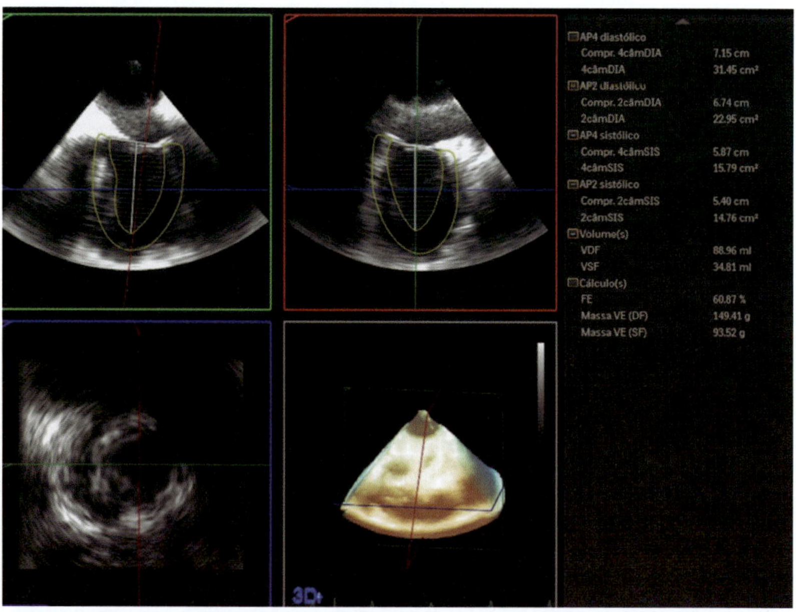

FIGURA 26 Recomendações para a medição da espessura da parede do ventrículo esquerdo e dimensão interna. Imagens multiplano ortogonais simultâneas do ventrículo esquerdo do esôfago médio 4 câmaras e esôfago médio 2 câmaras.

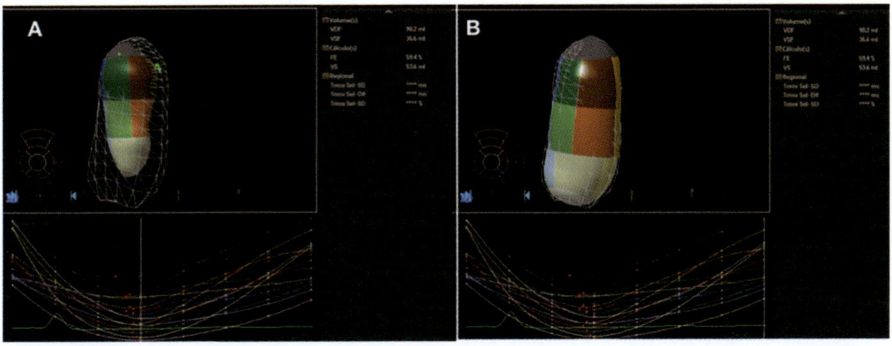

FIGURA 27 Imagem 3D do volume ventricular esquerdo e quantificação semiautomática dos 17 segmentos do ventrículo esquerdo (VE) realizadas pela criação de volumes fechados pela cápsula 3D do endocárdio do VE derivado de traçados das bordas (manuais ou automáticas). A: durante a sístole; B: durante a diástole.

TABELA 6 Avaliação da hipotensão arterial guiada pela ETE

	Área diastólica final	Fração de ejeção
Hipovolemia	↓↓↓	↑↑↑
↓ Contratilidade	↑↑↑	↓↓↓
↓ RVS	Normal ou ↓	↑↑↑

↓: diminuição; ↑: aumento; RVS: resistência vascular sistêmica.

Avaliação do ventrículo direito[48,49]

O ventrículo direito é dotado de geometria complexa e assimétrica e em forma de crescente. Por este motivo, a avaliação quantitativa de padrões de fluxo, de mensurações volumétricas e análises segmentares é extremamente difícil. As medidas realizadas para análise da função do VD, sejam medidas geométricas bidimensionais ou pelo modo Doppler, são um desafio pela análise da ETE.

As principais incidências para visualizar o VD com o uso do ETE são:

a. Quatro câmaras esôfago médio: para visualizar a parede livre, SIV, SIA e VT (cúspides anterior e septal).
b. Entrada e saída do ventrículo direito esôfago médio: VT, VSVD e VP.
c. Bicaval esôfago médio: AD, apêndice atrial direito, SIA, veias cavas e VT.
d. Transgástrico eixo curto: vista frontal (em *face view*) da VT, SIV e parede livre.
e. Transgástrico via de entrada do ventrículo direito: parede livre, VT e aparato subvalvar.
f. Transgástrico profundo: VT, VSVD e VP.

Para o anestesiologista, uma análise qualitativa, procurando observar a forma do VD, sua relação com o VE, a comparação entre o tamanho do VD em relação ao VE, o comportamento do septo interventricular e avaliação da tricúspide, é suficiente durante o período perioperatório.

Sinais de disfunção do VD incluem:

a. Espessura da parede > 5 mm no final da diástole: o que pode ocorrer em pacientes com pressão da artéria pulmonar aumentada ou estenose da valva pulmonar.
b. Mudança da forma do VD de triangular para redonda: com área transversal maior que 60% da área transversal do VE, normalmente presente nos casos de sobrecarga de volume para o ventrículo direito.
c. Diminuição da mobilidade da parede livre do VD.
d. Achatamento ou abaulamento do septo interventricular: o septo tem um comportamento diferente quando a sobrecarga do VD é de volume ou de pressão. No primeiro caso, a distorção do septo é máxima ao final da diástole, o que corresponde ao tempo de enchimento de pico diastólico do VD. Durante a sístole, esse achatamento se reverte com o movimento septal paradoxal em direção à cavidade do VD. Quando a sobrecarga é pressórica, a distorção septal máxima é produzida no final da sístole e começo da diástole, o que corresponde ao tempo de pico sistólico de pós-carga do VD (Figura 28).
e. Avaliação com Doppler contínuo do refluxo tricúspide: a RVT também fornece informações importantes sobre o lado direito do coração, conforme foi discutido no item sobre avaliação hemodinâmica (Figura 29). Foi demonstrado que a velocidade de uma regurgitação pela valva tricúspide reflete a diferença entre as pressões sistólicas no VD e no AD. Medindo o gradiente de pressão máximo desse refluxo e a ele somando a pressão do átrio direito, obtém-se a pressão sistólica da artéria pulmonar. Algumas ressalvas são importantes: a primeira delas é que dificilmente um quadro de hipertensão pulmonar ou disfunção do VD graves não leva à regurgitação tricúspide. Logo, sua ausência torna pouco provável esses diagnósticos. No entanto, pode haver disfunção primária da valva sem alteração da função do VD ou da pressão arterial pulmonar. Assim, um refluxo tricúspide deve ser avaliado dentro do contexto clínico do paciente.
f. Outro método que avalia a função do VD é o TAPSE (*tricuspid annular plane systolic excursion*) (Figura 30): analisa a movimentação da valva tricúspide pelo modo M ou pelo Doppler tecidual do anel tricúspide e mede a distância percorrida pelo anel entre a sístole e a diástole. Se esse valor for menor que 2 cm, pode-se inferir que há disfunção ventricular direita.

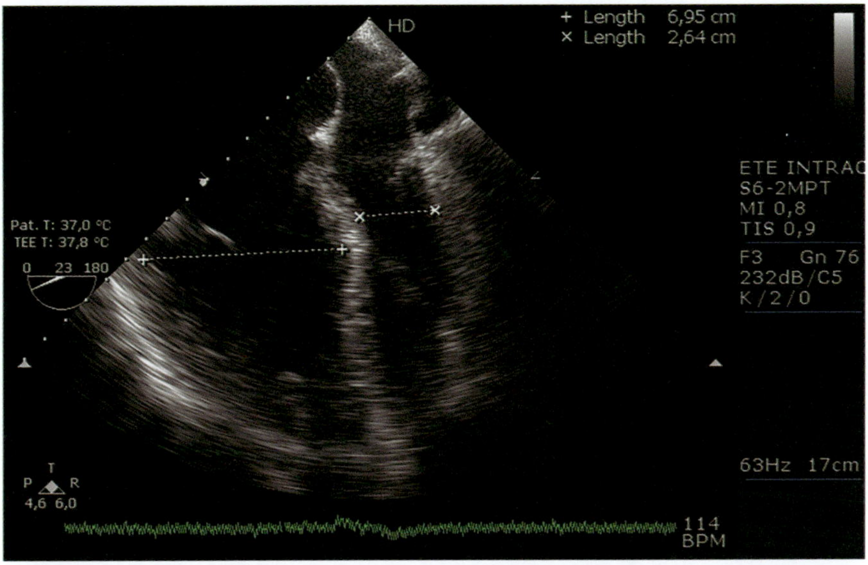

FIGURA 28 Plano esofágico em 4 câmeras mostrando dilatação ventricular direita importante, com abaulamento dos septos interatrial e interventricular para a esquerda.

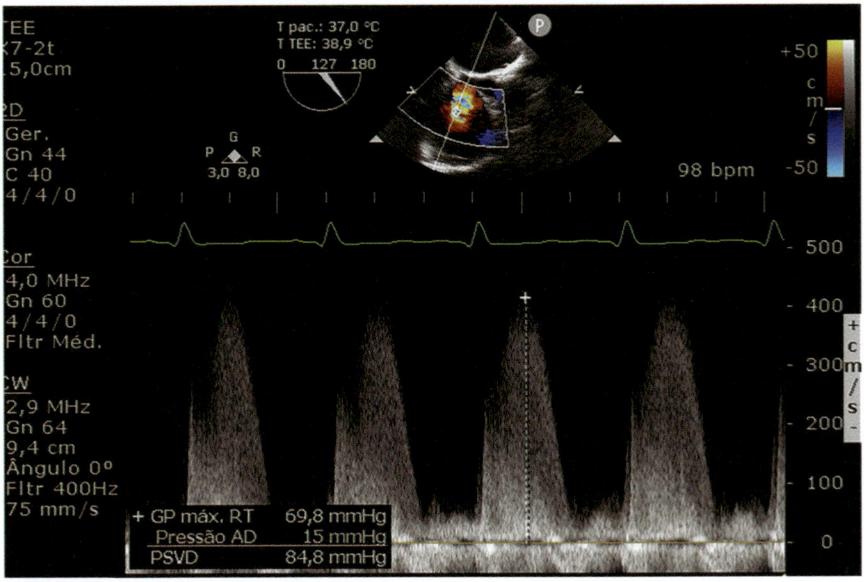

FIGURA 29 Análise do refluxo tricuspídeo e cálculo da pressão sistólica da artéria pulmonar.

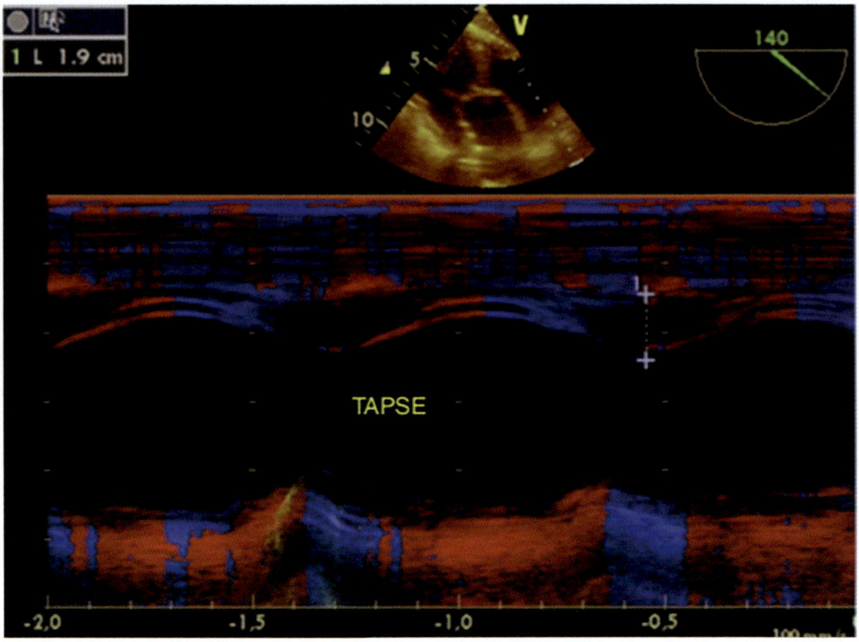

FIGURA 30 TAPSE (*tricuspid annular plane systolic excursion*).

Avaliação do átrio direito e conexões venosas[16]

A avaliação do AD e suas conexões venosas tornou-se de suma importância com o crescimento das intervenções transcateteres que requerem ETE como as punções trans-septais e ablações de arritmias. A identificação do seio coronário também é fundamental quando for realizada punção para realização de retroplegia.

O AD recebe sangue pelas veias cavas superior e inferior e pelo seio coronário. Além dessas três estruturas, é possível identificar remanescentes embrionários como a válvula de Eustáquio, rede de Chiari e crista terminalis. O conhecimento dessas estruturas evita confusão com diagnósticos equivocados com a presença de trombos.

A janela bicaval é uma das mais adequadas para identificação do AD e suas conexões. Além disso, é possível visualizar o septo interatrial e avaliar a presença de comunicação interatrial ou forame oval patente (FOP) (Figura 31). A presença de FOP nem sempre é fácil de identificar. Se existir dúvida, pode ser feito o teste das microbolhas, em que pequena quantidade de soro, agitado com mínima quantidade de ar, é injetado por via venosa. Se houver visualização de bolhas no átrio esquerdo, está confirmada a existência de FOP (Figura 32).

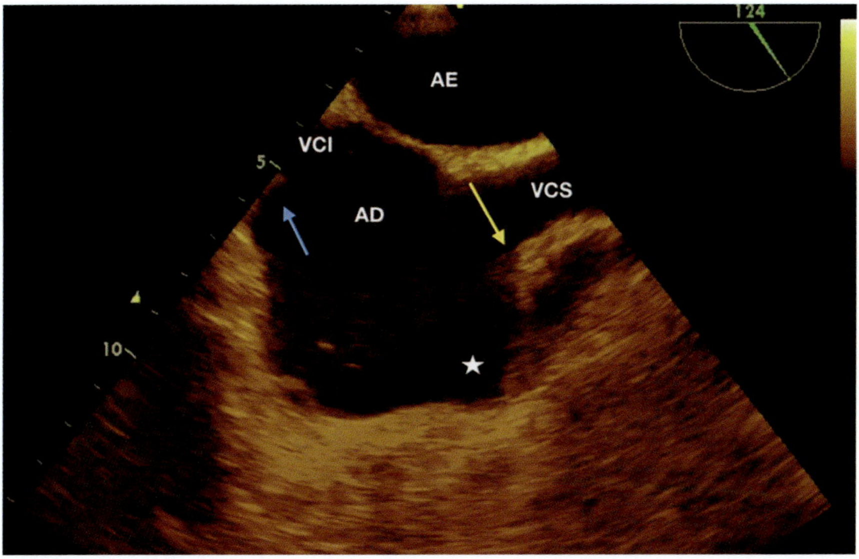

FIGURA 31 Janela bicaval com o átrio esquerdo (AE) e o átrio direito (AD). À esquerda, observa-se a veia cava inferior (VCI), e a seta azul indica a válvula de Eustáquio. A direita, observa-se a veia cava superior (VCS), seta amarela indica a crista terminalis e o asterisco, o apêndice atrial direito. Nesse plano também é possível visualizar adequadamente o septo interatrial.

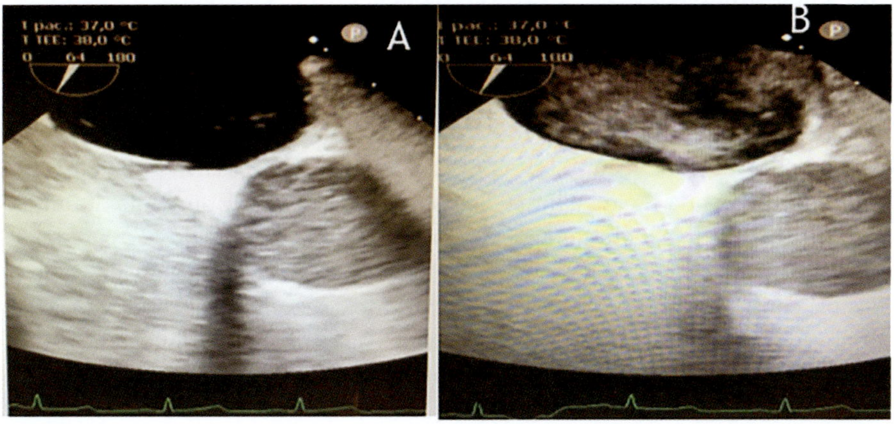

FIGURA 32 Teste de microbolhas. Após a opacificação do lado direito (A), observa-se a presença de bolhas no átrio esquerdo (B).

Desempenho diastólico do ventrículo esquerdo[12,50]

A diástole deixou de ser vista como um período passivo de enchimento do VE para ganhar importância como um período complexo, que depende de adequado relaxamento ventricular, complacência e função sistólica, pressão intratorácica, interação ventricular, ritmo cardíaco e função atrial.

O estudo da função diastólica é importante por uma série de motivos: 1) a DD é uma alteração fisiopatológica cardíaca que aparece em conjunto com uma série de doenças cardiovasculares que vão desde a hipertensão arterial até doenças infiltrativas, como a amiloidose; 2) casos de insuficiência cardíaca por disfunção diastólica com fração de ejeção normal são diagnosticados cada vez mais frequentemente (cerca de 50% dos pacientes com ICC têm disfunção diastólica e fração de ejeção normal); 3) a análise da função diastólica permite ao anestesiologista detectar aumentos na pressão diastólica final do coração esquerdo na ausência de um cateter de artéria pulmonar; 4) a disfunção diastólica precede a disfunção sistólica nos casos de isquemia aguda; 5) no período perioperatório, a análise da função diastólica pode ajudar a guiar a terapêutica, como a instituição de vasodilatadores no lugar de inotrópicos.[51,52]

A diástole é dividida em quatro fases (Figura 16). A primeira fase começa com o fechamento da valva aórtica e termina com a abertura da valva mitral. No começo do período de relaxamento ventricular há gasto de energia e a valva aórtica e a valva mitral estão fechadas; este período é denominado "tempo de relaxamento isovolumétrico" (TRIV). Quando a pressão ventricular esquerda cai abaixo da pressão atrial esquerda, a valva mitral se abre e começa a segunda fase da diástole, ou seja, o "enchimento ventricular rápido". Esta fase é representada pela onda "E" na análise pelo Doppler pulsado durante o fluxo diastólico pela valva mitral (visto no tópico de avaliação do enchimento ventricular esquerdo). O tempo de desaceleração (TD) representa o tempo necessário para a pressão cair do pico da onda E para a linha de base. A pressão no VE aumenta durante o enchimento rápido e o gradiente de pressão entre o VE e o AE cai. Essa redução do gradiente de pressão retarda o enchimento ventricular nessa terceira fase da diástole conhecida como "diástase". Esse período é seguido pela contração atrial, responsável pela quarta fase da diástole. Essa fase também é chamada de "enchimento ventricular tardio" e é representada pela onda "A" no Doppler pulsado durante o fluxo diastólico pela valva mitral.

A relação entre as velocidades das ondas E e A deve ser > 1 (Figura 33). Normalmente, esta relação é expressa como E/A > 1. Quando E < A, pode-se dizer que existe um comprometimento do relaxamento ventricular esquerdo (Figura 34). Por outro lado, E >> A representa um padrão restritivo, ou seja, a complacência do VE está comprometida. Pode existir, no entanto, um momento em que o VE tem uma disfunção diastólica em transição, com o padrão de fluxo mitral passando de alteração do relaxamento para alteração da complacência. Neste caso, E > A, mas representa um padrão denominado pseudonormal.

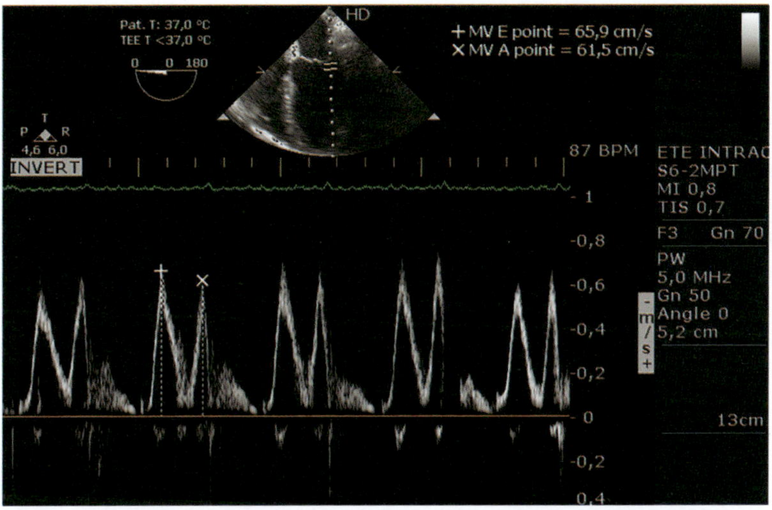

FIGURA 33 Perfil de velocidade do Doppler pulsado do fluxo transmitral.

No exemplo, E/A = 65,9/61,5 = 1,07, uma relação normal.

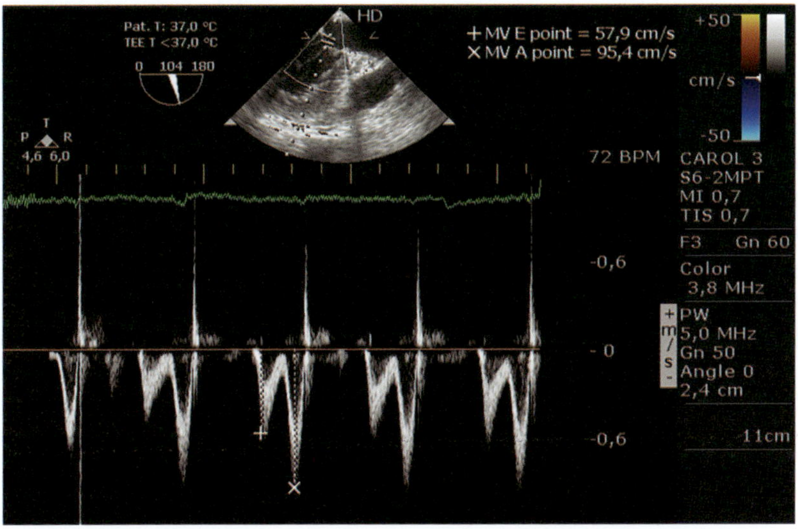

FIGURA 34 Perfil de velocidade do Doppler pulsado do fluxo transmitral.

No exemplo, E/A = 57,9/95,4 = 0,6, há alteração do relaxamento.

Para diferenciar um padrão diastólico normal de um pseudonormal, pode-se utilizar a análise do Doppler tecidual do anel mitral e do Doppler pulsado do fluxo pelas veias pulmonares.

No item "estimativa da pressão de enchimento do ventrículo esquerdo", também foi demonstrado o modo para realização do Doppler tecidual do anel mitral (Figura 17). Esta análise pode ajudar a diferenciar um padrão normal de um pseudonormal, porque o Doppler tecidual do anel mitral (TDI mitral) permanece reduzido com a pseudonormalização, inclusive nos casos de alteração da complacência. Desse modo, a análise de E' ou Ea (onda E do Doppler tecidual do anel mitral) é uma medida relativamente insensível à pré-carga da função diastólica do VE, que pode ser útil no intraoperatório, quando as condições do enchimento ventricular podem variar consideravelmente.

Já o padrão de fluxo pelas veias pulmonares (PVV) também possui um componente sistólico e um diastólico. O componente sistólico pode ser dividido em dois: um primeiro momento em que o fluxo acompanha o relaxamento atrial e um segundo que acompanha o deslocamento do anel mitral em direção ao ápice ventricular esquerdo. O componente diastólico ocorre quando a valva mitral se abre. No final da diástole, coincidente com a contração atrial, pode-se visualizar um fluxo reverso que representa sangue partindo do átrio em direção às veias pulmonares. A análise desse fluxo reverso também é importante para a avaliação da função diastólica.

Por fim, o tempo de desaceleração, que reflete a complacência média entre o átrio esquerdo e o VE, está diminuído em pacientes com alteração da complacência e aumentado em pacientes com alteração do relaxamento ventricular.

A Figura 35 representa a análise combinada do fluxo diastólico mitral, do Doppler tecidual do anel mitral e do fluxo pelas veias pulmonares para a determinação do grau de disfunção diastólica.

As Figuras 36 e 37 apresentam o fluxograma para classificação da disfunção diastólica.

ECOCARDIOGRAFIA TRANSESOFÁGICA TRIDIMENSIONAL – 3D[54,55]

Os avanços tecnológicos permitem atualmente a realização de exame ecocardiográfico tridimensional em tempo real. O software analítico permite a rápida reconstrução *off-line* de conjuntos de dados 3D, proporcionando melhor avaliação de estruturas como a valva mitral e quantificação da função ventricular esquerda. A tecnologia 3D envolve a aquisição, o armazenamento, o processamento

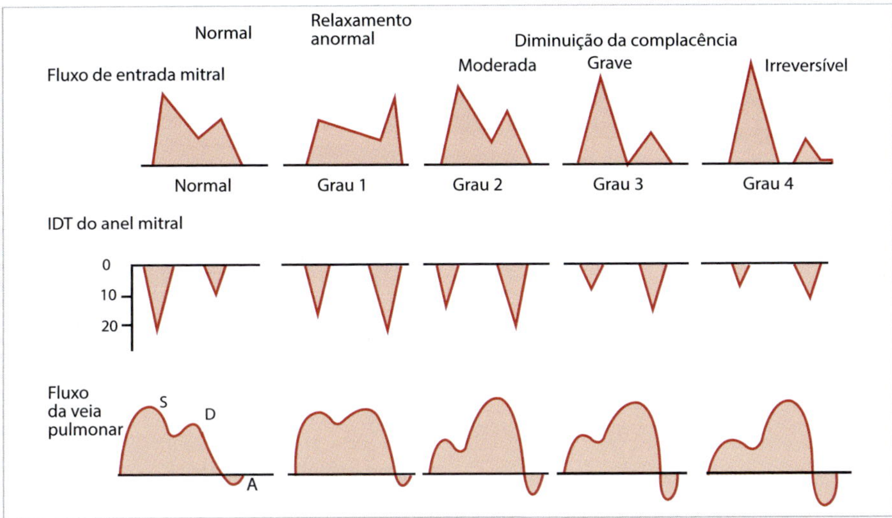

FIGURA 35 Análise de função diastólica.

IDT: imagem do Doppler tecidual.

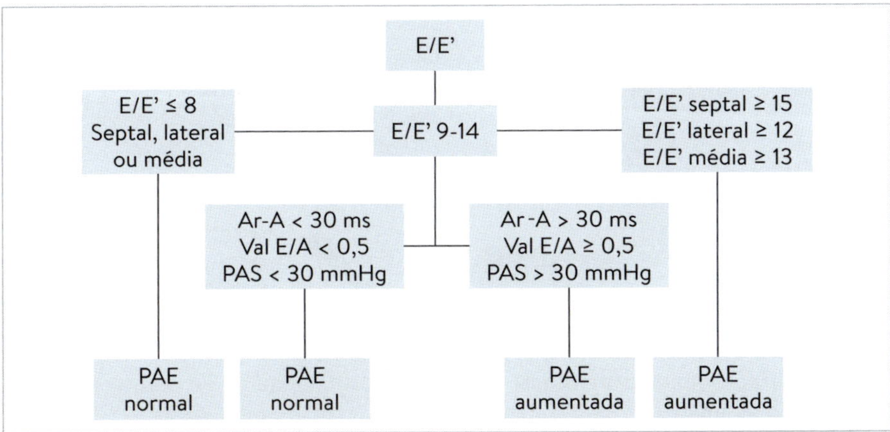

FIGURA 36 Classificação da disfunção diastólica com função ventricular normal.

Fluxograma da avaliação da disfunção diastólica com função sistólica do ventrículo esquerdo normal. E/E': relação velocidade da onda E mitral com a onda E' tecidual; Ar: onda A reversa pulmonar; PAE: pressão de átrio esquerdo.

dos dados e a apresentação das imagens. A Figura 38 mostra a diferença entre os transdutores 2D e 3D.

A aquisição das imagens 3D precisa de detalhamento e otimização das imagens 2D. Imagens 2D mal adquiridas resultam em imagens 3D ruins. Existem várias modalidades de aquisição:[55]

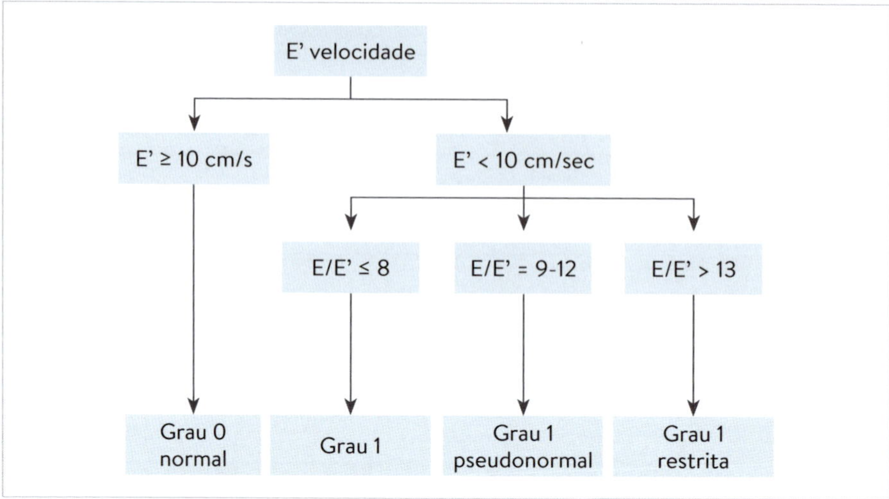

FIGURA 37 Classificação da disfunção diastólica simplificada.

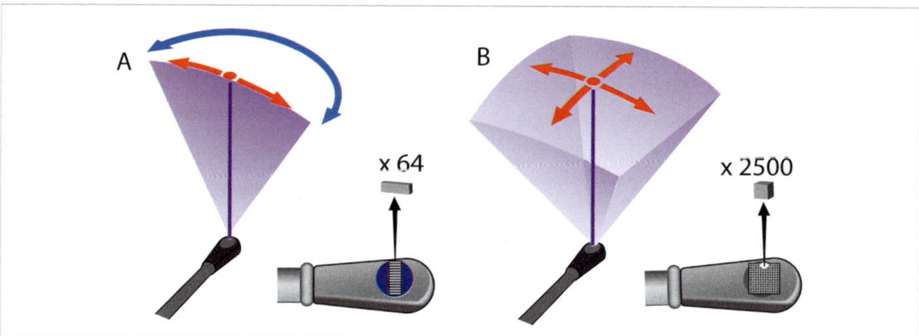

FIGURA 38 A: transdutor multiplano padrão de matriz linear com 64 cristais piezoelétricos; B: transdutor tridimensional matrix com 2.500 cristais piezoelétricos com escaneamento piramidal.

Fonte: adaptada de Vegas et al., 2010.[56]

1. Imagens 2D multiplano simultâneas.
2. *Real-time 3D* (também chamada de *narrow/live 3D single beat*).
3. 3D Zoom (*single beat* ou *multibeat*).
4. 3D Doppler colorido.

As imagens 2D multiplanos são aquisições bidimensionais em janelas ortogonais no mesmo ciclo cardíaco e só podem ser adquiridas por meio da sonda matrix. A janela da esquerda consiste na imagem adquirida, enquanto a imagem da direita é a imagem 90 graus (ortogonal) produzida pelo software. Pode-se fazer também imagens com o Doppler colorido.

A *real-time 3D single beat*, também denominada "*live-3D*" produz uma pirâmide de 30 × 60 graus. Assim como em qualquer forma de ultrassom, o *live-3D* é limitado pela interdependência entre a taxa de quadros, o tamanho do setor e a resolução das imagens. Qualquer tentativa de melhorar um desses três parâmetros resultará na perda dos outros dois. Esse tipo de aquisição de imagens é extremamente útil para guiar procedimentos intervencionistas intracardíacos, como o fechamento de CIA por dispositivos percutâneos, tratamento percutâneo de vazamentos periprotéticos valvares (especialmente mitrais) etc.

A modalidade 3D-Zoom magnifica o bloco piramidal da região de interesse (*regional of interesting* – ROI). A partir de uma imagem biplanar (dois planos ortogonais), um terceiro plano é criado e o aparelho reconstrói a imagem tridimensional de acordo com o ROI selecionado (Figura 39). Nesse modo, há perda da resolução temporal e da taxa de quadros, mas ganha-se em resolução espacial. Dessa forma, esta aquisição de imagem apresenta um exame anatômico detalhado das estruturas de interesse, como valvas cardíacas, septo interatrial e apêndice atrial esquerdo. Pode-se ativar o modo *ECG-gated* (*muti-beat*), que desta forma vai "montando" a imagem selecionada a cada ciclo cardíaco. Para a adequada aquisição da imagem, o ritmo tem que ser regular e o paciente em apneia. Esta modalidade proporciona melhor resolução espacial e temporal. Esta técnica pode sofrer interferências durante a aquisição e formação da imagem, chamado de *stitching*, que são artefatos sobrepostos durante a formação da imagem.[54,55]

A Figura 40 ilustra como o 3D-Zoom pode mostrar com detalhes a valva mitral e suas alterações. Na imagem 39B, há uma valva mitral normal. Na Figura 40A, o diagnóstico de um prolapso de P2 (parte central do folheto posterior da mitral). Na Figura 40B, a reconstrução pelo *Mitral Valve Quantification* (VMQ) e, na Figura 40C, a visão do cirurgião do prolapso mitral.

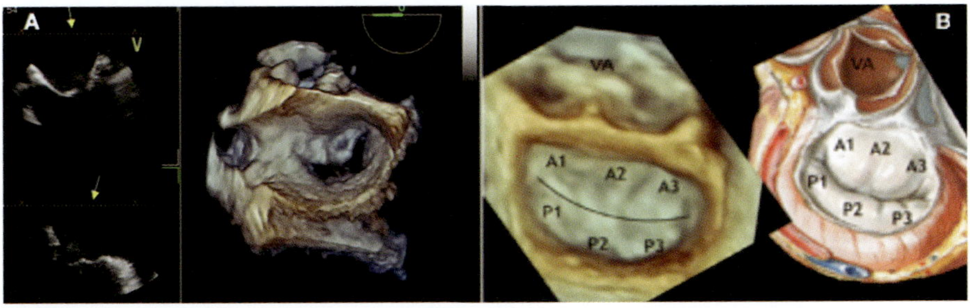

FIGURA 39 A: cortes ortogonais bidimensionais e reconstrução da válvula mitral em 3D-Zoom. B: relação anatômica da válvula mitral no 3D-Zoom.

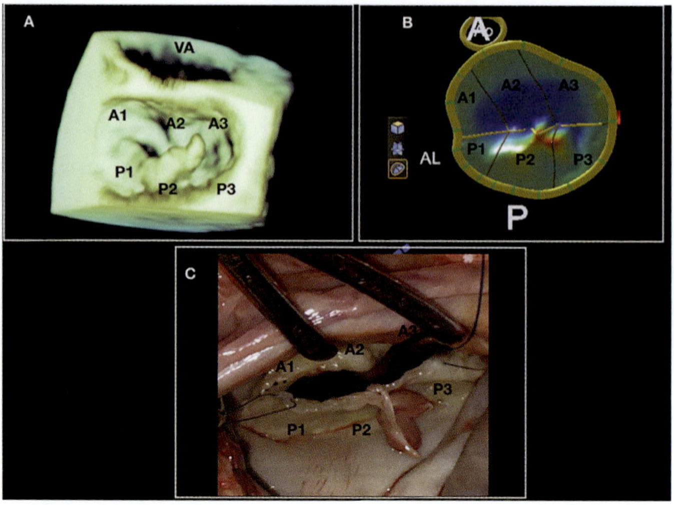

FIGURA 40 A: visualização da valva mitral em 3D-Zoom; B: reconstrução da válvula mitral pelo *Mitral Valve Quantification* (MVQ); C: visualização da válvula mitral pelo cirurgião durante a plastia mitral.

Por último, o modo *full-volume* exige que o paciente seja monitorizado com eletrocardiograma e adquire as imagens a partir da captura de 4 a 7 batimentos. Nesse modo, perde-se em resolução espacial, enquanto a taxa de quadros e a resolução temporal são otimizadas. Essas características fazem com que o *full-volume* se adeque à análise da função ventricular. A Figura 41 mostra como o *full-volume* pode fazer uma análise quantitativa detalhada da função ventricular esquerda. Um software chamado QLAB usa o conjunto de dados volumétricos a partir de dois planos e consegue desenhar a cavidade ventricular e analisar separadamente cada um dos 17 segmentos ventriculares. O gráfico gerado permite avaliar a mobilidade global, regional e os movimentos discincrônicos (Figura 27).

A análise Doppler colorido 3D na modalidade *ECG-gated multi-beat* permite melhor resolução temporal, com um *frame hate* próximo de 30 Hz.

Com os softwares 3D atuais, pode-se ter algumas modalidades de imagens no período intraoperatório, o que ajuda nas tomadas de decisão nos procedimentos de plastia valvar, TAVI, Mitra Clip, fechamento de FOP, de CIA, de auriculeta esquerda e de *leak* paraprotético.[55]

Essas modalidades de imagens são: remodelamento volumétrico, remodelamento de superfície, visão fotorrealística (*true-view*), transparência (*glass view*), reconstrução multiplanar e 2D *slices* tomográficos.[55]

O remodelamento volumétrico utiliza vários tons de azul/bronze para promover a combinação de profundidade.

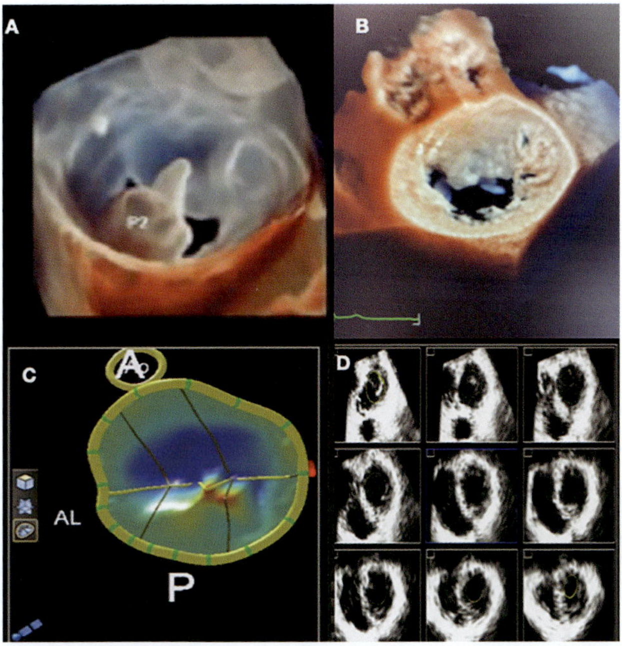

FIGURA 41 Modalidades de imagens 3D. A: valva mitral na visão *Glass View*; B: valva mitral na visão *True-View*; C: valva mitral na visão de remodelamento de superfície (*Mitral Valve Navegation*); D: ventrículo esquerdo na visão *slice* tomográfico 2D.

O remodelamento de superfície pode ser adquirido de forma semiautomática ou tracejado manual. Utilizando a inteligência artificial, usa os modelos de superfície para realizar medidas de ângulos, tamanho dos folhetos valvares e das áreas valvares.

A imagem *true-view* promove uma visão por variações de luz e sombras, o que permite uma correta avaliação de profundidade e de melhor delineamento das bordas e orifícios.

A *glass-view* permite uma adequação da luz e transparência da estrutura cardíaca e extracardíaca.

A reconstrução multiplanar permite, por meio de uma captura de um bloco 3D, realizar análises rotacionais perpendiculares 2D, o que permite uma medida mais acurada, evitando parallax.

Os *slices* tomográficos 2D fazerm cortes do VE em vários níveis, o que permite uma análise segmentar e global acurada do VE.

Segundo Vegas et al., o exame tridimensional levou a ETE para uma dimensão fascinante e desafiadora. A riqueza de imagens, a possibilidade de precisão diagnóstica, de guia em procedimentos intervencionistas, de análise quantitativa objetivamente mensurável da função e volumes ventriculares torna essa modalidade uma ferramenta promissora para os anestesiologistas cardiovasculares.

ALGUNS EXEMPLOS

A seguir estão ilustrados alguns exemplos de casos em que o uso da ETE no intraoperatório foi importante para o diagnóstico de outros achados diferentes do motivo principal da realização do exame.

No primeiro caso (Figuras 42 a 44) estão algumas imagens de placas ateromatosas na aorta que podem levar à mudança de conduta na cirurgia cardíaca, quanto ao local de canulação para entrada em circulação extracorpórea (CEC) e também quanto à decisão de se tentar realizar a revascularização miocárdica sem CEC pelo risco de embolização e dano neurológico.

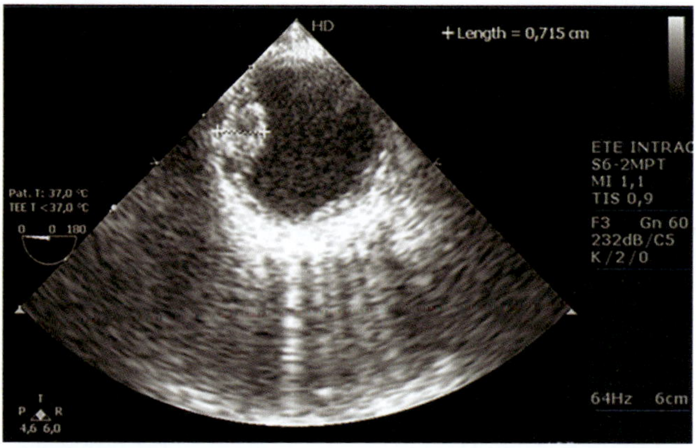

FIGURA 42 Placa ateromatosa na aorta descendente.

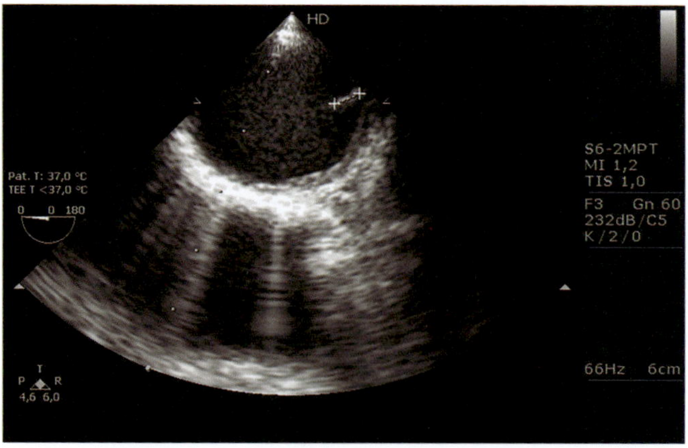

FIGURA 43 Placa ateromatosa (móvel) na aorta descendente.

As imagens (Figuras 45 e 46) mostram extensos derrames pleurais. Na Figura 38, observa-se a aorta como uma imagem circular no ápice do setor, rodeada em baixo por derrame pleural em preto e a imagem do pulmão em branco à esquerda. Nestes dois casos, a drenagem do derrame melhorou sensivelmente a ventilação mecânica.

As dissecções de aorta são muitas vezes causa de instabilidade hemodinâmica refratária. A ETE é capaz de avaliar a aorta torácica descendente e a aorta ascendente até a porção proximal do arco (Figuras 47 a 49). A partir desse ponto, a visualização fica prejudicada devido à justaposição da traqueia e do brônquio fonte esquerdo, o que pode levar a resultados falsos-negativos. Além disso, é possível avaliar complicações associadas como insuficiência aórtica, derrame pericárdico e envolvimento coronariano.

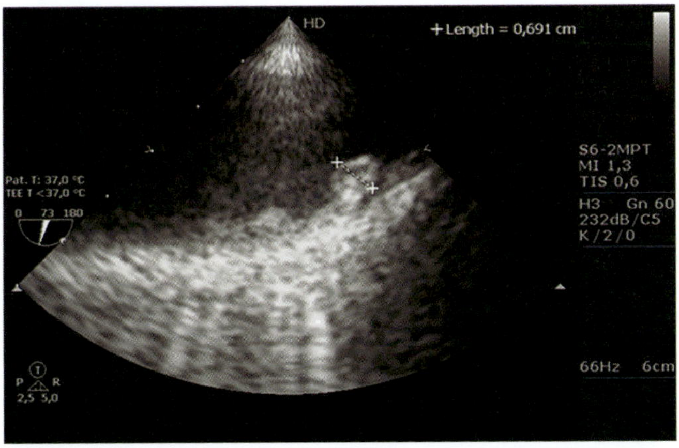

FIGURA 44 Placa ateromatosa no arco aórtico.

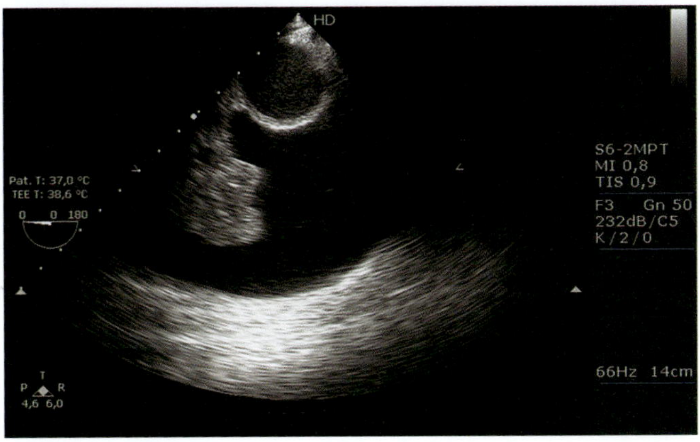

FIGURA 45 Imagem de derrame pleural.

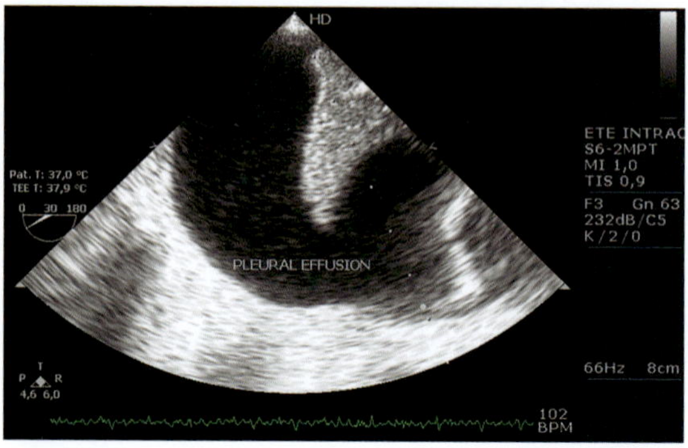

FIGURA 46 Imagem de derrame pleural. Em branco, à direita, está o pulmão e o líquido aparece em preto.

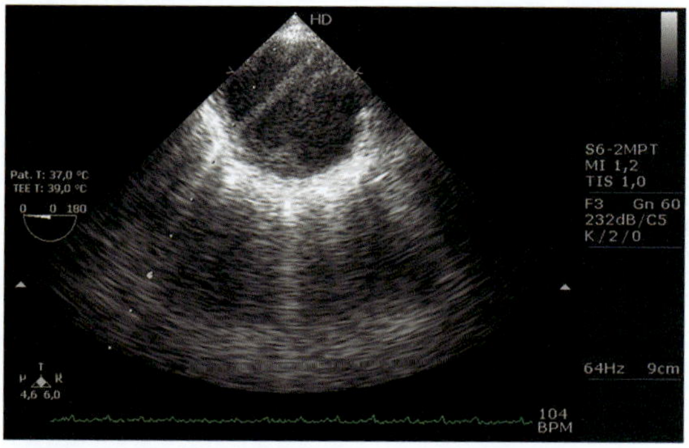

FIGURA 47 Imagem de um corte transversal da aorta torácica descendente dissecada e evidência de uma luz verdadeira (menor) e de uma falsa luz.

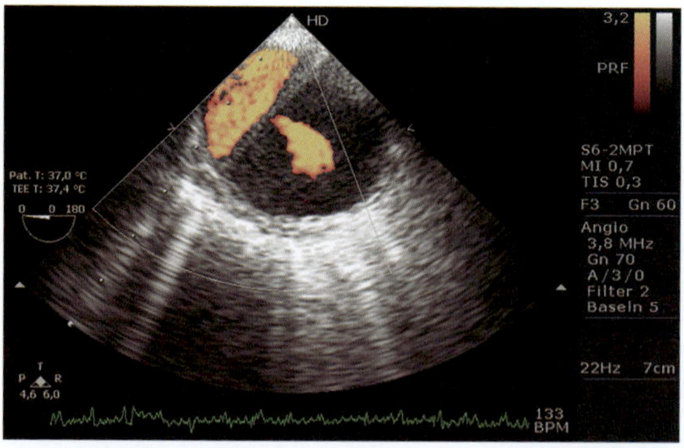

FIGURA 48 Imagem de um corte transversal da aorta torácica descendente dissecada e evidência de uma comunicação entre os dois lúmens com fluxo da luz verdadeira para a falsa.

Nos casos de endocardite, é possível não apenas fazer o diagnóstico, como avaliar com a ETE a extensão do comprometimento valvar e o resultado após a troca da valva (Figura 50).

Nas cirurgias de nefrectomia com trombectomia de veia cava inferior, o uso da ETE permite observar não apenas a extensão do tumor, mas também complicações que podem ser fatais como embolia aérea e tromboembolismo pulmonar, em que a instituição imediata do tratamento altera o prognóstico. Além disso, serve para monitorização hemodinâmica, particularmente durante o pinçamento da veia cava inferior. As Figuras 51 a 53 mostram uma sequência do ciclo cardíaco em que se visualiza o trombo no átrio direito, depois em contato com a valva tricúspide e no momento da diástole, o trombo invadindo o VD e se aproximando da valva pulmonar.

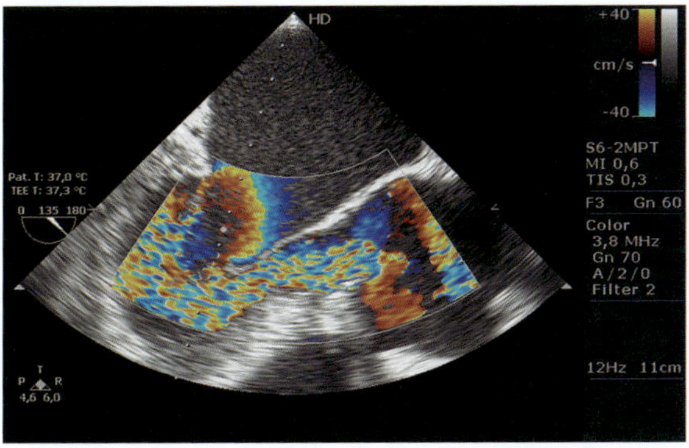

FIGURA 49 Imagem no plano do esôfago médio em eixo longo da valva aórtica com insuficiência. Pode-se observar também a dilatação da aorta ascendente à direita.

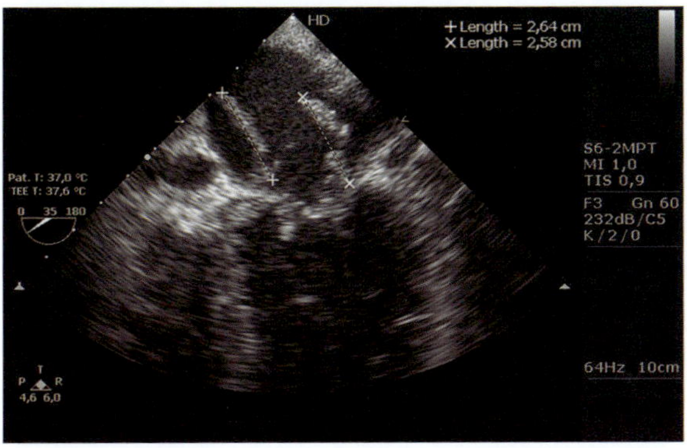

FIGURA 50 Imagem no plano do esôfago médio em duas câmaras mostrando endocardite extensa na valva mitral.

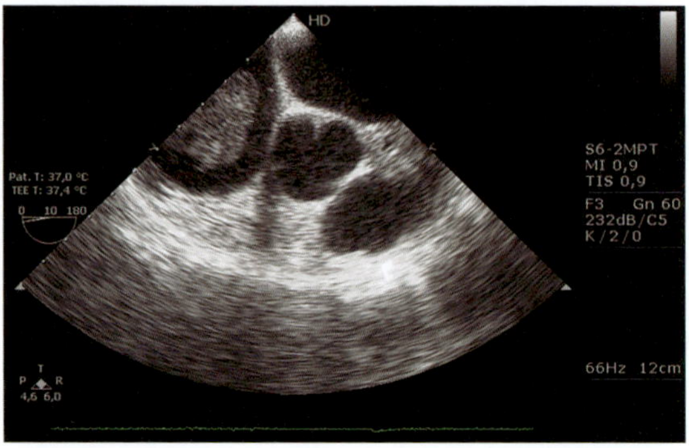

FIGURA 51 Imagem no plano do esôfago médio em eixo curto da valva aórtica (no centro) e presença do trombo (imagem ecodensa à esquerda) no átrio direito.

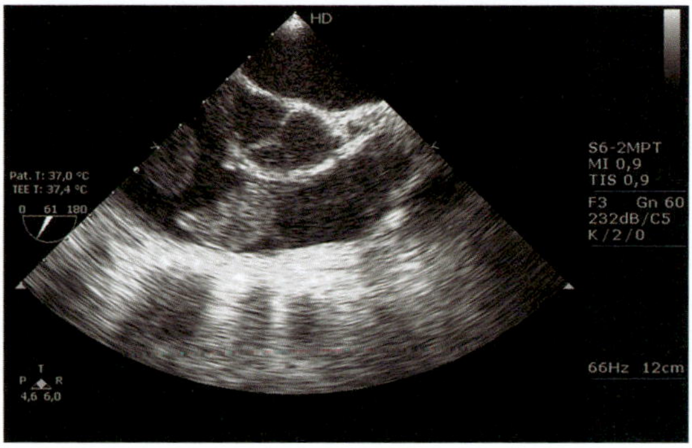

FIGURA 52 Imagem no plano do esôfago médio em eixo curto da valva aórtica (no centro) e presença do trombo no átrio direito em contato com a tricúspide.

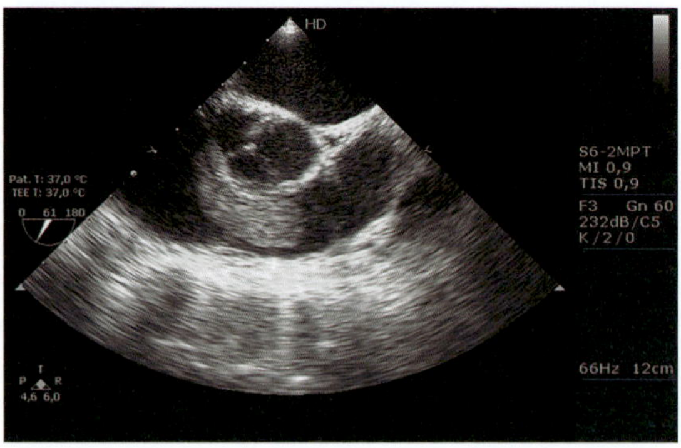

FIGURA 53 Imagem no plano do esôfago médio em eixo curto da valva aórtica (no centro) e presença do trombo invadindo o VD durante a diástole.

CONSIDERAÇÕES FINAIS

A ETE é um método valioso de monitorização perioperatória que permite otimizar os cuidados ao paciente cirúrgico, proporcionando melhores desfechos clínicos e menor mortalidade.[53] O anestesiologista está preparado para oferecer a melhor interpretação dos dados ecocardiográficos intraoperatório, uma vez que ele é o profissional que naturalmente integra os dados clínicos e cirúrgicos às técnicas anestésicas, alterações de pré e pós-carga e da função cardíaca durante o procedimento cirúrgico. Ou seja, ele está habituado a analisar e correlacionar: a) os efeitos cardiovasculares das medicações anestésicas, dos fármacos vasoativos e das medicações prévias em uso pelo paciente; b) o estado hemodinâmico e ventilatório atual; c) as perdas e a reposição volêmicas; d) as demandas e características hemodinâmicas dos diferentes tempos cirúrgicos.

REFERÊNCIAS BIBLIOGRÁFICAS

1. Salgado-Filho MF, Morhy SS, Vasconcelos HD, Lineburger EB, Papa FV, Botelho ESL, et al. Consensus on Perioperative Transesophageal Echocardiography of the Brazilian Society of Anesthesiology and the Department of Cardiovascular Image of the Brazilian Society of Cardiology. Rev Bras Anestesiol. 2018;68(1):1-32.
2. Vincent JL, Pelosi P, Pearse R, et al. Perioperative cardiovascular monitoring of high-risk patients: a consensus of 12. Critical Care. 2015;19:224-36.
3. Kneeshaw JD. Transoesophageal echocardiography (TOE) in the operating room. Br J Anaesth. 2006;97:77-84.
4. Beaulieu Y. Bedside echocardiography in the assessment of the critically ill. Crit Care Med. 2007;35(5):Suppl.
5. Beaulieu Y, Marik PE. Bedside Ultrasonography in the ICU Part 1. CHEST 2005; 128:881-95
6. Beaulieu Y, Marik PE. Bedside Ultrasonography in the ICU Part 2. CHEST 2005; 128:1766-81.
7. Schmidlin D, Bettex D, Bernard E, et al. Transoesophageal echocardiography in cardiac and vascular surgery: implications and observer variability. Br J Anaesth 2001;86(4): 497-505.
8. Labovitz AJ, Noble VE, Bierig M, et al. Focused Cardiac Ultrasound in the Emergent Setting: A Consensus Statement of the American Society of Echocardiography and American College of Emergency Physicians. J Am Soc Echocardiogr. 2010;23:1225-30.
9. Canty DJ, Royse CF. Audit of anaesthetist-performed echocardiography on perioperative management decisions for non-cardiac surgery. Br J Anaesth. 2009;103:352-8.
10. Kapoor PM, Chowdhury U, Mandal B, et al. Trans-esophageal echocardiography in off--pump coronary artery bypass grafting. Ann Card Anaesth 2009;12:174-83.
11. Manasia AR, Nagaraj HM, Kodali RB, et al. Feasibility and Potential Clinical Utility of Goal-Directed Transthoracic Echocardiography Performed by Noncardiologist Intensivists Using a Small Hand-Carried Device (SonoHeart) in Critically Ill Patients. Journal of Cardiothoracic and Vascular Anesthesia. 2005;19(2):155-9.

12. Micka PV, Frank MBJ, Lesage J, et al. Hand-held echocardiography with doppler capability for the assessment of critically-ill patients: is it reliable? Intensive Care Med. 2004;30:718-23.
13. Melamed R, Sprenkle MD, Ulstad VK, Herzog CA, Leatherman JW. Assessment of Left Ventricular Function by Intensivists Using Hand-Held Echocardiography. CHEST 2009; 135:1416-20.
14. Guarracino F, Baldassarri R. Transesophageal echocardiography in the OR and ICU. Minerva Anestesiol. 2009;75:518-29.
15. Kolev N, Brase, R, Swanevelder J, Oppizzi M, Riesgo MJ, Van Der Maaten JMAA, Abiad MG, et al., and the European Perioperative TOE Research Group. The influence of transoesophageal echocardiography on intra-operative decision making. A European multicenter study. Anaesthesia. 1998;53:767-73.
16. Flachskampf FA, Badano L, Daniel WG, et al. Recommendations for transoesophageal echocardiography: update 2010. European Journal of Echocardiography. 2010;11:557-76.
17. Hahn RT, Abraham T, Adams MS, et al. Guidelines for Performing a Comprehensive Transesophageal Echocardiographic Examination: Recommendations from the American Society of Echocardiography and the Society of Cardiovascular Anesthesiologists. Anesthesia Analgesia. 2014;118(1):21-68.
18. Reeves ST, Finley AC, Skubas NJ, et al. Basic Perioperative Transesophageal Echocardiography Examination: A Consensus Statement of the American Society of Echocardiography and the Society of Cardiovascular Anesthesiologists. Anesthesia Analgesia. 2013; 117(3):543-58.
19. An Updated Report by the American Society of Anesthesiologists and the Society of Cardiovascular Anesthesiologists Task Force on Transesophageal Echocardiography. Practice Guidelines for Perioperative Transesophageal Echocardiography. Anesthesiology. 2010; 112:1084-96.
20. Rengasamy S, Subramaniam B. Basic Physics of Transesophageal Echocardiography. International Anesthesiology Clinics. 2008;46:11-29.
21. Feigenbaum H, Armstrong W, Ryan T. Physics and Instrumentation. In: Feigenbaum's Echocardiography. 6.ed. Williams & Wilkins, 2005; 12-45.
22. Maslow A, Perrino AC. Princípios e Tecnologia de Ecocardiografia Bidimensional. In: Ecocardiografia Transesofágica. Uma abordagem prática. 2.ed. Williams & Wilkins, 2010; 3-23.
23. Perrino Jr AC. Tecnologia e Técnica Doppler. In: Ecocardiografia Transesofágica. Uma abordagem prática. 2.ed. Williams & Wilkins, 2010; 109-126.
24. Hahn RT, Abraham T, Adams MS, et al. Guidelines for Performing a Comprehensive Transesophageal Echocardiographic Examination: Recommendations from the American Society of Echocardiography and the Society of Cardiovascular Anesthesiologists. J Am Soc Echocardiogr. 2013;26:921-64.
25. Shanewise JS, Cheung AT, Aronson S, et al. ASE/SCA Guidelines for Performing a Comprehensive Intraoperative Multiplane Transesophageal Echocardiography Examination: Recommendations of the American Society of Echocardiography Council for Intraoperative Echocardiography and the Society of Cardiovascular Anesthesiologists Task Force for Certification in Perioperative Transesophageal Echocardiography. Anesth Analg. 1999;89:870-84.
26. Benjamin E, Griffin K, Leibowitz AB, et al. Goal-Directed Transesophageal Echocardiography Performed by Intensivists to Assess Left Ventricular Function: Comparison With

Pulmonary Artery Catheterization. Journal of Cardiothoracic and Vascular Anesthesia. 1998;112(1):10-5.
27. Marik PE. Pulmonary Artery Catheterization and Esophageal Doppler Monitoring in the ICU. CHEST. 1999;116:1085-91.
28. Dabaghi SF, Rokey R, Rivera JM, et al. Comparison of Echocardiographic Assessment of Cardiac Hemodynamics in the Intensive Care Unit With Right-Sided Cardiac Catheterization. Am J Cardiol. 1995;76: 392-5.
29. Maslow A, Perrino Jr AC. Doppler Quantitativo e Hemodinâmica. In: Ecocardiografia Transesofágica. Uma abordagem prática. 2.ed. Williams & Wilkins, 2010; 127-145.
30. Feigenbaum H, Armstrong W, Ryan T. Hemodynamics. In: Feigenbaum's Echocardiography. 6.ed. Williams & Wilkins, 2005; 215-246.
31. Schober P, Loer SA, Schwarte L. Perioperative Hemodynamic Monitoring with Transesophageal Doppler Technology. Anesth Analg. 2009;109:340-53.
32. Brown JM. Use of echocardiography for hemodynamic monitoring. Crit Care Med. 2002;30:1361-4.
33. Poelaert JI, Schupfer G. Hemodynamic Monitoring Utilizing Transesophageal Echocardiography. The Relationships Among Pressure, Flow, and Function. CHEST. 2005;127:379-90.
34. Ahmed SN, Syed FM, Porembka DT. Echocardiographic evaluation of hemodynamic parameters. Crit Care Med. 2007;35(8):Suppl.
35. Silva AA. Monitorização intraoperatória com a ecocardiografia transesofágica. In: Potério GMB, Pires OC, Callegari DC, Slullitel A. Monitorização em Anestesia. Coleção Atualização em Anestesiologia 2011;14:110-29.
36. Feissel M, Michard F, Mangin I, et al. Respiratory Changes in Aortic Blood Velocity as an Indicator of Fluid Responsiveness in Ventilated Patients With Septic Shock. CHEST. 2001;119:867-73.
37. Cavallaro F, Sandroni C, Antonelli M. Functional hemodynamic monitoring and dynamic indices of fluid responsiveness. Minerva Anestesiol. 2008; 4:23-35.
38. Vieillard-Baron A, Chergui K, Rabiller A, et al. Superior vena caval collapsibility as a gauge of volume status in ventilated septic patients. Intensive Care Med. 2004;30(9): 1734-9.
39. Barbier C, Loubières Y, Schmit C, et al. Respiratory changes in inferior vena cava diameter are helpful in predicting fluid responsiveness in ventilated septic patients. Intensive Care Med. 2004;30(9):1740-6.
40. Boyd JH, Walley KR. The role of echocardiography in hemodynamic monitoring. Curr Opin Crit Care. 2009;15:239-43.
41. Gerstle J, Shahul S, Mahmood F. Echocardiographically Derived Parameters of Fluid Responsiveness. International Anesthesiology Clinics. 2010;48:37-44.
42. Garwood S. Desempenho Sistólico do Ventrículo Esquerdo e Patologia. In: Ecocardiografia Transesofágica. Uma abordagem prática. 2.ed. Williams & Wilkins, 2010; 53-86.
43. London MJ. Diagnóstico de Isquemia Miocárdica. In: Ecocardiografia Transesofágica. Uma abordagem prática. 2.ed. Williams & Wilkins, 2010; 87-106.
44. Feigenbaum H, Armstrong W, Ryan T. Evaluation of Systolic and Diastolic Function of the Left Ventricle. In: Feigenbaum's Echocardiography. 6.ed. Williams & Wilkins, 2005; 139-180.
45. Feigenbaum H, Armstrong W, Ryan T. Coronary Artery Disease. In: Feigenbaum's Echocardiography. 6.ed. Williams & Wilkins, 2005; 438-487.
46. Shanewise JS. How to Reliably Detect Ischemia in the Intensive Care Unit and Operating Room. Seminars in Cardiothoracic and Vascular Anesthesia 2006;10(1):101-9.

47. Galal W, Hoeks SE, Flu WJ, et al. Relation between Preoperative and Intraoperative New Wall Motion Abnormalities in Vascular Surgery Patients. Anesthesiology 2010;112:557-66.
48. Subramaniam B, Talmor D. Echocardiography for management of hypotension in the intensive care unit. Crit Care Med. 2007;35(8)(Suppl.).
49. Schroeder RA, Sreeram GM, Mark SJ. Ventrículo Direito, Átrio Direito, Válvula Tricúspide e Válvula Pulmonar. In: Ecocardiografia Transesofágica. Uma abordagem prática. 2.ed. Williams & Wilkins, 2010; 281-295.
50. Feigenbaum H, Armstrong W, Ryan T. Left Atrium, Right Atrium, and Right Ventricle. In: Feigenbaum's Echocardiography. 6.ed. Williams & Wilkins, 2005; 182-213.
51. Shernan SK. Uma abordagem prática à Avaliação Ecocardiográfica da Função Diastólica Ventricular. In: Ecocardiografia Transesofágica. Uma abordagem prática. 2.ed. Williams & Wilkins, 2010; 146-168.
52. Matyal R, Skubas NJ, Shernan SK, Mahmood F. Perioperative Assessment of Diastolic Dysfunction. Anesth Analg. 2011;113:449-72.
53. Nicoara A, Whitener G, Swaminathan M. Perioperative Diastolic Dysfunction: A Comprehensive Approach to Assessment by Transesophageal Echocardiography. Seminars in Cardiothoracic and Vascular Anesthesia 2014;18(2):218-36.
54. Cahalan MK. Transesophageal echocardiography for the occasional cardiac anesthesiologist. In: The ASA Refresher Courses in Anesthesiology CME Program, volume 35. Williams & Wilkins, 2007; 31-40.
55. Faletra FF, Agricola E, Flachskampf FA, et al. Three-dimensional transoesophageal echocardiography: how to use and when to use a clinical consensus statement from the European Association of Cardiovascular Imaging of the European Society of Cardiology. European Heart Journal – Cardiovascular Imaging. 2023;00:1-79.
56. Vegas A, Meineri M. Three-Dimensional Transesophageal Echocardiography Is a Major Advance for Intraoperative Clinical Management of Patients Undergoing Cardiac Surgery: A Core Review. Anesth Analg. 2010;110:1548-73.

Monitorização da saturação venosa mista de oxigênio e saturação venosa central de oxigênio

Antonio Carlos Aguiar Brandão
Ana Cláudia Aragão Delage
Thaína Alessandra Brandão

PONTOS-CHAVE

1. A saturação venosa de oxigênio mista (SvO_2) ou central ($SvcO_2$) são medidas de oxigenação e representam um marcador sistêmico de extração tecidual de oxigênio (ETO_2).
2. Essas medidas refletem o equilíbrio entre a oferta (DO_2) e o consumo de oxigênio (VO_2).
3. A SvO_2 é medida por meio de um cateter de artéria pulmonar (CAP), e a $SvcO_2$, de um cateter venoso central (CVC).
4. As medidas da SvO_2 ou da $SvcO_2$ podem ser realizadas de forma intermitentes ou contínua.
5. Valores de $SvcO_2$ nem sempre traduzem valores da SvO_2, mas ambos apresentam uma curva de tendência semelhantes.
6. Valores diminuídos das medidas de saturação venosa de oxigênio estão associados a um aumento da VO_2 (dor, tremores, insuficiência respiratória, hipertermia) ou diminuição do DO_2 (hipoxemia, falência cardíaca, hipovolemia).
7. A utilização das medidas da SvO_2 ou $SvcO_2$ preferencialmente empregadas com outras variáveis hemodinâmicas e de perfusão periférica podem ajudar no entendimento fisiopatológico e na abordagem terapêutica de pacientes submetidos a cirurgia de grande porte e criticamente doentes na UTI.

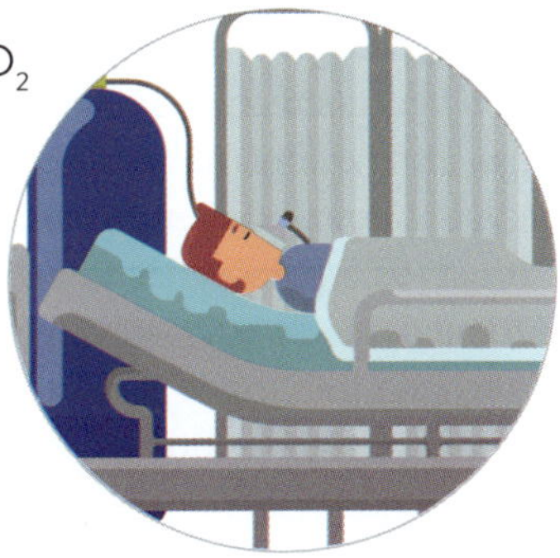

INTRODUÇÃO

Medidas da oxigenação são importantes nos cuidados perioperatórios de pacientes submetidos a cirurgias de grande porte e em pacientes criticamente doentes na unidade de terapia intensiva (UTI). As etiologias das complicações pós-operatórias são complexas, mas a reserva cardiorrespiratória deficiente parece ser um fator chave nesse contexto[1,2]. Vários estudos mostram que a presença de desfechos desfavoráveis no pós-operatório de cirurgias complexas de grande porte estão fortemente associados a uma redução do consumo de oxigênio (VO_2), que, por sua vez, podem estar relacionados com comprometimento do fluxo microvascular[3,4]. O uso de terapia com fluidos e inotrópicos para melhorar a oferta de oxigênio (DO_2) aos tecidos pode reduzir a incidência dessas complicações pós-operatórias[5,6]. A saturação venosa de oxigênio mista (SvO_2) ou central ($SvcO_2$) são medidas de oxigenação e representam um marcador sistêmico da extração tecidual de oxigênio (ETO_2) que refletem o equilíbrio entre o DO_2 e o VO_2, após atender as necessidades de oxigênio (O_2) pelos tecidos. Fisiologicamente, o VO_2 tecidual em repouso corresponde a 25 a 30% do O_2 ofertado, portanto, após a extração tecidual de O_2, observam-se valores fisiológicos da SvO_2 entre 70 e 75%.

Monitorização da SvO_2 é um método utilizado para avaliação da adequação do DO_2 ao VO_2; suas medidas traduzem parâmetros significativos de estratificação de risco, de prognóstico, de avaliação e reconhecimento de hipóxia tecidual em pacientes criticamente doentes. A compreensão dos princípios fisiológicos da SvO_2 é essencial para o uso correto, seguro e eficaz na prática clínica, porém suas medidas podem ser alteradas por uma ampla gama de fatores durante o período perioperatório[1,2].

A medida da SvO_2 é realizada pela colocação de um cateter na artéria pulmonar (CAP). Esta técnica tem custo mais elevado, necessita de maior habilidade técnica e associa-se a maiores complicações[7]. Na prática diária, realiza-se mais frequentemente a medida da $SvcO_2$ com um cateter venoso central (CVC) colocado na entrada da veia cava superior (VCS), próximo ao átrio direito (AD), em pacientes criticamente doentes na UTI. A medida da saturação venosa obtida por um CVC é denominada de saturação venosa central ($SvcO_2$), e foi sugerido que os valores de suas medidas podem substituir a SvO_2. Essa medida é mais facilmente executada, tem baixo custo e menor incidências de complicações. A aplicação das duas técnicas necessita inicialmente da abordagem de uma punção venosa central, normalmente da veia jugular interna (VJI) ou da veia subclávia (VSC), preferencialmente guiada pela ultrassonografia (USG) e com todo cuidado de assepsia para evitar infecções na corrente sanguínea[8].

As medidas da SvO_2 e $SvcO_2$ traduzem a saturação da hemoglobina em amostras seriadas de sangue venoso coletados da linha distal do CVC e do CAP, para realização de análise dos gases sanguíneos de forma intermitente. Outra técnica possível é realizada por meio da colocação de um cateter de fibra óptica que utiliza o princípio da espectrofotometria de reflexão e permite uma leitura contínua dos valores da SvO_2 e da $SvcO_2$. O valor da saturação venosa contínua é exibido em um monitor de oximetria e atualizado em intervalos de tempo. A leitura contínua fornece medições atualizadas em tempo real da SvO_2 e $SvcO_2$, e as flutuações podem ser monitoradas de perto em pacientes gravemente enfermos em tempo real. A técnica das medidas de SvO_2 contínua apresenta custos mais elevados. A técnica intermitente necessita de coletas seriadas e repetidas de amostra de sangue, que podem levar a maior perda sanguínea pelo paciente[9].

FISIOLOGIA DA MONITORIZAÇÃO DA SATURAÇÃO VENOSA DE OXIGÊNIO (SvO_2)

A equação de Fick (Equação 1) ilustra que o VO_2 é determinado pelo produto do débito cardíaco (DC) e a diferença do conteúdo arterial e venoso de O_2 ($CaO_2 - CvO_2$). Por sua vez, o CaO_2 é o produto entre o fator 1,36, a hemoglobina sérica (Hb) e a SaO_2. Assim, o rearranjo da fórmula de Fick permite determinar a SvO_2[11]. A equação final mostra que a SvO_2 é dependente de 4 variáveis: SaO_2, VO_2, Hb e DC. De maneira fisiológica, quando a DO_2 é insuficiente para atender às necessidades metabólicas, ocorre um aumento da ETO_2, o que resulta em uma diminuição no CvO_2 e da SvO_2. A SvO_2 reflete, portanto, o equilíbrio entre a DO_2 e o VO_2[11]. Em condições fisiológicas normais, $SvcO_2$ é 2-3% maior que a saturação venosa mista de oxigênio SvO_2. Em indivíduos saudáveis normais, o valor da $SvcO_2$ é em torno de 75% e a SvO_2 em torno de 70%[12,13]. A diferença entre os valores de saturação venosa central e mista deve-se ao fato de que o sangue proveniente dos seios coronarianos apresenta um valor baixo de SvO_2 (cerca de 37%) e a SvO_2 da circulação renal tem valor maior (em torno de 92%).

$$VO_2 = DC \times (CaO_2 - CvO_2)$$
$$CaO_2 = 1{,}36 \times Hb \times SaO_2$$
$$CvO_2 = 1{,}36 \times Hb \times SvO_2$$
$$VO_2 = DC \times [1{,}36 \times Hb \times (SaO_2 - SvO_2)$$
$$SvO_2 = SaO_2 - \left(\frac{VO_2}{1{,}36.Hb.DC} \right)$$
$$SvO_2 = SaO_2 - \left(\frac{VO_2}{DO_2} \right)$$
$$\boxed{SvO_2 = 1 - ETO_2}$$

Equação 1 Fórmula da SvO_2 derivada da equação de Fick para o cálculo da SvO_2.

DIFERENÇAS ENTRE A $SvCO_2$ E SvO_2

Na literatura existem vários estudos que mostram uma diferença entre os valores da $SvcO_2$ e a SvO_2, embora nem todos concordem que a diferença seja clinicamente significativa. Os valores da SvO_2 tendem a seguir as tendências da $SvcO_2$; em indivíduos saudáveis os valores das medidas da SvO_2 são menores que da $SvcO_2$. As medidas de SvO_2 e $SvcO_2$, embora possam apresentar valores diferentes, apresentam comportamentos semelhantes (Figura 1), com curvas de tendência semelhantes[14]. Valores da $SvcO_2$ são mais fidedignos em pacientes criticamente doentes comparado aos valores da SvO_2, porém são mais difíceis de serem utilizados na prática diária. Em resumo, as medidas de SvO_2 não são substitutas confiáveis da $SvcO_2$, especialmente em relação a pacientes sépticos. Além disso, a ideia de que a SvO_2 pode ser estimada subtraindo 5% da $SvcO_2$ não é apoiada por dados clínicos. Em condições clínicas em que a fisiopatologia está bem determinada, as medidas contínuas de $SvcO_2$ são mais fidedignas[15].

INDICAÇÕES DA MONITORIZAÇÃO DA SvO_2 E $SvcO_2$

Como mencionado anteriormente, a SvO_2 ou $SvcO_2$ tem valores diagnóstico, terapêutico e de prognóstico em pacientes gravemente enfermos. Alterações do distúrbio na SvO_2 podem determinar a etiologia subjacente. É fundamental relacionar os valores das medidas da SvO_2 com outros parâmetros hemodinâmicos e de avaliação da perfusão tecidual. Situações que comprometem o equilíbrio entre o DO_2 e o VO_2 promovem déficit geral de O_2 aos tecidos, aumento da TEO_2 e diminuição da SvO_2. Valores elevados da SvO_2 podem refletir extração prejudicada de O_2, que podem ocorrer em situações de disfunção mitocondrial, choque séptico, *shunt* arteriovenoso. O consumo de oxigênio pelos tecidos corporais

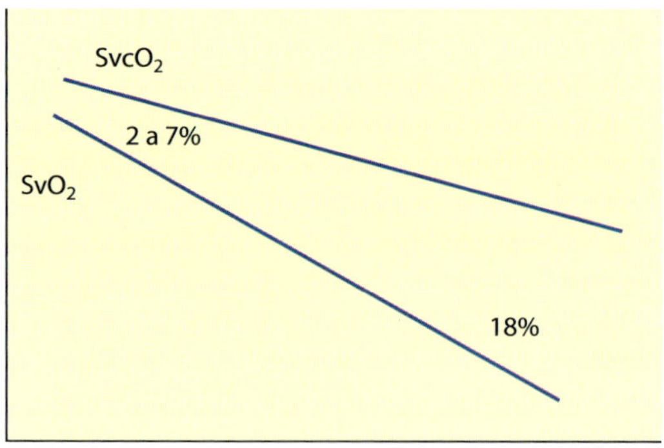

FIGURA 1 Curvas comparativas da $SvcO_2$ e SvO_2.

(VO_2) geralmente é independente da oferta de oxigênio (DO_2) até certo ponto. Isso ocorre porque uma diminuição no DO_2 é compensada por um aumento da ETO_2, evitando assim a hipóxia tecidual. Essa relação deixa de existir quando um valor de DO_2 "crítico" é atingido e nesse ponto nada mais de oxigênio adicional pode ser extraído. Nesse momento iniciam-se a hipóxia tecidual e a acidose láctica, que devem ser determinadas por medidas de marcadores de perfusão tecidual: aumento do lactato, aumento do delta PCO_2 e diminuição da SvO_2 (Figura 2).

Outra situação que produz diminuição da SvO_2 é a exaustão dos mecanismos compensatórios da célula para atender às demandas metabólicas dos tecidos. Nessa situação, os valores da SvO_2 podem atingir valores muito baixos de até 30 a 50% antes que os mecanismos de extração do O_2 sejam esgotados e instale condições de anaerobiose celular. A Figura 3 mostra que a morbimortalidade é mais alta em valores baixos e altos de SvO_2 e mais baixa em valores normais de SvO_2. Uma SvO_2 superior ao normal significa que a diminuição da ETO_2 decorre do aumento no DO_2 com VO_2 inalterado ou, mais frequentemente, a uma diminuição do VO_2 com DO_2 mantido ou aumentado. Esta última situação é encontrada em estados de choque hiperdinâmico, no qual a diminuição do VO_2 não resulta de uma queda de DO_2 abaixo do seu nível crítico, mas, sim, devido à capacidade de extração de oxigênio gravemente comprometida[16].

Os valores normais de SvO_2 podem variar de 60 a 80%, daí a importância de não valorizar um número absoluto da medida, e sim considerar a tendência da curva dessa medida. A medida da SvO_2 é um parâmetro que pode ser utilizado na terapia precoce direcionada por metas (TGM) em pacientes criticamente enfermos, como na sepse, e que permite também avaliar a eficácia das intervenções hemodinâmicas realizadas no tratamento.

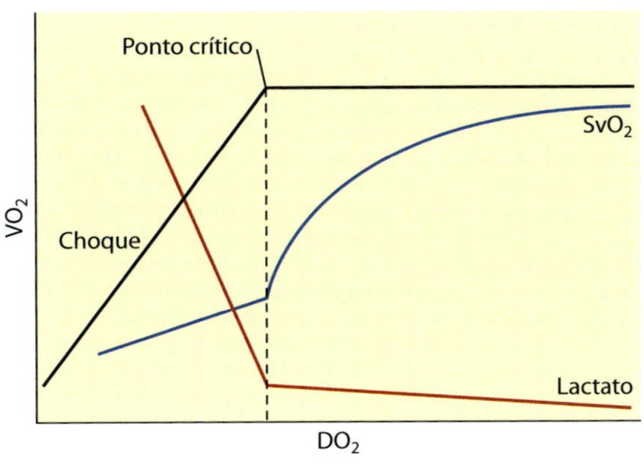

FIGURA 2 Relação entre VO_2 e DO_2.

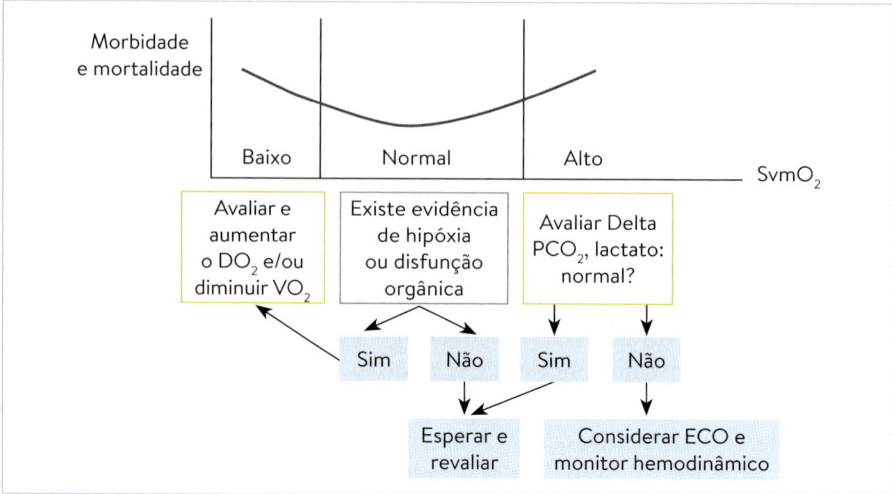

FIGURA 3

SvO_2 E $SvcO_2$ NO INTRAOPERATÓRIO

Os valores do VO_2 e DO_2 flutuam significativamente durante o período perioperatório e é de particular importância reconhecer que essas alterações na saturação venosa podem refletir uma variedade de alterações fisiológicas e patológicas (Figura 4). O uso seguro da SvO_2 como objetivo terapêutico depende do pronto reconhecimento da causa de qualquer distúrbio. Estudos na literatura

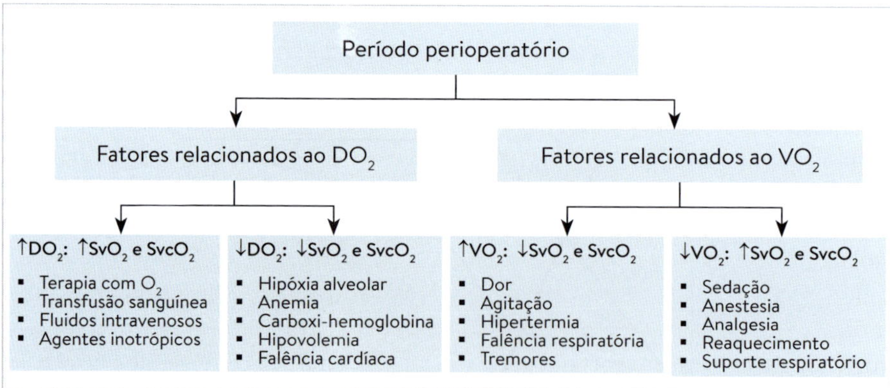

FIGURA 4 Fatores fisiológicos, patológicos e terapêuticos comuns que influenciam a saturação venosa de oxigênio ($SvcO_2$ e SvO_2) durante o período perioperatório. O uso seguro da saturação venosa como objetivo terapêutico requer o reconhecimento imediato de todas as causas de qualquer distúrbio.

mostram que valores baixos de $SvcO_2$ associam-se com a mortalidade no perioperatório[1]. O uso de TGM baseado na medida de SvO_2 no perioperatório tem mostrado resultados conflitantes na mortalidade[1].

A DO_2 é dependente do CaO_2 e do DC; por sua vez, o CaO_2 é dependente quase que exclusivamente dos níveis de hemoglobina (Hb) sérica e da saturação pelo O_2 no sangue arterial[17]. O VO_2 tem pouca importância nas mudanças dos valores de SvO_2 no período perioperatório[17,18]. O VO_2 normalmente está aumentado em casos de sepse, dor, convulsão, hipertermia e tremores. A anestesia geral, inalatória ou endovenosa, promove diminuição do VO_2 por diminuir a taxa metabólica basal, exceção para a cetamina[19-21]. Em condições como choque hipovolêmico e cardiogênico, a diferença entre $SvcO_2$ e SvO_2 pode sofrer alterações mais pronunciadas, devido ao fato de a circulação sistêmica tentar preservar o fluxo para circulação cerebral, comprometendo assim a circulação mesentérica e renal. Com isso os valores da $SvcO_2$ podem exceder temporariamente os valores da SvO_2 em quase 20%[22]. Essas alterações também podem ocorrer em caso de choque séptico, onde o fluxo sanguíneo local, a capacidade de transporte de oxigênio e a utilização de oxigênio mitocondrial podem ser alterados[23,24].

As intervenções clínicas mais adequadas para corrigir anomalias da saturação venosa podem variar amplamente. Administração de oxigênio suplementar, suporte respiratório, hemoderivados, fluido intravenoso, terapia inotrópica, anestesia, analgesia, sedação e reaquecimento são intervenções perioperatórias comumente usadas para a correção dos valores da $SvcO_2$ e SvO_2[25].

Correlação com mortalidade

Existem poucos estudos em pacientes críticos relacionando morbimortalidade com os valores medidos através da SvO_2 ou $SvcO_2$. Estudos têm demonstrado que pacientes com valores de SvO_2 ou $SvcO_2$ < 70% correlacionam mais frequentemente com aumento da mortalidade. Porém, outros estudos têm mostrado que tanto valores elevados (78,8%) ou baixos (51,1%) da $SvcO_2$ ou SvO_2 correlacionam-se com piores prognósticos quando comparados a valores normais (70,9%) em pacientes criticamente doentes na UTI. Esses achados sugerem que medidas isoladas de $SvcO_2$ ou SvO_2 não são sensíveis nem específicas na previsão de mortalidade em pacientes sépticos na UTI. Uma revisão da Cochrane afirma que o monitoramento da $SvcO_2$ ou SvO_2 não afeta o tempo de internação na UTI, os custos hospitalares e a mortalidade. No entanto, ainda se recomenda a $SvcO_2$ ou SvO_2 como ferramenta diagnóstica e de monitoramento hemodinâmico para diferenciar processos patológicos com finalidade de orientar atendimento adequado aos pacientes.[2]

Monitorização em pacientes cirúrgicos

A maioria dos estudos cirúrgicos e de trauma mostra uma associação entre baixos valores de SvO_2 e $SvcO_2$ e complicações pós-operatórias. Um estudo retrospectivo com 488 pacientes submetidos a cirurgias cardíacas mostrou maior incidência de mortalidade e complicações pós-operatórias quando esses valores da admissão na UTI foram inferiores a 55%[27]. Em outro estudo de 36 pacientes submetidos a cirurgia de revascularização do miocárdio, observou-se maior permanência na UTI de pacientes que apresentaram valores menores de SvO_2 (58,5%) comparado ao grupo controle (63,7%)[28]. Outro estudo multicêntrico com 60 pacientes submetidos a cirurgias intra-abdominais evidenciou maior taxa de complicações nos pacientes com valores de $SvcO_2$ intraoperatório de 60% em comparação com aqueles com valores de 64%[29].

Cirurgias de grande porte e alto risco

Normalmente pacientes submetidos a anestesia geral apresentam diminuição do VO_2 devido à ação dos anestésicos inalatórios, endovenosos e do bloqueio neuromuscular que promovem uma redução do metabolismo tecidual. Assim, valores de SvO_2 menores que 70% traduzem situações de aumento do VO_2 ou não adequação do DO_2. A medida SvO_2 tem demonstrado ser benéfica para a detecção precoce de deterioração hemodinâmica, em um contexto em que o coração é incapaz de aumentar o DC em situações de perda de sangue ou anemia oculta em pacientes com disfunção cardíaca. Estudos demonstraram que utilização de uma abordagem guiada por metas (TGM) utilizando monitorização focada no DC, SvO_2, DO_2 e delta PP, entre outras, tem associado a redução de complicações no pós-operatório, tempo de internação hospitalar e mortalidade pós-operatória[30].

Um estudo teve como objetivo avaliar que valores baixos de $SvcO_2$ no perioperatório determinam piores prognóstico em cirurgias de alto risco. Esse estudo mostrou que os valores de $SvcO_2$ no intraoperatório são maiores que os valores no pré e pós-operatório. Foi observado também que valores de $SvcO_2$ < 70% no pré-operatório apresentaram pior prognóstico com maior necessidade de transfusão sanguínea ($p = 0,001$), reposição volêmica no intraoperatório ($p = 0,04$), maiores chances de complicações pós-operatórias ($p = 0,02$) e maior tempo de internação na UTI ($p = 0,02$)[31]. Estudos têm demonstrado que o uso de outros parâmetros como delta O2 e a medida do lactato associados às medidas da $SvcO_2$ permitem melhor raciocínio clínico e terapêutico para os pacientes cirúrgicos[32]. No entanto, essa estratégia não é uma prática frequente devido aos riscos envolvidos quando as intervenções repetidas são realizadas para atingir os objetivos terapêuticos.

Traumas graves

Em pacientes vítimas de trauma, valores baixos de $SvcO_2$ associam-se com aumento na morbidade e mortalidade no pós-operatório. $SvcO_2$ < 65% após trauma pode ser indicador de perda de sangue e necessidade de transfusão de sangue. Valores diminuídos de $SvcO_2$ nas primeiras 24 horas após traumatismo cranioencefálico grave (TCE) é um indicador prognóstico de maior mortalidade e maior tempo de internação hospitalar[33].

Sepse e choque séptico

Trabalho de Rivers et al.[34] em 2001 comparou uma terapia precoce guiada por metas (TGM) com um grupo controle no manejo de pacientes com choque séptico ou sepse grave admitidos no pronto-socorro. No grupo TGM foram utilizadas medidas dos valores da $SvcO_2$ como um marcador de perfusão tecidual e um parâmetro de oferta de O_2. A abordagem tinha como metas atingir valores de pressão arterial média (PAM) > 65 mmHg, PVC de 8 a 12 e $SvcO_2$ > 70%. Os resultados da utilização de protocolo com TGM comparada a um modelo padrão proporcionaram benefícios significativos, com redução na mortalidade e transfusão sanguínea em pacientes com sepse grave e choque séptico.

Embora muitos estudos tenham demonstrado claramente o benefício do monitoramento da SvO_2 para TGM, três ensaios multicêntricos, controlados e randomizados recentes (ProCESS, ARISE e ProMISe)[35-38] não mostraram nenhum benefício de resultado com TGM em pacientes com choque séptico precoce, inclusive levaram à remoção da recomendação de direcionar o $ScvO_2$ das diretrizes mais recentes do Surviving Sepsis Campaign (SSC). A Figura 5 representa as funções gaussianas correspondentes aos estudos que utilizaram a $SvcO_2$ como estratégia de TGM na sepse grave e choque séptico. Obviamente, a distribuição de $SvcO_2$ relatada no ensaio da terapia precoce guiada por meta difere substancialmente dos outros três ensaios ($p < 0,001$); um achado sugere que os pacientes inscritos no estudo TGM de Rivers diferem fundamentalmente daqueles inscritos nos estudos subsequentes. Vários outros estudos relatam que a recomendação do uso da $SvcO_2$ não deva ser totalmente abandonada.

Os argumentos que sustentam esta posição são desenvolvidos baseados no fato de que as populações incluídas no ProCESS, ARISE e ProMISe eram diferentes daqueles incluído no estudo de Rivers, no qual os pacientes estavam mais doentes. Outra diferença dos estudos foi o valor médio de $SvcO_2$ no momento da inclusão, que era muito diferente nos três ECR multicêntricos (acima de 70%) e no estudo de Rivers (cerca de 48%). Importante também relatar que nos três estudos multicêntricos os pacientes receberam grandes volumes de infusão de

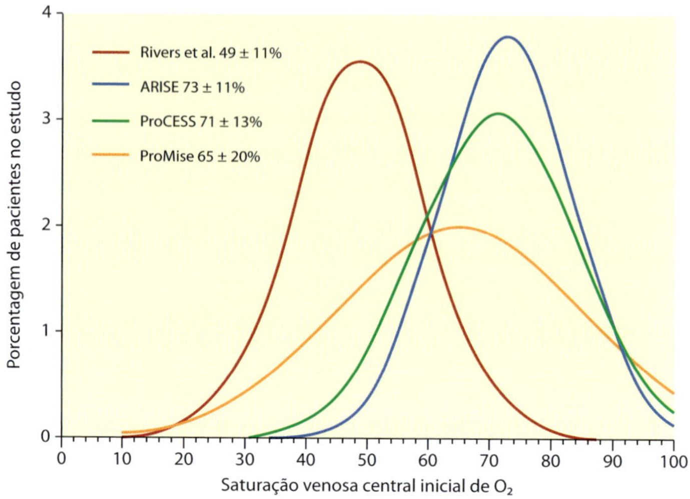

FIGURA 5 Comparação dos EGDT em pacientes com sepse.

fluidos (2.500 mL em média), diferente do estudo de Rivers, em que os pacientes tinham um componente hipovolêmico do choque. O estudo de Rivers satisfaz a condição de avaliar a TGM, já que os pacientes dos estudos apresentavam $SvcO_2$ com valores baixos. Importante destacar que, por sua vez, as medidas da $SvcO_2$ podem mostrar valores altos (> 80%), o que caracteriza uma situação na qual a extração de O_2 está prejudicada devido a *shunts* arteriovenosos, microcirculação alterada, difusão diminuída do O_2 dos capilares para as células ou disfunção mitocondrial, e essas alterações podem refletir hipóxia tecidual. Estudos clínicos em que pacientes sépticos apresentam valores de $SvcO_2$ alto (> 80%) têm sido associados a maior mortalidade comparado a medidas de SvO_2 < 80%[39,40]. Assim, vários estudos destacam que $SvcO_2$ anormalmente alto ou baixo correlaciona-se com maior mortalidade em pacientes com choque séptico[1,35]. Discrepâncias estão sendo amplamente estudadas e a confiabilidade da $SvcO_2$ é uma fonte contínua de muito debate[41]. Em pacientes com choque séptico, podem-se utilizar algoritmos (Figura 6) como medidas da $SvcO_2$ associadas a medida do delta P (av) CO_2 (Gap PCO_2), que permite fazer interpretações clínicas e terapêuticas mais adequadas.

Responsividade volêmica

Uma recente meta-análise avaliou sistematicamente o desempenho diagnóstico de delta $SvcO_2$ durante um desafio hídrico para responsividade a fluidos em pacientes ventilados mecanicamente que receberam expansão de volume. Essa

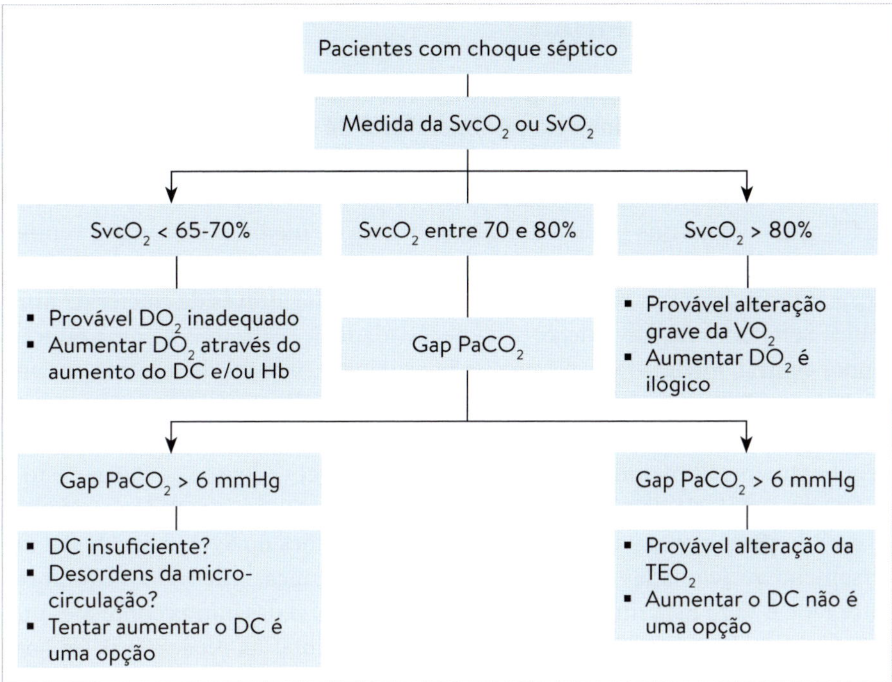

FIGURA 6 Algoritmo utilizado em pacientes com choque séptico.[42]

meta-análise incluiu 5 estudos observacionais compreendendo 240 participantes, dos quais 133 (55%) responderam a fluidos. Em pacientes sob ventilação mecânica que recebem expansão de volume, o $\Delta SvcO_2$ durante o desafio hídrico é um indicador confiável da responsividade a fluidos[43].

Valores e interpretação de $SmvO_2$:

1. $SvcO_2 > 75\%$: extração normal de O_2 (indica fornecimento adequado de O_2).
2. $75\% > SvcO_2 > 50\%$: consumo compensatório de oxigênio (aumento da DO_2 ou diminuição no DO_2).
3. $50\% > SvcO_2 > 30\%$: esgotamento da extração de O_2 (indica o início da acidose láctica, quando o "DO_2 crítico" é atingido e não é possível extrair O_2).
4. $30\% > SvcO_2 > 25\%$: acidose láctica grave.
5. $SvcO_2 < 25\%$: morte celular.

CONSIDERAÇÕES FINAIS

A $SvcO_2$ é uma avaliação frequentemente utilizada em pacientes criticamente doentes na UTI e também no perioperatório de grandes cirurgias, de preferência associadas a outras variáveis hemodinâmicas e de perfusão periférica, como medidas de DC, variação da pressão de pulso, lactato, delta $PaCO_2$ e ânion gap. É uma técnica que pode determinar através de medidas no sangue venoso na artéria pulmonar ($SvcO_2$) ou na VCS (SvO_2). Sua leitura pode ser realizada de forma intermitente (amostra sanguíneas) ou contínua através de cateter de fibra óptica. Seu ponto negativo decorre da necessidade de realização de uma punção venosa central, medida invasiva que pode promover risco moderado aos pacientes. Valores de $SvcO_2$ nem sempre traduzem valores da SvO_2, mas ambas apresentam curva de tendência semelhante. Existe uma tendência em utilizar mais frequentemente as medidas da SvO_2 em relação a $SvcO_2$, devido ao baixo custo e ao fato de a maioria dos pacientes criticamente doentes e submetidos a cirurgia de grande porte possuir um CVC prévio. As alterações no SvO_2 e $SvcO_2$ são inversamente relacionadas às alterações na TEO_2 sistêmica, refletindo o equilíbrio entre DO_2 e VO_2. Esta situação não é o caso na maioria das outras condições que afetam indivíduos gravemente enfermos, em particular na sepse grave, na qual valores altos ou baixos de $SmvO_2$ ou $SvcO_2$ traduzem pior prognóstico.

O uso racional das medidas da SvO_2 ou $SvcO_2$ permite ajustes racionais terapêuticos que terão como alvo diminuir VO_2 tecidual através da ventilação mecânica, da sedação e da anestesia geral, ou aumentar a DO_2 aos tecidos pela infusão de líquidos, transfusão de hemácias ou infusão de dobutamina. Porém existe uma carência de estudos para definir o real valor da $SvcO_2$ e SvO_2 em pacientes gravemente enfermos. No entanto, a utilização das medidas da SvO_2 ou $SvcO_2$ preferencialmente empregadas com outras variáveis hemodinâmicas e de perfusão periférica podem ajudar no melhor entendimento da fisiopatologia do choque em pacientes criticamente doentes em UTI e no acompanhamento perioperatório de cirurgias de grande porte.

REFERÊNCIAS BIBLIOGRÁFICAS

1. Lee CP, Bora V. Anesthesia Monitoring of Mixed Venous Saturation. In: StatPearls [Internet]. StatPearls Publishing; Treasure Island: Jan. 2023.
2. Shepherd SJ, Pearse RM. Role of central and mixed venous oxygen saturation measurement in perioperative care. Anesthesiology. 2009 Sep;111(3):649-56.
3. Shoemaker W, Montgomery E, Kaplan E, Elwyn D. Physiologic patterns in surviving and nonsurviving shock patients. Use of sequential cardiorespiratory variables in defining criteria for therapeutic goals and early warning of death. Arch Surg. 1973;106:630-6.

4. Jhanji S, Lee C, Watson D, Hinds C, Pearse RM. Microvascular flow and tissue oxygenation after major abdominal surgery: Association with post-operative complications. Intensive Care Med. 2008;35:671-7.
5. Pearse RM, Belsey J, Cole J, Bennett E. Effect of dopexamine infusion on mortality following major surgery: Individual patient meta-regression analysis of published clinical trials. Crit Care Med. 2008;36:1323-9.
6. Pearse RM, Dawson D, Fawcett J, Rhodes A, Bennett E. Early goal directed therapy after major surgery reduces complications and duration of hospital stay: A randomised controlled trial. Critical Care. 2005; 9:R687-93.
7. Lee CP, Bora V. Anesthesia Monitoring of Mixed Venous Saturation. StatPearls [Internet]. StatPearls Publishing; Treasure Island: Mar. 2023.
8. Clermont G, Kong L, Weissfeld LA, Lave JR, Rubenfeld GD, Roberts MS, et al., NHLBI ARDS. Clinical Trials Network. The effect of pulmonary artery catheter use on costs and long-term outcomes of acute lung injury. PLoS One. 2011;6(7):e22512.
9. McGee WT, Moriarty KP. Accurate placement of central venous catheters using a 16-cm catheter. J Intensive Care Med. 1996 Jan-Feb;11(1):19-22.
10. Fick A. Ueber die Messung des Blutquantums in den Herzventrikeln. Verh Phys Med Ges Wurzburg. 1870;2:16-28.
11. Reinhart K, Schäfer M, Rudolph T, Specht M. Mixed venous oxygen saturation. Appl Cardiopulm Pathophysiol. 1989;2:315-25.
12. Harms M, Lieshout JV, Jenstrup M, Pott F, Secher N. Postural effects on cardiac output and mixed venous oxygen saturation in humans. Exp Physiol. 2003;88:611-6.
13. Lindholm L, Hansdottir V, Lundqvist M, Jeppson A. The relationship between mixed venous and regional venous oxygen saturation during cardiopulmonary bypass. Perfusion. 2002;17:133-9.
14. Jenstrup M, Eilersen E, Mogensen T, Secher N. A maximal central venous oxygen saturation (SvO_2max) for the surgical patient. Acta Anaesthesiol Scand Suppl. 1995;107:29-32.
15. Lima AAP, Silva E (Editors). Monitoring Tissue Perfusion in Shock From Physiology to the Bedside, in Springer International Publishing AG, part of Springer Nature 2018.
16. Vincent JL, De Backer D. Circulatory shock. N Engl J Med. 2013;369:1726-34.
17. Reinhart K, Schäfer M, Rudolph T, Specht M. Mixed venous oxygen saturation. Appl Cardiopulm Pathophysiol. 1989;2:315-25.
18. Guffin A, Girard D, Kaplan J. Shivering following cardiac surgery: Hemodynamic changes and reversal. J Cardiothorac Anaesth. 1987;1:24-8.
19. Freeman L, Nixon P, Sallabank P, Reaveley D. Psychological stress and silent myocardial ischemia. Am Heart J. 1987;114:477-82.
20. Vernon D, Witte M. Effect of neuromuscular blockade on oxygen consumption and energy expenditure in sedated, mechanically ventilated children. Crit Care Med. 2000;28:1569-71.
21. Dörges V, Wenzel V, Dix S, Kühl A, Schumann T, Hüppe M, et al. The effect of midazolam on stress levels during simulated emergency medical service transport: A placebo-controlled, dose-response study. Anesth Analg. 2002;95:417-22.
22. Barratt-Boyes B, Wood E. A saturação de oxigênio do sangue nas veias cavas, câmaras cardíacas direitas e vasos pulmonares de indivíduos saudáveis. J Lab Clin Med. 1957;50:93-106.
23. Hartog C, Bloos F. Venous oxygen saturation. Best Pract Res Clin. Anaesthesiol 2014 Dec;28(4):419-28.
24. Walton RAL, Hansen BD. Venous oxygen saturation in critical illness. J Vet Emerg Crit Care (San Antonio). 2018 Sep;28(5):387-97.

25. Marx G, Reinhart K. Oximetria venosa. Curr Opin Crit Care. 2006;12(3):263-8.
26. Rajaram SS, Desai NK, Kalra A, Gajera M, Cavanaugh SK, Brampton W, et al. Pulmonary artery catheters for adult patients in intensive care. Cochrane Database Syst Rev. 2013 Feb 28;2013(2):CD003408.
27. Svedjeholm R, Hakanson E, Szabo Z. Routine SvO2 measurement after CABG surgery with a surgically introduced pulmonary artery catheter. Eur J Cardiothorac Surg. 1999;16:450-7.
28. Routsi C, Vincent JL, Bakker J, et al. Relation between oxygen consumption and oxygen delivery in patients after cardiac surgery. Anesth Analg. 1993;77:1104-10.
29. Collaborative Study Group on Perioperative ScvO2 Monitoring. Multicentre study on periand postoperative central venous oxygen saturation in high-risk surgical patients. Crit Care. 2006;10:R158.
30. Hartog C, Bloos F. Venous oxygen saturation. Best Pract Res Clin Anaesthesiol. 2014 Dec;28(4):419-28.
31. Silva Junior JM, Oliveira AMRR, Morais SZ, Araújo LS, Victoria LGF, Marubayashi LY. Influence of central venous oxygen saturation on in-hospital mortality of surgical patients. Braz J Anesthesiol. 2010;60(6):597-602.
32. Cecconi M, De Backer D, Antonelli M, Beale R, Bakker J, Hofer C, et al. Consensus on circulatory shock and hemodynamic monitoring. Task force of the European Society of Intensive Care Medicine. Intensive Care Med. 2014 Dec;40(12):1795-815.
33. Di Filippo A, Gonnelli C, Perretta L, Zagli G, Spina R, Chiostri M, et al. Low central venous saturation predicts poor outcome in patients with brain injury after major trauma: a prospective observational study. Scand J Trauma Resusc Emerg Med. 2009 May 21;17:23.
34. Rivers E, Nguyen B, Havstad S, Ressler J, Muzzin A, Knoblich B, et al. Early Goal-Directed Therapy Collaborative Group. Early goal-directed therapy in the treatment of severe sepsis and septic shock. N Engl J Med. 2001 Nov 8;345(19):1368-77.
35. Yealy DM, Kellum JA, Huang DT, et al. A randomized trial of protocol-based care for early septic shock. N Engl J Med. 2014;370:1683-93.
36. Peake SL, Delaney A, Bailey M, et al. Goal-directed resuscitation for patients with early septic shock. N Engl J Med. 2014;371:1496-506.
37. Mouncey PR, Osborn TM, Power GS, et al. Trial of early, goal-directed resuscitation for septic shock. N Engl J Med. 2015;372:1301-11.
38. van Beest PA, van Ingen J, Boerma EC, Holman ND, Groen H, Koopmans M, Spronk PE, Kuiper MA. No agreement of mixed venous and central venous saturation in sepsis, independent of sepsis origin. Crit Care. 2010;14(6):R219.
39. Pope JV, Jones AE, Gaieski DF, Arnold RC, Trzeciak S, Shapiro NI. Multi-center study of central venous oxygen saturation (ScvO2) as a predictor of mortality in patients with sepsis. Ann Emerg Med. 2010;55:40-6.
40. Textoris J, Fouché L, Wiramus S, et al. High central venous oxygen saturation in the latter stages of septic shock is associated with increased mortality. Crit Care. 2011;15:R176.
41. Gutierrez G. Central and Mixed Venous O2 Saturation. Turk J Anaesthesiol Reanim. 2020 Feb;48(1):2-10.
42. Teboul JL, Monnet X, De Backer D. Should We Abandon Measuring SvO2 or ScvO2 in Patients with Sepsis? Published 2019 Medicine Annual Update in Intensive Care and Emergency Medicine 2019.
43. Pan J, Sun Y, Xu Z, Dong P, Zhou X. Variation central venous oxygen saturation to evaluate fluid responsiveness a systematic review and meta-analysis. Crit Care. 2023 May 26;27(1):203.

16

Ultrassonografia *point-of-care* – evidências, desfechos e inovações

Murilo Moreira Thom
Alan Kimura
Diogo Barros Florenzano de Sousa

PONTOS-CHAVE

1. O ultrassom cardíaco focado é uma habilidade essencial para auxiliar os anestesiologistas no diagnóstico e no tratamento de pacientes com instabilidade hemodinâmica.
2. Várias técnicas de análise do Doppler espectral podem ser aplicadas em pacientes críticos para avaliação hemodinâmica quantitativa.
3. A determinação do volume sistólico, do índice de distensibilidade da veia cava inferior (VCI), da variação da pressão de pico do fluxo aórtico (Vpico) e do delta-VTI (integral velocidade-tempo) são técnicas hemodinâmicas que podem ajudar a determinar a fluido-responsividade.

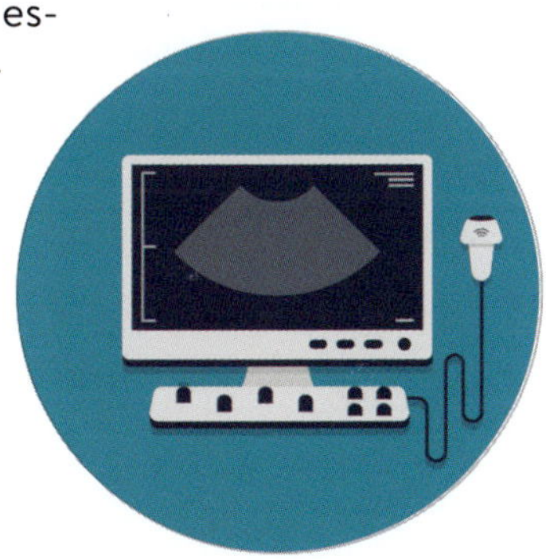

VALORES DE REFERÊNCIA

1. Débito cardíaco (DC): 4 a 8 $L.min^{-1}$.
2. Frequência cardíaca (FC): 60 a 100 batimentos por minuto em repouso.
3. Volume sistólico (VS) do ventrículo esquerdo (VE): 60 a 100 mL por batimento.
4. Diâmetro da veia cava inferior (VCI): < 2,1 cm em inspiração normal.
5. Índice de distensibilidade da VCI: > 12% sugere fluido-responsividade.
6. Fração de ejeção (FE): normal (> 55 a 70%); disfunção leve (41 a 55%); disfunção moderada (31 a 40%); disfunção grave (FE < 30%).
7. Encurtamento longitudinal do VE: ≥ 1 cm (FE normal); < 1 cm (disfunção sistólica grave do VE).
8. Deslocamento do folheto anterior da mitral: além da linha média (FE normal); caso não se estenda além da linha média, disfunção sistólica grave do VE.
9. Espessamento da parede do miocárdio: ≥ 1/3 da espessura do VE (FE normal); < 1/3 (disfunção sistólica grave do VE).
10. Diminuição da área da cavidade do ventrículo esquerdo: ≥ 1/3 (FE normal); < 1/3 (disfunção sistólica grave do VE).
11. Diâmetro da base da via de saída do ventrículo esquerdo (VSVE): 1,8 a 2,2 cm.
12. VTI (integral velocidade-tempo): 18 a 22 cm.
13. Delta-VTI: > 12% sugere fluido-responsividade.
14. Delta Vpico (velocidade de pico do fluxo aórtico): > 12% sugere fluido-responsividade.

INTRODUÇÃO

O ultrassom cardíaco focado (*Focused Cardiac Ultrasound* ou *FoCUS*) se tornou uma importante ferramenta à beira leito para o diagnóstico e monitorização de pacientes graves. Por meio de imagens transtorácicas bidimensionais, ele permite responder perguntas clínicas de forma objetiva e direcionar o tratamento. Assim, podem-se realizar avaliações qualitativas imediatas, bem como exames em série para acompanhar a evolução da função cardíaca após determinadas intervenções. Além disso, também é possível realizar avaliações hemodinâmicas quantitativas empregando técnicas de Doppler espectral para medição de pressões e fluxos intracardíacos, cientes de que o uso do Doppler espectral requer treinamento adicional devido à sua natureza quantitativa e à possibilidade de erros. Como introdução à avaliação hemodinâmica, este capítulo se concentrará nos tópicos mais comuns: a medição do débito cardíaco e a análise dos fatores que o influenciam.

O débito cardíaco é um parâmetro crucial para entender a perfusão dos órgãos e tecidos do corpo. Em um paciente instável, o débito cardíaco é uma das variáveis utilizadas para classificar diferentes tipos de choque em: cardiogênico, quando a capacidade de o coração bombear sangue está comprometida; hipovolêmico, quando há diminuição do volume sanguíneo; e distributivo, quando há distribuição inadequada do sangue nos vasos. A mensuração do débito cardíaco auxilia, portanto, a distinguir entre esses tipos de choque e, consequentemente, orientar o tratamento adequado. Além disso, em pacientes com choque, a monitorização do débito cardíaco ao longo do tempo pode ajudar a avaliar a eficácia das intervenções terapêuticas. Se, por exemplo, um paciente responde positivamente a fluidos intravenosos, o débito cardíaco pode aumentar, indicando melhora na função cardíaca. Por fim, dependendo da causa subjacente do choque, as abordagens terapêuticas variam. Se o débito cardíaco estiver comprometido, podem ser necessárias intervenções para melhorar a função cardíaca, como a administração de inotrópicos. Além do débito cardíaco, outros parâmetros relacionados à função cardíaca, como a fração de ejeção, podem ser avaliados para compreensão mais abrangente da função do coração.

Dessa forma, atualmente o ultrassom cardíaco focado é considerado uma habilidade essencial para médicos, especialmente anestesiologistas, emergencistas e intensivistas. O *National Board of Echocardiography* (Conselho Nacional de Ecocardiografia) e as principais sociedades profissionais desenvolveram uma certificação em ultrassom cardíaco focado avançado. Isso inclui um exame escrito do Conselho e um processo para garantir que o candidato seja competente na aquisição de imagens à beira do leito, na interpretação dessas imagens e na integração clínica de modo a orientar a conduta.

DÉBITO CARDÍACO

O débito cardíaco é influenciado por vários fatores, e a sua determinação pode ser expressa pela fórmula:

Débito cardíaco (DC) = frequência cardíaca (FC) × volume sistólico (VS)

em que:

- Frequência cardíaca (FC): número de batimentos cardíacos por minuto. Esse é um dos principais determinantes do débito cardíaco. O coração pode ajustar a frequência com que se contrai para atender às demandas fisiológicas.
- Volume sistólico (VS): volume de sangue ejetado pelo coração a cada contração.

A seguir, estão alguns dos principais fatores que afetam o débito cardíaco:

1. Pré-carga: pressão do sangue nos ventrículos antes da contração. Um aumento na pré-carga pode aumentar o volume sistólico, levando a um aumento no débito cardíaco.
2. Contratilidade: capacidade de o músculo cardíaco se contrair eficientemente, afetando o volume sistólico. Fatores como a estimulação simpática com liberação de catecolaminas, como a adrenalina, podem aumentar a contratilidade.
3. Pós-carga: resistência que o coração deve vencer para ejetar o sangue para a circulação. Uma maior pós-carga pode diminuir o volume sistólico e, consequentemente, o débito cardíaco.

A seguir, serão discutidos separadamente os fatores que afetam o débito cardíaco.

PRÉ-CARGA

PONTOS-CHAVE

1. A veia cava inferior (VCI) é facilmente visualizada por meio do ultrassom e pode orientar a reposição volêmica quando considerada no contexto dos achados cardíacos e pulmonares.
2. Os pacientes com tamponamento cardíaco terão uma VCI dilatada e pletórica, e a ausência desse achado pode descartar rapidamente o tamponamento em pacientes com derrame pericárdico.
3. O ultrassom da VCI permite uma avaliação rápida e não invasiva da pressão do átrio direito e, em alguns casos, pode orientar quanto a volemia e capacidade de resposta a fluidos.

Iniciando pela anatomia, a VCI está localizada à direita da aorta e segue a partir do espaço retroperitoneal, penetrando o fígado e o diafragma para se conectar ao átrio direito (AD) (Figura 1).

Transpondo para a ultrassonografia, a VCI aparece como um grande vaso intra-hepático com paredes finas a partir da janela cardíaca subcostal e, em condições fisiológicas normais, demonstra uma variação respirofásica em seu diâmetro (Figura 2). A VCI é um vaso de capacitância e, portanto, é sensível a alterações nas pressões intratorácica e intra-abdominal. Em pacientes com respiração espontânea, quando a pressão intratorácica se torna negativa durante a inspiração, o sangue se move da VCI em direção ao átrio direito e, dessa forma, observa-se uma diminuição no diâmetro da VCI. Por outro lado, em pacientes sob ventilação com pressão positiva, a pressão intratorácica aumenta com a inspiração, reduzindo o retorno venoso e causando um aumento no diâmetro da VCI (Figuras 2 e 3). Condições como hipertensão pulmonar crônica, disfunção cardíaca direita e insuficiência tricúspide podem alterar o tamanho normal e a variação respirofásica da VCI. Além disso, o tamanho da VCI também pode ser influenciado por fatores não cardíacos, incluindo o retorno venoso da circulação esplâncnica, a excursão do diafragma durante a respiração e a pressão intra-abdominal elevada.

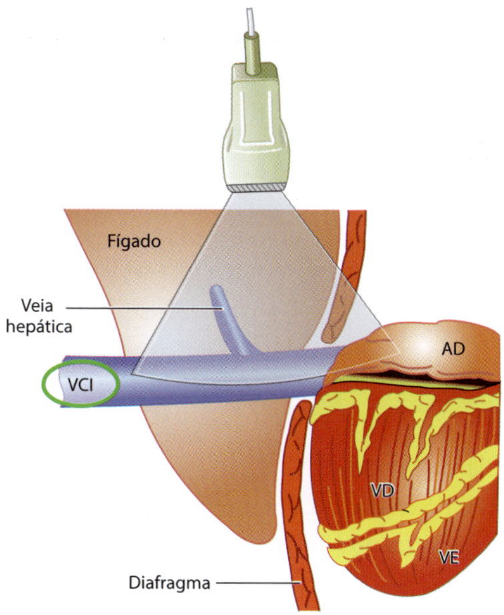

FIGURA 1 Relações anatômicas da veia cava inferior (VCI).

AD: átrio direito; VD: ventrículo direito; VE: ventrículo esquerdo.

Fonte: adaptada de Soni et al., 2019.

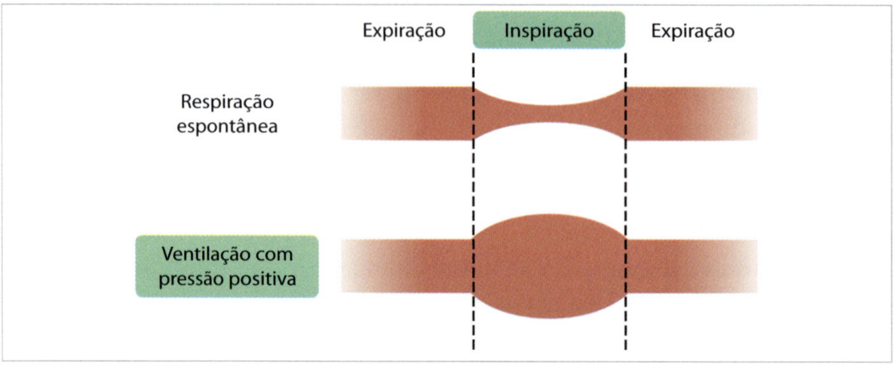

FIGURA 2 Variação respirofásica da veia cava inferior (VCI). Durante a inspiração, a VCI colapsa com a respiração espontânea e se distende com a ventilação com pressão positiva.

Fonte: adaptada de Soni et al., 2019.

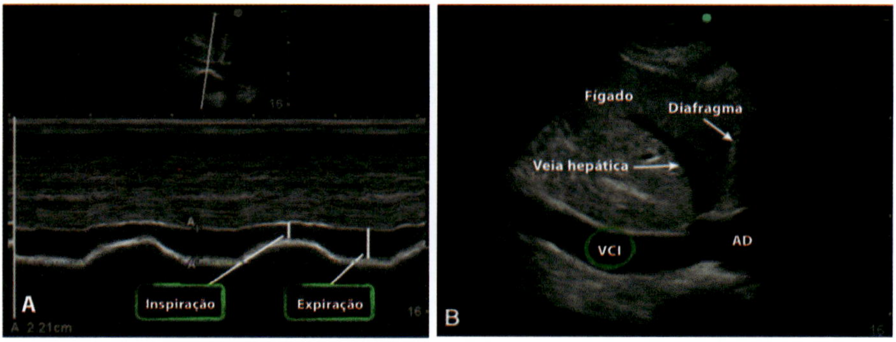

FIGURA 3 A: modo M com variação respirofásica. A variação respirofásica normal da veia cava inferior (VCI) é vista usando o modo M em um paciente com respiração espontânea. B: anatomia da VCI. Uma visão da VCI na janela subcostal divide o átrio direito (AD), o diafragma e o fígado.

Fonte: adaptada de Soni et al., 2019.

Quando avaliar o diâmetro da VCI?

O ultrassom da VCI é tradicionalmente utilizado para orientar a decisão de reposição volêmica em pacientes hipotensos. Especificamente, utiliza-se o diâmetro máximo da VCI e o seu grau de colapsibilidade ou distensibilidade durante o ciclo respiratório, a depender se o paciente se encontra em ventilação espontânea ou controlada com pressão positiva, respectivamente. Embora essa prática seja amplamente utilizada, há evidências conflitantes na literatura sobre a precisão e a generalização dessas técnicas. O ultrassom da VCI pode ser usado para estimar a pressão venosa central (PVC), embora ela não tenha se mostrado preditiva da capacidade de resposta a fluidos.

Outra indicação de estudo do diâmetro da VCI é avaliar derrame pericárdico ou tamponamento cardíaco, cientes de que as características ecocardiográficas do tamponamento pericárdico, como colapso atrial e ventricular direito, variações espectrais do fluxo de entrada do Doppler e técnicas de modo M, requerem experiência para serem interpretadas com precisão. Entretanto, devido à elevação da PVC que ocorre na vigência de um derrame pericárdico circunferencial hemodinamicamente importante, quando o tamponamento estiver presente, a VCI estará dilatada e pletórica. Se a VCI entrar em colapso durante o ciclo respiratório, o tamponamento pode ser descartado.

Por fim, o tamanho e a colapsibilidade (ou distensibilidade) da VCI podem ajudar a determinar a quantidade necessária de fluido a ser removido em pacientes submetidos à hemodiálise ou em pacientes com quadro agudo de insuficiência cardíaca. Além disso, os achados da VCI podem ajudar a determinar se a remoção de fluidos foi adequada, além de ser um complemento útil para o peso seco do paciente.

Como é possível avaliar a VCI?

É possível obter uma visão longitudinal da VCI, iniciando-se com uma visualização subcostal de 4 câmaras, com foco no AD, e depois girando o transdutor 90 graus no sentido anti-horário, apontando o marcador de orientação do transdutor cefalicamente (a 12 horas) e inclinando o transdutor de modo a alinhar o feixe de ultrassom com a VCI (Figura 4). É necessária uma manipulação sutil do transdutor para centralizar o feixe de ultrassom sobre a VCI e visualizar uma verdadeira secção longitudinal, com a junção átrio direito-veia cava inferior (AD-VCI) na tela. Uma visão subcostal ideal do eixo longo da VCI mostra a(s) veia(s) hepática(s) esvaziando na VCI, juntamente com a própria VCI drenando para o AD. Assim, o diâmetro máximo da VCI e a variação respiratória são medidos logo distalmente à junção da veia hepática com a VCI ou a 2 cm da junção AD-VCI.

Por que é tão importante visualizar a junção AD-VCI? Porque isso evita um erro comum que é confundir a aorta abdominal com a VCI. Embora a aorta abdominal seja geralmente mais calcificada, pulsátil, circundada por gordura retroperitoneal e localizada à esquerda da VCI, ela é frequentemente confundida com a VCI durante uma rápida avaliação à beira leito por profissionais inexperientes.

Dessa forma, torna-se importante visualizar a VCI longitudinalmente com o transdutor centralizado para avaliar o diâmetro real e a sua colapsibilidade com precisão. A geração de imagens fora do eixo gera uma visão oblíqua do vaso,

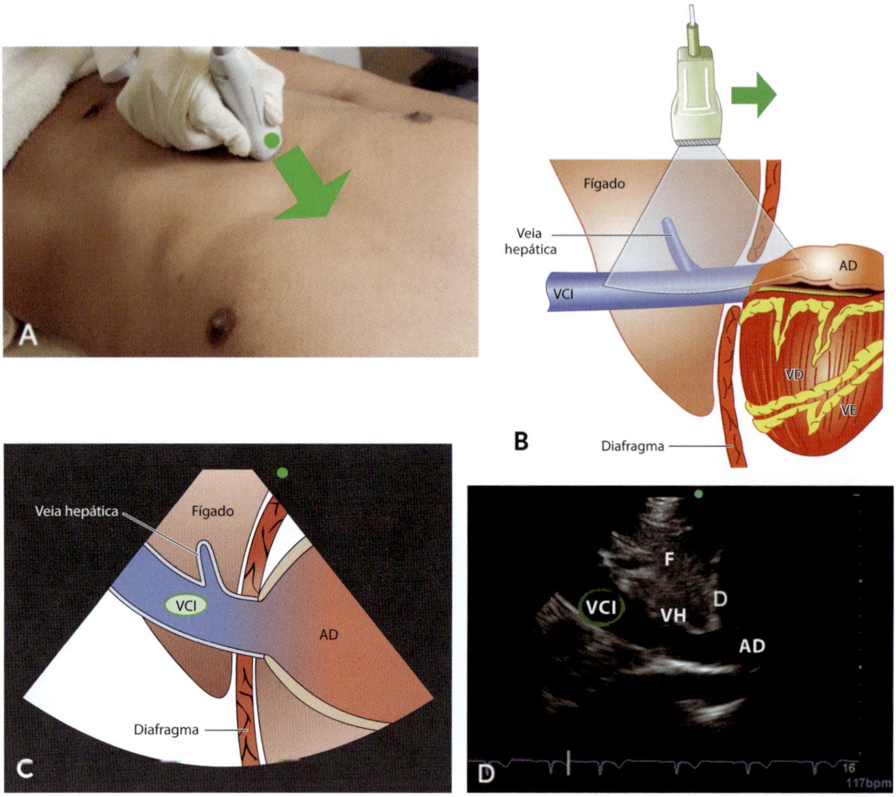

FIGURA 4 Posição do transdutor para visualização subcostal da veia cava inferior (VCI). Uma visualização subcostal de eixo longo da VCI é adquirida com o marcador do transdutor apontado cefalicamente.

AD: átrio direito; VD: ventrículo direito; VE ventrículo esquerdo; VH: veia hepática; F: fígado; D: diafragma.

Fonte: adaptada de Soni et al., 2019.

resultando em um diâmetro falsamente pequeno, conhecido como "efeito cilindro" (Figura 5).

Como quantificar o diâmetro da VCI e suas alterações com a respiração?

Para isso, a imagem deve ser congelada e os paquímetros utilizados para medir o diâmetro perpendicular ao eixo longo da VCI a aproximadamente 2 cm da junção AD-VCI. Esse local demonstrou ter boa confiabilidade, além de ser facilmente reproduzível. Uma vez medido o maior diâmetro, a função movimento pode ser usada para rolar quadro a quadro e encontrar o menor diâmetro da VCI dentro do mesmo ciclo respiratório. O modo M também pode ser usado para acompanhar a variação do diâmetro da VCI durante o ciclo respiratório (Figura 6). Certificar-se de que o plano de amostragem do modo M seja perpendicular à VCI para evitar dimensões falsamente elevadas da VCI.

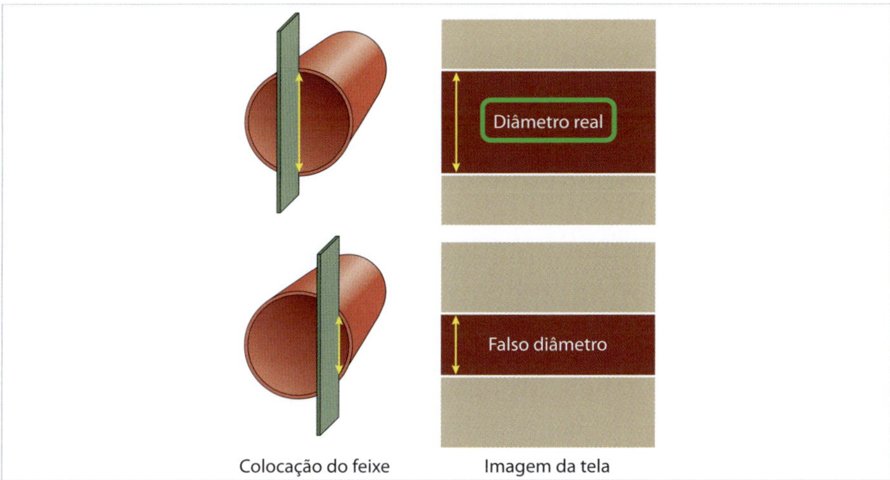

FIGURA 5 Efeito cilindro. A aquisição de imagens da veia cava inferior em um plano oblíquo e fora do eixo estreitará falsamente o diâmetro que pode ser visto em qualquer estrutura cilíndrica.

Fonte: adaptada de Soni et al., 2019.

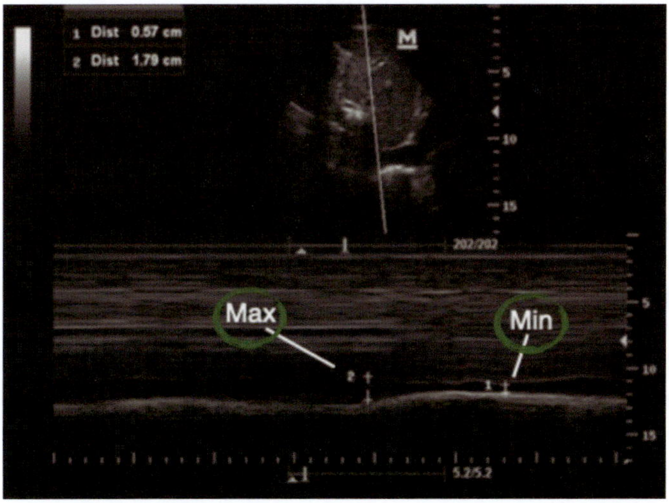

FIGURA 6 Variação respirofásica da veia cava inferior (VCI). Esta imagem em modo M da VCI demonstra a variação respirofásica em um paciente com respiração espontânea. Os diâmetros máximo e mínimo são medidos com paquímetros.

Fonte: adaptada de Soni et al., 2019.

Responsividade a volume

Para avaliar a responsividade ao volume, uma consideração importante é o mecanismo pelo qual o paciente está respirando, que pode ser classificado como:

1. Ventilação espontânea: respiração espontânea com ou sem a ajuda de um ventilador (invasivo ou não invasivo).
2. Ventilação passiva: ventilação mecânica sem esforço respiratório espontâneo.

Ventilação espontânea

Existe uma incerteza sobre a utilidade da avaliação da VCI quanto à resposta à pré-carga em pacientes em respiração espontânea, considerando estudos que não demonstraram correlação entre a variação do diâmetro da VCI (diâmetro máx – diâmetro mínimo/diâmetro médio) e a responsividade a fluidos, concluindo que ela não deve ser utilizada isoladamente em pacientes com respiração espontânea.

Ventilação passiva

Por outro lado, pacientes ventilados mecanicamente em modo controlado, ou seja, que não acionam a ventilação, possuem condições de carga padronizadas em suas VCI e, portanto, são considerados os ideais para avaliar a responsividade a fluidos usando a VCI (Figura 7). Nessa população, o **índice de distensibilidade da VCI** (diâmetro máximo da VCI – diâmetro mínimo da VCI)/[(diâmetro máximo da VCI + diâmetro mínimo da VCI)/2] superior a 12% se correlaciona a fluido-responsividade, desde que atendendo a critérios como volume corrente de ventilação ≥ 8 $mL.kg^{-1}$ de peso predito e ritmo cardíaco regular. Além disso, quando a VCI é pequena (< 1 cm de diâmetro) ou entra em colapso total com a respiração, a ressuscitação com fluidos pode ser clinicamente justificada na maioria dos pacientes (Figura 8).

Por fim, a manobra de elevação passiva das pernas e a variação do volume sistólico da via de saída do ventrículo esquerdo (VSVE) são complementos importantes para qualquer avaliação da sensibilidade à pré-carga. Essas técnicas, embora mais trabalhosas, são importantes para profissionais que se deparam rotineiramente com esse tipo de cenário clínico.

CONTRATILIDADE

A disfunção sistólica do ventrículo esquerdo é a condição patológica mais comum avaliada pelo ultrassom cardíaco focado (FoCUS) e a avaliação da contratilidade cardíaca pode ser realizada de forma qualitativa visual (*eye-balling*)

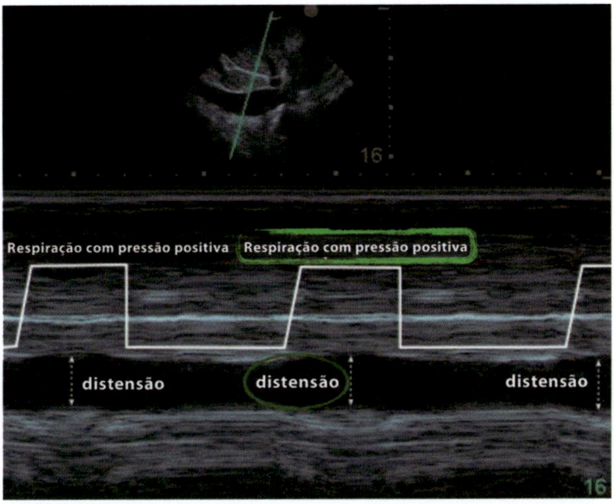

FIGURA 7 Variação da veia cava inferior com ventilação passiva. Imagem de modo M mostrando a falta de variação respirofásica em um paciente ventilado mecanicamente que está passivo ao ventilador.

Fonte: adaptada de Soni et al., 2019.

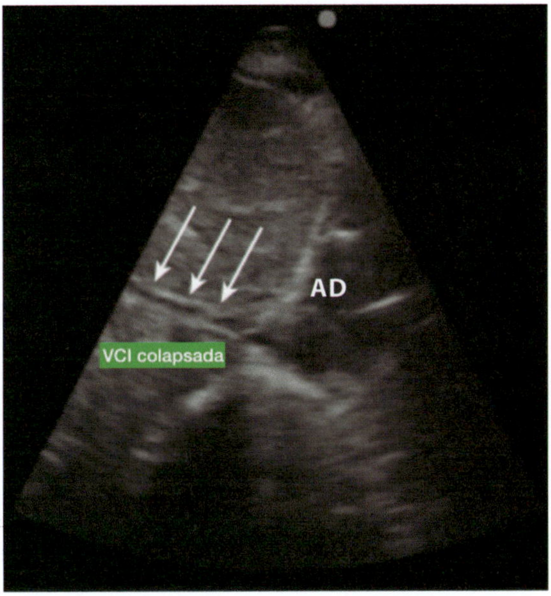

FIGURA 8 Colapso da veia cava inferior (VCI). VCI pequena e colapsada (setas).

AD: átrio direito.

Fonte: adaptada de Soni et al., 2019.

ou por meio de medidas semiquantitativas. O objetivo desse exame é identificar achados que se correlacionam à função sistólica ventricular esquerda normal ou gravemente reduzida, sendo mais eficaz que o exame físico, com sensibilidade de 73 a 100% e especificidade de 64 a 96%.

As janelas ecocardiográficas mais validadas para a avaliação visual qualitativa da função sistólica do ventrículo esquerdo estão apresentadas na Tabela 1 e Figura 9.

TABELA 1 Principais janelas ecocardiográficas para avaliação visual da função sistólica do ventrículo esquerdo

Janela	Localização do probe	Marcador de orientação do probe	Profundidade (cm)	Considerações
Apical quatro câmeras	Pulso cardíaco máximo	3 horas	15 a 20 cm	A sonda deve estar inclinada 60 graus em relação à parede torácica, voltada para o hemitórax superior direito; ou posicionada sobre a linha axilar anterior no 5° ou 6° espaço intercostal esquerdo, podendo ser deslocada em direção ao mamilo
Paraesternal eixo longo	3° ou 4° espaço intercostal esquerdo, adjacente ao esterno	10 horas	12 a 20 cm	O coração deve ser visualizado na orientação horizontal, ao nível das válvulas aórtica e mitral, não sendo necessário visualizar o ápice do ventrículo esquerdo
Paraesternal eixo curto	3° ou 4° espaço intercostal esquerdo, adjacente ao esterno	2 horas	10 a 14 cm	Ao nível da válvula mitral, com a sonda perpendicular a parede torácica; ou ao nível médio papilar, inclinando a sonda para baixo e apontando-a para o flanco esquerdo do paciente

Fonte: adaptada de Prada et al., 2019.

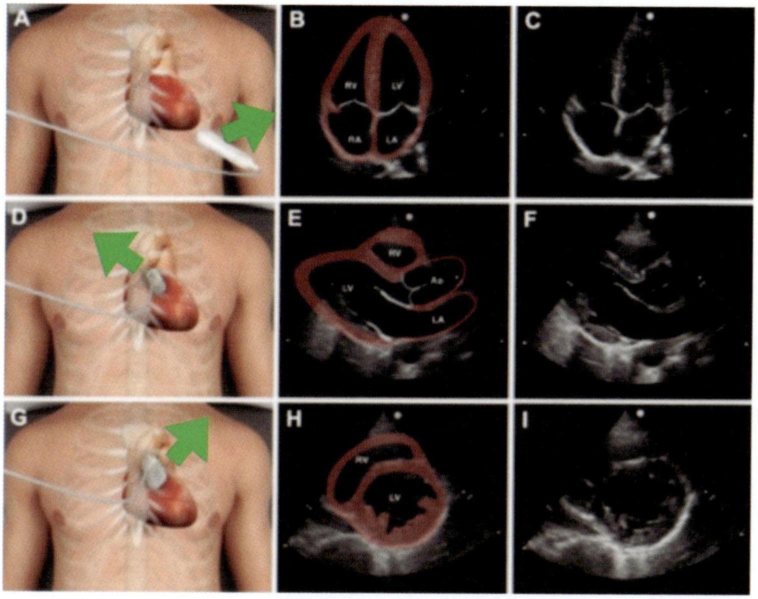

FIGURA 9 Principais janelas ecocardiográficas para avaliação visual da função sistólica do ventrículo esquerdo. A, B e C: janela apical quatro câmaras. A: posicionamento da sonda de ultrassom; a seta verde indica o marcador de orientação do probe; B: ilustração esquemática; C: imagem ecocardiográfica. D, E e F: janela paraesternal eixo longo. D: posicionamento da sonda de ultrassom; E: ilustração esquemática; F: imagem ecocardiográfica. G, H e I: janela paraesternal eixo curto ao nível médio-papilar. G: posicionamento da sonda de ultrassom; H: ilustração esquemática; I: imagem ecocardiográfica.

Fonte: adaptada de Prada et al., 2019.

Como quantificar a contratilidade do ventrículo esquerdo

As medidas do tamanho do VE geralmente são realizadas no final da diástole e no final da sístole. A função ventricular esquerda regional e global fornece informações para diagnóstico, prognóstico e orientação de condutas terapêuticas. Essa função pode ser dividida em: função sistólica normal (fração de ejeção [FE] > 55%), disfunção leve (FE entre 41 e 55%), disfunção moderada (FE entre 31 e 40%) e disfunção grave (FE < 30%).

A função sistólica depende do encurtamento das fibras musculares ao longo dos planos longitudinal e circunferencial do ventrículo esquerdo. Do início ao final da sístole, essas alterações podem ser acompanhadas pelo ultrassom. Assim, para avaliar a função sistólica do ventrículo esquerdo por meio do ultrassom cardíaco focado são utilizadas quatro medidas ecocardiográficas:

1. Encurtamento longitudinal do ventrículo esquerdo.
2. Deslocamento do folheto anterior da mitral em direção ao ápice.
3. Espessamento dos segmentos da parede do miocárdio.
4. Diminuição da área da cavidade do ventrículo esquerdo.

A seguir, cada uma dessas medidas será didaticamente discutida de forma individualizada.

Encurtamento longitudinal do ventrículo esquerdo

É mais bem avaliado na janela apical quatro câmaras (Figura 10). Identifica-se o segmento entre a base e o ápice do coração, que corresponde ao plano longitudinal do ventrículo esquerdo. Os anéis mitrais lateral e septal podem ser usados

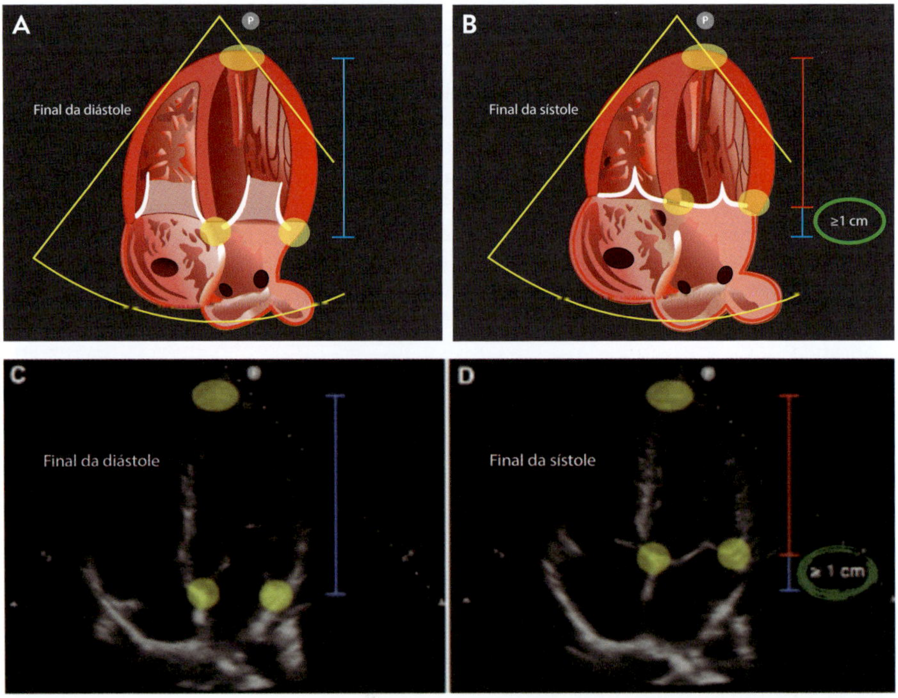

FIGURA 10 Ilustrações (A e B) e imagens ecocardiográficas (C e D) da janela apical quatro câmaras mostrando a diferença entre o comprimento máximo e o comprimento mínimo entre os anéis mitral lateral e septal e o ápice (destacado em amarelo), primeiro no final da diástole (A e C) (linha vertical azul) e depois no final da sístole (B e D) (linha vertical vermelha). O encurtamento longitudinal é evidentemente maior que um centímetro, conforme indicado.

VE: ventrículo esquerdo. AE: átrio esquerdo.
Fonte: adaptada de Prada et al., 2019.

como pontos de referência anatômica. O segmento atinge seu comprimento máximo no final da diástole. Durante a sístole, a base se move em direção ao ápice, fazendo com que o segmento se encurte até atingir seu comprimento mínimo no final da sístole. A diferença entre o comprimento máximo e o comprimento mínimo durante o mesmo ciclo cardíaco produz o encurtamento longitudinal estimado. Uma diferença de pelo menos 1 cm indica função sistólica ventricular esquerda normal, enquanto uma diferença inferior a 1 cm sugere função sistólica ventricular esquerda gravemente reduzida. O encurtamento longitudinal também deve ser avaliado na janela paraesternal eixo longo.

Deslocamento do folheto anterior da válvula mitral em direção ao ápice

O movimento do folheto anterior da valva mitral é avaliado na janela paraesternal eixo longo (Figura 11). Imagine desenhar uma linha da base ao ápice do coração, ao longo da linha média do ventrículo esquerdo. No início da diástole, os folhetos da válvula mitral se separam e o folheto anterior se move em direção ao septo ventricular, permitindo que o sangue flua do átrio esquerdo rumo ao ventrículo esquerdo. O movimento do folheto anterior da mitral além da linha média indica função sistólica ventricular esquerda normal, enquanto o movimento que não se estende além da linha média sugere disfunção grave.

Espessamento dos segmentos da parede do miocárdio

A espessura do miocárdio durante o final da diástole é mínima e pode ser visualizada na janela paraesternal eixo curto ao nível médio-papilar (Figura 12). Por outro lado, durante a sístole o miocárdio se contrai, fazendo com que sua

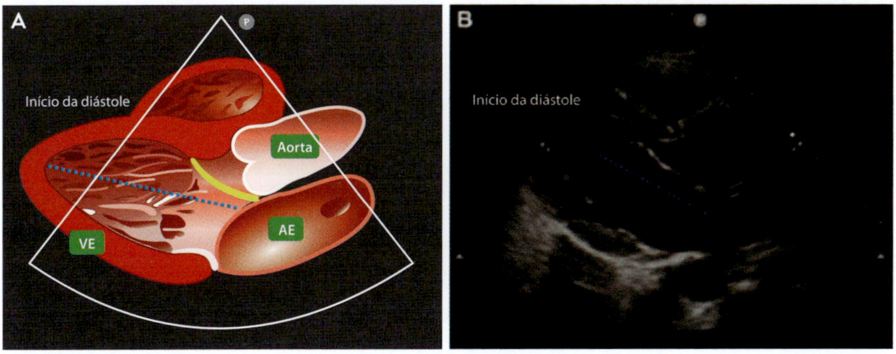

FIGURA 11 Ilustração (A) e imagem ecocardiográfica (B) da janela paraesternal eixo longo mostrando um movimento normal do folheto anterior da mitral em direção ao ápice no início da diástole, indo além da linha média do ventrículo esquerdo (linha pontilhada azul).

Fonte: adaptada de Prada et al., 2019.

parede atinja espessura máxima ao final da sístole. O aumento fracionário na espessura da parede desde o final da diástole até o final da sístole, durante o mesmo ciclo cardíaco, produz o espessamento estimado dos segmentos do ventrículo esquerdo. O espessamento uniforme na maioria dos segmentos da parede, com aumento na espessura de pelo menos um terço, indica função sistólica ventricular esquerda normal, enquanto um aumento na espessura inferior a um terço sugere disfunção miocárdica. O espessamento dos segmentos da parede também pode ser avaliado nas janelas apical quatro câmaras e paraesternal eixo longo.

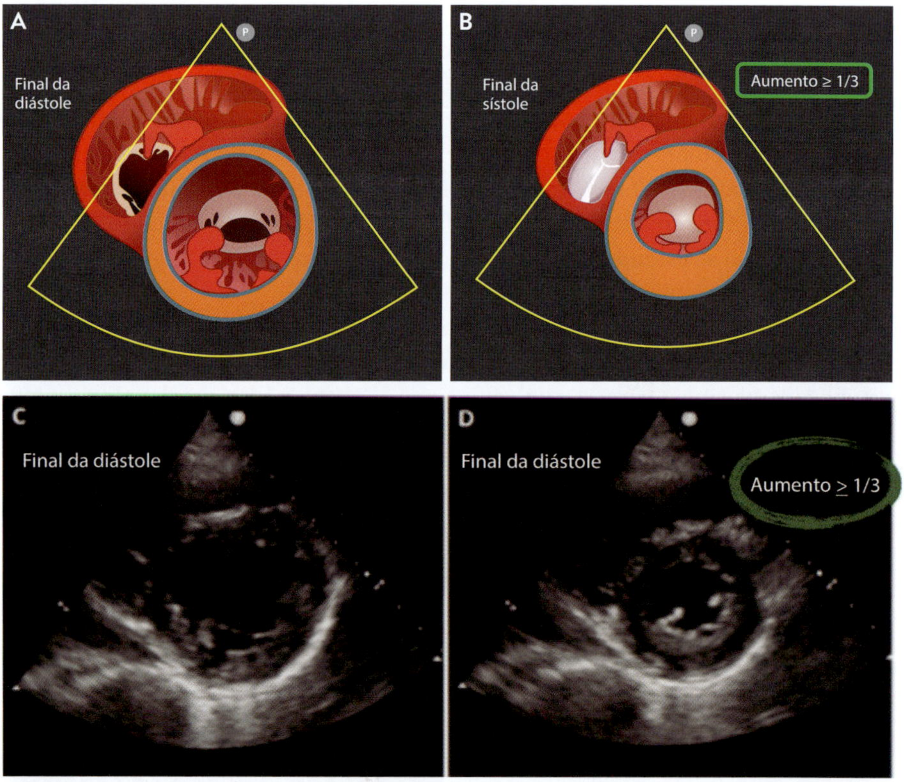

FIGURA 12 Ilustrações (A e B) e imagens ecocardiográficas (C e D) da janela paraesternal eixo curto, ao nível médio-papilar, mostrando o aumento na espessura das paredes ventriculares esquerda desde o final da diástole (A e C) até o final da sístole (B e D). A parede ventricular esquerda está destacada em laranja. O espessamento dos segmentos é evidentemente superior a um terço, correspondendo a função cardíaca normal.

Fonte: adaptada de Prada et al., 2019.

Diminuição da área da cavidade do ventrículo esquerdo

A área ventricular esquerda é delimitada pelas bordas endocárdicas (Figura 13). A cavidade atinge sua área máxima no final da diástole. Durante a sístole, as paredes do endocárdio aproximam-se umas das outras, reduzindo assim a área da cavidade, até que esta atinja sua área mínima ao final da sístole. A diminuição fracionária da área da cavidade ventricular esquerda desde o final da diástole até o final da sístole, durante o mesmo ciclo cardíaco, produz a mudança estimada na área da cavidade. Uma diminuição da área da cavidade maior que um terço indica função sistólica ventricular esquerda normal, enquanto uma diminuição menor que um terço sugere disfunção ventricular. A alteração na área da cavidade também pode ser avaliada nas janelas apical quatro câmaras e paraesternal eixo longo.

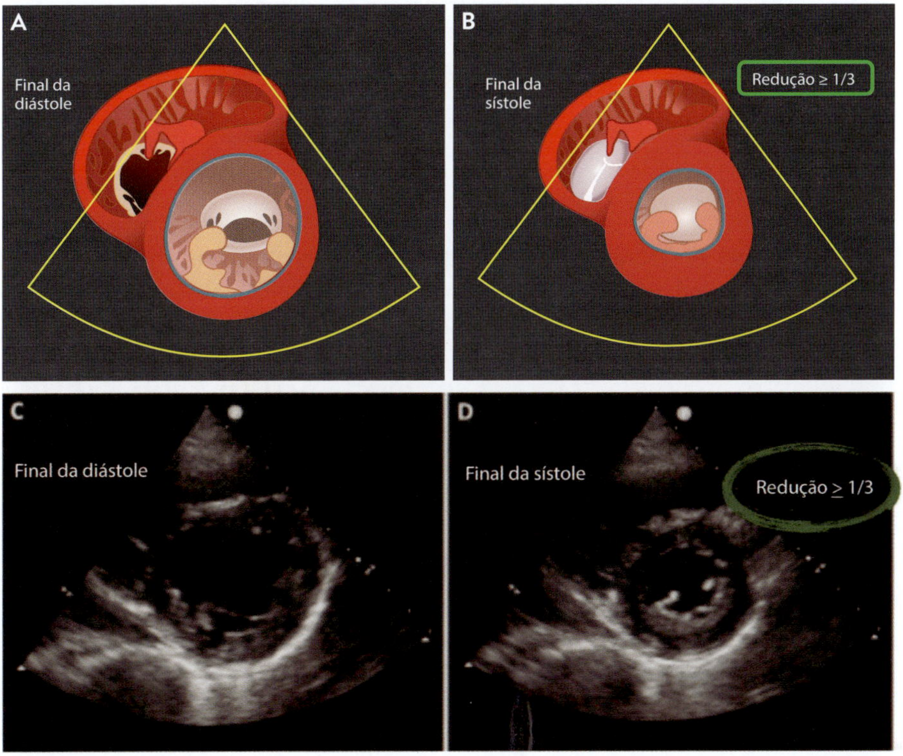

FIGURA 13 Ilustrações (A e B) e imagens ecocardiográficas (C e D) da janela paraesternal eixo curto, ao nível médio-papilar, mostrando a diminuição na área da cavidade ventricular esquerda desde o final da diástole (A e C) até o final da sístole (B e D). A área da cavidade ventricular esquerda está destacada em azul. A diminuição da área da cavidade é maior que um terço, indicando que a função sistólica ventricular esquerda está normal.

Fonte: adaptada de Prada et al., 2019.

Concluindo, a Tabela 2 reúne didaticamente as quatro medidas do ultrassom cardíaco focado abordadas que permitem avaliar a função sistólica do ventrículo esquerdo, com seus respectivos valores de referência.

TABELA 2 Medidas ecocardiográficas da fração de ejeção do ventrículo esquerdo (FEVE estimada)

FEVE estimada	Encurtamento longitudinal VE	Deslocamento do folheto anterior da mitral em direção ao ápice	Espessamento dos segmentos da parede do miocárdio	Diminuição da área da cavidade do VE
Normal (> 55%)	≥ 1 cm	Além da linha média	Aumento da espessura do miocárdio ≥ 1/3	Diminuição ≥ 1/3 da área máxima
Gravemente reduzida (< 30%)	< 1 cm	Não ultrapassa a linha média	Aumento da espessura do miocárdio < 1/3	Diminuição < 1/3 da área máxima

Fonte: adaptada de Prada et al., 2019.

PÓS-CARGA

A pós-carga se refere à resistência que o coração deve vencer para ejetar o sangue para a circulação. Ela pode ser calculada por meio da resistência vascular sistêmica, utilizando-se a seguinte fórmula:

Resistência vascular sistêmica (RVS) = PAM – PVC/DC

em que: PAM: pressão arterial média; PVC: pressão venosa central; DC: débito cardíaco.

Portanto, o primeiro passo para estudar a pós-carga é calcular o débito cardíaco (DC). Após calculá-lo, facilmente é possível saber se a causa do choque é de pós-carga, desde que o paciente possua monitorização arterial invasiva e um acesso venoso central com monitorização da PVC. O DC, conforme mencionado anteriormente, é o produto do volume sistólico pela frequência cardíaca (FC). A FC é rotineiramente obtida pela monitorização básica durante procedimentos cirúrgicos; assim, o desafio para o cálculo do DC se resume ao cálculo do volume sistólico.

Como calcular o débito cardíaco

Conforme discutido, é necessário iniciar calculando o VS do ventrículo esquerdo. O racional existente por trás desse cálculo (Figura 14) é imaginar que

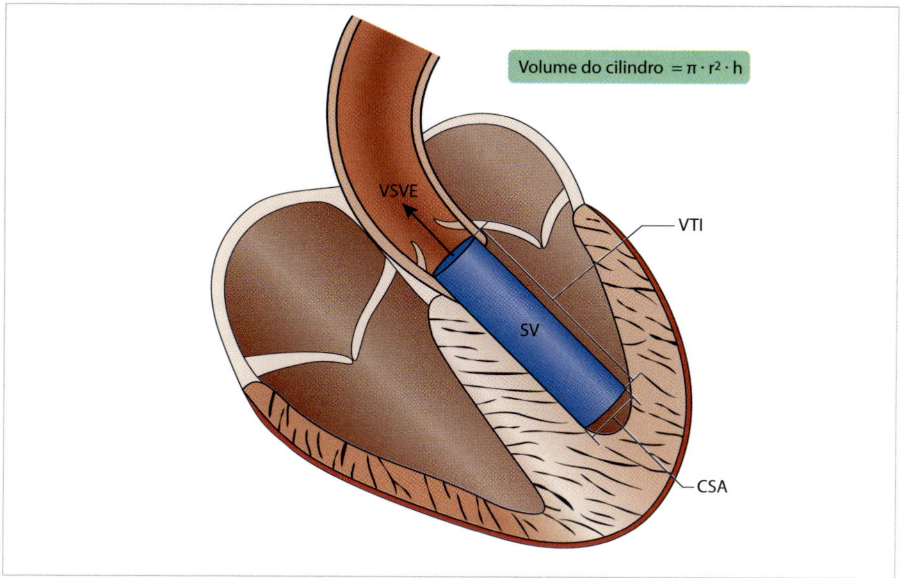

FIGURA 14 Volume sistólico (SV). O SV é um volume de sangue no formato de um cilindro. A altura do cilindro é a integral velocidade-tempo (VTI), e a base é a área de secção transversa (CSA) da via de saída do ventrículo esquerdo (VSVE). Ao multiplicar esses dois valores (base × altura), o VS é calculado.

Fonte: adaptada de Soni et al., 2019.

determinado volume de sangue no formato de um cilindro é empurrado da VSVE para a aorta durante a sístole, e que o volume desse cilindro corresponderá ao VS. Como calcular o volume de um cilindro? Basta multiplicar a área da sua base pela altura, ou seja, o VS será o produto da área de secção transversa da VSVE pela sua altura, que é o VTI (integral velocidade-tempo), conceito discutido posteriormente.

Portanto, o cálculo do DC será didaticamente dividido em três etapas:

1. Cálculo da área de secção transversa da base da VSVE: esta é a base do cilindro.
2. Cálculo da VTI: esta é a altura do cilindro.
3. Cálculo do volume sistólico.

A seguir, é apresentado esse cálculo dividido em etapas. O *software* cardíaco incluído na maioria dos aparelhos de ultrassom calculará o VS do VE automaticamente depois que o diâmetro da VSVE e a VTI forem inseridos, e o VS do VE medido através dessa técnica é preciso em comparação com a medição por termodiluição.

Como calcular a área de secção transversa da base da VSVE?

Com o objetivo final de calcular o volume do cilindro, inicia-se calculando a área de sua base. Para tal, a primeira coisa é medir o diâmetro da VSVE. Medir com precisão o diâmetro da VSVE é importante por dois motivos. Primeiro, porque o ultrassom cardíaco transtorácico tende a subestimar essa medida; segundo, porque o raio da VSVE calculado a partir desse diâmetro será elevado ao quadrado, levando a um erro importante caso sua medida seja obtida de forma imprecisa. A obtenção de duas a três medições e o uso do valor médio podem atenuar esse erro.

Para medir o diâmetro da VSVE, o qual habitualmente varia entre 1,8 e 2,2 cm em adultos, a primeira coisa a ser feita é adquirir uma imagem da janela paraesternal eixo-longo de alta qualidade com foco na VSVE e na válvula aórtica (VA). Para tal, aponta-se o marcador de orientação do transdutor para o ombro direito do paciente, posicionando o feixe de ultrassom paralelamente a uma linha que vai do ombro direito ao quadril esquerdo. As imagens obtidas representam secções transversais anatômicas através do eixo longo do coração, do ápice à base (Figura 15). Aplica-se um zoom sobre a VA aberta ao máximo no meio da sístole e congela-se a imagem. Após isso, basta utilizar os calibradores do aparelho de ultrassom para medir o diâmetro da VSVE na base da VA. Por fim, dividir o diâmetro pela metade para obter o raio da VSVE e, assim, calcular a área de secção transversa da VSVE, que corresponde a área da base do cilindro:

$$\text{Área da VSVE} = 3{,}14 \times (\text{raio da VSVE})^2$$

A Figura 16 apresenta um exemplo de cálculo da área de secção transversa da base da VSVE.

Portanto, ao medir o diâmetro da VSVE na janela paraesternal eixo longo, qual seria o local mais apropriado na Figura 17 para colocação dos calibradores? A resposta correta é C, pois esta corresponde à base da válvula aórtica. As linhas A e B estão na VSVE, e não na base da válvula aórtica, e a linha D está nas pontas dos folhetos da válvula aórtica na aorta ascendente.

Como calcular a altura do cilindro?

Para tal, é necessário calcular a VTI. Primeiro, obtém-se uma imagem de alta qualidade da janela apical 5 câmaras. Iniciar a partir da janela apical 4 câmaras, colocando o transdutor sobre o ápice cardíaco e apontando o marcador de orientação para 3 horas (Figura 18). Em seguida, inclinar o transdutor de 10 a 20 graus, apontando o feixe de ultrassom em direção à parede torácica anterior para visualizar a VSVE e a VA. A visualização ideal demonstra as mesmas quatro câmaras que a visualização apical 4 câmaras (VE, VD, AE e AD), mas com a adição da

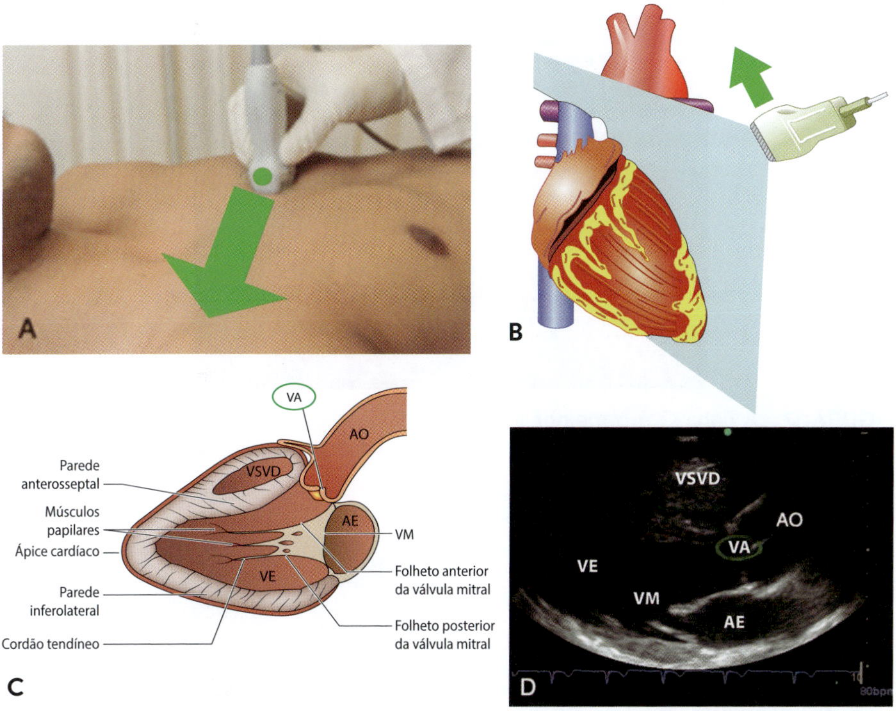

FIGURA 15 Janela paraesternal eixo longo. A: posicionamento do transdutor. B: plano de aquisição de imagens. C: anatomia em corte transversal. D: imagem ultrassonográfica.

AO: aorta; VA: válvula aórtica; VSVD: via de saída do ventrículo direito; AE: átrio esquerdo; VE: ventrículo esquerdo; VM: válvula mitral.

Fonte: adaptada de Soni et al., 2019.

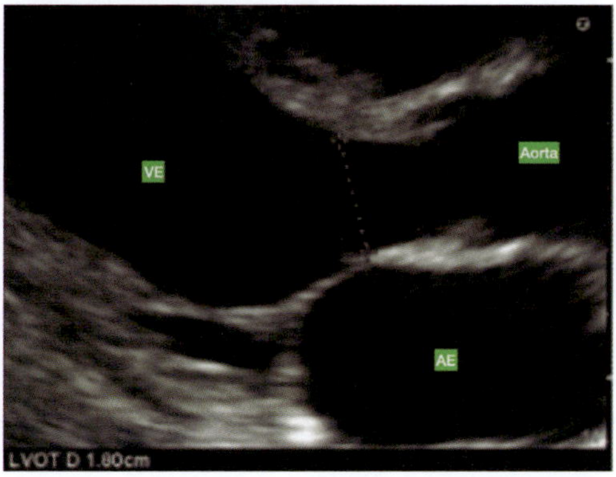

FIGURA 16 Dimensão da via de saída do ventrículo esquerdo (VSVE). Medida do diâmetro da VSVE com o zoom na base da válvula aórtica na janela paraesternal eixo longo. Área da VSVE = $(1{,}8 \text{ cm}/2)^2 \times 3{,}14 = 2{,}5 \text{ cm}^2$.

Figura: adaptada de Soni et al., 2019.

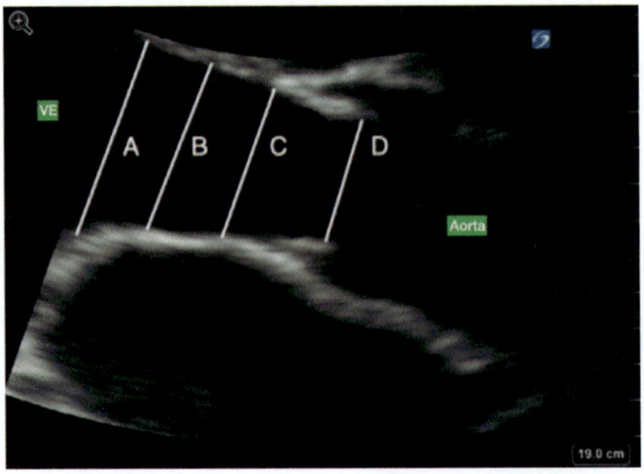

FIGURA 17 A linha C é o melhor local para colocar os calibradores da máquina de ultrassom para medir o diâmetro da VSVE na base da válvula aórtica.

Fonte: adaptada de Soni et al., 2019.

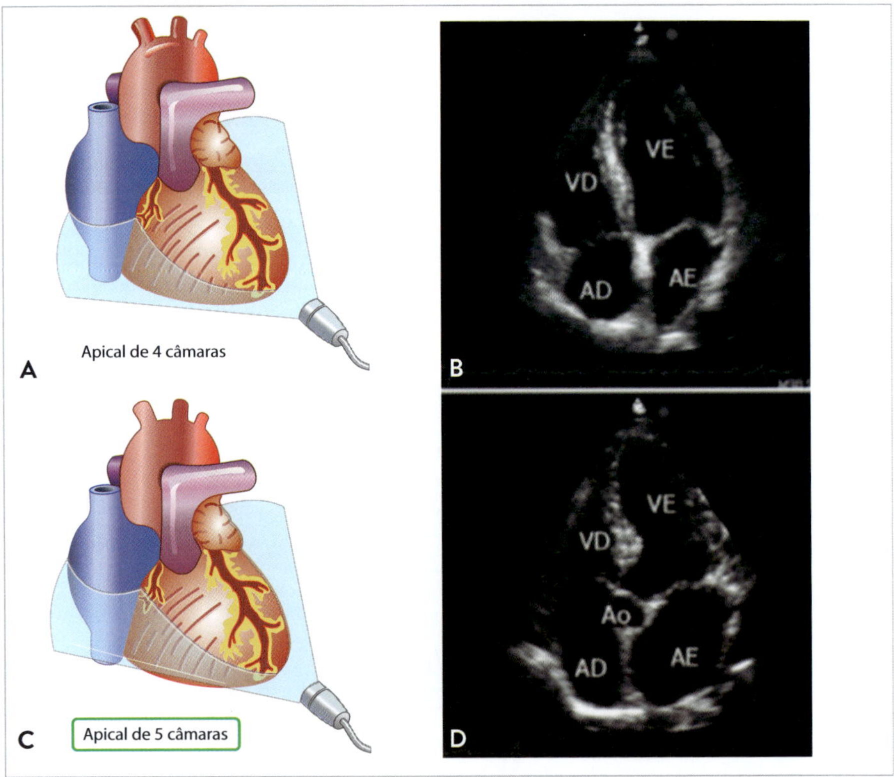

FIGURA 18 Janela apical 5 câmeras (C). Essa janela permite visualizar as mesmas quatro câmaras (VE, VD, AE e AD) que a janela apical 4 câmaras (B), mas com a adição da VSVE e da VA na posição de 7 horas.

Fonte: adaptada de Silva, 2005.

VSVE e da VA na posição de 7 horas. Por fim, colocar o volume de amostra do Doppler de onda pulsada no centro da VSVE (Figura 19).

Agora, basta selecionar o Doppler espectral da máquina do ultrassom e o traçado resultante será o da velocidade do fluxo sistólico da VSVE (Figura 20).

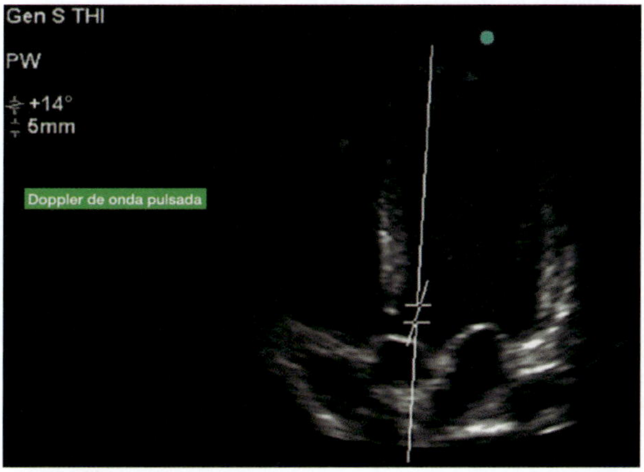

FIGURA 19 Velocidade da via de saída do ventrículo esquerdo (VSVE). O volume de amostra do Doppler de onda pulsada é posicionado no centro da VSVE em uma visão apical 5 câmaras para obter a integral velocidade-tempo (VTI) e determinar o volume sistólico (VS).

Fonte: adaptada de Soni et al., 2019.

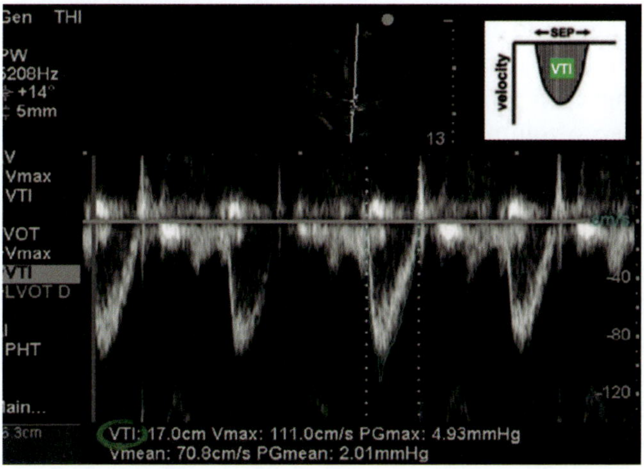

FIGURA 20 Integral velocidade-tempo (VTI). A função VTI calcula a área sob a curva do fluxo de saída do ventrículo esquerdo a partir da janela apical 5 câmaras.

Fonte: adaptada de Soni et al., 2005.

Contornando com o marcador do ultrassom a curva de fluxo da velocidade sistólica, o próprio *software* cardíaco da máquina calculará a área sob a curva para produzir a VTI. A VTI é medida em centímetros e representa a distância que o sangue é impulsionado a frente da VSVE para a aorta a cada contração cardíaca, ou seja, é a distância em centímetros que a hemácia percorre a cada ciclo cardíaco, correspondendo à altura do cilindro.

O valor de referência para a VTI da VSVE em um adulto é de 18 a 22 cm. O conhecimento da VTI normal é clinicamente útil para estimar de forma rápida e semiquantitativa o VS em um paciente em choque. Encontrar uma VTI normal indica que o choque não está associado a uma redução importante do débito cardíaco, desde que sem bradicardia significativa. Em situações específicas com redução importante da VTI, pode ser necessário obter um VS quantitativo preciso como, por exemplo, para medição quantitativa da função valvular e descartar redução crítica da oferta de oxigênio (DO_2). Porém, na maioria dos casos, uma simples medida da VTI da VSVE pode ser suficiente para uma avaliação rápida do choque. Além disso, quando é iniciada uma intervenção para aumentar o VS do VE, as medições em série da VTI permitem avaliar a eficácia dessa intervenção. Por exemplo, se um inotrópico for iniciado para aumentar o DC, pode-se medir o VTI do VE em série à medida que o medicamento é titulado.

Como todas as medições de Doppler, a VTI da VSVE depende do ângulo de interceptação do Doppler gerado com a direção do fluxo sanguíneo e requer uma visualização adequada da VSVE. À medida que o ângulo de incidência aumenta, a velocidade medida do fluxo sanguíneo diminui e, em um ângulo de incidência de 90 graus, não é observado nenhum desvio Doppler e a imagem aparecerá sem cor ou como um misto de vermelho e azul. Usando as configurações convencionais, o vermelho é visto quando o sangue flui em direção ao transdutor e o azul, quando o sangue flui para longe do transdutor.

Além disso, o volume de amostra do Doppler pulsado deve ser colocado abaixo da VA para evitar o efeito de aceleração da velocidade, superestimando a VTI da VSVE (Figura 21). Se o sinal de fechamento da VA for aparente na curva VTI, significa que o volume de amostra está muito próximo à VA, sobrepondo-a.

Como calcular o volume sistólico (VS) do VE?

Por fim, o volume do cilindro em estudo refletirá o VS. Para o cálculo do VS, basta multiplicar a área de secção transversa da base da VSVE pela sua altura, que corresponde ao VTI:

$$\text{VS do VE (cm}^3\text{)} = \text{área da VSVE (cm}^2\text{)} \times \text{VTI da VSVE (cm)}$$

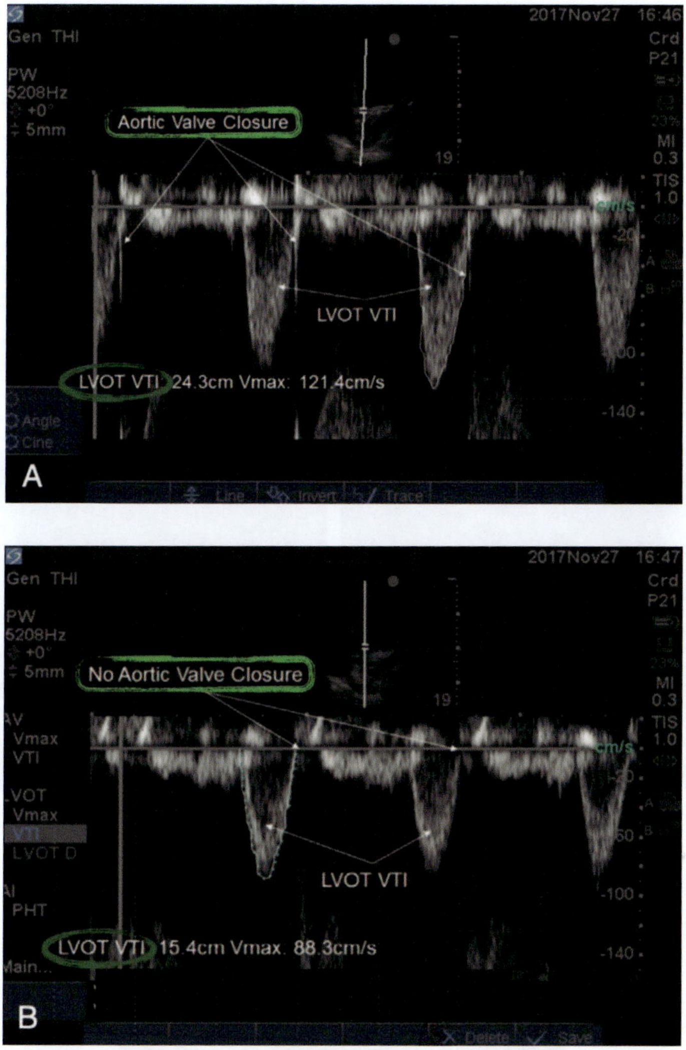

FIGURA 21 Colocação correta do volume de amostra do Doppler de ondas pulsadas (PW). A: a presença de um sinal de fechamento da válvula aórtica (VA) indica que o volume de amostra do Doppler PW está erroneamente muito próximo da válvula, levando a aceleração do fluxo através da VA e, consequentemente, superestimando a integral velocidade-tempo (VTI) da via de saída do ventrículo esquerdo (VSVE). B: a ausência desse artefato de fechamento da VA confirma o posicionamento correto do volume de amostra do Doppler PW na VSVE, abaixo da válvula aórtica. Neste paciente, ao posicionar corretamente o volume de amostra do Doppler, reduziu-se a medição do VTI da VSVE de 24,3 cm para 15,4 cm.

Fonte: adaptada de Soni et al., 2019.

A Figura 22 apresenta um exemplo de cálculo do VS do VE ilustrado em três passos.

A seguir, alguns questionamentos frequentes a respeito de outras aplicações clínicas do VS do VE.

A fração de ejeção do VE e o VS do VE são variáveis que caminham sempre juntas?

A resposta é não. A fração de ejeção do VE possui uma correlação limitada com o VS do VE. Pacientes com um VE pequeno e hiperdinâmico têm frequentemente uma fração de ejeção elevada, mas um VS do VE reduzido. Pelo contrário, doentes com cardiomiopatia dilatada grave e uma fração de ejeção reduzida podem ter um VS do VE normal. Em pacientes com choque, é necessário medir tanto o VS do VE quanto a fração de ejeção para orientar a conduta.

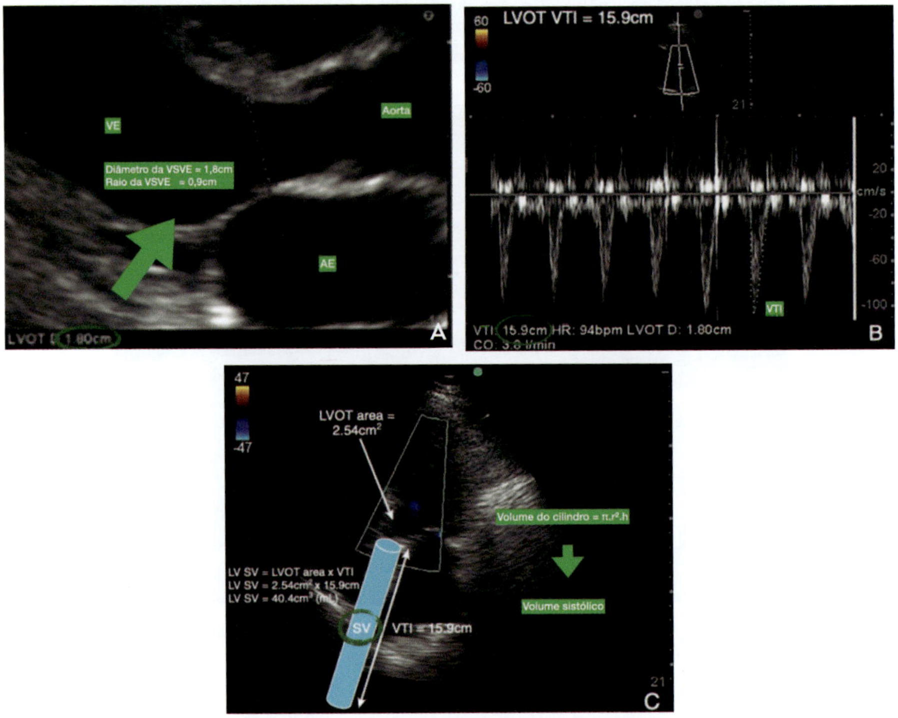

FIGURA 22 Cálculo do volume sistólico. A: primeiro, o diâmetro da via de saída do ventrículo esquerdo (VSVE) é medido na janela paraesternal eixo longo com zoom, correspondendo a 1,8 cm. Dividido por dois, obtém-se o raio = 0,9 cm. B: em segundo lugar, o volume de amostra do Doppler de onda pulsada é colocado na VSVE abaixo da válvula aórtica e a integral de velocidade-tempo (VTI) é medida (15,9 cm). C: em terceiro lugar, a VTI é multiplicada pela área da VSVE para calcular o volume sistólico: VS do VE = 2,54 cm^2 × 15,9 cm = 40,4 cm^3 ou mL.

Fonte: adaptada de Soni et al., 2019.

Algo do que foi discutido até aqui possui valor na avaliação valvular?

Sim. A medição do VS do VE, da VTI da VSVE e da velocidade do fluxo aórtico é frequentemente indicada para uma avaliação avançada e quantitativa da estenose e regurgitação valvular.

Por fim, a VTI pode ajudar na avaliação da fluido-responsividade?

Sim. Para isso, utilizam-se principalmente a variação respirofásica do VS, a variação da velocidade de pico do fluxo aórtico (Delta Vpico) e o delta-VTI. O racional por trás dessas avaliações é compreender que o diâmetro da via de saída do ventrículo esquerdo (VSVE) representa um valor fixo, ou seja, que não se altera durante o ciclo cardíaco e respiratório. Isso faz com que mudanças no fluxo sanguíneo aórtico repercutam em aumento ou diminuição do volume sistólico (VS). Dessa forma, não necessariamente é preciso quantificar o VS para essa análise, uma vez que o VTI da VSVE ou a velocidade de pico do fluxo aórtico são diretamente proporcionais a ele.

Essa alteração do volume sistólico pode ser observada colocando-se a caixa de amostra do Doppler pulsado sobre a VSVE, 1 cm abaixo da inserção da válvula aórtica, assim como é feito na aferição da VTI para o cálculo do VS. Vale ressaltar que, com o aumento da varredura da análise espectral do Doppler pulsado, é possível analisar mais ciclos cardíacos e respiratórios, o que melhora a acurácia do cálculo. **A variação da velocidade de pico do fluxo aórtico (Delta Vpico) ou do Delta-VTI maior que 12%, em adultos ou crianças, prediz a responsividade a fluidos.** Isso significa que o VS e, presumivelmente, o DC aumentarão com a ressuscitação volêmica. Seguem as equações:

$$\text{Delta Vpico} = \frac{\text{Vpico máxima} - \text{Vpico mínima}}{\text{Vpico média}}$$

$$\text{Delta-VTI} = \frac{\text{VTI máxima} - \text{VTI mínima}}{\text{VTI média}}$$

Para que a variação respirofásica do VS, o Delta Vpico ou o Delta-VTI da VSVE sejam úteis, é necessário atentar para as seguintes ressalvas:

1. O paciente precisa estar em ventilação mecânica com volume corrente (VC) de pelo menos 8 $mL.kg^{-1}$ de peso predito. Ao avaliar a sensibilidade à pré-carga, o VC pode precisar ser aumentado brevemente em relação ao padrão de 6 $mL.kg^{-1}$.
2. O paciente deve estar acoplado ao ventilador sem nenhum esforço respiratório espontâneo.

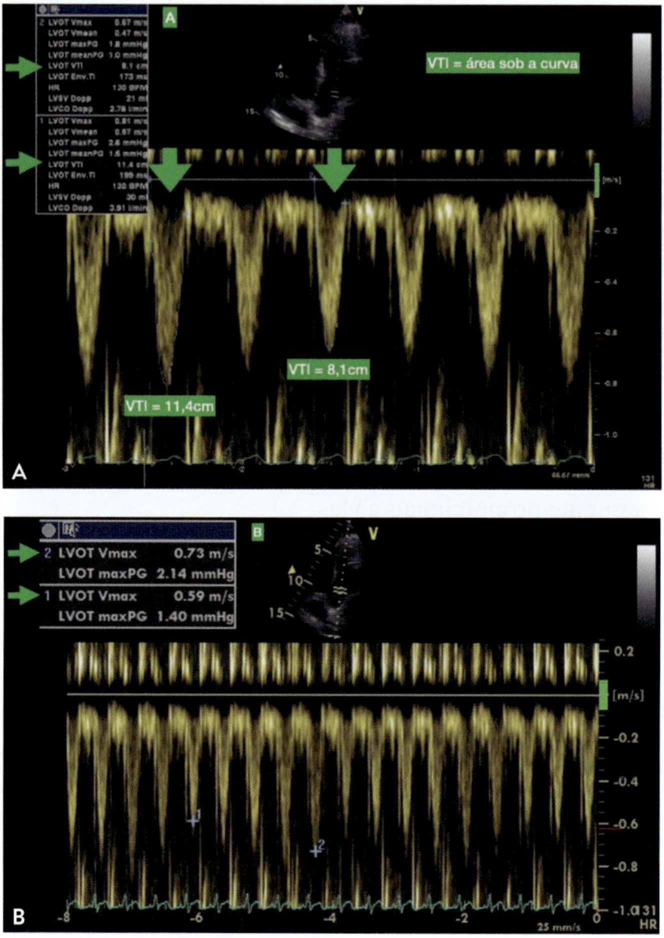

FIGURA 23 A: análise do Doppler pulsado da via de saída do ventrículo esquerdo (VSVE) com as medidas do VTI máximo e mínimo (áreas sob as curvas) ao longo do ciclo respiratório. B: medidas das velocidades de pico do fluxo aórtico máxima e mínima com a otimização da varredura.

Fonte: adaptada de Ashley et al., 2016.

3. É necessário ritmo sinusal regular com uma relação entre frequência cardíaca e frequência respiratória superior a 3,6.
4. Embora os estudos iniciais tenham identificado um valor de corte de 12% como indicativo de responsividade a volume, a variação respirofásica é mais bem interpretada usando uma abordagem de "zona cinza", ou seja, quanto maior a alteração percentual em VS, VTI da VSVE ou velocidade de pico da VSVE, maior a probabilidade de o paciente ser sensível à pré-carga.

5. É necessário incluir a avaliação da função do VD na análise da variação respirofásica do VS, pois um paciente com insuficiência do VD frequentemente apresentará uma importante variação respirofásica do VS, apesar de ser altamente improvável que ele se beneficie da ressuscitação hídrica. Pelo contrário, ele provavelmente será prejudicado pela administração de fluidos.
6. A variação respirofásica do VS pode se alterar em conjunto com as alterações do VC e da pressão expiratória final positiva (PEEP). Aumentos no VC e na PEEP podem aumentar a variação repirofásica do VS. Portanto, devem ser feitas medições em série usando os mesmos valores de VC e PEEP.
7. Muitos pacientes em ventilação mecânica não atendem aos requisitos (itens 1-6 listados) para a medição da variação respirofásica do VS, VTI da VSVE ou velocidade de pico da VSVE.

Existe papel para a manobra de elevação passiva das pernas utilizando o FoCUS?

Um método alternativo para determinar a sensibilidade à pré-carga é a técnica de elevação passiva das pernas. Para começar, o paciente é posicionado na posição semi-Fowler (cabeceira da cama a 30 graus). A VTI da VSVE é medida. Em seguida, o paciente é colocado em posição supina e ambas as pernas são elevadas a 45 graus. Isso resulta em rápida redistribuição de sangue para o compartimento torácico. Um minuto depois, a VTI da VSVE é novamente medida. Um aumento significativo na VTI ou VS indica responsividade a volume. Estudos iniciais identificaram valor de corte de 14% como indicação de sensibilidade à pré-carga, mas estudos recentes indicam que uma abordagem de "zona cinza" é mais apropriada, conforme discutido anteriormente. Uma vantagem da elevação passiva das pernas é que ela foi validada em pacientes em ventilação espontânea e em pacientes com fibrilação atrial, desde que várias medições de VTI da VSVE sejam calculadas em conjunto.

CONSIDERAÇÕES FINAIS

A ultrassonografia *point-of-care* (FoCUS) é uma ferramenta valiosa para médicos anestesiologistas, emergencistas e intensivistas, auxiliando-os na tomada de decisão rápida à beira do leito diante de situações de crise. A implementação desse exame na prática clínica tem resultado em melhores desfechos.

Pacientes submetidos a cirurgias de grande porte e/ou pacientes criticamente doentes necessitam ser monitorizados durante o período perioperatório, objetivando adequada oferta tecidual de oxigênio. Essa oferta é dependente, dentre outros fatores, do débito cardíaco, o qual pode ser analisado de forma qualitativa e mensurado quantitativamente com o auxílio do ultrassom cardíaco focado. Além disso, esse exame também é útil para: avaliação da pré-carga, através do índice de distensibilidade da VCI e da fluido-responsividade pelo delta VTI; avaliação da contratilidade miocárdica com análise da fração de ejeção; e avaliação da pós-carga. Por fim, o ultrassom cardíaco focado pode ser repetido seriadamente de modo a acompanhar o impacto das intervenções terapêuticas realizadas.

Neste capítulo, foi abordado o uso da ultrassonografia como ferramenta de monitorização hemodinâmica. Entretanto, são vastas as suas utilidades para médicos anestesiologistas, como avaliação das vias áreas, ultrassonografia pulmonar, ultrassonografia gástrica, ultrassonografia no cenário do trauma, ultrassonografia de membros inferiores, além do seu consolidado uso na anestesia regional e para guiar punções vasculares.

Uma vez sendo a modalidade de imagem mais dependente do operador, há preocupações quanto a qualidade das imagens obtidas por meio do ultrassom, bem como quanto às interpretações de dados que possam conduzir a diagnósticos e, consequentemente, tratamentos equivocados. Portanto, o uso eficaz e seguro dessa ferramenta requer treinamento adequado e supervisão. Existe uma grande demanda por parte das instituições de saúde para que o ultrassom PoCUS seja incorporado às grades dos currículos médicos, como acontece nos países desenvolvidos. Na Anestesiologia, até o momento, não há um padrão curricular para médicos em especialização, sendo o aprendizado dessa ferramenta habitualmente realizado em cursos, palestras e simulações.

REFERÊNCIAS BIBLIOGRÁFICAS

1. Ashley M, Justin M. Predicting and measuring fluid responsiveness with echocardiography. Echo Res Pract [Internet]. 2016 Jun 1;3(2):G1-12.
2. Fatima H, Amador Y, Walsh DP, Qureshi NQ, Chaudhary O, Mufarrih SH, et al. Simplified Algorithm for Evaluation of Perioperative Hypoxia and Hypotension (SALVATION): A Practical Echo-guided Approach Proposal. J Cardiothorac Vasc Anesth [Internet]. 2021 Aug;35(8):2273-82.
3. Johri AM, Glass C, Hill B, Jensen T, Puentes W, Olusanya O, et al. The Evolution of Cardiovascular Ultrasound: A Review of Cardiac Point-of-Care Ultrasound (POCUS) Across Specialties. Am J Med [Internet]. 2023 Jul;136(7):621-8.
4. Kirov MY, Kuzkov VV, Saugel B, editors. Advanced Hemodynamic Monitoring: Basics and New Horizons [Internet]. Cham: Springer International Publishing; 2021.
5. Monnet X, Marik PE, Teboul JL. Prediction of fluid responsiveness: an update. Ann Intensive Care. 2016;6(1):1-11.
6. Prada G, Fritz AV, Restrepo-Holguín M, Guru PK, Díaz-Gómez JL. Focused Cardiac Ultrasonography for Left Ventricular Systolic Function. Ingelfinger JR, editor. N Engl J Med [Internet]. 2019 Nov 21;381(21):e36.
7. Silva CES, Barretto ACP. Avaliação ecocardiográfica da terapia de ressincronização cardíaca. Arq Bras Cardiol [Internet]. 2005 Jun;84(6):503-7.
8. Soni N, Kory P, Arntfield R. Point-of-care Ultrasound. 2.ed. Elsevier, 2019.

17

Monitorização da função renal

Pedro Thadeu Galvão Vianna
Isabela Galvão Vianna

INTRODUÇÃO

Na Anestesiologia, o objetivo da monitorização renal é o uso de testes para o diagnóstico de lesão renal no pré-anestésico e da injúria renal aguda (IRA) no perioperatório. Todos esses testes possuem fatores positivos e negativos que devem ser levados em conta no momento da sua utilização. A Tabela 1 apresenta um comparativo dessas técnicas.

TABELA 1 Exames para diagnóstico da injúria renal aguda

Testes	Fatores positivos	Fatores negativos
Cr plasmática	Sempre disponível e de baixo custo	Marcador tardio da IRA
FeNa	Sempre disponível e de baixo custo	Difícil interpretação e confundido com o uso de diurético
Microscopia urinária	Não invasivo e de baixo custo	Depende do técnico e requer experiência
Histologia renal	Precisão diagnóstica	Invasivo
Biomarcadores novos	Diagnóstico precoce	Custo elevado
Técnicas para medir o RFG em tempo real	Monitoração do RFG	Custo elevado e indisponível na clínica

Cr: creatinina; FeNa: excreção fracional de sódio; IRA: injúria renal aguda; RFG: ritmo de filtração glomerular.

AVALIAÇÃO DO RITMO DE FILTRAÇÃO GLOMERULAR

Entre as funções renais, a mais importante é o ritmo de filtração glomerular (RFG). O RFG no homem adulto é de cerca de 125 $mL^{-1}.min^{-1}$ por 1,73 m^2 de superfície corporal, sendo 15% inferior na mulher. No recém-nascido, esse valor está reduzido proporcionalmente à metade. Já na gestante, o RFG está 30% acima daquele do homem adulto. A idade também influencia o RFG, reduzindo-o cerca de 1% para cada ano vivido além dos 40 anos. O RFG pode ser avaliado de modo acurado através do *clearance* (depuração) de inulina, um polímero da frutose com peso molecular de aproximadamente 5.000 Å.

O *clearance* de inulina é pouco utilizado na clínica porque necessita ser infundido. Na prática clínica usa-se o *clearance* de creatinina, a qual é subproduto do metabolismo energético e constituinte do plasma. Esse método dá resultados próximos do normal, porém sempre maiores que os do *clearance* de inulina. A diferença entre esses *clearances* aumenta quando o RFG é inferior a 15 mL, motivo por que foi sugerida a correção dessa diferença, usando simultaneamente os *clearances* de creatinina e ureia; em relação ao *clearance* de inulina, um é superestimado (*clearance* de creatinina), e o outro é proporcionalmente subestimado. Desse modo, a média dos dois *clearances* (ureia + creatinina) fica próxima da do *clearance* de inulina (o coeficiente de correlação entre ambos foi $r^2 = 0{,}993$). A fórmula do *clearance* é a seguinte:

$$Cx = Ux \,.\, V/Px$$

Cx: *clearance* da substância × $(mL^*min)^{-1}$; Ux: concentração urinária da substância × $(mg^*100\ mL)^{-1}$; V: fluxo urinário $(mL^*min)^{-1}$; Px: concentração plasmática da substância × $(mg^*100\ mL)^{-1}$.

Tradicionalmente, coleta-se a urina por um período de 24 horas para reduzir o erro do volume residual na bexiga. Entretanto, períodos longos para coleta aumentam a probabilidade de erro, devido à dificuldade técnica durante o período. Recentemente, têm surgido estudos que demonstram o emprego de métodos precisos, porém com avaliações da diurese em tempo mais curto. O importante é ter em mente que o período da coleta não é o fator principal, mas, sim, a medida correta do fluxo urinário.

O diagnóstico precoce de IRA pode ser feito quando o RFG, avaliado através do *clearance* de creatinina, for menor que 25 $mL.min^{-1}$ e permanecer nesses níveis durante um período superior a 4 horas.

Na avaliação pré-operatória, os exames mais comuns são a ureia e a creatinina plasmáticas. A primeira sofre a influência de desidratação, ingestão de proteínas, sangramento gastrointestinal e catabolismo e avalia melhor o grau da uremia. A função renal é mais fidedignamente avaliada por meio da creatinina plasmática, que é mais estável, e sofre apenas a influência da idade e da massa muscular esquelética. O grande problema é a pouca sensibilidade da dosagem de creatinina quando relacionada ao RFG. Com a redução de 50% no RFG, a creatinina irá duplicar-se – mesmo assim, estará nos limites da normalidade.

CREATININA PLASMÁTICA E RITMO DE FILTRAÇÃO GLOMERULAR ESTIMADO

Providencialmente, surgiram fórmulas capazes de transformar a creatinina plasmática (Cr P) em RFG estimado (eRFG). A mais empregada é denominada de *clearance* estimado de creatinina. Desenvolvida por Cockcroft & Gault (eRFG de creatinina CG), segundo a publicação dos autores exibiu coeficiente de correlação de 0,83 entre o seu valor e o do real *clearance* de creatinina. A equação é expressa por:

$$\text{eRFG de creatinina CG} = (140 - \text{idade}) \times \text{peso (kg)}/72^{*} \times \text{Cr P (mg*100 mL}^{-1})$$

* Para mulheres, substituir 72 por 85.

O eRFG de creatinina CG não deve ser empregado em pacientes com função renal instável, obesos, edemaciados, idosos, debilitados e caquéticos. Na avaliação da função renal, o valor de referência normal para eRFG é de 60 $mL.min^{-1}$ e, acima desse valor, deverá ser apresentado como > 60 $mL.min^{-1}$. Entretanto, valores < 60 $mL.min^{-1}$ devem ser expressos nos seus verdadeiros valores (p.ex., 29,7 $mL.min^{-1}$). O ideal é que os laboratórios clínicos apresentem os resultados da Cr P como eRFG.

O eRFG de creatinina pode ser feito com maior acurácia usando a fórmula MDRD (*Modification of Diet in Renal Disease*), cuja fórmula é:

$$\text{RFG da creatinina estimado - MDRD} = 170 \times (\text{CrP})^{-0{,}999} \times (\text{idade})^{-0{,}176} \times [0{,}762\text{, se o paciente for do sexo feminino}] \times [1{,}18\text{, se o paciente for da raça negra}] \times [\text{ureia}]^{-0{,}17} \times [\text{albumina}]^{+0{,}318}$$

Esta fórmula é complexa e necessita da dosagem da albumina, daí ser menos difundida que o eRFG de creatinina CG.

DIAGNÓSTICO DA INJÚRIA RENAL AGUDA USANDO A CISTATINA C

A cistatina C provém de células nucleadas, possui baixo peso molecular e, ao entrar na circulação, é totalmente filtrada e eliminada pelo rim. A grande vantagem da cistatina C é que sua concentração plasmática não depende do sexo e da idade do paciente. Estudo mostra que a medida do RFG usando a dosagem plasmática de cistatina C é equivalente à avaliada pelo uso do ácido tetra-acético etilenodiamina marcado com o isótopo 51 do cromo (Cr^{51}-EDTA).

Estudo de revisão sistemática e metanálise compararam a creatinina e a cistatina C e concluiu que esta é superior àquela na avaliação da função renal. Outra conclusão é que o melhor método para obtenção da concentração de cistatina C é o imunonefelométrico; com o emprego desse biomarcador, o RFG pode ser obtido utilizando-se a fórmula denominada eRFG da cistatina C:

$$\text{RFG estimado da cistatina C (mL.min}^{-1}) = 69{,}3 \times \text{cistatina C plasmática (mg.L}^{-1})$$

A cistatina C é um biomarcador endógeno da função renal porque a sua produção é estável e proveniente de todas as células nucleadas, e, ao ser eliminada para a circulação, é totalmente filtrada e excretada pelo rim. Imunossupressores como a terapia com esteroides e hipotireoidismo podem afetar os níveis plasmáticos da cistatina C, independente do RFG. Em doador renal, o nível sérico da cistatina C elevou-se um dia antes do aumento da creatinina. Estudo realizado em cirurgia cardíaca com circulação extracorpórea (CEC) mostrou que a concentração plasmática de creatinina e de cistatina C estão reduzidas nos primeiros dias de pós-operatório devido à hemodiluição. Após o quinto dia da cirurgia os valores do eRFG pela cistatina C diminuíram significativamente. O mesmo não aconteceu com a Cr P.

MEDIDA DA CONCENTRAÇÃO URINÁRIA

A oligúria é definida quando a diurese é menor que 0,5 $mL.kg^{-1}$. min^{-1}. Para a avaliação da função renal, deve ser acompanhada da concentração urinária e/ou medida de eletrólitos e enzimas urinárias. Isso porque, na IRA dita pré-renal, os exames bioquímicos urinários refletem a resposta normal dos túbulos à hipoperfusão renal. Há ávida retenção de sódio e água, com baixa concentração urinária de sódio e altos níveis de ureia, creatinina e osmolaridade – que, nessa síndrome, está acima de 500 $mOsm.L^{-1}$.

A concentração urinária pode ser avaliada também por meio da refratometria, que mede a densidade urinária. Nesse caso, essa densidade corresponderia a valores acima de 1,015. A osmolaridade é a medida do número de partículas, independentemente do tamanho, por quilograma (kg) de solvente, e pode ser obtida por meio do ponto de congelamento da urina. A densidade específica mede a relação entre a parte sólida (soluto) e a parte líquida (solvente). A refração é o método de escolha para a medida da concentração urinária em sala de operação porque se utiliza um equipamento portátil que, para funcionamento, necessita apenas de uma gota de urina. O refratômetro determina o ângulo em que a luz sofre refração quando passa através de uma solução. A quantidade total de solutos, em uma solução, por sua vez, é proporcional ao peso desses solutos, o que vem a ser a medida da densidade específica (Figura 1).

Existe, também, o índice derivado da excreção de sódio, que é a excreção fracionária de sódio (EFNa).

$$EFNa = (UNa \times Pcr)/(PNa \times Ucr)$$

O produto dessa relação é multiplicado por 100, resultado dado em porcentagem (%).
UNa: sódio urinário; PNa: sódio plasmático; Ucr: creatinina urinária; Pcr: creatinina plasmática.

Esse índice tem sido usado para distinguir a injúria pré-renal (quando a imediata correção da perfusão sistêmica restaurará a função) da doença renal intrínseca. Na doença renal, a lesão tubular é responsável pelo alto valor de sódio urinário, e o resultado da EFNa será ≥ 1%. Na oligúria, valores ≤ 1% dão o diagnóstico de injúria pré-renal.

CRITÉRIO RIFLE DE AVALIAÇÃO DA INJÚRIA RENAL AGUDA

Em 2004, foi proposto o critério RIFLE para classificação da IRA, que utiliza a Cr P ou o eRFG e o débito urinário (Figura 2). A sigla RIFLE surgiu de: *risk* (risco), *injury* (lesão), *failure* (falência), *loss* (perda) e *end-stage kidney disease* (doença renal no estágio final).

Em setembro de 2005, em Amsterdã, Holanda, membros representantes de Sociedades de Terapia Intensiva e de Nefrologia se reuniram e foi criado um critério de classificação de IRA, o Acute Kidney Injury Network (AKIN), que estratifica o paciente com IRA em três estágios da doença.

O primeiro estágio do critério AKIN é definido como o aumento da Cr P em 50% acima dos níveis basais ou um aumento absoluto na Cr P de 0,3 mg/dL ou

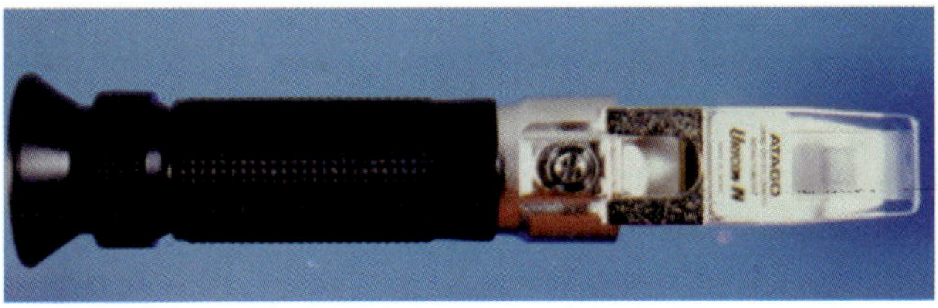

FIGURA 1 Refratômetro. Leitura da densidade urinária pelo método da refratometria.

	Ritmo de filtração glomerular (RFG)	Débito urinário (DU) - $mL.kg^{-1}.h^{-1}$
Risco	1,5 × ↑ Cr ou RFG > 25%	DU < 0,5 $mL.kg^{-1}.h^{-1}$ por 6 horas
Injúria	2 × ↑ Cr ou RFG > 50%	DU < 0,5 $mL.kg^{-1}.h^{-1}$ por 12 horas
Falência	3 × ↑ Cr ou RFG > 75%	DU < 0,3 $mL.kg^{-1}.h^{-1}$ por 24 horas ou anúria por 12 horas
Perda (*loss*)	Completa perda da função > 4 semanas	
Terminal (ESKD)	Doença renal no estágio terminal (> 3 meses)	

FIGURA 2 Intensidade da lesão renal avaliada pelo critério RIFLE.

débito urinário < 0,5 $mL.kg^{-1}.h^{-1}$ durante 6 horas. O segundo estágio é diagnosticado quando o aumento da Cr P é de 100% acima dos valores basais do paciente e/ou débito urinário (DU) < 0,5 $mL.kg^{-1}.h^{-1}$ durante 12 horas. O terceiro estágio é caracterizado por aumento da Cr P em 200% dos valores basais ou Cr P ≥ 4 $mg.dL^{-1}$; e/ou anúria durante 12 horas. O diagnóstico desse estágio pode ser feito quando a diurese está abaixo de 0,3 $mL.kg^{-1}.h^{-1}$ durante o período de 24 horas. O paciente que recebe tratamento de reposição renal (TRR) é automaticamente diagnosticado nesse estágio.

Em 2012, o Kidney Disease Improving Global Outcomes (KDIGO) definiu de modo simplista a IRA como aumento da Cr P ≥ 0,3 $mg.dL^{-1}$ em 48 horas; ou elevação de 1,5 vez o valor basal da Cr P ou volume urinário < 0,5 $mL.kg^{-1}.h^{-1}$.

DÉBITO URINÁRIO EM RELAÇÃO AOS CRITÉRIOS RIFLE, AKIN E KDIGO

O DU participa juntamente com a concentração P de creatinina dos critérios de evolução da IRA de RIFLE, AKIN e KDIGO. Isso porque a diminuição do fluxo urinário é sinal acentuado de hipoperfusão renal associada à IRA. Infelizmente, a sensibilidade e especificidade do DU são baixas; isso porque a diminuição do volume circulante e da baixa pressão de perfusão é acompanhada pela

TABELA 2 Estágios comparativos da injúria renal aguda segundo os critérios KDIGO, AKIN e RIFLE

Critérios	Creatinina plasmática (Cr)			DU ($mL.kg^{-1}.h^{-1}$)
Estágios IRA	KDIGO	AKIN	RIFLE	KDIGO/AKIN/ RIFLE
1 (R)	1,5-1,9 × controle ou aumento ≥ 0,3 $mg.dL^{-1}$ em 48 horas ou 2 a 3 × controle	Aumento ≥ 0,3 $mg.dL^{-1}$ ou ≥ 1,5 a 2 × do controle	Aumento 1,5 × controle ou eRFG > 25%	< 0,5 por 6-12 horas
2 (I)	2,0-2,9 × controle	Aumento > 2-3 × controle	Aumento 2 × controle ou diminuição eRFG > 50%	< 0,5 por 12 horas
3 (F)	3 × controle ou aumento da Cr para 4,0 $mg.dL^{-1}$ ou TRR iniciada	Aumento em 3 × controle ou 4,0 $mg.dL^{-1}$ com aumento agudo ≥ 0,5 $mg.dL^{-1}$ ou TRR iniciada	Aumento 2 × controle ou Cr > 4,0 $mg.dL^{-1}$ com aumento agudo de ≥ 0,5 $mg.dL^{-1}$ ou diminuição eRFG > 75%	< 0,3 por 24 horas ou anúria por 12 horas

AKIN: Acute Kidney Injury Network; DU: débito urinário; eRFG: ritmo de filtração glomerular estimado; IRA: injúria renal aguda; KDIGO: Kidney Disease Improving Global Outcomes; RIFLE: R = risco, I = insuficiência, F = falência; Cr: creatinina; TRR: terapia de reposição renal.

diminuição do DU e não necessariamente associada à IRA. Deve-se acrescentar que o uso de diuréticos pode limitar os valores de corte do DU para diagnóstico de IRA.

Estudo avaliando a Cr P a cada 12 ou 24 horas encontrou a incidência de IRA em 24% dos pacientes de alto risco. Usando-se a mesma Cr P associada ao DU medido a cada hora, essa porcentagem se elevou para 52%. O diagnóstico de IRA foi mais precoce nos pacientes com oligúria. A oligúria com mais de 12 horas foi associada a aumento da taxa de mortalidade.

Atualmente, há equipamentos que monitorizam com leitura digital do DU. Um deles está disponível para uso na prática clínica e chama-se URINFO2000® (FlowSense Medical, Misgav, Israel. Ver o *link*: http://www.medgadget.com/2010/10/flowsense_releasing_new_urinfo_2000.html). Pesquisa experimental com esse equipamento demonstrou que a hipovolemia causa diminuição do DU avaliado a cada minuto. Com a utilização do DU e esses equipamentos, é possível determinar o diagnóstico precoce da hipoperfusão renal e da IRA, suprindo o fato de a Cr P só conseguir detectar a IRA 24 horas após o início do evento. Existem estudos clínicos que apontam a eficácia do equipamento.

ÁCIDO ÚRICO

É recomendável que a medida da concentração do ácido úrico (AU) seja feita na avaliação pré-anestésica juntamente com a Cr P e o eRFG em paciente a ser submetido a procedimento de alto risco e em cirurgia cardiovascular. A hiperuricemia definida por níveis ≥ 6,5 $mg.dL^{-1}$ de AU é um fator independente de aumento significativo de IRA no pós-operatório. O AU é um produto terminal da degradação da purina e é excretado na urina.

O aumento de IRA foi demonstrado em estudo com 1.019 pacientes submetidos à cirurgia cardiovascular. Esse resultado não é surpreendente porque o AU é associado a múltiplos efeitos biológicos, como disfunção endotelial, agregação de plaquetas e aumento do estresse oxidativo associado a altos níveis de marcadores inflamatórios.

BIOMARCADORES RENAIS

Devido às limitações citadas da Cr P para avaliação precoce do declínio da função renal, pesquisas introduziram marcadores mais sensíveis com possibilidade de diagnóstico de IRA em até 4 horas do início da lesão. Seguem quais são os biomarcadores.

NAG (N-acetil-β-D-glucosaminidase)

O aumento da excreção urinária dessa enzima é indicação precoce da disfunção tubular, resultante de doença renal ou lesões nefrotóxicas. Esse fato tem sido observado em pacientes que fazem uso de antibióticos nefrotóxicos, como a gentamicina. As possibilidades da utilização desse método de diagnóstico aumentam pelo desenvolvimento tecnológico da dosagem dessa enzima, inclusive pelo método da fita. Este último método deverá ser de fácil emprego em unidades de terapia intensiva e salas de cirurgia.

Neutrófilo gelatinase associado a lipocalina (NGAL)

Originalmente derivada de neutrófilo, o NGAL está elevado precocemente após a IRA. Modelo de IRA como o de isquemia e reperfusão causa aumento dos níveis urinários e plasmáticos de NGAL em poucas horas após a agressão renal. Estudos clínicos têm mostrado essa resposta do NGAL, inclusive em crianças com insuficiência renal crônica e em adultos submetidos à cirurgia cardíaca com CEC. A dosagem da NGAL é realizada por meio do analisador Abbott ARCHITECT i2000SR, e o resultado da dosagem é obtido em menos de 1 hora.

Pesquisa realizada em paciente submetido a cirurgia cardíaca mostrou que valores acima de 87 $ng.mL^{-1}$ de NGAL urinário determinaram o diagnóstico de IRA 4 horas após a cirurgia; usando a dosagem da Cr P, o mesmo diagnóstico de IRA só foi obtido entre 24 e 48 horas de pós-operatório.

O aparecimento da IRA no pós-operatório de cirurgia cardíaca pode ter a contribuição de vários fatores, como idade do paciente, preexistência de insuficiência renal crônica, diabetes *mellitus*, obesidade, uso e duração da CEC. A prevenção da IRA deve obedecer às seguintes normas: manutenção do débito cardíaco; evitar fármacos que causem vasoconstrição renal; manter hidratação com cristaloides; usar bicarbonato de sódio para alcalinizar a urina.

Em paciente submetido a cirurgia cardíaca de alto risco, a dosagem da NGAL urinária no período pré-operatório foi capaz de predizer o tempo de permanência do paciente na unidade de terapia intensiva (UTI) e no hospital. A utilização da NGAL é promissora para o diagnóstico precoce da IRA em paciente submetido a cirurgia cardíaca, mas são necessários mais ensaios clínicos com considerável número de pacientes e situações de diversas agressões renais para a validação desse biomarcador de lesão do tecido renal.

A NGAL é utilizada em diversas condições clínicas, com sucesso para predição da evolução com IRA na unidade de emergência. Entretanto, a NGAL urinária não é marcadora confiável de lesão renal em paciente submetido a nefrectomia parcial; ela é muito sensível e capaz de predizer a síndrome da resposta inflamatória sistêmica em paciente com nefrolitíase, o que possibilita a sua utilização nos diversos processos inflamatórios.

Interleucina 18

A interleucina 18 (IL-18) é uma citocina anti-inflamatória produzida pela caspase-1 que está envolvida na patogenia da IRA. Pesquisa realizada na UTI mostrou que a IL-18 foi preditora de IRA e de mortalidade. Em cirurgia cardíaca pediátrica com CEC, o NGAL mostrou o maior nível às 6 horas, enquanto no IL-18 esses níveis foram atingidos às 12 horas após o evento. Ambos os marcadores foram capazes de avaliar a intensidade da injúria renal.

Molécula de lesão renal I (KIM-I)

É uma proteína localizada na célula do epitélio tubular após a lesão do túbulo renal. Estudos mostraram que a KIM-I está aumentada 12 horas após a lesão isquêmica renal e foi capaz de prever a recuperação de pacientes com IRA.

Dimetilarginina assimétrica (ADMA)

É um inibidor endógeno do óxido nítrico sintetase e marcador da função endotelial. Níveis elevados desse marcador são preditores da progressão da doença renal e também fatores de risco de morte do paciente com doença renal terminal.

Alfa-1-microglobulina

A detecção da alfa-1-microglobulina urinária foi capaz de predizer a necessidade de TRR em pacientes com IRA. Entretanto, não existe nenhuma pesquisa, em paciente sob cuidado intensivo, demonstrando que esse marcador foi capaz de avaliar a progressão da lesão renal aguda.

ESTUDOS DE METANÁLISES E REVISÕES SISTEMÁTICAS DA FUNÇÃO RENAL

Cistatina C e creatinina

A cistatina C é superior à creatinina para detectar pequenas alterações no RFG no estágio inicial da insuficiência renal secundária ao uso de quimioterápicos. A cistatina C está bem consolidada como inicial e acurado biomarcador da doença renal crônica e torna-se particularmente útil em paciente quando a creatinina é marcador inadequado. A pesquisa atual deve ser focada para saber quando a cistatina C deve ser usada em pacientes com doença renal crônica em substituição à creatinina.

Hemoglobina

Há correlação negativa e não linear entre a hemoglobina (Hb) sanguínea e o prognóstico de declínio da doença renal crônica. Hb acima de 8,6 g/dL está fortemente relacionada com o prognóstico renal.

Ácido úrico e ureia

Existe correlação inversa entre os níveis de AU e a incidência e progressão da doença renal crônica (DRC). Valores diminuídos reduzem o risco de DRC. Estudo populacional mostrou que altos níveis de ureia sanguínea estão associados ao aumento da mortalidade de paciente hospitalizado e com infarto do miocárdio. Esse resultado foi independente da creatinina sérica e do eRFG.

Contraste radiológico

Baseado em 21 estudos, não houve evidência de aumento de IRA, uso de diálise ou mortalidade após uso de contraste radiológico em paciente com eRFG $\geq$ 45 mL.min.1.73 m^2. Entretanto, cuidado deve ser exercido em paciente com hipertensão arterial e RFG $\leq$ 30 mL.min.1.73 m^2.

Estudo de metanálise mostrou que, nos pacientes que receberam menos de 100 mL de contraste radiológico, a hidratação parece não ser relevante, mas torna-se absoluta a indicação de generosa hidratação nos pacientes em que foram administrados valores acima de 100 mL de contraste radiológico.

Cirurgia bariátrica

A cirurgia bariátrica é uma opção para o paciente obeso com doença renal crônica devido à melhora de fatores de risco cardiometabólicos. Estudo de revisão sistemática e metanálise sugere efeito positivo da cirurgia bariátrica na função renal. O RFG tende a se normalizar em diferentes categorias de insuficiência renal.

Biomarcadores renais

A diretriz da KDIGO, criada em 2012, para o diagnóstico de IRA mantém uma grande liderança na prática clínica devido à sua simplicidade e efetividade validadas por centenas de estudos. Os biomarcadores surgiram para possibilitar o diagnóstico precoce da doença renal.

Os biomarcadores glomerulares (ANGPTL4, beta-2-microglobulina, Smad1 e glipicano-5), inflamatórios (MCP-1 e adiponectina) e tubulares (NGAL, VDBP, megalina, sKloto e KIM-1) mostraram resultados promissores na doença renal diabética porque se correlacionam com a albuminúria e o eRFG. Contudo, dos 11 biomarcadores estudados, nenhum teve o valor prognóstico além da albuminúria e do eRFG.

Estudo em paciente com doença renal crônica mostrou que a IRA não é associada a modificações por longos períodos de dosagens dos biomarcadores urinários (KIM-1, MCP-1, YKL-40, EGF e UMOD). Foi inconclusivo o diagnóstico da utilidade do NGAL plasmático na cirurgia cardíaca de adulto; porém, estudo de metanálise sugere que o diagnóstico de IRA em crianças submetidas à cirurgia cardíaca é mais bem avaliado com o biomarcador NGAL. Finalmente, na população pediátrica o diagnóstico de IRA na cirurgia cardíaca é elevado com o biomarcador NGAL, enquanto no adulto o diagnóstico está aumentado com os biomarcadores TIMP-2 e IGFBP7.

Em crianças prematuras, o NGAL urinário apresenta-se como biomarcador acurado para o diagnóstico de IRA. Outra evidência é que o NGAL sanguíneo é mais efetivo na previsão inicial para o tempo do funcionamento do rim transplantado. Em resumo, no presente não existe robusta evidência para confirmar se os biomarcadores são efetivos na recuperação clínica do paciente com IRA.

Covid-19 e a função renal

Estudo de metanálise em pacientes com Covid-19 mostrou que a maioria dos pacientes tinha disfunção renal com proteinúria. Os achados de biópsia encontraram envolvimento tubular manifestado pela lesão tubular. Foi encontrada glomerulopatia em 46,8% dos pacientes estudados e 4,3% tinham microangiopatia trombótica. Os efeitos da Covid-19 sobre os rins precisam ser determinados por meio de múltiplas avaliações, como biópsia renal, análise urinária, medidas da creatinina e cistatina C séricas e a função tubular pela medida da beta-2-microglobulina. O diagnóstico de IRA avaliado pelo aumento da creatinina e diminuição da diurese tem suas limitações; parece eficiente o emprego de biomarcadores de lesão (KIM-1, L-FABP, IL-18, suPAR e NGAL) e de biomarcadores do estresse (TIMP-2 e IGFBP7), embora a casuística dessas pesquisas seja pequena, necessitando de casuísticas maiores.

Teste do estresse da furosemida

Novo teste de função renal é produzido pelo teste de estresse da furosemida (TEF), o qual consiste na infusão intravenosa de 1 a 1,5 mg/kg do peso corpóreo de furosemida em paciente grave com IRA. O aumento do DU de mais de 100 mL/h é indicativo de RFG > 20 mL/min e exclui a progressão do estágio 3 da IRA e a consequente necessidade de tratamento de reposição renal (TRR). O aumento no RFG define a presença e magnitude da reserva funcional que pode ser ativada. O teste identifica o paciente com IRA com grande risco de progressão da doença e a necessidade de TRR. Ele também prevê a interrupção de TRR no paciente com IRA estabilizada ou em regressão.

CONSIDERAÇÕES FINAIS

A monitorização renal é muito importante porque a IRA é uma complicação associada ao aumento da mortalidade e morbidade dos pacientes. Nela há o envolvimento de fatores hemodinâmicos, inflamatórios, genéticos e nefrotóxicos causando IRA com intensidades diferentes. A introdução de novos marcadores renais poderá determinar o diagnóstico e tratamento precoce da síndrome. Na atualidade não existe certeza sobre a modificação na evolução e no prognóstico da IRA decorrente do uso desses novos marcadores renais. A resposta só será obtida após a realização de estudos clínicos randomizados empregando-se uma grande casuística.

REFERÊNCIAS BIBLIOGRÁFICAS

1. Cockcroft DW, Gault MH. Prediction of creatinine clearance from serum creatinine. Nephron. 1976;16(1):31-41.
2. Dharnidharka VR, Kwon C, Stevens G. Serum Cystatin C is superior to serum creatinine as a marker of kidney function: a meta-analysis. Am J Kidney Dis. 2002;40(2):221-6.
3. Belumo R, Ronco C, Kellum JA. Acute renal failure - definition, outcome measures, animal models, fluid therapy and information technology needs: the Second International Consensus Conference of the Acute Dialysis Quality Initiative (ADQI) Group. Crit Care. 2004;8(4):R204-12.
4. Kidney Disease: Improving Global Outcomes (KDIGO) Acute Kidney Injury Work Group. KDIGO Clinical practice guideline for acute kidney injury. Kidney Int. 2012;2:124-38.
5. Shamir MY, Kaplan L, Marans RS, Willner D, Klein Y. Urine flow is a novel hemodynamic monitoring tool for the detection of hypovolemia. Anesth Analg. 2011;112(3):593-6.
6. Joung KW, Jo JY, Kim WJ. Association of preoperative uric acid and acute kidney injury following cardiovascular surgery. J Cardiothorac Vasc Anesth. 2014;28(6):1440-7.
7. Price RG. The Role of NAG (N-acetyl -B -D -Glucosamidose) in the diagnosis of kidneydisease including monitoring of nephrotoxicity. Clin Nephrol. 1992;38 Suppl 1:S14-9.
8. He L, Li J, Zhan J, Yi F, Fan X, Wei Y, et al. The value of serum cystatin C in early evaluation of renal insufficiency in patients undergoing chemotherapy: a systematic review and meta--analysis. Cancer Chemother Pharmacol. 2019;83(3):561-71.
9. Obed M, Gabriel MM, Dumann E, Barbosa C, Weißenborn K, Schmidt BMW. Risk of acute kidney injury after contrast-enhanced computerized tomography: a systematic review and meta-analysis of 21 propensity score-matched cohort studies Eur Radiol 2022;32:8432-42.
10. Lee H, Chuang K, Chiang Y, Wang J, Hsieh KC. Use of contrast medium volume to guide prophylatic hydration to prevent acute kidney injury after contrast administration: A meta-analysis. AJR Am J Roentgenol. 2020;215(1):15-24.
11. Lee Y, Chu Anvari S, Chu MM, Lovrics O, Khondker A, Malhan R, et al. Improvement of kidney function in patients with chronic kidney disease and severe obesity after bariatric surgery: A systematic review and meta-analysis. Nephrology (Carlton). 2022;27(1):44-56.
12. Bilha SC, Nistor I, Nedelcu A, Kanbay M, Scripcariu V, Timofte D, et al. The Effects of Bariatric Surgery on Renal Outcomes: a Systematic Review and Meta-analysis. Obes Surg. 2018;28(12):3815-33.
13. Copur S, Berkkan, Basilez C, Tuttle K, Kanbay M, Post-acute COVID-19 syndrome and kidney diseases: what do we know? J Nefrol. 2022;35:795-805.
14. Vishwajeet V, Krishna H, Ghatak S, Elhence PA, Ambwani S, Varthya SB. Renal Histopathological Changes in Coronavirus Disease 2019 Patients: A Systematic Review and Meta--analysis of Individual Patient Data. Saudi J Kidney Dis Transpl. 2021;32(6):1523-44.
15. Su L, Zhang J, Peng. The role of kidney injury biomarkers in COVID-19. Ren Fail. 2022; 44(1):1280-8
16. McMahon BA, Chawla LS. The furosemide stress test: current use and future potential. Ren Fail. 2021;43(1):830-9.

18

Monitorização neuromuscular

Serginando Laudenir Ramin
Eduardo Piccinini Viana
Eduardo Issa

PONTOS-CHAVE

1. A monitorização neuromuscular é altamente recomendada em todas as situações em que há utilização de bloqueadores neuromusculares adespolarizantes.
2. A monitorização quantitativa é superior e mais segura para detectar a paralisia residual pós-operatória quando comparada à monitorização qualitativa ou à avaliação clínica da recuperação da função neuromuscular.
3. Bloqueadores neuromusculares adespolarizantes (BNMa) podem ter uma ação prolongada imprevisível, dependendo de diversos fatores relativos ao paciente e das condições no intraoperatório, o que justifica o uso de monitores neuromusculares na rotina diária.
4. O emprego da monitorização pode determinar o momento ideal para a intubação traqueal, a necessidade de nova dose de bloqueador para a manutenção de condições cirúrgicas adequadas, o momento e a dose necessária para a reversão e o retorno completo da função neuromuscular para a extubação segura.

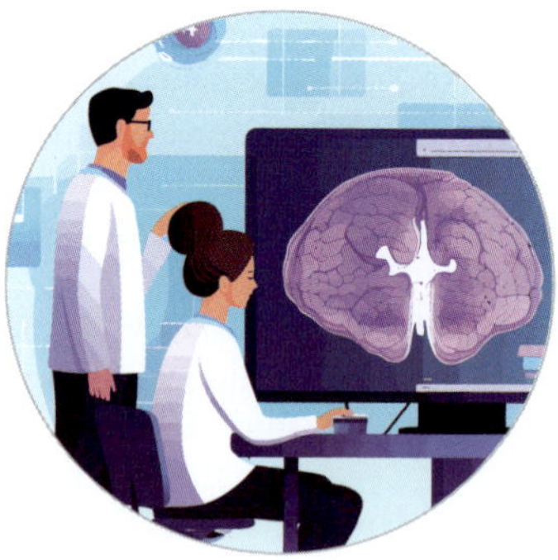

5. A monitorização neuromuscular proporciona maior qualidade e segurança ao ato anestésico, reduzindo significativamente a ocorrência de paralisia residual e complicações respiratórias pós-operatórias.

INTRODUÇÃO

Os bloqueadores neuromusculares são agentes utilizados na prática anestésica para facilitar a intubação traqueal, permitir a ventilação mecânica controlada e promover melhores condições cirúrgicas. Também podem ser utilizados fora do ambiente cirúrgico, como nas salas de emergência e unidades de terapia intensiva[1]. A avaliação da ação desses agentes sobre a função neuromuscular pode ser feita por meio de monitorização quantitativa, qualitativa e de critérios clínicos.

A monitorização quantitativa, também chamada de objetiva, utiliza monitores neuromusculares, dispositivos que estimulam o nervo periférico e obtêm respostas musculares evocadas, que são quantificadas e exibidas numericamente. Esse tipo de monitorização neuromuscular é uma técnica não invasiva, apresenta baixo risco de complicações e sua utilização agrega segurança e qualidade ao ato anestésico. É uma prática baseada em evidências e deve ser utilizada sempre que um BNMa for administrado[2].

A monitorização qualitativa emprega estimuladores de nervos periféricos e avalia de forma visual ou tátil a resposta do músculo estimulado. Embora mais confiável que os testes clínicos, a avaliação qualitativa é inferior à quantitativa, com baixa sensibilidade para detectar o bloqueio residual e não diminui o risco de complicações pós-operatórias, principalmente as respiratórias[3].

Os testes clínicos consistem na avaliação de parâmetros respiratórios, como o volume corrente, e da atividade muscular, como a sustentação da cabeça por 5 segundos ou a força do aperto de mão. Utilizados desde o início do uso dos bloqueadores neuromusculares na prática clínica, esses testes não são confiáveis e nenhum deles apresenta alta sensibilidade. A sustentação da cabeça por mais de 5 segundos pode ser realizada em mais de 70% dos pacientes que apresentam uma sequência de 4 estímulos menor que 0,5 (50%) na monitorização quantitativa, o que é inadequado para a extubação do paciente. Quando um paciente intubado volta a ventilar com volume corrente adequado, a permeabilidade das vias aéreas ainda pode estar prejudicada[4]. Além disso, os testes clínicos necessitam de cooperação e consciência, muitas vezes difíceis de obter no paciente sob efeito residual da anestesia.

Apesar das recomendações atuais baseadas em evidências clínicas, a maioria dos anestesiologistas no Brasil e no mundo não faz uso dessa monitorização em sua rotina[5,6]. A monitorização neuromuscular durante e após a anestesia reduz a incidência de bloqueio residual e deve fazer parte da rotina de todos os médicos que utilizam esses agentes. O bloqueio residual pode piorar desfechos pós-operatórios, o que por si só deveria afastar o uso de critérios clínicos unicamente. Outro fator que deve ser destacado é que os bloqueadores neuromusculares adespolarizantes apresentam uma grande variabilidade de resposta em relação à idade e às condições intraoperatórias[7]. Por consequência, há um crescente entendimento de que mais atenção deveria ser dada à monitorização quantitativa durante e após a anestesia e aos problemas do bloqueio residual.

Este capítulo explica os conceitos fundamentais da monitorização neuromuscular e descreve os aspectos práticos e as vantagens desse tipo de monitorização.

PRINCÍPIOS FUNDAMENTAIS DA NEUROESTIMULAÇÃO: ESTIMULADOR DE NERVOS

A função neuromuscular é monitorizada por avaliação da resposta muscular por meio da estimulação elétrica ou magnética de um nervo motor periférico. Estimulação nervosa elétrica é o método mais comumente utilizado na prática clínica devido a sua praticidade.

A reação de uma fibra muscular simples a um estímulo segue a lei do tudo ou nada. Em contraste, a resposta total do músculo depende do número de fibras musculares ativadas. Se um nervo for estimulado com intensidade suficiente, todas as fibras musculares inervadas serão estimuladas e a resposta máxima será atingida. Na prática, a estimulação é supramáxima, garantindo estímulo durante o período de monitorização.

> Você sabe o que é um estímulo supramáximo?
> Para garantir que a estimulação elétrica seja máxima durante a monitorização, um estímulo de 15 a 20% maior que o necessário para uma resposta máxima é aplicado. Esse é o estímulo supramáximo e é doloroso e desconfortável, caso o paciente esteja consciente e sem analgesia.

Depois da administração de um bloqueador neuromuscular, a resposta do músculo diminui em paralelo com o número de fibras bloqueadas. A redução na resposta durante estimulação, denominada fadiga, reflete o grau de bloqueio neuromuscular[8].

REGISTRO DAS RESPOSTAS MUSCULARES À ESTIMULAÇÃO NERVOSA

A análise da resposta muscular obtida pelo estimulador de nervos periférico pode ser obtida por meio dos seguintes métodos: mecanomiografia, eletromiografia, aceleromiografia, cinemiografia, fonomiografia e, mais recentemente, a compressomiografia. Embora todos os métodos tenham vantagens e desvantagens, a aceleromiografia é um dos métodos mais utilizados para a monitorização objetiva da função neuromuscular durante a anestesia clínica[9]. A cinemiografia vem ganhando espaço atualmente. A mecanomiografia é método mais confiável para a monitorização neuromuscular, mas restrita aos estudos e pesquisas clínicas. A eletromiografia é tão confiável quanto a mecanomiografia e utilizada em pesquisas clínicas. A fonomiografia não está disponível para uso comercial, e a compressomiografia será discutida mais adiante.

A aceleromiografia é baseada na segunda lei de Newton: força é igual a massa vezes aceleração (F = m × a). Se a massa for constante, a aceleração é diretamente proporcional à força, obtendo a força e a aceleração do polegar. Essa técnica utiliza um transdutor piezoelétrico em miniatura para determinar a taxa de aceleração. O transdutor, que é colocado no dedo, contém um cristal piezoelétrico que sofre distorção durante a movimentação e gera uma corrente elétrica produzindo uma voltagem proporcional à deformação do cristal. Na prática clínica, a mão deve ser fixada e o uso de uma pré-carga elástica no polegar promove uma melhora na leitura dos resultados.

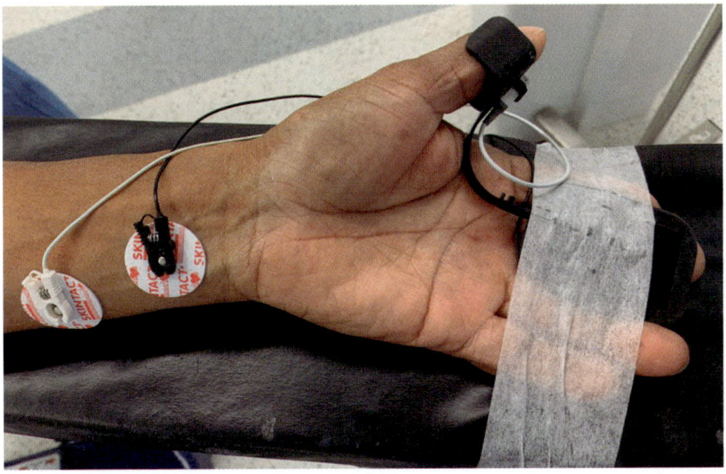

FIGURA 1 Monitor TOF-Watch®SX instalado.

Fonte: banco de imagens dos autores.

Alguns monitores disponíveis no mercado baseiam-se neste princípio, TOF--Watch® SX, produzido pela Organon Teknika (Figura 1), Monitor de Bloqueio Neuromuscular Para Graph® – Vital Signs, Monitor Datex AS/3® – M-NMT e Infinity Trident NMT SmartPod® – Dräger. É um método simples e útil na sala de cirurgia e na unidade de terapia intensiva.

A cinemiografia também utiliza um sensor piezoelétrico, colocado em contato com o polegar por meio de um molde plástico junto ao dedo indicador. Esse monitor é um módulo que faz parte do aparelho de anestesia da GE Healthcare e deve ser cuidadosamente posicionado para garantir a leitura adequada das respostas (Figura 2).

LOCAIS DE ESTIMULAÇÃO E INSTALAÇÃO

Teoricamente, qualquer nervo motor periférico superficial é candidato a monitorização. Na prática clínica, o nervo ulnar com a resposta motora no músculo adutor do polegar é o mais utilizado. Outras unidades, como nervo tibial posterior – músculo flexor do hálux – e nervo facial – músculo corrugador do supercílio ou músculo orbicular do olho –, também podem ser utilizadas.

Em recente *guideline* para monitorização e antagonismo do bloqueio neuromuscular da Sociedade Americana de Anestesiologia (ASA)[10], recomenda-se o uso da monitorização no adutor do polegar para assegurar sequência de 4 estímulos igual ou maior que 0,9 antes da extubação. Outra recomendação é a de não utilizar a monitorização do orbicular do olho ou corrugador do supercílio para extubação. Quando esses sítios de monitorização são comparados, observa-se um tempo mais prolongado para atingir a sequência de 4 estímulos igual ou maior que 0,9 e menor ocorrência de bloqueio residual no adutor do polegar.

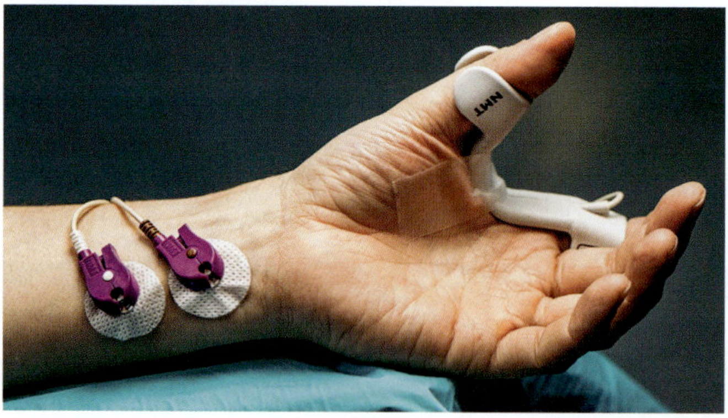

FIGURA 2 Monitor baseado na cinemiografia incorporado no aparelho de anestesia da GE Healthcare.

Diversos monitores da função neuromuscular estão em uso atualmente e não cabe aqui o detalhamento da instalação de cada um deles. As recomendações dos fabricantes devem ser respeitadas para que o funcionamento seja adequado e haja relação entre a resposta da monitorização e o nível de bloqueio neuromuscular. Nos monitores onde há a utilização de eletrodos, a limpeza da pele com álcool melhora a qualidade da resposta. Além dos cuidados na instalação, a preocupação com a temperatura deve ser constante. Quedas de temperatura central e periférica podem interferir na resposta da monitorização reduzindo a tensão de contração, sendo a manutenção da normotermia essencial[11].

MODOS DE ESTIMULAÇÃO

Estímulo simples

Essa é a forma mais simples de estimulação que implica um único estímulo supramáximo de 0,1 a 1 Hz. Essa corrente supramáxima induz um potencial de ação em cada fibra do feixe nervoso.

A altura da resposta evocada do músculo depende do número de junções não bloqueadas. Durante o bloqueio adespolarizante, a resposta à estimulação única não é reduzida até que pelo menos 75 a 80% dos receptores estejam ocupados e, dessa forma, não detecta bloqueio quando menos de 70% dos receptores estão bloqueados. Embora esse fato limite a aplicabilidade clínica do estímulo único, ele tem algumas utilidades como a determinação do valor da corrente supramáxima, dos tempos de latência, início de ação e duração clínica, duração farmacológica e taxa de recuperação dos bloqueadores neuromusculares adespolarizantes[12] (Figura 3).

Sequência de 4 estímulos – *SQE (Train of Four* – TOF)

Esse é um método de estimulação para o acompanhamento clínico do bloqueio neuromuscular que foi primeiramente descrito[13]. Quatro estímulos supramáximos sucessivos (T1 a T4) são entregues a 2 Hz (um estímulo a cada 0,5 segundo). Esse modo de estimulação não deve ser repetido em intervalos menores que 10 segundos.

Na resposta obtida antes do uso do BNMa, também chamada de resposta controle, os 4 estímulos nervosos geram quatro respostas musculares iguais, obtendo-se uma SQE de 1 ou 100%, ou às vezes maior que 100% (fenômeno *staircase*). Com o uso do BNMa, cada estímulo faz com que o músculo se contraia, e a diminuição gradual da altura das respostas (fadiga) fornece a base para a avaliação. A relação SQE consiste na divisão da amplitude da quarta pela da

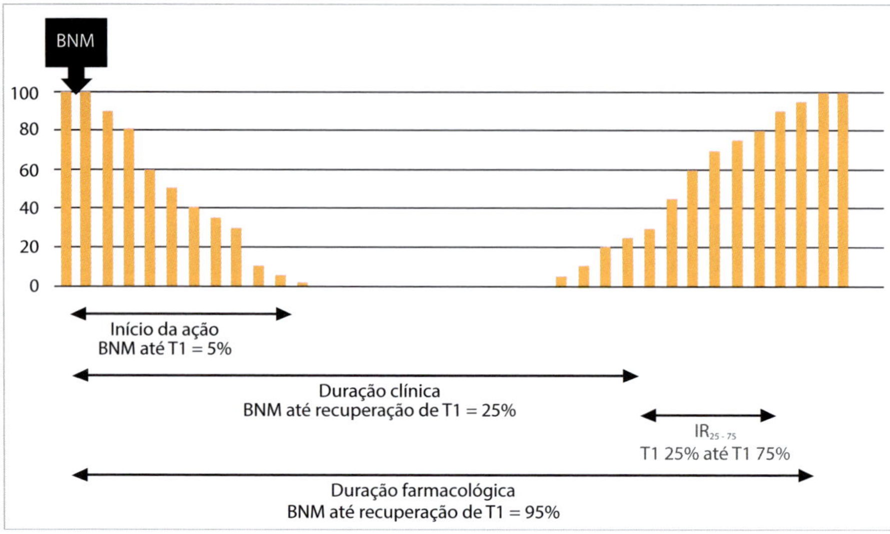

FIGURA 3 Estimulação simples.

Fonte: acervo dos autores.

primeira resposta (T4/T1), e, durante um bloqueio adespolarizante, a proporção diminui progressivamente e é inversamente proporcional ao grau de bloqueio (Figura 4).

Não ocorre fadiga com o bloqueador neuromuscular despolarizante (Figura 5), portanto, nesse caso, a sequência de 4 estímulos não tem utilidade, sendo mais indicado utilizar o padrão de estímulo simples. O aparecimento de fadiga pode ocorrer quando doses repetidas ou infusão contínua de succinilcolina é utilizada. Esse é o bloqueio dual ou de fase II.

Estímulo tetânico

Consiste na liberação de estímulo elétrico de alta frequência (30, 50 ou 100 Hz), sendo a de 50 Hz por 5 segundos o padrão mais comumente usado na prática clínica. Durante a transmissão neuromuscular normal ou com uso de agente despolarizante, a resposta muscular à estimulação tetânica é sustentada. Durante um bloqueio adespolarizante, a resposta não é sustentada, ou seja, ocorre fadiga.

Esse tipo de estimulação é extremamente doloroso e não deve ser utilizado em pacientes que não estão sob anestesia. Sua indicação é a detecção de bloqueio residual, e seu uso é mais bem indicado quando em associação com a contagem pós-tetânica, que será discutida a seguir.

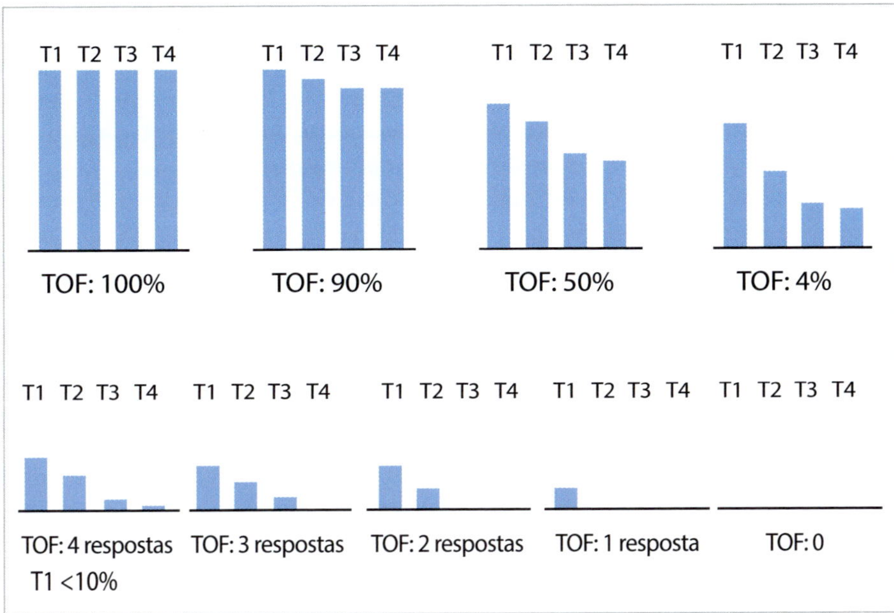

FIGURA 4 Sequência de 4 estímulos com uso de bloqueador neuromuscular adespolarizante. Observe que quando T4 é menor que 10%, não há como medir essa relação, e, assim, observam-se números de respostas, e não mais porcentagem.

TOF: *train of four*.

Fonte: acervo dos autores.

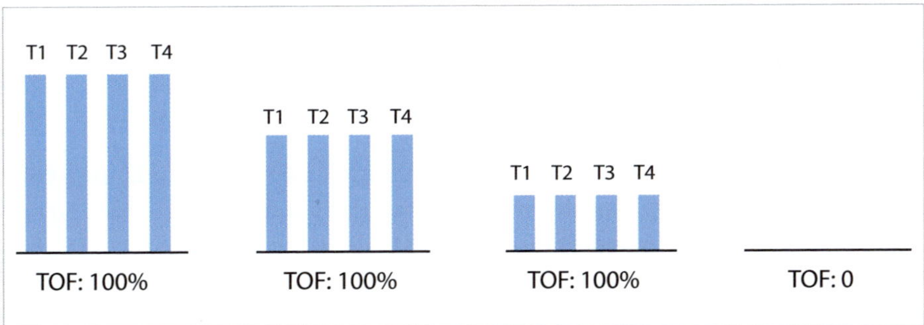

FIGURA 5 Sequência de 4 estímulos com uso de bloqueador neuromuscular despolarizante.

Fonte: acervo dos autores.

Contagem pós-tetânica (CPT)

Esse método permite quantificar a profundidade do bloqueio quando não há resposta ao estímulo simples ou a SQE é igual a zero, ou seja, mostra a profundidade de bloqueio com mais de 95% dos receptores ocupados[14].

Consiste na aplicação de estimulação tetânica de 50 Hz durante 5 segundos seguida de estímulos isolados de 1 Hz, aplicados 3 segundos após o fim da estimulação tetânica. As respostas aos estímulos simples pós-tetânicos são contabilizadas e a partir daí determina-se a profundidade do bloqueio. Se o bloqueio for intenso, não haverá resposta (CPT = zero). Com a diminuição da intensidade do bloqueio, aparecem mais respostas na CPT, em alguns monitores um máximo de 15 respostas, antes que surja a primeira resposta na SQE. Dessa forma, quanto menor o número de respostas da CPT, mais profundo será o bloqueio. Pode-se fazer uma analogia entre um submarino no mar e a CPT. Considere-se que, quando o submarino não é mais visto na superfície do mar, tem-se uma SQE igual a zero. Mas em que profundidade estaria o submarino? Pode estar mais próximo da superfície ou mais próximo do fundo do mar (Figura 6).

A principal aplicação da CPT é avaliar a profundidade do bloqueio neuromuscular quando não há resposta ao estímulo simples ou SQE após a administração de uma dose de BNMa. Também tem indicação quando a imobilidade é um requisito indispensável durante determinados procedimentos cirúrgicos (p. ex., neurocirurgia, robótica). Outra possibilidade é durante a infusão contínua de BNMa para manutenção de relaxamento desejado. Ainda com a CPT, pode-se determinar com precisão a dose necessária de Sugammadex, quando utilizado, para reverter bloqueio profundo provocado pelo rocurônio ou vecurônio. A CPT não deve, idealmente, ser realizada em intervalos menores que 6 minutos.

Estimulação com dupla salva de tétanos (*Double-burst*)

Consiste em duas rajadas de estimulação tetânica de 50 Hz, cada uma com uma onda quadrada de 0,2 ms de duração, separadas por um intervalo de 750 ms. Quando não há bloqueio neuromuscular, a resposta surge como duas contrações musculares de igual intensidade. Quando há uso de BNMa, a segunda resposta é de menor intensidade e está relacionada à fadiga que ocorre na SQE.

Esse método foi desenvolvido para detectar bloqueio residual utilizando a avaliação subjetiva tátil ou visual (monitorização qualitativa). A ausência de fadiga avaliada nesse modo de monitorização não exclui a paralisia residual[15].

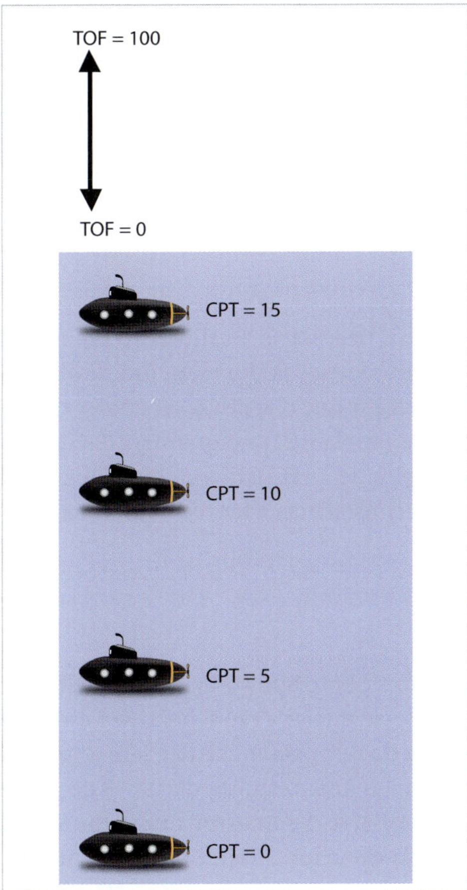

FIGURA 6 Analogia entre CPT e submarino.

CPT: contagem pós-tetânica; TOF: *train of four*.

Fonte: acervo dos autores.

USO CLÍNICO

Procedimentos de instalação

Inicialmente, deve-se realizar a limpeza da pele e colocar os eletrodos de superfície (os mesmos da monitorização da cardioscopia) sobre a região do nervo ulnar. Esse nervo é facilmente localizado, pois está acompanhado da artéria ulnar, e assim se pode colocar os eletrodos sobre o pulso dessa artéria. Após a instalação recomendada do monitor neuromuscular, inicia-se a monitorização.

> Para melhorar a qualidade da monitorização, deve-se utilizar os eletrodos de superfície pediátricos empregados na cardioscopia. Eles são mais práticos de instalar, garantem que a área metálica do eletrodo fique em contato com a pele com maior proximidade ao nervo e proporcionam corrente adequada para o estímulo. A distância entre o eletrodo positivo (proximal) e o negativo (distal) deve ser em média de 5 cm. Não esquecer de limpar a área com álcool.

Calibração

Em alguns monitores é necessária a calibração do aparelho antes do uso do BNMa. Monitores mais modernos já possuem um modo de calibração automático. A calibração vai permitir que o aparelho encontre o estímulo supramáximo e trabalhe dentro de sua janela de funcionamento. Geralmente os monitores utilizam o estímulo simples de 1 Hz para a calibração, que só deve ser realizado após o paciente perder a consciência e ter recebido uma dose de opioide, pois os estímulos são dolorosos.

Resposta controle

Com o paciente inconsciente após o uso de hipnóticos e opioides e com a calibração realizada, pode-se iniciar a sequência de 4 estímulos (SQE) para obter um padrão de referência de resposta muscular sem a presença de bloqueadores neuromusculares. Espera-se uma resposta de 100% de atividade muscular, mas algumas vezes isso não ocorre. Se ocorrer um valor acima de 100%, deve-se proceder à normalização do valor. Assim, obtém-se um valor de 110% como exemplo, se ao final da cirurgia for desejado um TOF de 90% deve-se aplicar uma regra de três:

$$110 \text{ ———— } 100\%$$
$$X \text{ ———— } 90\%$$
$$X = 99\%$$

Dessa forma, é necessária uma resposta de 99%, que corresponde a uma SQE de 90%.

Indução e intubação traqueal

Após a indução com anestésicos hipnóticos e opioides e, uma vez feita a calibração e realizada a SQE referência (sem uso de bloqueador neuromuscular), inicia-se a injeção da droga. A partir daí pode-se utilizar SQE a cada 15 segundos.

Quando um agente bloqueador neuromuscular adespolarizante é utilizado, um padrão típico é observado. Há uma redução na amplitude das respostas evocadas, com T4 afetada em primeiro lugar, em seguida T3, seguido por T2, e finalmente T1. Essa diminuição na intensidade da contração é conhecida como fadiga. No monitor, observa-se a relação de T4/T1, que é expressa em porcentagem. Quando T4 é menor que 10%, não há como medir essa relação, e, assim, observam-se números de respostas, e não mais porcentagem. À medida que os números (1 a 4) vão diminuindo, o bloqueio vai se tornando mais intenso. O inverso é verdadeiro durante a recuperação do bloqueio neuromuscular: T1 reaparece em primeiro lugar, seguido por T2, T3, e, finalmente, T4.

Após o início da ação de cada bloqueador neuromuscular, pode-se saber o momento em que o paciente deve ser intubado, e isso ocorre geralmente quando a SQE é zero[16].

> Uma dica prática para garantir excelentes condições de intubação traqueal e evitar a desagradável reação do paciente (*bucking*) ao procedimento: realizar a monitorização e, quando a SQE for igual a zero, aguardar mais 1 minuto para proceder à intubação. Isso vai garantir excelentes condições de intubação traqueal, reduzir o risco de *bucking* e, consequentemente, diminuir algumas complicações, como dor de garganta e lesão de cordas vocais.

Geralmente, após 3 a 5 minutos da administração do agente ocorre o bloqueio intenso ou período sem resposta, uma vez que não há nenhuma resposta a qualquer modo de estimulação nervosa, ou seja, SQE e CPT são iguais a zero. A reversão do bloqueio nesse período pode ser realizada somente se as drogas de escolha tiverem sido rocurônio ou vecurônio. A reversão deve ser feita com a administração do reversor específico Sugammadex na dose de 16 mg/kg.

Manutenção da anestesia

Durante a manutenção da anestesia não é necessário que a SQE seja repetida a cada 15 segundos, e pode-se utilizá-la em um intervalo de 5 a 10 minutos.

Logo após a indução da anestesia e após o período de bloqueio intenso, inicia-se o profundo, no qual, apesar de a SQE ser igual a zero, a CPT já apresenta uma ou duas respostas. Esse padrão de relaxamento apresenta duração variável, dependendo do BNMa utilizado. Na maioria dos procedimentos cirúrgicos com plano anestésico que garante hipnose e analgesia adequadas, não é necessária a manutenção de um bloqueio profundo. Um relaxamento cirúrgico adequado pode ser mantido na maioria dos procedimentos com a SQE com uma ou duas respostas.

Algumas cirurgias podem necessitar de bloqueio neuromuscular profundo e imobilização completa do paciente: videolaparoscopias, videotoracoscopias, neurocirurgias e, mais atualmente, as robóticas[17]. Nesses casos deve-se manter a SQE em zero e a CPT com 1 ou 2 respostas por meio de bólus intermitentes ou infusão contínua de BNMa.

Reversão do BNMa

Uma das aplicações clínicas mais úteis dos monitores está na recuperação do bloqueio. A reversão inespecífica com anticolinesterásicos não deve ser iniciada antes que pelo menos duas respostas à SQE estejam presentes. Não existe benefício ou utilidade na reversão de um bloqueio profundo com anticolinesterásicos. Pelo contrário, alguns estudos demonstram que na verdade ocorre um atraso ainda maior na reversão. Para alcançar a reversão mais rapidamente, pelo menos três e de preferência quatro respostas devem estar presentes no momento da injeção da neostigmina[18]. Por meio da análise do monitor também se calcula a dose ideal do Sugammadex, um reversor específico do rocurônio e do vecurônio. A dose de 16 mg/kg é reservada para bloqueio de intensa profundidade, reversão imediata ou na situação "não ventilo, não intubo" (Figura 7).

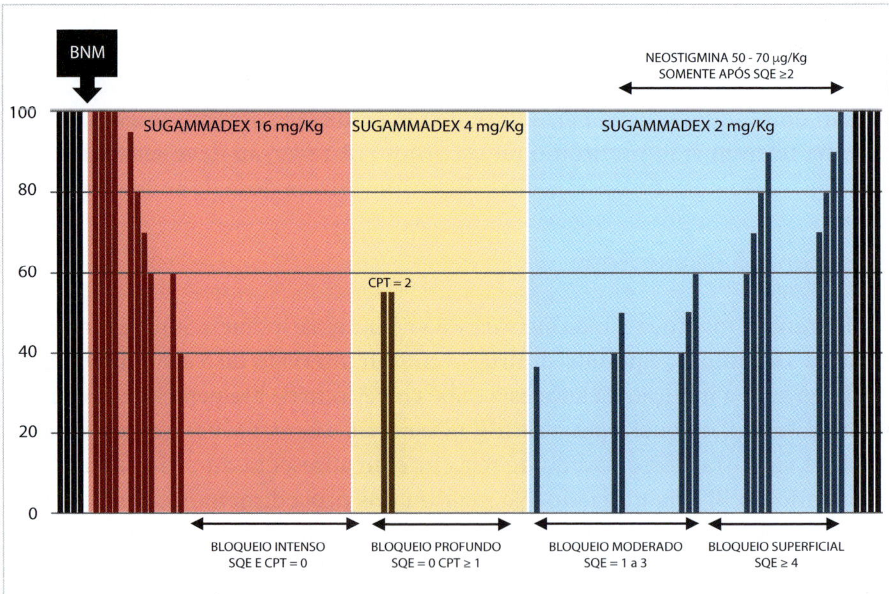

FIGURA 7 Definições de profundidade de bloqueio, intervalos terapêuticos e doses para reversão.

CPT: contagem pós-tetânica; SQE: sequência de 4 estímulos.

Fonte: acervo dos autores.

A monitorização também permite extubar o paciente com segurança, e deve ser realizada somente quando a SQE é igual ou maior a 0,9 ou 90%[19]. Com esses valores a função diafragmática está totalmente recuperada e os reflexos protetores das vias aéreas já estão estabelecidos. Os músculos da laringe, incluindo o genioglosso, estão com tônus normal e a deglutição coordenada.

É inegável o impacto positivo que a monitorização da transmissão neuromuscular causa na redução da incidência de paralisia residual no pós-operatório na sala de recuperação pós-anestésica (SRPA). Tais detalhes podem ser verificados no estudo publicado por Baillard et al.[20] Em 1995, quando se monitorizavam apenas 2% dos pacientes, a incidência de paralisia residual na sala de recuperação era de 63%; em 2004, quando se aumentou a monitorização para 60% dos pacientes, a incidência de paralisia diminuiu drasticamente para apenas 3%.

INOVAÇÕES E RESULTADOS

A monitorização do bloqueio neuromuscular deveria ser utilizada de rotina, mas não é uma realidade. Qual seria um sistema ideal?

O sistema ideal deveria ser barato, seguro, não invasivo, fácil de configurar, leve e portátil, permitir a monitorização remota, fornecer informações que são reprodutíveis e de fácil compreensão e poderia ser permanentemente gravada, se necessário. Mais importante ainda, as informações deveriam sempre se correlacionar com achados clínicos, permitindo a previsão precisa da resposta do paciente. Que tal sistema não existe não é surpreendente, e explica a razão de tão poucos anestesistas utilizarem essa monitorização. Tecnologias fáceis de serem usadas podem diminuir as "barreiras" para o anestesiologista rotineiramente implementar a monitorização da função neuromuscular. A Tabela 1 apresenta as características de um monitor neuromuscular ideal[20].

Recentemente o TOF-Cuff foi lançado, e utiliza a compressomiografia para registrar a resposta neuromuscular[22]. Esse aparelho integra a monitorização neuromuscular no manguito de medida da pressão arterial, sem a necessidade da instalação de nenhum elemento sensível. Ele estimula o nervo ulnar ao nível do braço e registra o resultado da atividade neuromuscular por meio de alterações produzidas na pressão geradas no próprio manguito (Figura 8). Embora promissor, um estudo comparando o TOF-Cuff e o TOF-Watch® concluiu que ele pode não ser preciso na avaliação de bloqueio residual em todos os pacientes[23].

Dois monitores portáteis, que utilizam a aceleromiografia, estão disponíveis para uso: Stimpod NMS 450® e TOF-Scan® da Dräger[24] (Figura 9). Esses novos monitores têm transdutores piezoelétricos tridimensionais modificados, que detectam o movimento do polegar em todas as direções, não apenas em um plano. Essa modificação melhora ainda mais a precisão da aceleromiografia.

TABELA 1 Características de um monitor neuromuscular ideal

Recursos	Características	Comentários
Conectividade	Facilmente integrado ao registro médico	Deve registrar todas as medidas feitas
Impulso	Onda quadrada	Deve ser monofásica e retangular
Calibração	Determinar níveis de estimulação limiares e supramáximos	Calibração do estímulo simples e determinando os requisitos de corrente supramáxima – registrar a SQE de controle
Corrente	Deve ser constante	Garante que a corrente atinja o nervo apesar de flutuações na resistência da pele
Nível de corrente	0-70 mA	Corrente necessária para estímulo supramáximo
Duração impulso	0,2-0,3 ms	Duração maior que 0,3 ms pode induzir estimulação repetida do nervo ou direta do músculo
Carga estímulo	4-21 μC	Carga é o produto da corrente x duração do estímulo
Modos de estimulação	Simples, SQE, tétano, CPT	Modos de estimulação para detectar início de ação, profundidade do bloqueio e bloqueio residual
Visor	Visual	Exibição da corrente liberada, gráficos e/ou números da SQE, CPT
Conexão do eletrodo	Integridade do circuito	Indicação de eletrodo posicionado e resistência de pele
Áudio	Indicador de estímulo	Som ao gerar estímulo e alarme para alterações do funcionamento
Memória	Suficiente	Gravação e possibilidade de consulta aos registros

CPT: contagem pós-tetânica; SQE: sequência de 4 estímulos.
Fonte: adaptada de Brull e Kopman[21].

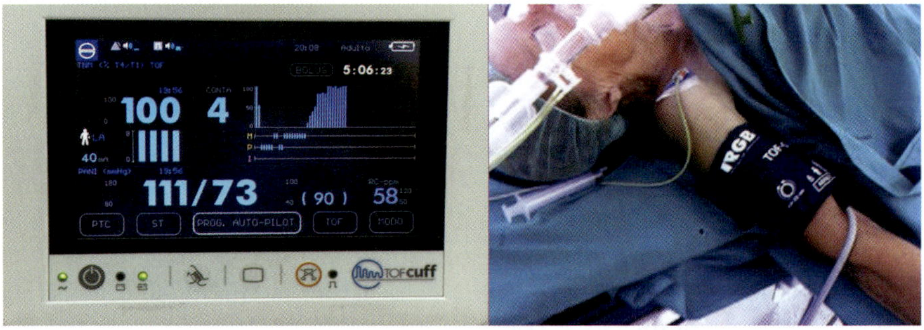

FIGURA 8 Monitor neuromuscular TOF-CUFF®.

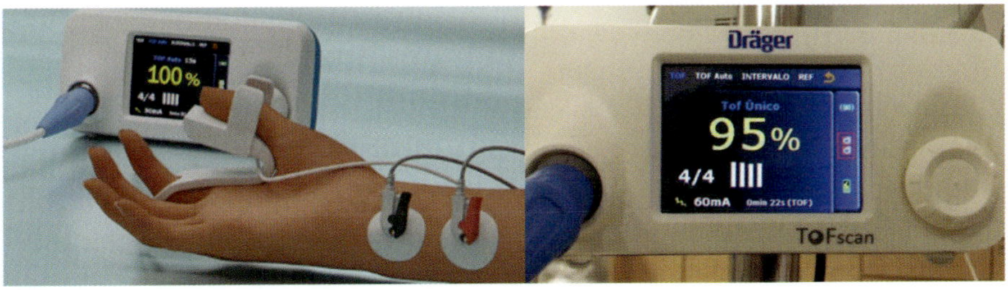

FIGURA 9 Monitor TOF Scan®.

A Tabela 2 apresenta os monitores neuromusculares em uso atualmente.

TABELA 2 Monitores neuromusculares em uso

Monitor®	Operação	Tecnologia	Observações
TOF-Watch	Portátil	Aceleromiografia	Monitor mais antigo
Stimpod NMS 450	Portátil	Aceleromiografia	Acelerômetro tridimensional
TOF-Scan	Portátil	Aceleromiografia	Acelerômetro tridimensional
TOF-Cuff	Portátil	Compressomiografia	Sensores no manguito de pressão arterial analisam a estimulação do plexo braquial
M-NMT	Módulo integrado	Cinemiografia	Sensor pizoelétrico converte a movimentação em corrente elétrica; integrado ao aparelho anestesia GE Healthcare
E-NMT	Módulo integrado	Eletromiografia	Módulo recolhido pela FDA em 2014
IntelliVue NMT	Módulo integrado	Aceleromiografia	Integrado ao aparelho de anestesia Philips

FDA: Food and Drug Administration.
Fonte: adaptada de Brull e Kopman[21].

O QUE FAZER SE NÃO HÁ UM MONITOR QUANTITATIVO?

O bloqueio residual só pode ser excluído com certeza se um método quantitativo for utilizado. A prática baseada em evidências determina a quantificação da recuperação neuromuscular mediante um monitoramento objetivo. Somente a SQE igual ou maior que 0,9 garante um baixo risco de bloqueio residual. Como nem todas as vezes o monitoramento quantitativo é possível, algumas sugestões podem ser utilizadas para tentar reduzir a paralisia residual:

1. Evitar o uso de agentes bloqueadores neuromusculares de longa duração, como o pancurônio.
2. Garantir a preservação da normotermia perioperatória.
3. Reverter o bloqueio neuromuscular ao final do procedimento, preferencialmente com Sugammadex, quando rocurônio ou vecurônio forem utilizados

CONSIDERAÇÕES FINAIS

A monitorização do bloqueio neuromuscular possibilita maior segurança ao ato anestésico. Importante reforçar as implicações clínicas do bloqueio residual, que pode ser um fator importante na qualidade e segurança do paciente. O Conselho Federal de Medicina, por meio da Resolução n. 2.174, de 2017, no artigo 4º, recomenda a implementação de medidas preventivas voltadas à redução de riscos e ao aumento da segurança do ato anestésico, entre elas a monitorização neuromuscular para pacientes submetidos a anestesia geral, com uso de bloqueadores neuromusculares[25].

A monitorização objetiva é um guia para todas as fases da anestesia, desde a intubação, passando pela manutenção do relaxamento adequado aos diversos tipos de procedimentos cirúrgicos, até a extubação segura, evitando a paralisia residual e suas complicações. Ainda permite o uso preciso das doses de BNMa e o momento adequado da reversão, seja com anticolinesterásicos ou Sugammadex, quando rocurônio ou vecurônio são utilizados.

A boa prática baseada em evidências determina que os clínicos devem sempre utilizar a monitorização quantitativa para segurança do paciente.

REFERÊNCIAS BIBLIOGRÁFICAS

1. Renew JR, Ratzlaff R, Hernandez-Torres V, Brull SJ, Prielipp RC. Neuromuscular blockade management in the critically Ill patient. J Intensive Care. 2020 May 24;8:37.
2. Eriksson LI. Evidence-based practice and neuromuscular monitoring: it's time for routine quantitative assessment. Anesthesiology. 2003;98(5):1037-9.
3. Brull SJ, Silverman DG. Visual and tactile assessment of neuromuscular fade. Anesth Analg. 1993;77:352-5.
4. Herbstreit F, Peters J, Eikermann M. Impaired upper airway integrity by residual neuromuscular blockade: increased airway collapsibility and blunted genioglossus muscle activity in response to negative pharyngeal pressure. Anesthesiology. 2009;110(6):1253-60.
5. Naguib M, Kopman AF, Lien CA, Hunter JM, Lopez A, Brull SJ. A survey of current management of neuromuscular block in the United States and Europe. Anesth Analg. 2010;111:110-9.
6. Locks GF, Cavalcanti IL, Duarte NMC, da Cunha RM, de Almeida MCS. Use of neuromuscular blockers in Brazil. Braz J Anesthesiol. 2015;65(5):319-25.

7. Kim YB, Sung TY, Yang HS. Factors that affect the onset of action of non-depolarizing neuromuscular blocking agents. Korean J Anesthesiol. 2017 Oct;70(5):500-10.
8. Viby-Mogensen J. Clinical measurement of neuromuscular function: an update. Clin Anesthesiol. 1985;3:467-82.
9. Lee W. The latest trend in neuromuscular monitoring: return of the electromyography. Anesth Pain Med (Seoul). 2021 Apr;16(2):133-7.
10. Thilen SR, Weigel WA, Todd MM, Dutton RP, Lien CA, Grant SA, et al. 2023 American Society of Anesthesiologists practice guidelines for monitoring and antagonism of neuromuscular blockade: a report by the American Society of Anesthesiologists task force on neuromuscular blockade. Anesthesiology. 2023;138(1):13-41.
11. Heier T, Caldwell JE. Impact of hypothermia on the response to neuromuscular blocking drugs. Anesthesiology. 2006 May;104(5):1070-80.
12. van Santen G, Fidler V, Houwertjes MC, Top WM, Wierda JM. The effect of single twitch and train-of-four stimulation on twitch forces during stable neuromuscular block. J Clin Monit Comput. 2000;16(7):529-33.
13. Ali HH, Utting JE, Gray C. Stimulus frequency in the detection of neuromuscular block in humans. Br J Anaesth. 1970;42:967-78.
14. Viby-Mogensen J, Howardy-Hansen P, Chraemmer-Jørgensen B, Ording H, Engbaek J, Nielsen A. Posttetanic count (PTC): a new method of evaluating an intense nondepolarizing neuromuscular blockade. Anesthesiology. 1981 Oct;55(4):458-61.
15. Drenck NE, Ueda N, Olsen NV, Engbaek J, Jensen E, Skovgaard LT, Viby-Mogensen J. Manual evaluation of residual curarization using double burst stimulation: a comparison with train-of-four. Anesthesiology. 1989;70:578-81.
16. Naguib M, Brull SJ, Kopman AF, Hunter JM, Fülesdi B, Arkes HR, et al. consensus statement on perioperative use of neuromuscular monitoring. Anesth Analg. 2018;127(1):71-80.
17. Zhu SJ, Zhang XL, Xie Q, Zhou YF, Wang KR. Comparison of the effects of deep and moderate neuromuscular block on respiratory system compliance and surgical space conditions during robot-assisted laparoscopic radical prostatectomy: a randomized clinical study. J Zhejiang Univ Sci B. 2020 Aug;21(8):637-45.
18. Boggett S, Chahal R, Griffiths J, Lin J, Wang D, Williams Z, et al. A randomised controlled trial comparing deep neuromuscular blockade reversed with sugammadex with moderate neuromuscular block reversed with neostigmine. Anaesthesia. 2020;75:1153-63.
19. Murphy GS, Szokol JW, Marymont JH, Greenberg SB, Avram MJ, Vender JS. Residual neuromuscular blockade and critical respiratory events in the postanesthesia care unit. Anesth Analg. 2008 Jul;107(1):130-7.
20. Baillard C, Clec'h C, Catineau J, Salhi F, Gehan G, Cupa M, Samama CM. Postoperative residual neuromuscular block: a survey of management. Br J Anaesth. 2005 Nov;95(5):622-6.
21. Brull SJ, Kopman AF. Current status of neuromuscular reversal and monitoring. Anesthesiology. 2017 Jan;126(1):173-90.
22. Veiga Ruiz G, García Cayuela J, Orozco Montes J, Parreño Caparrós M, Garcia Rojo B, Aguayo Albasini JL. Monitorización intraoperatoria del bloqueo neuromuscular y la presión arterial con un solo dispositivo (TOF-Cuff): estudio comparativo con la mecanomiografía y la presión arterial invasiva. Rev Esp Anestesiol Reanim. 2017;64(10):560-7.

23. Kazuma S, Wakasugi K, Hagiwara H, Yamakage M. Comparative study of TOF-cuff, a new neuromuscular blockade monitor, and TOF-Watch, an acceleromyography. Anesth Analg. 2019;129(1):e16-e9.
24. Murphy GS, Szokol JW, Avram MJ, Greenberg SB, Shear TD, Deshur M, et al. Comparison of the TOFscan and the TOF-watch SX during recovery of neuromuscular function. Anesthesiology. 2018;129(5):880-8.
25. Brasil. Conselho Federal de Medicina (CFE). Resolução n. 2.174/2017. Dispõe sobre a prática do ato anestésico. DOU, 27 fev. 2018; Seção I, p.82.

19

Monitorização da temperatura

Ricardo Caio Gracco de Bernardis
Lígia Andrade da Silva Telles Mathias

DOS SINAIS VITAIS

Temperatura, pulso, frequência respiratória, pressão arterial e dor são os cinco sinais vitais que indicam a capacidade do organismo para controlar a temperatura corporal, manter o fluxo sanguíneo e oxigenar os tecidos corporais, perante alterações ambientais, agentes de estresse físico e psicológicos.

TEMPERATURA CORPORAL

A temperatura central média, nos seres humanos, é de 37 °C, estando os limites normais situados entre 36,5 e 37,5 °C. Esse equilíbrio térmico é mantido por meio do balanço entre a perda e a produção ou aquisição de calor.

A temperatura corporal pode ser dividida em temperatura central, que representa a temperatura dos tecidos profundos do corpo e que permanece quase constante (variação diária de ±0,6 °C), e em temperatura cutânea ou periférica, que representa a temperatura superficial da pele que aumenta e diminui com relativa facilidade, em consonância com as variações da temperatura do meio ambiente. Tal como já foi referido, a faixa normal de valores da temperatura central varia de 36 a 37,5°C, porém, em atividades físicas intensas, pode aumentar para 38 a 40°C. A Tabela 1 apresenta definições de normotermia, ponto de ajuste, febre, hipertermia e hipotermia.

A variação da temperatura em um adulto depende, fundamentalmente, da idade, atividade física, hidratação e estado de saúde, incluindo a presença de infecção. Considera-se que, em um ciclo de 24 horas, a temperatura corporal varia, sendo a mais baixa entre 1 e 4 horas da manhã, subindo ao longo do dia e atingindo o seu valor máximo por volta das 18 horas.

TABELA 1 Definições de normotermia, ponto de ajuste, febre, hipertermia e hipotermia

Normotermia	Sob circunstâncias normais, a temperatura central é de 36,5 a 37,5 °C. Essa situação é mantida pelo centro de controle termorregulador do hipotálamo.
Ponto de ajuste	O termostato do corpo humano tem o objetivo de manter a temperatura corporal entre 36,8 e 37 °C. Durante o dia, a variação pode ser de 0,6 °C.
Febre ou pirexia	Aumento da temperatura central como resultado das mudanças no centro termorregulador do hipotálamo por ação de um patógeno.
Hipertermia	Aumento da temperatura central como resultado da produção aumentada ou diminuição da perda de calor, mesmo se o centro termorregulador do hipotálamo estiver funcionando normalmente: 37,5 °C.
Hipotermia	Diminuição da temperatura central como resultado da exposição ao frio. O centro termorregulador ainda está funcionando normalmente. A hipotermia pode causar mudança do ponto de ajuste do centro termorregulador do hipotálamo devido a medicações ou à ação de patógenos. Convencionalmente é considerada como temperatura < 36 °C no período perioperatório.

A medição da temperatura central é feita com o uso de termômetros alocados na membrana timpânica, na artéria pulmonar, no esôfago distal, na nasofaringe, oral, axilar, bexiga e no reto. Esses termômetros são utilizados para monitorar a temperatura no intraoperatório, prevenindo a hipotermia, o sobreaquecimento e a detecção da hipertermia maligna, mas também podem ser utilizados no pré e no pós-operatório no controle da temperatura.

A temperatura nos músculos ou na superfície da pele pode ser usada para avaliar a vasomotricidade, bem como garantir a validade do monitoramento neuromuscular periférico. Ambas as medições de temperatura, a central e a periférica, são necessárias para determinar os efeitos termorreguladores dos diferentes fármacos anestésicos. A combinação da temperatura central com a temperatura média da pele pode ser utilizada para estimar a temperatura média do corpo e, portanto, o conteúdo de calor do corpo, com notável precisão. As temperaturas não são uniformes no interior do corpo; consequentemente, a temperatura medida em cada lugar possui importância fisiológica e prática diferentes.

A medição de temperatura adequada depende da escolha do local de medição, da relação entre os locais e da temperatura central do paciente, bem como o dispositivo de medição utilizado.

INSTRUMENTOS DE MEDIÇÃO DA TEMPERATURA CORPORAL

A invenção do primeiro termômetro é atribuída ao físico italiano Galileu Galilei (1564-1642). O equipamento consistia em um recipiente aberto contendo água colorida e sobre a qual se inseria a extremidade de um tubo fino de vidro suspenso, tendo na extremidade superior uma esfera oca. Contudo, o verdadeiro "termômetro" foi inventado pelo médico Sanctorius Sanctorius, que, em cerca de 1612, desenvolveu um termômetro de ar equipado com uma escala para leitura da temperatura.

Em 1714, Daniel Gabriel Fahrenheit (1686-1736), um fabricante holandês de instrumentos de precisão, fabricou um termômetro de líquido em vidro, com mercúrio, cuja repetibilidade era a principal qualidade. Deve-se considerar que o mercúrio não adere ao vidro, permanece líquido entre uma vasta gama de temperaturas e a sua aparência prateada torna fácil a leitura. O cirurgião inglês John Hunter foi o primeiro a medir a temperatura corporal, em 1776. Ele usou um termômetro de mercúrio, de vidro, que foi colocado debaixo da língua do paciente.

Harvey Cushing iniciou o controle da temperatura como parte do registro anestésico em 1895. Desde então, a medição da temperatura manteve-se uma parte importante do cuidado clínico. No entanto, desde os tempos de Hunter e Cushing, os dispositivos de monitoramento da temperatura mudaram drasticamente.

Assim, classicamente eram utilizados termômetros de mercúrio – que foram, atualmente, substituídos por termômetros digitais para uso axilar, retal, esofágico, oral e timpânico, entre outros, devido a preocupações ambientais relativas aos efeitos tóxicos do mercúrio e outros metais pesados e devido à grande ocorrência de infecções cruzadas, quando os termômetros não eram corretamente desinfectados entre as utilizações. A monitorização da temperatura digital tem a vantagem da comodidade e rapidez.

O termômetro de infravermelho é um dispositivo utilizado na orelha, usado como um otoscópio. O procedimento não é invasivo e é rápido e fácil. Ele ganhou popularidade nos departamentos de emergência e em unidades de recuperação pós-anestésica. O tempo de resposta é menor do que 5 segundos e tem uma ponta de plástico descartável que cobre a sonda para reduzir a contaminação cruzada entre pacientes. A principal desvantagem dessa sonda é que dá medidas do local de controle intermitentes e, se a sonda não estiver precisamente na membrana timpânica, a leitura poderá estar errada. Há grande variação individual de leitura entre os operadores desse termômetro. Também pode haver diferenças de temperatura a partir da orelha direita para a esquerda, se o paciente foi deitado sobre um lado ou do outro. A diferença pode ser tanto quanto 1 a 2 °C.

O termômetro de termistor é um dispositivo composto por elemento semicondutor que consiste em um óxido de metal pesado, como manganês, cobalto, ferro, zinco, níquel, que têm sido utilizados na sua fabricação. Os termistores são produzidos na forma de esferas ou de varetas. Termômetros termistor disponíveis variam de diâmetro 0,006 a 0,1 polegada. Os grânulos podem ser selados na ponta de uma agulha hipodérmica. Sua vantagem, além de seu pequeno tamanho, é o fato de que eles possam responder rapidamente à mudança de temperatura. No entanto, eles não têm se mostrado estáveis ao longo de períodos de meses, podendo ocorrer um aumento da resistência. Eles devem ser recalibrados com frequência. Uma desvantagem adicional desse tipo de termômetro é que as variações de temperatura entre pontos do mesmo tipo podem dar resultados diferentes. Idealmente, devem-se usar várias esferas. O termistor é muito sensível e bem adequado para medir pequenas variações de temperatura, como aqueles dentro da artéria pulmonar durante a diluição térmica para medir o débito cardíaco.

O termômetro de cristal líquido é um dispositivo composto por cristal líquido contido em uma tira adesiva que está ligado à testa do paciente. A temperatura pode ser lida a partir da tira de adesivo, tal como a cor das modificações de cristais líquidos com a temperatura. Esse dispositivo é obviamente descartável e muito simples de usar, no entanto ele se correlaciona mal com as medidas de temperatura central.

O termômetro de termopar é um circuito de dois metais diferentes. As duas junções são mantidas a diferentes temperaturas, provocando uma força eletromotriz (EMF) para desenvolver um fenômeno chamado de efeito Seebeck. Para obter uma medição, a temperatura de uma junção deve ser mantida constante, e a outra junção terá as alterações da temperatura do local onde foi colocada em contato com a superfície, sendo assim determinada a temperatura. As vantagens desse tipo de equipamento é que a junção pode ser feita muito pequena e versátil, e os termopares, responder rapidamente por causa da sua baixa capacidade térmica. A desvantagem do termopar, embora a precisão seja adequada, é que a resistência do elemento de detecção não varia linearmente com a temperatura. Para a platina, por exemplo, o erro máximo decorrente assumindo uma relação linear é de aproximadamente 0,4 °C entre 0 e 100 °C. Esse problema tem sido resolvido de uma de três maneiras: por utilização de uma escala linear, a seleção de parâmetros de ponte ou a linearização eletrônica. A Tabela 2 traz as vantagens e desvantagens de diferentes tipos de termômetros.

A monitorização da temperatura central é apropriada na maioria dos pacientes submetidos à anestesia geral tanto para facilitar a detecção da hipertermia maligna como para quantificar hipertermia e hipotermia.

A alteração térmica mais comum no perioperatório é a hipotermia inadvertida. A temperatura central frequentemente diminui de 0,5 a 1,5 °C nos primeiros 60 minutos após a indução da anestesia. A hipotermia é resultado do fenômeno de redistribuição interna de calor para o compartimento periférico, ação direta dos anestésicos no hipotálamo e interferências da temperatura do ambiente. A menos que a hipotermia seja especificamente indicada (por exemplo, para proteção contra isquemia), esforços devem ser feitos para manter a temperatura central intraoperatória acima de 36 °C. A Tabela 3 apresenta os sintomas correlacionados à temperatura central.

TABELA 2 Vantagens e desvantagens de diferentes tipos de termômetros

Tecnologia de mensuração da temperatura		
Tecnologia	**Vantagens**	**Desvantagens**
Termômetros Termistor	Tamanho pequeno (0,006 a 0,1 polegada) Rápida resposta (0,2 segundo)	Custo caro para produção Problemas para calibração Não apresenta estabilidade permanente
Sensor de infravermelho	Tempo de resposta < 5 segundos Ponta de plástico descartável	Necessita de verificações intermitentes O probe necessita de ajuste na membrana timpânica Resultados de temperatura variados Diferença de temperatura entre os dois ouvidos
Termômetro de cristal líquido	Descartável Simples uso	Correlação fraca com a membrana timpânica Interferência da temperatura com o meio externo
Termopar	Adequada acurácia Tempo de resposta rápida Pequeno e versátil	Considerar como método-padrão

TABELA 3 Sintomas correlacionados à temperatura central

Temperatura central	Sintomas
36 °C	Temperatura central normal
35 °C	Vasoconstrição periférica, tremor intenso, desordem na fala e hiper-reflexia
34 °C	Manutenção da consciência e dificuldade na movimentação
33-31 °C	Amnésia retrógrada, sem tremor, hipotensão, dilatação da pupila e fibrilação atrial
30-28 °C	Perda da consciência, rigidez muscular, bradicardia e bradipneia
27-25 °C	Perda de reflexos, fibrilação ventricular e parada cardíaca
17 °C	Eletrocardiograma isoelétrico

LOCAIS DE MONITORIZAÇÃO

- Temperatura timpânica: a temperatura timpânica e a da superfície do cérebro acompanham de perto uma da outra. Na opinião de diferentes autores, é o padrão-ouro para a medição da temperatura central por causa da proximidade com o sistema nervoso central (SNC) e a facilidade de inserção. O valor dessa temperatura é sempre mais elevado do que a temperatura axilar (temperatura periférica), pois se trata de uma temperatura central, e, curiosamente, segundo alguns estudos ,verifica-se uma grande variação, inclusive entre as medidas dos dois pavilhões auriculares. Tal como a temperatura axilar, a temperatura timpânica é sensível à febre, hipertermia e hipotermia. A desvantagem é a ocorrência de perfuração do canal auditivo e sangramento em pacientes em tratamento com heparina. A sonda pode ser desalojada da membrana timpânica se o paciente se torna agitado e balança a cabeça. O ar introduzido entre a sonda e o cilindro pode levar a uma redução em leituras de temperatura. Essa diminuição da temperatura é rapidamente corrigida (em segundos) quando a cabeça do paciente permanece sem mexer.
- Temperatura nasofaríngea: não é recomendada, a menos que absolutamente essencial por causa do perigo de epistaxe. Apresenta boa relação com a temperatura central, mas pode sofrer influência da temperatura do fluxo de ar da cânula de intubação ou da temperatura da orofaringe de alguns pacientes.
- Temperatura esofágica: é muito utilizada, mas a sonda precisa ser bem colocada, pelo menos, 24 cm abaixo da laringe, ou seja, no esôfago distal. Atualmente, sondas de temperatura do esôfago não têm quaisquer marcas para indicar profundidade. A medição de temperatura pode sofrer interferência na cirurgia torácica, pelos gases anestésicos e as operações de abdome superior. Deve-se tomar cuidado na sua introdução, para evitar lesões da mucosa nasal e esofágica, que podem ocorrer em até 11% da população pediátrica.[3] Além disso, o dispositivo de monitorização esofágica pode muito facilmente passar para a traqueia, o que irá resultar em um vazamento de ar traqueal em paciente com um tubo endotraqueal no lugar. Se tal situação não é reconhecida, a ventilação torna-se inadequada e a hipóxia sobrevém rapidamente a seguir.
- Temperatura retal e da bexiga: como indicado por Grahn e Heller, podem muito bem estar fora do invólucro térmico. Assim, essas leituras dão uma reflexão variável da temperatura precisa do hipotálamo. As temperaturas da bexiga e do reto também são afetadas por fezes, lavagem peritoneal, cistoscopia e insuflação de CO_2 durante a cirurgia laparoscópica. Novamente, a temperatura retal pode apresentar atraso no registro adequado da temperatura real durante o resfriamento e o reaquecimento em cirurgias cardíacas, podendo ocasionar no cérebro maior resfriamento na fase de diminuição da corpo-

ral, e durante a fase de reaquecimento esse fenômeno é invertido. Este último pode ter impacto nos resultados neurológicos, visto que o cérebro pode ser excessivamente aquecido, numa tentativa de atingir temperatura adequada. A Figura 1 apresenta a equivalência das temperaturas no paciente.

A Tabela 4 traz as vantagens e desvantagens do uso dos diferentes locais de aferição de temperatura.

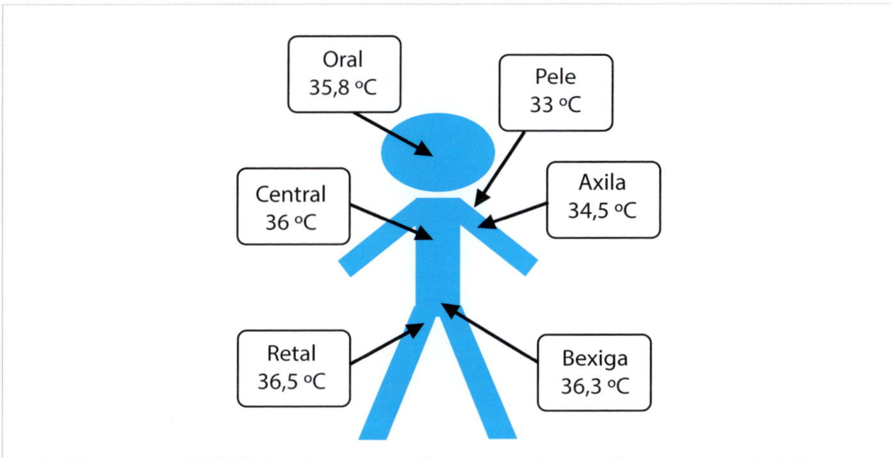

FIGURA 1 Equivalência das temperaturas no paciente.

TABELA 4 Vantagens e desvantagens do uso dos diferentes locais de aferição de temperatura

Locais	Vantagens	Desvantagens
Membrana timpânica	Temperatura próxima da central (hipotálamo) Acesso interno da artéria carótida	Raro risco de perfuração de tímpano Sangramento pode ocorrer nos pacientes heparinizados
Nasofaringe	Temperatura próxima da central (hipotálamo) Acesso interno da artéria carótida	Interferem na medição os gases inspirados Risco de epistaxe
Esôfago	Conveniente Próximo dos grandes vasos e do coração	Necessita ser alocado a 24 cm da laringe ou na altura da melhor ausculta cardíaca Interferência nos gases anestésicos em cirurgia torácica Risco de colocação inadequada na traqueia

(continua)

TABELA 4 Vantagens e desvantagens do uso dos diferentes locais de aferição de temperatura *(continuação)*

Locais	Vantagens	Desvantagens
Reto	Tradicional	Variável reflexo da temperatura central Interferência na presença de fezes, cistoscopia e lavagem peritoneal
Bexiga	Introduzido pelo cateter vesical	Variável reflexo da temperatura central Interferência na cistoscopia e lavagem peritoneal Interfere no fluxo de drenagem da urina Não deve ser usado em cirurgia geniturinária
Oral	Conveniente	Interferência na alimentação e na hiperventilação Não é utilizado durante a anestesia
Axilar	Conveniente	Deve ser colocado acima da artéria axilar Interferência no manguito da pressão arterial não invasiva e soluções intravenosas Necessita aguardar mais de 2 minutos
Pele	Conveniente Usado em Pediatria Termômetros de cristal líquido	Termômetros de testa têm modesta correlação com a temperatura central e somente quando a temperatura do ambiente está constante Interferência na perfusão periférica (inadequada na vasoconstrição ou sudorese) Não é confiável na hipertermia maligna devido à vasoconstrição da pele
Veia cava superior	Mistura de sangue venoso	Interferência na infusão de líquidos
Cateter de artéria pulmonar	Mistura de sangue venoso	Interferência na infusão de líquidos

REVISÃO DA LITERATURA – O CONTROLE DA TEMPERATURA

A primeira pergunta que precisa ser respondida é: qual é a ferramenta mais precisa para medir a temperatura perioperatória? Uma revisão sistemática apresentou o seguinte resultado: os termômetros esofágico e oral têm nível de evidência II-2 e grau de recomendação B. O termômetro timpânico com infravermelho tem grau de recomendação grau D.

Quarenta e nove estudos foram analisados e, por meio de busca de literatura, avaliaram a precisão do diagnóstico de vários dispositivos para monitoramento de temperatura perioperatória. Oito estudos prospectivos avaliados utilizaram como dispositivo do tipo padrão-ouro o cateter de artéria pulmonar (PAC). A avaliação da qualidade foi identificada em seis estudos com boa qualidade ou razoável comparando as várias estratégias de medição de temperatura perioperatória e com o padrão-ouro para a temperatura central. Embora seja definido como o padrão-ouro, o PAC para procedimentos de rotina, somados ao aspecto invasivo e ao potencial risco de complicações, não justifica seu uso para monitoramento de temperatura de forma rotineira.

O termômetro da membrana timpânica é um pequeno termômetro colocado no conduto auditivo externo que toca a membrana timpânica que pode ser menos invasivo, mas dispositivos como esse não estão prontamente disponíveis na maioria das salas de operação, podendo causar incômodo aos pacientes. Além disso, os anestesistas têm pouca experiência no manuseio desse dispositivo.

Alguns estudos avaliaram o termômetro de bexiga e o retal, nenhum deles prático no cenário de cirurgia abdominal, em que as temperaturas podem ser alteradas devido à cavidade abdominal estar aberta ou ao termômetro poder ser desalojado ou danificado durante a manipulação dos órgãos pélvicos.

O termômetro esofágico, o oral de infravermelho (IR) e o da membrana timpânica representam a maioria dos dispositivos práticos para a monitorização intraoperatória. O oral, o de membrana timpânica e o axilar infravermelho são os mais práticos durante o cuidado pós-operatório. Lefrant et al. avaliaram o termômetro esôfago, o retal, o de bexiga urinária e o axilar comparativamente ao termômetro do PAC em pacientes em terapia intensiva. Quarenta e dois pacientes tiveram temperaturas medidas a cada 2 horas durante 48 horas. O termômetro esofágico foi o mais exato e preciso dos dispositivos relevantes nesse estudo (diferença média de 0,11+/- 0,3 °C).

Termômetros orais foram avaliados no estudo de Lawson com 60 pacientes com PAC na unidade de terapia intensiva (UTI). Três medições de cada local foram feitas durante o curso de 1 hora, 180 medições no total. O termômetro oral apresentou resultado semelhante ao termômetro esofágico, mas com temperatura ligeiramente inferior à temperatura central, com variação de 0,26 a 0,43 °C. Apesar disso, 19% das medições de temperatura orais foram inferiores a 0,5 °C a partir do padrão, uma diferença considerada clinicamente significativa. Esses estudos foram de qualidade razoável, pois a medição não foi independente do padrão-ouro.

O termômetro axilar também foi avaliado em três estudos e os resultados provaram que esse dispositivo tem menor precisão da temperatura central, com variações de medições e precisão entre 0,44 e 0,57 °C. O termômetro timpânico demonstrou ser o dispositivo menos valioso para temperatura perioperatória. Em vários estudos, a precisão desse dispositivo se mostrou a pior entre todos os dispositivos, que vão desde a 0,38 a 0,59 °C.

O termômetro de artéria temporal (TAT) é o dispositivo mais recente para a aferição da temperatura periférica, não invasivo, localizado na região da artéria temporal. O estudo de Wagner et al. comparou o TAT com os termômetros esofágico, retal e de bexiga, e os resultados mostraram boa acurácia do TAT quando comparado com os outros termômetros. O bom resultado da acurácia do TAT e em relação ao termômetro esofágico foi constatado em pacientes submetidos à anestesia geral. No entanto, na população de pacientes submetidos à cirurgia cardíaca, comparando o termômetro TAT com os termômetros nasofaríngeo, de artéria pulmonar e no ramo arterial do oxigenador da circulação extracorpórea, o TAT não apresentou boa acurácia. Nos pacientes submetidos à anestesia regional para cesárea utilizando o TAT, esse dispositivo mostrou boa acurácia para o acompanhamento da temperatura no intraoperatório. Igual resultado foi visto nos pacientes submetidos à anestesia regional em cirurgia ortopédica.

O estudo de Lauronen et al. comparou dois modelos de TAT (*zero-heat flux* e *double sensor*), e os resultados mostraram que o primeiro apresentou melhor acurácia quando comparado ao *double sensor*.

Os TAT representam uma boa alternativa na monitorização da temperatura central de forma não invasiva e têm evoluído numa melhor acurácia a cada novo dispositivo. Contudo, junto à melhora na acurácia desses dispositivos, é necessário o desenvolvimento de mecanismos para o armazenamento dos dados coletados em larga escala, como mostra o estudo de Munday et al.

ESTRATÉGIAS PARA O CONTROLE DA TEMPERATURA

Várias organizações têm proposto estratégias do monitoramento de temperatura e de condutas térmicas. A American Society of Anesthesiologists (ASA) padroniza a necessidade de que "todo paciente que recebeu anestesia deve ter sua temperatura monitorada quando mudanças clinicamente significantes de sua temperatura corporal são propensas, antecipadas ou suspeitas". Para OBS (*office-based sedation*), anestesia regional ou anestesia geral, a ASA exige que "a temperatura corporal de paciente pediátrico deve ser medida continuamente".

O estado de Nova Jersey tem exigências mais rígidas, especificamente que a temperatura corporal de cada paciente sob anestesia geral ou regional deve ser continuamente monitorada. A Itália provavelmente possui um dos padrões locais mais rígidos, que exige, entre outras coisas, que a temperatura central seja medida em adultos que passaram por anestesia geral por mais de 30 minutos e todas as crianças, a temperatura do ambiente da sala de operação exceda 21°C, pacientes sejam mantidos normotérmicos, e pacientes que se tornaram hipotérmicos permaneçam nos cuidados pós-anestésicos até que a normotermia seja restabelecida.

Na internet há vários protocolos de prevenção de hipotermia não intencional e os métodos de monitorização estabelecidos nos pacientes. A seguir está o protocolo que foi apresentado nos *guidelines* do National Institute For Health and Care Excellence (Nice) do Reino Unido, utilizado em vários centros do mundo todo (http://www.nice.org.uk/guidance/cg65):

1. Manter o paciente confortável termicamente na sala de pré-operação, usar dispositivos de aquecimentos ativos e manter o ambiente aquecido.
2. Encorajar os pacientes a informar se estão apresentando sensação de frio em qualquer momento.
3. Caracterizar que os valores medidos entre os termômetros diferem. Realizar treinamento da importância desse conhecimento.
4. Não iniciar anestesia se o paciente estiver com temperatura inferior a 36 °C.
5. O fluxo de ar aquecido deve ser utilizado após a indução da anestesia em todos os casos em que a expectativa de cirurgia for maior que 30 minutos. Deve ser iniciado pelo menos na temperatura de 38 °C.
6. Pacientes ASA 2 ou mais devem receber o dispositivo de aquecimento de ar forçado no momento da indução anestésica.
7. Todos os fluidos infundidos devem ser mantidos a pelo menos 37 °C.
8. A irrigação de fluidos deve ser realizada com líquidos a 40 °C.
9. O aquecimento deve ser contínuo até o paciente atingir a temperatura de 36,5 °C, no período intra e no pós-operatório.

Outros protocolos também especificam o tipo de monitorização adequada para cada momento da anestesia, como o apresentado pelo autor Alexander Torossian, em 2008, que define que nos períodos pré e pós deve ser utilizado o termômetro oral e, no intraoperatório, os termômetros esofágico, nasofaríngeo, oral, retal ou bexiga.

CONSIDERAÇÕES FINAIS

O controle da temperatura deve ser preocupação tanto da equipe de anestesistas como da enfermagem e deve ser iniciada desde o momento em que o paciente é admitido no centro cirúrgico, até o momento de alta. Deve-se, sempre que possível, organizar discussões multidisciplinares para analisar os dispositivos disponíveis nos nossos hospitais para desenvolver estratégias para as melhores práticas desses dispositivos. O adequado controle da temperatura evita complicações perioperatórias e a sensação de desconforto térmico dos pacientes.

REFERÊNCIAS BIBLIOGRÁFICAS

1. Vaughan MS, Vaughan RW, Cork RC. Postoperative hypothermia in adults: relationship of age, anaesthesia, and shivering to rewarming. Anesth Analg. 1981;60(10):746-51.
2. Sessler DI. Perioperative thermoregulation and heart balance. Ann N Y Acad Sci. 1997;813: 757-77.
3. Biazzotto CB, Brudniewski M, Schmidt AP, Auler Jr JOC. Hipotermia no Período Peri-Operatório. Rev Bras Anestesiol. 2006;56:1:89-106.
4. Matsukawa T, Sessler DI, Sessler AM, Schroeder M, Ozaki M, Kurz A. Heat flow and distribution during induction of general anesthesia. Anesthesiology. 1995;82(3):662-73.
5. Sessler AI. Complications and treatment of mild hypothermia. Anesthesiology. 2001;95(2): 531-43.
6. Insler SR, Sessler DI. Perioperative thermoregulation and temperature monitoring. Anesthesiol Clin. 2006;24(4):823-37.
7. Sessler DI. Consequences and treatment of perioperative hypothermia. Anesthesiol Clin North Am. 1994;12:425-56.
8. Bissonnette B. Body temperature and anesthesia. Anesthesiol Clin North Am. 1991;9:849-64.
9. Kurz A, Sessler DI, Christensen R, Dechert M. Heat balance and distribution during the core-temperature plateau in anaesthetized humans. Anesthesiology. 1995;83(3):491-9.
10. Sessler DI, Moayeri A. Skin-surface warming: Heat flux and central temperature. Anesthesiology. 1990;73(2):218-24.
11. Passlick DJ, Stoll BE. Why thermoregulation? A primer on thermoregulation. Nephrol Dial Transplant. 2005;20(9):1784-9.
12. Stoelting RK, Hillier SC. Termoregulation. In: Stoelting RK, Hillier SC. Pharmacology & Physiology in Anesthetic Practice. 4. ed. Filadélfia: Lippincott Willians & Wilkins; 2006. p. 688-95.
13. Guyton AC, Hall JE. Temperatura corporal, regulação da temperatura e febre. In: Guyton AC, Hall JE. Tratado de fisiologia médica. 11. ed. Rio de Janeiro: Elsevier; 2006. p. 889-904.
14. Lopez M, Sessler DI, Walter K, Emerick T, Ozaki M. Rate and gender dependence of the sweating vasoconstriction, and shivering thresholds in humans. Anesthesiology. 1994;80: 780-8.
15. Sessler DI. Temperature monitoring. In: Miller RD. Anesthesia. 4. ed. Nova Iorque: Churchill Livingstone; 1994. p. 363-82.
16. Bissonnette B. Thermoregulation and pediatric anaesthesia. Curr Opin Anesthesiol. 1993; 6:537-42.
17. Gorman RB, Frank SM, Kelly S. Inadvertent hypothermia and convective warming: effects on early postoperative hemodynamic and metabolic demands. Anesthesiology. 1993;79: A135.
18. Frank SM, Fleisher LA, Breslow MJ. Perioperative maintenance of normothermia reduces the incidence of morbid cardiac events: a randomized clinical trial. JAMA. 1997;277:1127-34.
19. Sessler DI, Sladen RN. Mild perioperative hypothermia. New Engl J Med. 1997; 336(24): 1730-7.
20. Motamed S, Klubien K, Edwardes M. Metabolic changes during recovery in normothermic patients undergoing surgery and receiving general and epidural local anesthetic agents. Anesthesiology. 1998; 88:1211-8.

21. Sessler DI. Perioperative Heat Balance. Anesthesiology. 2000;92(2):578-96.
22. Bristow GK, Biesbrecht GG, Sessler DI. Leg temperature and heat content in humans during immersion hypothermia and rewarming. Aviat Space Environ Med. 1994;65(3):220-6.
23. Buck SH, Zaritsky AL. Ocult core hyperthermia complicating cardiogenic shock. Pediatrics. 1989;83:782-84.
24. Sato K, Kane N, Soos G, Gisolfi CV, Kondo N, Sato K. Reexamination of tympanic membrane temperature as a core temperature. J Appl Physiol. 1996;80(4):1233-9.
25. Lenhardt R, Marker E, Goll V, Tschernich H, Kurz A, Sessler DI, et al. Mild intraoperative hypothermia prolongs postanesthetic recovery. Anesthesiology. 1997;87:1318-23.
26. Bissonnette B, Nebbia SP. Hypothermia during anesthesia: physiology and effects of anesthetics on thermoregulation. Anesthesiol Clin North America. 1994;12:409-55.
27. Cork RC, Vaughan RW, Humphrey LS. Precision and accuracy of intraoperative temperature monitoring. Anesth Analg. 1993;62(2):211-4.
28. Just B, Trevien V, Delva E, Lienhart A. Prevention of intraoperative hypothermia by preoperative skin-surface warming. Anesthesiology. 1993;79(2):214-8.
29. Kim JY, Shinn H, Oh YJ, Hong YW, Kwak HJ, Kwak YL. The effect of skin surface warming during anesthesia preparation on preventing redistribution hypothermia in the early operative period of off-pump coronary artery bypass surgery. Eur J Cardiothorac Surg. 2006; 29(3):343-7.
30. Morettini E, Turchini F, Tofani L, Villa G, Ricci Z, Romagnoli S. Intraoperative core temperature monitoring: accuracy and precision of zero-heat flux heated controlled servo sensor compared with esophageal temperature during major surgery; the ESOSPOT study. J Clin Monit Comput. 2020;34(5):1111-9.
31. Carvalho H, Najafi N, Poelaert J. Intra-operative temperature monitoring with cutaneous zero-heat- flux-thermometry in comparison with oesophageal temperature: A prospective study in the paediatric population. Paediatr Anaesth. 2019;29(8):865-71.
32. Kim YH. Medicine (Baltimore). Comparison of bilateral eardrum temperatures measured using an infrared tympanic thermometer before and after surgery in patients with chronic otitis media. 2022;101(43):e30721.
33. Chataule SM, Hazarika A, Jain K, Chauhan R, Luthra A, Meena S, et al. Preoperative Forced-Air Warming Strategy: Is It Effective in Averting Intraoperative Hypothermia in Elderly Trauma Surgical Patients? Cureus. 2022;14(9):e29305.
34. Ajčević M, Stella AB, Furlanis G, Caruso P, Naccarato M, Accardo A, et al. A Novel Non--Invasive Thermometer for Continuous Core Body Temperature: Comparison with Tympanic Temperature in an Acute Stroke Clinical Setting. Sensors (Basel). 2022;22(13):4760.
35. Wan L, Shen PY, Zhang SX, Wang LZ. Agreement of infrared ear temperature with nasopharyngeal temperature and diagnostic performance on hypothermia in general anesthetized patients. J Chin Med Assoc. 2022;85(11):1093-7.
36. Ekers T, Adamson N, Wells A, Presneill J. A pilot study of agreement between noninvasive thermometers and the core temperature of postoperative cardiothoracic surgical patients. Aust Crit Care. 2022:S1036-7314(22)00118-7.
37. Kim YM, Jang M-R, Moon J-R, Park G, An Y-J, Seo J-M. Clinical Accuracy of Non-Contact Forehead Infrared Thermometer Measurement in Children: An Observational Study. Children (Basel). 2022;9(9):1389.
38. Xie R, Zhang Y, Liu Q, Huang X, Liu M. A Wireless Infrared Thermometry Device for Postoperative Flap Monitoring: Proof of Concept in Patients. Surg Innov. 2023;2: 15533506221149771.

20

Monitorização intraoperatória da coagulação – métodos laboratoriais convencionais e técnicas *point-of-care* (POC)

Francisco Ricardo Marques Lobo
Ricardo Ajeje Lobo

PONTOS-CHAVE

1. A monitorização da coagulação sanguínea, durante o período perioperatório, é de enorme importância em cirurgias de grande porte, especialmente em pacientes graves, por causa da interação da hemostasia com os diversos sistemas orgânicos.
2. O controle é efetuado basicamente por testes de rotina ou convencionais (TP, INR, TTPa, tempo de sangramento, contagem de plaquetas, fibrinogênio e D-dímeros) ou testes à beira do leito, *point-of-care* (tromboelastografia, tromboelastometria).
3. Os testes de rotina, estáticos, oferecem pouca informação sobre a dinâmica da hemostasia, porque são realizados em laboratórios e em condições (pH, temperatura, reagentes) diferentes das do paciente.
4. Os testes *point-of-care*, dinâmicos, oferecem resposta mais rápida e mais completa sobre a hemostasia. Utilizam sangue natural e sem interferência de laboratório. Diversos reagentes podem oferecer respostas mais completas sobre o distúrbio da coagulação. Entretanto, há necessidade de mais estudos para completa validação.

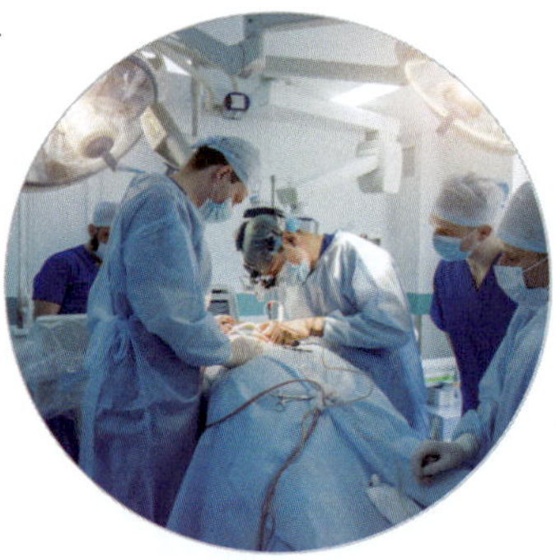

5. O aspecto mais importante na compreensão dos distúrbios da coagulação, anterior à monitorização, é a avaliação pré-anestésica, dirigida por um questionário específico e por uma boa história clínica.

INTRODUÇÃO

Os testes convencionais de coagulação são ensaios funcionais que avaliam a taxa de formação do coágulo a partir do momento em que as hemostasias primária e secundária são ativadas. Esses testes são comumente utilizados para identificar defeitos da hemostasia sanguínea.

Monitorizar significa tomar medidas frequentes e repetidas para melhor compreensão de um processo, valorizando pequenos detalhes, tendências e padrões de mudança de alguns fenômenos. A monitorização da coagulação perioperatória é importante para diagnosticar causas potenciais de hemorragia, para guiar terapias hemostáticas e predizer risco de sangramento em procedimentos cirúrgicos.[1]

A hemostasia normal protege o organismo da hemorragia e da trombose, e, para isso, há envolvimento de uma série de mecanismos fisiológicos e complexos atuando por mecanismos de *feedback* positivos e negativos.

Nos anos 1950, foi proposto um modelo de coagulação, chamado cascata da coagulação, baseado em uma sequência de etapas proteolíticas, nas quais zimógenos plasmáticos de serina eram transformados em enzimas. Cada enzima era responsável por ativação de outro zimógeno na cadeia de reação sanguínea. O resultado dos eventos era a formação de trombina, a qual convertia uma proteína solúvel, o fibrinogênio, em um polímero insolúvel, a fibrina. A fibrina é a responsável pela estrutura basal do coágulo sanguíneo. Durante esse período, os hematologistas procuraram criar testes de coagulação para acompanhar coagulopatias congênitas ou adquiridas, como doença de von Willebrand, hemofilias A e B etc. Testes como tempo de protrombina (TP), tempo de tromboplastina parcial ativada (TTPa) e tempo de trombina (TT) foram projetados para avaliar anormalidades nas chamadas vias extrínseca, intrínseca e comum, respectivamente.[2]

Esses testes tornaram-se a base para a monitorização da coagulação sanguínea por muitos anos, mas nunca foram desenhados para predizer ou orientar condutas em sangramentos por coagulopatias perioperatórias. O entendimento atual da hemostasia tem dirigido o foco do entendimento para além da cascata de serina proteases, embora a prática da anestesia/cirurgia tenha mantido o foco nesses testes históricos.

Sabe-se que a história clínica é fundamental para avaliar o risco de sangramento do paciente crítico. Entretanto, a compreensão da fisiopatologia e a instituição de um tratamento adequado estão baseadas nos achados laboratoriais. Dessa maneira, torna-se evidente o valor de se conhecer os objetivos e as limitações dos exames laboratoriais relacionados à hemostasia.

Os métodos modernos de monitorização são mais rápidos e mais precisos na identificação de alterações no sistema hemostático, porém os exames tradicionais são úteis na validação dessas novas tecnologias.

A monitorização perioperatória da coagulação é importante para o diagnóstico de causa potencial de hemorragia e para predizer risco de sangramento durante procedimento cirúrgico.[3] A avaliação da coagulação tem sido feita pelos testes rotineiros, TP, INR, TTPa, TT, contagem de plaquetas, tempo de sangramento, fibrinogênio e D-dímeros. Entretanto, o valor desses testes tem sido questionado em eventos perioperatórios agudos, porque os resultados demoram de 20 a 30 minutos, são obtidos a partir do plasma e não do sangue total e são realizados em uma temperatura padrão de 37 °C, e não na temperatura do paciente, além de não informar nada sobre a função plaquetária.

TESTES CONVENCIONAIS OU "DE ROTINA"

São testes que utilizam o tempo como indicador da velocidade de formação do coágulo.[4] Tanto o TP como o TTPa medem o tempo necessário para a formação de um coágulo formado apenas por fibrina sem influência de plaquetas ou de hemácias. Deve-se ter em mente que esses ensaios foram criados unicamente para o acompanhamento de coagulopatias congênitas raras e não predizem ou determinam nível de risco de sangramento perioperatório. São testes realizados em plasma isolado por centrifugação a partir do sangue total. Quando a amostra de sangue anticoagulado (citrato ou EDTA) chega ao laboratório, o sangue é centrifugado e o plasma é retirado. A seguir, adicionam-se ao plasma o íon cálcio e outro reagente que vai determinar o tipo de reação. Para o TTPa utiliza-se o caulim ou celite; assim, mede-se o tempo necessário para a formação inicial do coágulo de fibrina.

TEMPO DE TROMBOPLASTINA PARCIAL ATIVADO

TTPa é um dos testes da coagulação convencionais mais comum, o qual mede o tempo de coagulação a partir da ativação do fator XII (amplificação) para formar um coágulo estável (propagação). É útil clinicamente como teste para *screening* de deficiências, congênitas ou adquiridas dos fatores de coagulação, de anticoagulantes como argatrobana e hirudina. Também é útil para detectar o anticoagulante lúpico.

TTPa é o teste de escolha para monitorar terapia com heparina não fracionada (HNF), embora a procura de anti-Xa seja o padrão-ouro para mensurar os efeitos da HNF. Os reagentes comerciais usados para produzir TTPa contêm tromboplastina parcial, a qual é um ativador de contato, substituindo fosfolípide plaquetário. A tromboplastina se combina com outro ativador de contato, como caulim, celite, sílica ou ácido elágico. A tromboplastina elimina a variabilidade causada pela alteração funcional e quantitativa das plaquetas. O valor referência do TTPa (< 40 s) poderá sofrer variação, dependendo do aparelho de confecção, anticoagulante, tipo de tubo de coleta, tipo de reagente e lote do reagente.[5]

TEMPO DE PROTROMBINA

Foi descrito por Quick em 1935 para quantificar a protrombina e avaliar os fatores II, V, VII e X da coagulação.[6,7] O TP é sensível aos fatores relacionados à iniciação e propagação da hemostasia (ou, como entendíamos, no passado, a cascata da coagulação: sensível ao fator VII da via extrínseca e fatores II, V e X da via comum). O TP normalmente é usado para monitorar a terapia anticoagulante provocada por varfarina. O valor do TP pode estar prolongado em deficiência de vitamina K ou níveis elevados de heparina, anticorpos antifosfolípides e produtos de degradação da fibrina (PDF). Em alguns países, é chamado de teste de Quick. O teste é feito adicionando-se reagente tromboplastina/$CaCl_2$ ao plasma do paciente. A tromboplastina é pré-aquecida para aumentar a ativação dos fatores da coagulação; o anticoagulante preferido na coleta é o citrato de sódio. A adição do cloreto de cálcio serve para restaurar a concentração de cálcio ligado ao citrato. O resultado da coagulação é lido por aumento da impedância ou óptica, dependendo do aparelho utilizado. O valor referência, normalmente, fica entre 10 e 13 segundos e varia com o tipo de tromboplastina utilizado e o método de detecção do coágulo.[5]

RELAÇÃO NORMALIZADA INTERNACIONAL (INR)

A INR foi instituída pela Organização Mundial da Saúde em 1983 e expressa a uniformização dos resultados, pois leva em consideração a sensibilidade do reagente (tromboplastina) utilizado no ensaio.[8] A determinação da INR foi um dos fatores que proporcionaram grande segurança ao tratamento dos anticoagulantes orais. Para a realização do TP, utiliza-se a tromboplastina que alguns laboratórios obtêm do cérebro do rato e outros do cérebro de coelhos. O valor obtido é comparado com um *pool* normal do dia, e, então, é determinada a porcentagem de atividade da protrombina. Uma mesma amostra sanguínea, se submetida a diferentes reagentes, pode apresentar resultados de porcentagens de atividade muito diferentes, tornando perigosa a anticoagulação. Para normatizar os resultados, realiza-se a comparação da tromboplastina utilizada pelo laboratório com uma tromboplastina padrão (obtida de animal com linhagem genética idêntica), obtendo-se uma relação normalizada internacional. Uma mesma amostra deve apresentar o mesmo valor de INR em diversos laboratórios, apesar de apresentar diferentes porcentagens de atividade de protrombina. A INR é obtida a partir da fórmula a seguir:

$$INR = (TP\ paciente/TP\ controle) \times ISI$$

Em que:
TP controle: amostra de sangue normal.
ISI (International Sensitivity Index): valor determinado para cada lote de tromboplastina comercialmente disponível. A relação TP/INR foi criada para o acompanhamento de pacientes com doença de von Willebrand, deficiência de vitamina K ou uso de anticoagulantes orais. O valor de referência para INR é de 0,8 a 1,2. Embora o TP e o TTPa tenham sido desenvolvidos para detectar grande parte das coagulopatias, existem algumas situações que esses exames não são capazes de demonstrar. O risco de sangramento quando TP e/ou TTPa estiverem prolongados para um mesmo procedimento dependerá mais do tipo de fator envolvido do que do grau de alteração do exame. Pacientes com INR < 1,5 podem ser submetidos a procedimentos de grande porte sem aumento no risco de sangramento. Em algumas situações, podemos encontrar INR até menor que 1,5, porém, com risco aumentado para sangramento, esses pacientes geralmente têm associados quadros como disfunção plaquetária, acidose, hipotermia e fibrinólise.[9] A atividade da protrombina (AP) varia entre 70% e 100%, podendo ser de acordo com o laboratório, reagente utilizado e equipamento.

TEMPO DE SANGRAMENTO

O tempo de sangramento (TS) é usado historicamente, de forma grosseira, como avaliador de função das plaquetas. O TS está prolongado por defeito das plaquetas ou cofatores proteicos plasmáticos, como o fator de von Willebrand (FvW). Esse teste é usado para medir a duração do sangramento após uma incisão de pele. O tamanho e a profundidade são padronizados. O TS depende da elasticidade da parede do vaso sanguíneo ou da quantidade e capacidade funcional das plaquetas. Um TS prolongado com contagem normal de plaquetas sugere uma alteração plaquetária funcional, necessitando de melhor avaliação funcional.

Esse é um teste invasivo e pouco sensível a anormalidades funcionais,[10] não específico, de resultados com grande variabilidade e que pode produzir escaras. Embora seja um teste bastante solicitado, não tem poder de predição.

O TS é feito fazendo uma incisão de 1 cm de comprimento por 1 mm de profundidade na pele do antebraço. Enxuga-se o campo com papel de filtro até não mais encontrar células vermelhas. A prova é técnico-dependente e deveria ser feita sempre pelo mesmo profissional. O TS encontra-se prolongado em pacientes que fazem uso de ácido acetilsalicílico ou outros agentes inibidores plaquetários. É evidente que um pequeno corte na pele não reflete a disfunção plaquetária. O fluxo sanguíneo da pele depende da hipo/hipertermia, vasoconstrição, hidratação, uso de componentes vasoativos, dor e ansiedade. Dessa forma, além de não predizer o sangramento perioperatório, o TS não pode ser usado como guia terapêutico.

CONTAGEM DE PLAQUETAS

A contagem de plaquetas pode ser feita por: a) método direto, em que a amostra a ser examinada é diluída apropriadamente e a contagem é feita em câmara conta-glóbulos ou eletronicamente; por b) método indireto, em que as plaquetas são contadas em uma extensão sanguínea e posteriormente relacionadas com o número de hemácias por mm^3 de sangue. A contagem eletrônica pode ser feita por impedância elétrica ou dispersão de luz. O método óptico é mais específico, uma vez que identifica as plaquetas por seus grânulos, enquanto a impedância mede partículas de determinado tamanho, o que poderá ocasionar erros, como contar fragmentos de hemácias e excluir plaquetas com tamanho aumentado. A contagem eletrônica pode gerar pseudotrombocitopenia se fragmentos celulares se agruparem em grumos, por exemplo, aglutinação de plaquetas em meio de EDTA. O valor normal está entre 150.000 e 350.000/mm^3.

A contagem de plaquetas pode diminuir se a medula óssea não produzir o número suficiente, como leucemia, linfomas, infecção por HIV ou através de sequestro por esplenomegalia. As plaquetas podem ser destruídas por HIV, lúpus, púrpura trombocitopênica idiopática, púrpura trombocitopênica trombótica, síndrome hemolítico-urêmica e o uso de drogas como heparina ou antibióticos.

A trombocitose (contagem > 400.000/mm^3) pode ser fisiológica, quando, por exemplo, após exercício físico intenso, há grande mobilização plaquetária para a circulação; pode ser reacional, secundária a uma hemorragia aguda, doença inflamatória crônica, hemólise, câncer e deficiência de ferro; também pode ser primária, em casos de doenças mieloproliferativas, em que são alcançados valores acima de 1.000.000/mm^3.

FIBRINOGÊNIO

O fibrinogênio (fator I), substrato para a formação da rede de fibrina, é uma proteína de 340.000 Dáltons, com três cadeias peptídicas. Todas as cadeias, chamadas de Aα, Bβ e γ, possuem a mesma sequência de aminoácidos, exceto nas raízes terminais, o que as diferencia funcionalmente. Na porção amino terminal da cadeia Aα há o fibrinopeptídeo A (FpA), e na porção amino terminal da cadeia Bβ há o fibrinopeptídeo B (FpB).

Há um grande número de métodos disponíveis para medir a concentração do fibrinogênio. Os atuais aparelhos automatizados calculam a concentração a partir do grau de mudança da dispersão da luz ou da densidade óptica. Embora seja simples e barato, esse método não é eficaz em alguns casos como coagulação intravascular disseminada, doença hepática, doença renal, desfibrinogenemia, terapia trombolítica e uso de soluções de amido na reposição volêmica.

Normalmente, o fibrinogênio é solicitado junto com outros testes da coagulação em situações de sangramento prolongado. Sua interpretação ajuda na avaliação da habilidade de formar coágulo. A avaliação do fibrinogênio deve ser um constituinte obrigatório no algoritmo da transfusão sanguínea, especialmente em pacientes com sangramento excessivo. O valor normal da concentração plasmática de fibrinogênio está entre 200 e 400 mg/dL.[11] Valor abaixo de 100 mg/dL é insuficiente para assegurar coagulação do sangue em um sangramento maciço. Embora haja recomendações para repor fibrinogênio quando sua concentração alcance valores menores que 100 mg/dL, a recomendação mais aceita atualmente é repor com valores plasmáticos inferiores a 200 mg/dL.[12]

Sendo uma proteína de fase aguda nos processos inflamatórios, a concentração de fibrinogênio pode estar aumentada em situações de processos inflamatórios ou lesão traumática como resposta inflamatória sistêmica (SIRS), sepse, doença coronariana, infarto do miocárdio, câncer, glomerulonefrite, artrite reumatoide e trauma.[13] A elevação da concentração plasmática do fibrinogênio é transitória e volta ao valor basal assim que cessa o processo inflamatório.

Os níveis séricos diminuídos cronicamente são encontrados em situações congênitas, como afibrinogenemia ou hipofibrinogenemia, ou em situações adquiridas, como doenças hepáticas ou má nutrição. Os níveis séricos diminuídos agudamente podem ser encontrados em condições clínicas como coagulação intravascular disseminada ou hiperfibrinólise. A concentração plasmática de fibrinogênio parece ser o fator determinante para garantir a eficácia da qualidade do coágulo sanguíneo em indivíduos normais e em traumáticos.[14]

D-DÍMERO

D-dímero é um biomarcador da formação e degradação de fibrina, podendo ser mensurada no sangue total ou no plasma. A degradação de coágulos de fibrina pelo sistema fibrinolítico ocorre por ação de três vias enzimáticas sequenciais: 1 – Propagação: o complexo protrombinase produz trombina, a qual converte fibrinogênio em monômeros de fibrina; 2 – Estabilização: o fator XIIIa estabiliza a rede de fibrina, polimerizando-a por meio de ligações entre seus monômeros; 3 – Fibrinólise: degrada a rede de fibrina por ação da enzima plasmina. O processo de fibrinólise começa quando a proteína circulante plasminogênio é convertida em plasmina por ação do ativador do plasminogênio tecidual (t-PA) liberado das células endoteliais, geralmente em resposta a um trauma. A plasmina degrada a rede de fibrina em fragmentos solúveis, denominados A, B, C, D e E. A união de dois fragmentos D (D-D) forma o que chamamos D-dímeros. A meia-vida dos D-dímeros é de cerca de 8 horas, sendo eliminados pelos rins e sistema reticuloendotelial. Assim, o D-dímero é usado como marcador global da ativação da coagulação e do sistema fibrinolítico. Pode ser utilizado como marcador indireto de atividade trombótica.[15]

Reconhecidos como marcadores de trombose e fibrinólise, os D-dímeros contribuem sobremaneira para excluir eventos trombóticos ou tromboembólicos quando se encontram em valores inferiores a 500 ng/mL (FEU). Contudo, sua determinação pode se mostrar elevada também em outras situações, caso de pós-operatório, gestação, puerpério, doença vascular periférica, câncer, insuficiência renal, sepse e várias outras doenças inflamatórias, inclusive a covid-19, assim como à medida que a idade avança, o que inspira cautela na interpretação de seus resultados.

As diretrizes mais recentes recomendam como prática o ajuste dos níveis de D-dímeros de acordo com a faixa etária (a partir dos 51 anos), associado ao escore de risco clínico, em lugar de considerar o valor de corte padrão, de 500 ng/mL (FEU). Dessa maneira, há um limite progressivamente maior para classificar os resultados elevados por meio da fórmula: idade do paciente em anos × 10. Assim, um indivíduo de 75 anos pode apresentar um *cut off* de 750 ng/mL. Esse ajuste no *cut off* aumenta sua especificidade sem comprometer sua sensibilidade. D-dímero tem sido utilizado para validação prospectiva de pacientes com suspeita de embolismo pulmonar.[16] Entretanto, é importante destacar que sua aplicação precisa levar em conta a probabilidade clínica do evento trombótico.

TESTES VISCOELÁSTICOS E TESTES À BEIRA DO LEITO *POINT-OF-CARE* (POC)

Hartert[17] relatou pela primeira vez, em 1948, um método para avaliar a coagulação do sangue total. O aparelho criado foi denominado tromboelastógrafo, e a imagem representativa foi chamada de tromboelastografia (TEG®). Esta versão inicial do TEG® foi inventada apenas para fins de pesquisa, até que o uso clínico foi desenvolvido para transplante de fígado na década de 1960.[18] Na década de 1980, o TEG® mostrou-se promissor na redução da transfusão individual de componentes sanguíneos tanto no transplante de fígado quanto na cirurgia cardíaca.[19] A monitorização da coagulação com testes POC avalia as propriedades viscoelásticas do sangue total, oferecendo, rapidamente, uma avaliação completa e precisa da hemostasia sanguínea. Os testes mais utilizados são a TEG® e tromboelastometria rotacional (ROTEM®). Os POC superam várias limitações dos testes de coagulação de rotina. O sangue é analisado à beira do leito e não necessariamente dentro do laboratório central, permitindo maior rapidez na confecção e no retorno do resultado. A hemostasia é avaliada com sangue total, permitindo interações *in vivo* da hemostasia primária com a secundária para fornecer informações úteis na função plaquetária. Além disso, o desenvolvimento do coágulo pode ser exibido em tempo real, e a análise da coagulação pode ser feita na temperatura do paciente. Mesmo assim, devemos considerar que há limitações nos testes viscoelásticos. São testes realizados em condições estáticas (sem fluxo contínuo) em uma cubeta. A cubeta não é um vaso sanguíneo endotelizado, o que significa que resultados obtidos a partir desses testes devem ser interpretados com cuidado após considerar as condições clínicas – por exemplo, sangramento evidente no campo. Para a aferição, introduz-se um pino em uma cubeta com sangue total citratado, bem como reagentes especiais. No ROTEM®, o pino se move para a frente e para trás, em ângulo de 4,75° na cubeta fixa, e o sinal é traduzido através de um sistema detector óptico em um gráfico. No TEG®, a cubeta oscila 4,45° em torno do pino, e um fio de torção traduz o movimento em um sinal elétrico. A análise é realizada por padrão a 37 °C, mas também há a possibilidade de selecionar diferentes temperaturas (por exemplo, para hipotermia). Os resultados visualizam informações sobre o tempo de coagulação, tempo de formação do coágulo, firmeza máxima do coágulo e lise, os quatros parâmetros-chave para descrever a curva de coagulação para uso clínico. Além disso, mais de 10 parâmetros calculados estão disponíveis, a maioria deles principalmente para aplicações de pesquisa específicas (por exemplo, hemofilia, trombofilia). Esses dois testes fornecem informações sobre a dinâmica do desenvolvimento do coágulo, estabilização e dissolução. Um desenho esquemático de uma forma de onda TEG® é mostrado na Figura 1.

O ROTEM® (GmbH) tem traçado parecido com o TEG®, mas uma metodologia um pouco diferente, de diferentes terminologias. O TEM utiliza até quatro canais e possui uma pipeta eletrônica que ajuda a minimizar o erro do operador. O sangue total é adicionado a uma cubeta suspensa, preaquecida (37 °C), com um pino no seu interior. A cubeta é mantida fixa, e o pino gira 4°45". Cada cubeta contém ativadores de contato para acelerar a coagulação. Os quatro canais podem ser executados em paralelo (Figura 2).

INTEM é um teste basal que utiliza o ácido elágico como ativador de contato para analisar o estado geral da coagulação do paciente. Com a realização simul-

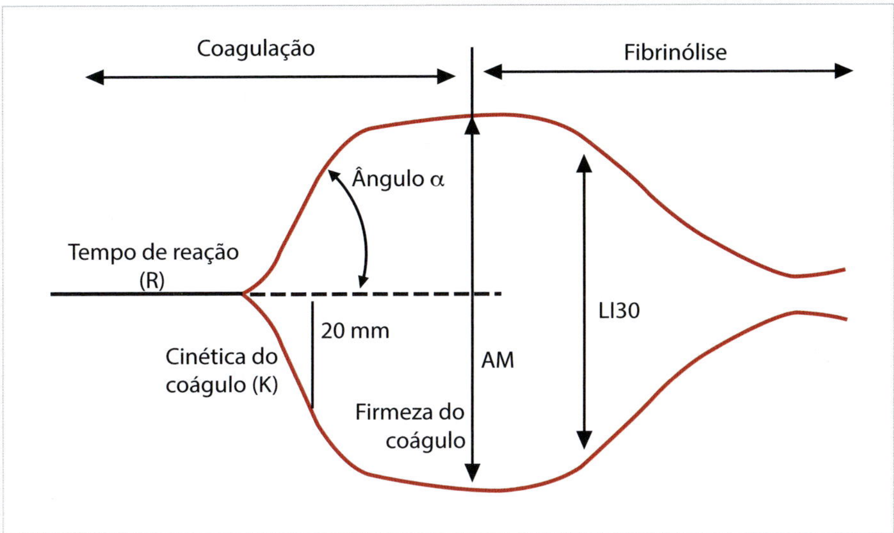

FIGURA 1 Representação da tromboelastografia. R: tempo de reação, que reflete o início da formação de fibrina; K: velocidade de formação do coágulo, obtida quando a firmeza do coágulo alcança 20 mm; ângulo α: é o ângulo entre a linha média e a linha tangencial ao traço em formação, que representa a formação da rede de fibrina; AM: amplitude máxima, que reflete o máximo de firmeza alcançado pelo coágulo; LI30: representa a porcentagem de fibrinólise aos 30 minutos de AM.

tânea do HEPTEM, o qual contém heparinase, pode-se demonstrar a presença ou o efeito residual de heparina. Além disso, o HEPTEM, isolado, pode avaliar a coagulação sem um possível efeito da heparina. Essa associação de INTEM e HEPTEM pode informar se a coagulopatia observada pode ser tratada com fatores da coagulação ou com protamina.[20] EXTEM é um teste que utiliza o fator tecidual como ativador da coagulação. O EXTEM é sensível para alterações da formação do complexo FT-fator VIIa responsável pela iniciação da coagulação, para alterações da polimerização da fibrina/fibrinogênio e para disfunção plaquetária.[21]

A diferenciação entre função plaquetária e polimerização do fibrinogênio é possível com a utilização simultânea de EXTEM e FIBTEM. No FIBTEM, a função das plaquetas é eliminada com a inclusão da citocalasina, inibidor plaquetário. O coágulo obtido pelo FIBTEM é primariamente um coágulo de fibrinogênio. A diferença entre a firmeza do coágulo obtido com essa associação representa a contribuição da plaqueta no EXTEM. Se o FIBTEM apresenta um valor normal indicando uma boa rede de fibrina e a amplitude do coágulo no EXTEM está diminuída, o diagnóstico é de disfunção plaquetária e o paciente necessita de

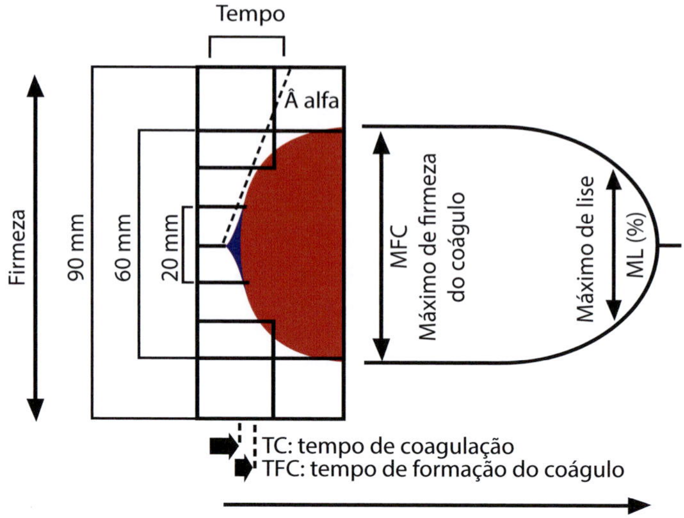

FIGURA 2 Variáveis da tromboelastometria rotacional. TC: tempo de coagulação, que representa interação dos fatores da coagulação e heparina residual; TFC: tempo de formação do coágulo, que representa o início da formação da rede de fibrina; ângulo α: representa o início da formação de dureza do coágulo; MFC: máximo de firmeza do coágulo, representando interação de plaquetas e fibrinogênio. ML: máximo de lise.

TABELA 1 Testes comercialmente disponíveis para ROTEM®

Teste	Interpretação
INTEM	Ativadores: ácido elágico e fosfolípides. Interpretação semelhante à do TTPa e polimerização da fibrina
EXTEM	Ativador: fator tecidual. Interpretação semelhante à do TP; avalia fibrinólise
FIBTEM	Usa citocalasina D, inibidor plaquetário. O bloqueio da plaqueta avalia o desempenho do fibrinogênio
HEPTEM	Ativador: fator de contato + heparinase. Útil para neutralização da heparina
APTEM	Ativador: aprotinina. Interpreta fibrinólise

concentrado de plaquetas.[22] A tromboelastometria evita algumas limitações da TEG® tradicional, especialmente a sensibilidade a traumas mecânicos. A transmissão do sinal do pino suspenso é feita por um detector ótico, evitando que movimentos bruscos criem artefatos. O ROTEM® tem demonstrado bastante utilidade em pós-CEC de cirurgias cardíacas, transplante hepático, coagulopatia do trauma e terapia intensiva para diagnósticos de coagulopatias graves.[23] A base do entendimento da coagulação é inseparável de qualquer monitoração apresentada neste capítulo. Apesar do enorme avanço ocorrido nos últimos anos na compreensão dos mecanismos que regem a hemostasia, ainda não conseguimos avançar com a mesma velocidade em direção à monitoração perfeita da coagulação sanguínea.

Necessita-se de maior conhecimento referente às interações com os fatores de risco e suas interações com os diversos mecanismos da hemostasia. Assim, talvez, será possível utilizar algoritmos apropriados para hemotransfusões e intervenções farmacológicas nos pacientes com sangramento grave.

Atualmente, a maioria das decisões sobre hemostasia se baseia em resultados laboratoriais. Entretanto, pode-se mudar um pouco esse perfil ao se começar avaliando o paciente, primeiro com exame físico apropriado e, segundo, com um questionário padrão, dirigido especificamente para distúrbios da coagulação. O paciente deve ser visto como um todo e a monitoração secundária à clínica. Esse foco talvez nos forneça resultados com menor custo e mais eficiência.

ROTEM® SIGMA

Sigma é um sistema automatizado baseado em cartucho que utiliza o mesmo mecanismo de cubeta e pino para teste viscoelástico. A amostra de sangue total com citrato (2,7 mL por cartucho) é automaticamente aspirado em quatro câmaras de mistura com diferentes combinações de reagentes liofilizados, posteriormente transferido para quatro câmaras de medição. O dispositivo utiliza dois cartuchos (I e II) de quatro canais. O tipo I (completo) inclui EXTEM, FIBTEM, INTEM e APTEM, comumente usados em trauma, hemorragia pós-parto e transplante hepático. O tipo II (completo mais heparinase) inclui EXTEM, FIBTEM, INTEM e HEPTEM, destinados à detecção de heparina em doenças cardiovasculares, procedimentos cirúrgicos e transplante hepático (fase de reperfusão). Apesar do mesmo princípio de funcionamento dos anteriores, os valores considerados normais para ROTEM® Sigma diferem um pouco do ROTEM® tradicional. Os valores normais relatados para o Sigma foram baseados nas amostras de 30 adultos saudáveis, com média de 35 anos; por isso, os valores de MFC são menores para A5, A10, provavelmente por falta de inflamação relacionada à idade (geralmente, o fibrinogênio é mais elevado).[24]

CONSIDERAÇÕES FINAIS

A base do entendimento da coagulação é inseparável de qualquer monitoração apresentada neste capítulo. Apesar do enorme avanço ocorrido nos últimos anos na compreensão dos mecanismos que regem a hemostasia, ainda não se conseguiu avançar com a mesma velocidade em direção à monitoração perfeita da coagulação sanguínea.

Necessita-se de maior conhecimento referente às interações com os fatores de risco e suas interações com os diversos mecanismos da hemostasia. Assim, talvez, seja possível utilizar algoritmos apropriados para hemotransfusões e intervenções farmacológicas nos pacientes com sangramento grave.

Atualmente, a maioria das decisões sobre hemostasia se baseia em resultados laboratoriais. Entretanto, pode-se mudar um pouco esse perfil ao se começar avaliando o paciente, primeiro com exame físico apropriado e, segundo, com um questionário padrão, dirigido especificamente para distúrbios da coagulação. O paciente deve ser visto como um todo e a monitoração secundária à clínica. Esse foco talvez forneça resultados com menor custo e mais eficiência.

REFERÊNCIAS BIBLIOGRÁFICAS

1. Counts RB. Physiology of hemostasis. In: Spiess BD, Counts RB, Gould SA, editores. Perioperative Transfusion Medicine. 2. ed. Baltimore: Williams and Wilkins; 1998. p. 79-96.
2. Mann KG. The biochemistry of coagulation. Clin Lab Med. 1984;4(2):207-20.
3. Ferraris VA, Ferraris SP, Saha SP, Hessel EA, Haan CK, Royston BD, et al. Perioperative blood transfusion and blood conservation in cardiac surgery: the Society Thoracic Surgeons and the Society of Cardiovascular Anesthesiologists clinical practice guideline. Ann Thorac Surg. 2007;83:S27-86.
4. Bang FB, Frost JL. The toxic effect of a marine bacterium in Limulus and the formation of blood clots. Bull Johns Hopkins Hosp. 1956;98(5):325-51.
5. Winter WE, Flax SD, Harris NS. Coagulation Testing in the Core Laboratory. Lab Medicine. 2017;48(4):295-313.
6. Horsti J. Comparison of quick and owner prothrombin time with regard to the harmonization of the International Normalized Ratio (INR) system. Clin Chem Lab Med. 2002;40(4):399-403.
7. Kagawa K, Fukutake K. Prothrombin time and its standardization: a potentiality to introduce INR method in criteria for disseminated intravascular coagulation. Rinsho Byori. 2002;50(3):277-82.
8. Lorenzi TF. Manual de Hematologia – Propedêutica e Clínica. 2. ed. Rio de Janeiro: MEDSI; 1999. p. 641.
9. Costa Filho R, Gutierrez F, Nácul FE. Monitorização da coagulação. In: Réa Neto A, Mendes CL, Rezende EAC, Dias FS, editores. Monitorização em UTI. 1. ed. Rio de Janeiro: Revinter; 2004. p. 353-62.
10. Gewirtz AS, Miller ML, Keys TF. The clinical usefulness of the preoperative bleeding time. Arch Pathol Lab Med. 1966;120(4):353-6.
11. Fries D, Haas T, Klinger A, Streif W, Klima G, Martini J, et al. Efficacy of fibrinogen and prothrombin complex concentrate used to reverse dilutional coagulopathy--a porcine model. Br J Anaesth. 2006;97(4):460-7.
12. Heindl B, Delorenzo C, Spannagl M. High dose fibrinogen administration for acute therapy of coagulopathy during massive perioperative transfusion. Anesthesist. 2005;54(8):787-90.

13. Mosesson MW. Fibrinogen and fibrin polymerization: appraisal of the binding events that accompany fibrin generation and fibrin clot assembly. Blood Coag Fibrinolylis. 1997;8(5):257-67.
14. Hiippala ST, Myllyla GJ, Vahtera EM. Hemostatic factors and replacement of major blood loss with plasma-poor red cell concentrates. Anesth Analg. 1995;81(2):360-5.
15. Hager K, Platt D. Fibrin degeneration product concentrations (D-dimers) in the course of ageing. Gerontology. 1995;41(3):159-65.
16. Penaloza A, Roy PM, Kline J, Verschuren F, Gal GLE, Quentin-Georget S, et al. Performance of age-adjusted D-dimer cut-off to rule out pulmonary embolism. J Thromb Haemost 2012;10(7):1291-6.
17. Hartert H. Blood coagulation studies using thromboelastography, a new evaluation technique. Klin Wochenschr. 1948;26(37-38):577-83.
18. Kang Y. Thromboelastography in liver transplantation. *Semin Thromb Hemost.* 1995;21:34-44.
19. Shore-Lesserson L, Manspeizer HE, DePerio M, Francis S, Vela-Cantos F, Ergin MA. Thromboelastography-guided transfusion algorithm reduces transfusions in complex cardiac surgery. *Anesth Analg.* 1999;88(2):312-9.
20. Lang T, Bauters A, Braun SL, Pötzsch B, von Pape K-W, Kolde H-J, et al. Multi-centre investigation on reference ranges for ROTEM thromboelastometry. Blood Coagul Fibrinolysis. 2005;16(4):301-10.
21. Larsen OH, Ingerslev J, Sorensen B. Whole laboratory model of thrombocytopenia for use in evaluation of hemostatic interventions. Ann Hematol. 2007;86:217-21.
22. Flisberg P, Rundgren M, Engstrom M. The effects of platelets transfusions evaluated using rotational thromboelastometry. Anesth Analg. 2009;108(5):1430-32.
23. Ganter MT, Hofer CK. Point-of-care coagulation monitoring: current status of viscoelastic techniques. In: Vincent J-L. Yearbook of Intensive Care and Emergency Medicine 2007. Berlim, Heidelberg: Springer-Verlag; 2007. p. 834-46.
24. Tanaka KA, Henderson RA, Strauss ER. Evolution of viscoelastic coagulation testing in the perioperative setting. Expert Rev Hematol. 2020;13(7):697-707.

21

Monitorização fetal

Fernando Souza Nani

PONTOS-CHAVE

1. Fazer a avaliação do bem-estar fetal.
2. Detectar mudanças nos parâmetros fisiológicos do feto.
3. Identificar sinais de hipóxia ou acidose fetal.
4. Monitorar a resposta do feto à anestesia e ao procedimento cirúrgico.
5. Fornecer informações para orientar a equipe médica na tomada de decisões clínicas.

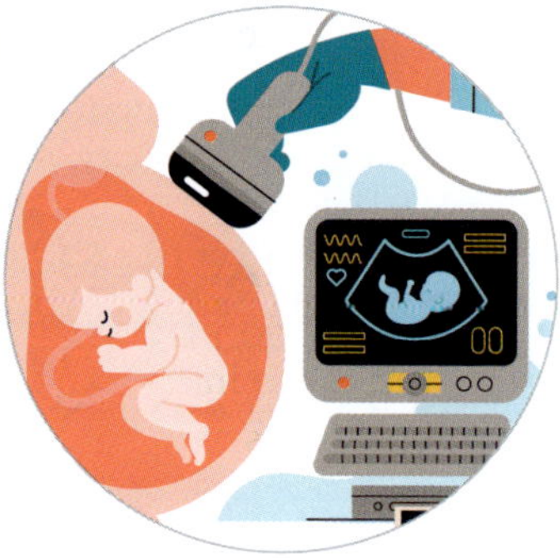

INTRODUÇÃO

O monitoramento fetal durante o parto e procedimentos anestésicos é um aspecto crítico para garantir a segurança e o bem-estar da mãe e do feto. O monitoramento adequado auxilia na detecção precoce de possíveis complicações, permitindo que a equipe médica tome decisões fundamentadas com o objetivo de obter o melhor desfecho para o binômio formado pela mãe e pelo feto. Este texto abordará a importância da monitorização fetal durante procedimentos anestésicos, os principais métodos de monitorização e considerações específicas para cada situação.

Existem algumas técnicas disponíveis para monitorar o feto durante procedimentos anestésicos, e a escolha do método mais adequado dependerá de fatores como o estágio da gravidez, as condições do feto e a natureza do procedimento cirúrgico. Quanto aos procedimentos cirúrgicos, deve haver um detalhamento da topografia, complexidade, risco de complicações e *expertise* da equipe cirúrgica envolvida. Entre as técnicas de monitorização fetal, as mais empregadas relacionam-se a seguir:

- Cardiotocografia (CTG):
  - Monitoramento externo.
  - Monitoramento interno.
- *Doppler* fetal.
- Oximetria de pulso fetal.
- Ultrassom.
- Gasometria de cordão.

De forma didática, o texto foi fragmentado com base no perfil do procedimento a ser realizado, ou seja, parto, cirurgia fetal e procedimentos não obstétricos na gestação. A partir deste momento, serão detalhados alguns pontos fundamentais.

MONITORIZAÇÃO FETAL INTRAPARTO

A monitorização intraparto pode ser realizada por meio da ausculta intermitente dos batimentos cardíacos fetais, nas situações de baixo risco para sofrimento fetal, durante 60 segundos após a contração, nos seguintes intervalos:

- Na fase de latência do parto, a cada 30 minutos, no máximo.
- Na fase ativa do parto, a cada 15 minutos, no máximo.
- No segundo estágio do parto, principalmente no período expulsivo, a cada 5 minutos.

Na técnica contínua eletrônica, utiliza-se a CTG com tocodinamômetro para a medida das contrações e um transdutor *Doppler* para a documentação da frequência cardíaca fetal (FCF); indica-se nas situações de maior risco para sofrimento fetal ou quando há impossibilidade na obtenção da FCF intermitente nas situações de baixo risco. Na avaliação contínua, observam-se os seguintes itens.

Linha de base da frequência cardíaca fetal

Geralmente obtida pela média da FCF em 10 minutos; admite-se como normal entre 110 e 160 batimentos por minuto (bpm).

Variabilidade

É a flutuação da FCF em 2 ciclos ou mais, por 1 minuto. Os valores considerados normais estão presentes nas oscilações entre 6 e 25 bpm.

Acelerações

São acelerações abruptas na FCF basal, em geral acima de 15 bpm. Quando maiores que 2 minutos, são consideradas prolongadas; maiores que 10 minutos, definem uma mudança na linha de base.

Desacelerações

São desacelerações abruptas na FCF basal, em geral acima de 15 bpm. Quando maiores que 2 minutos, são consideradas prolongadas; maiores que 10 minutos, definem uma mudança na linha de base. As desacelerações podem ser precoces, tardias ou variáveis. Também podem estar relacionadas à movimentação fetal, conhecidas como espicas ou DIP 0.

DIP I (precoce)

Descenso gradual da FCF, atingindo nadir da desaceleração com tempo igual ou superior a 30 segundos, geralmente coincidente com o pico da contração, e retorno à linha de base. São consideradas fisiológicas após a rotura das membranas, podendo ser consideradas anormais no período anteparto e com membranas íntegras, por relacionarem-se ao oligoâmnio.

DIP II (tardio)

Descenso gradual da FCF, com nadir da desaceleração após o pico da contração e com retorno à linha de base lento, que começa após tempo igual ou superior a 20 segundos do início da contração. Relaciona-se geralmente à hipóxia fetal.

Desacelerações variáveis

Descenso abrupto da FCF, com nadir da desaceleração com tempo inferior a 30 segundos, motivada por compressão do cordão umbilical nas contrações. O início, o nadir e a duração variam entre as contrações sucessivas; contudo, o descenso é maior que 15 bpm, com duração igual ou superior a 15 segundos e inferior a 2 minutos. Como características de mau prognóstico, tem-se:

- Ascensão da linha de base ao fim do evento (taquicardia compensatória).
- Retorno abaixo da linha de base (bradicardia).
- Retorno lento à linha de base.
- Duração superior a 60 segundos.
- FCF abaixo de 70 bpm.
- Morfologia em W.

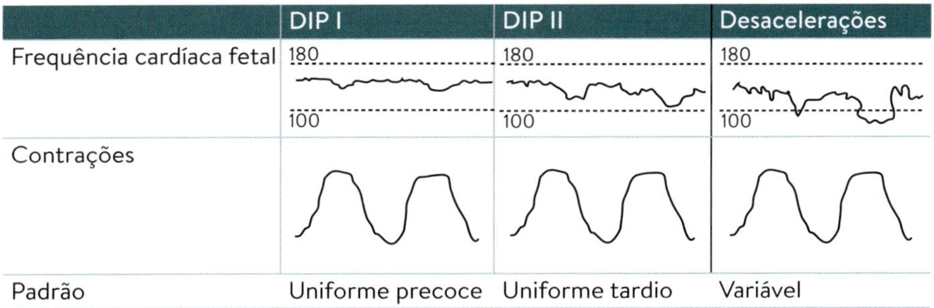

FIGURA 1 Tipos de desacelerações presentes na cardiotocografia.

A avaliação da CTG intraparto permite a categorização em três classes (Quadro 1). Essa classificação serve de guia para o obstetra coordenar sua conduta frente aos diagnósticos trazidos pela CTG. O recente guia britânico *Fetal Monitoring in Labour*, do National Institute for Health and Care Excellence (2022), enfatiza que essas informações devem ser claras a ponto de a gestante poder participar das decisões, inclusive utilizando métodos visuais, como as cores branca, âmbar e vermelha, ao invés de tranquilizadora, não tranquilizadora e anormal, com o intuito de facilitar o entendimento. Com isso, talvez ocorra melhor assertividade na transmissão das informações para a gestante e esta participe das decisões.

MONITORIZAÇÃO DURANTE A CIRURGIA FETAL

A cirurgia fetal acaba trazendo alguns benefícios em relação à monitorização fetal, quando comparadas às cirurgias não obstétricas durante a gestação, por permitir um acesso direto ao feto. Esse acesso será proporcional à complexidade do procedimento, ou seja, as cirurgias fetais a céu aberto ou EXIT (*Ex Utero Intrapartum Treatment*) permitem um acesso maior ao feto, assim como a necessidade de monitoramento fetal pelos maiores riscos envolvidos. Como métodos

QUADRO 1 Categorização do padrão da cardiotografia intraparto

Categoria I	
▪ FCF basal 110 a 160 bpm. ▪ Variabilidade 6 a 25 bpm. ▪ Ausência de desacelerações tardias ou variáveis. ▪ Desacelerações precoces presentes ou não. ▪ Acelerações presentes ou não.	▪ Normal. ▪ Acompanhamento do parto, sem condutas imediatas.
Categoria II	
▪ Taquicardia/bradicardia não acompanhada de variabilidade ausente. ▪ Variabilidade ausente, sem desacelerações recorrentes. ▪ Variabilidade até 5 ou ≥ 25 bpm. ▪ Ausência de acelerações após estímulo fetal. ▪ Desacelerações variáveis não acompanhadas de variabilidade ausente. ▪ Queda prolongada da FCF. ▪ Desacelerações tardias recorrentes, com variabilidade moderada. ▪ Desacelerações variáveis com retorno lento, aumento da linha de base ou acelerações pré e pós-evento ("ombro").	▪ Suspeito ou indeterminado. ▪ Presença de acelerações ou variabilidade moderada: vigilância e ressuscitação intrauterina. ▪ Ausência de acelerações e variabilidade mínima ou ausente: ressuscitação intrauterina, e, na ausência de resposta, realiza-se o parto.
Categoria III	
▪ Variabilidade ausente acompanhada de: ▪ Desacelerações tardias recorrentes (> 50%). ▪ Desacelerações variáveis recorrentes (50%). ▪ Bradicardia. ▪ Padrão sinusoidal.	▪ Terminal. ▪ Preparo para o parto, com medidas de ressuscitação intrauterina. ▪ Na ausência de melhora, realiza-se o parto.

Fonte: adaptado de Francisco RPV, 2021.

possíveis, há o monitoramento da FCF, oximetria de pulso, ultrassonografia e gasometria fetal.

Entre todos os métodos, o mais completo é a ultrassonografia, por permitir a associação de ecocardiografia e o *Doppler* do cordão umbilical. Pode-se avaliar a FCF pela visualização cardíaca direta ou *Doppler* do fluxo do cordão umbilical, contratilidade e estado volêmico cardíaco fetal, trazendo um agregado de informações que permitem um refinamento nos diagnósticos e nas possíveis condutas. Quando há associação de sinais de deterioração, estes são indicativos da necessidade de ressuscitação fetal intrauterina, com condutas que podem ir da otimização hemodinâmica materna até a infusão de cristaloides, hemocomponentes e vasopressores ao feto.

Nos procedimentos de EXIT, a associação da avaliação pela oximetria e pletismografia são factíveis e podem ter grande valor na avaliação do bem-estar fetal, porém deve-se ter em mente que a bradicardia fetal é marcador tardio de deterioração, mas ainda anterior à dessaturação durante a cirurgia fetal.

MONITORIZAÇÃO FETAL EM CIRURGIA NÃO OBSTÉTRICA

A decisão da monitorização fetal intraoperatória deve se basear na disponibilidade de métodos de monitorização, idade gestacional e tipo de cirurgia. De maneira geral, recomenda-se a monitorização de fetos viáveis, antes e depois do procedimento, principalmente após idades gestacionais maiores de 22 semanas, quando há maior facilidade na monitorização e viabilidade fetal, a depender da capacidade da unidade de terapia intensiva neonatal. Não há consenso na literatura quanto à monitorização contínua fetal intraoperatória, tendo em vista que os maiores benefícios se estabelecem quando há alteração de sinais vitais maternos, incluindo-se a medida de temperatura materna; ou seja, um bom manejo materno é o maior ponto de segurança para o feto em procedimentos cirúrgicos.

Quanto ao tipo de procedimento, é um importante definidor de risco e possibilidade de monitorização. A topografia da cirurgia, o potencial de instabilidade materna e a possibilidade de monitorização na região abdominal são os principais fatores a serem observados. No último item, inclui-se o posicionamento da paciente (dorsal, ventral ou lateral), importante definidor do método de monitorização, pois, se o acesso à região abdominal for impossível durante o procedimento, pode-se optar pela monitorização contínua pelo método *Doppler* ou denota-se a impossibilidade de monitorização. O desenvolvimento e o uso da ultrassonografia permitem avaliações transitórias em muitas situações nas quais há esse tipo de obstáculo.

Em revisão sistemática, Po et al. demonstram que a monitorização fetal contínua intraoperatória só foi benéfica em demonstrar taquicardia fetal, sempre associada à febre materna, sem que, contudo, tivesse resultado na indicação do nascimento fetal imediato. Todavia, a indicação de cesariana foi necessária em 5% dos casos nas primeiras 48 horas pós-cirúrgicas.

Desse modo, a monitorização fetal intraoperatória, em procedimentos cirúrgicos não obstétricos, não tem indicação precisa, e talvez atue mais como um método complementar ao manejo perioperatório do que como um método definidor de conduta.

No manejo de cirurgias com potencial de instabilidade, gestantes infectadas e quando há método de monitorização fetal possível, a monitorização fetal pode ser um meio de tranquilizar a equipe durante o procedimento; todavia, só deve ser empregada quando a interpretação dos resultados obtidos possa auxiliar na tomada de decisão baseada nas diversas especialidades envolvidas nos procedimentos.

FUTURO DA MONITORIZAÇÃO FETAL

Diante das falhas existentes na monitorização fetal atual, baseada atualmente na FCF por *Doppler*, novos monitores surgiram, utilizando diferentes metodologias para a monitorização do bem-estar fetal e contração uterina.

Novas tecnologias para análise da FCF têm surgido com o objetivo de refinar essa análise, a ponto de se criarem alguns algoritmos baseados no eletrocardiograma fetal, sua análise do segmento ST e alterações na onda T, como sinais mais fidedignos de hipóxia. Essa tecnologia, quando utilizada em associação com a FCF, teria a capacidade de reduzir o número de cesarianas desnecessárias e partos instrumentados, frequentemente indicados por falhas na monitorização tradicional. O que dificulta a popularização dessa tecnologia contida no monitor STAN (Neoventa Medical, Mölndal, Suécia) é a necessidade da utilização de um eletrodo fetal invasivo, que pode agregar alguns riscos ao feto, e o custo elevado.

Outros monitores, como o Monica AN24 (Monica Healthcare, Nottingham, Reino Unido), conseguem, através de cinco eletrodos abdominais colocados na gestante, adquirir a FCF e o eletrocardiograma (ECG); todavia, há grande interferência das movimentações maternas, do ECG materno, que apresenta amplitude 100 vezes maior que o do feto e a necessidade do preparo da pele da gestante para diminuição de tais interferências. Diante disso, esse monitor é mais utilizado em ambiente de pesquisa e, com alguma incerteza, quanto à qualidade do ECG fetal gerado.

O monitor MERIDIAN (Mindchild Medical, Massachusetts, Estados Unidos) é promissor em relação aos anteriores por ter a capacidade de apresentar o ECG fetal (Figura 2) de maneira não invasiva, sem necessidade de preparo abdominal na gestante, baixo custo em relação aos demais e grande capacidade para avaliação em gestantes obesas, um dos grandes problemas do método *Doppler* tradicional.

Novas tecnologias também buscam monitorar a FCF independentemente de voltagem, como o uso de radiofrequência, ressonância magnética e magnetocardiografia. Contudo, essas tecnologias ainda se apresentam incipientes, e a dinâmica de uso em algumas delas é impeditiva para o uso da prática clínica. A incorporação de algoritmos envolvendo inteligência artificial pode cada vez mais auxiliar na tomada de decisão, frente a situações críticas na avaliação do bem-estar fetal.

Para a monitorização das contrações uterinas, a eletromiografia é a tecnologia mais promissora para a prática clínica, pois permite filtrar grande parte dos ruídos que influenciam negativamente o monitoramento dos tocodinamômetros. Apesar de muitas dessas tecnologias iniciarem seu desenvolvimento há cerca de três décadas, as evidências de benefício claro em relação à monitorização tradicional ainda são imprecisas e necessitam de maior análise para realmente tomarem conta da prática clínica.

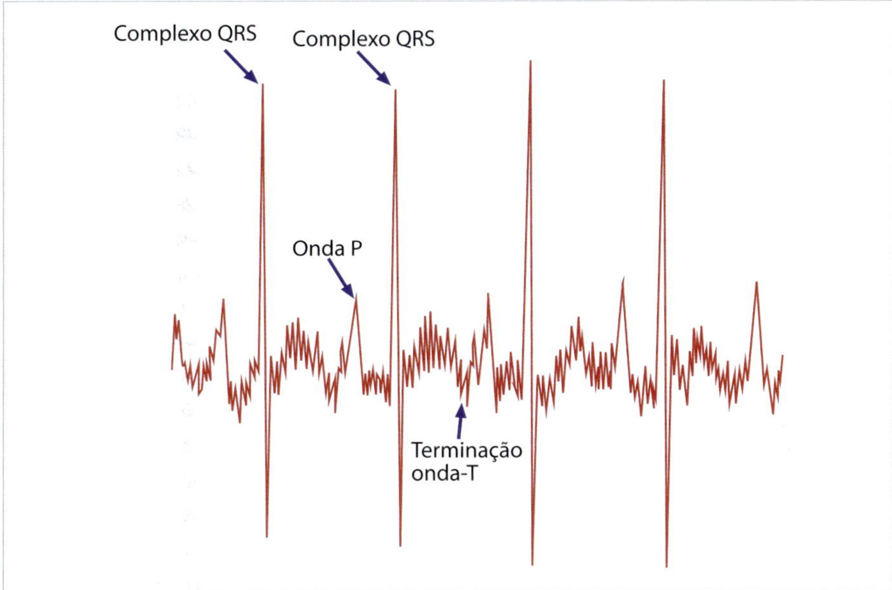

FIGURA 2 Características de ondas do eletrocardiograma fetal identificadas usando o monitor Mindchild Medical MERIDIAN (North Andover, Massachusetts).

Fonte: adaptada de Wolfberg AJ, 2012.

CONSIDERAÇÕES FINAIS

O monitoramento fetal durante procedimentos anestésicos é uma prática essencial para garantir a segurança e o bem-estar do feto. A escolha do método de monitorização mais adequado e a consideração de aspectos específicos relacionados à anestesia, procedimento cirúrgico e condições clínicas da gestante e do feto são fundamentais para o sucesso do monitoramento e, logo, do seu uso. Por meio de um monitoramento diligente, a equipe médica pode minimizar os riscos e otimizar os resultados tanto à mãe quanto ao feto.

REFERÊNCIAS BIBLIOGRÁFICAS

1. Livingston EG. Intrapartum Fetal Assessment and Therapy. In: Chesnut DH, Wong CA, Tsen LC, Ngan Kee WD, Beilin Y, Mhyre JM, editores. Chesnut's Obstetric Anesthesia. Principle and Practice. 6. ed. Filadélfia: Elsevier; 2020. p. 155-70.
2. Francisco RPV. Monitorização Fetal Intraparto. In: Zugaib M, Francisco RPV, editores. Protocolos assistenciais: Clínica Obstétrica FMUSP. 6. ed. Rio de Janeiro: Atheneu; 2021. p. 805-19.

3. Macones GA, Hankins GDV, Spong CY, Hauth J, Moore T. The 2008 National Institute of Child Health and Human Development workshop report on electronic fetal monitoring: Update on definitions, interpretation and research guidelines. Obst Gynecol. 2008;112(3):661-6.
4. National Institute for Health and Care Excellence. Fetal monitoring in labour (NG229). 2022. [acesso em agosto de 2023]. Disponível em: https://www.nice.org.uk/guidance/ng229
5. Luks FI, Johnson BD, Papadakis K, Traore M, Piasecki GJ. Predictive value of monitoring in fetal surgery. J Pediatr Surg. 1998;33(8):1297-301.
6. Izumi A, Minakami H, Sato I. Fetal heart rate desacelerations precede a decrease in fetal oxygen content. Gynecol Obstet invest. 1997;44:26-31.
7. Nonobstetric surgery during pregnancy. Committee opinion No 696. Obstet Gynecol. 2017;129(4):777-8.
8. Po G, Olivien C, Rose CH, Saccone G, McCurdy R, Berghella V. Intraoperative fetal heart monitoring for non-obstetric surgery: A systematic review. Eur J Obstet Gynecol Reprod Biol. 2019;238:12-9.
9. Wolfberg AJ. The Future of Fetal Monitoring. Rev Obstet Gynecol. 2012;5(3/4):e132-e136.
10. Al Wattar BA, Honess E, Bunnewell E, Welton NJ, Quenby S, Khan KS, et al. Effectiveness of intrapartum fetal surveillance to improve maternal and neonatal outcomes: a systematic review and network meta-analysis. CMAJ. 2021;193(14):E468-E477.

22

Monitorização da reanimação cardiopulmonar

Fábio Luís Ferrari Regatieri
Marcelo Ribeiro de Magalhães Queiroz
Mariana Regatieri Polezi

PONTOS-CHAVE

1. O número de paradas cardiorrespiratórias é crescente no mundo todo.
2. Um dos determinantes do sucesso da reanimação cardiopulmonar é a qualidade das manobras.
3. Monitorar a qualidade da reanimação cardiopulmonar em tempo real pode melhorar o prognóstico das paradas cardiorrespiratórias.
4. Nas últimas duas décadas, várias formas de monitorar a reanimação cardiopulmonar foram introduzidas.
5. Acelerômetros nas pás dos desfibriladores, CO_2 no final da expiração, pressão arterial diastólica invasiva e saturação venosa central de oxigênio estão disponíveis comercialmente e criam parâmetros para uma reanimação cardiopulmonar de qualidade.
6. Monitorar com área de espectro de amplitude, espectroscopia próxima ao infravermelho e ecocardiograma podem representar novas formas de aferir qualidade da reanimação cardiopulmonar em tempo real.

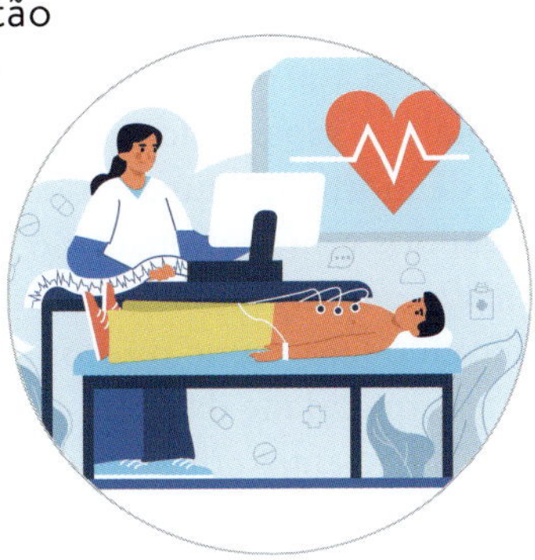

ACRÔNIMOS E ABREVIAÇÕES UTILIZADAS

AHA: American Heart Association	PALS: *pediatric advanced life support*
AMSA: área de espectro de amplitude	PC: profundidade das compressões (torácicas)
CVC: cateter venoso central	PCR: parada cardiorrespiratória
DAP: diâmetro anteroposterior	PCREH: parada cardíaca extra-hospitalar
DC: débito cardíaco	PCRIH: parada cardíaca intra-hospitalar
DEA: desfibrilador externo automático	PPC: pressão de perfusão coronariana
ECG: eletrocardiograma	$PvcO_2$: pressão venosa central de O_2
$ETCO_2$: CO_2 no final da expiração	RCE: retorno da circulação espontânea
ETE: ecocardiograma transesofágico	RCP: reanimação cardiopulmonar
FMH: fração de minutos com hiperventilação	rSO_2: taxa de saturação cerebral de O_2
FV: fibrilação ventricular	SBV: suporte básico de vida
irpm: incursões respiratórias por minuto	$SvcO_2$: saturação venosa central de oxigênio
IT: impedância torácica	TRF: transformação rápida de Fourier
MCE: massagem cardíaca externa	TSF: tempo sem fluxo
MCQ: melhoria contínua de qualidade	TVSP: taquicardia ventricular sem pulso
NIRS: espectroscopia próxima ao infravermelho	UTI: unidade de terapia intensiva
$PaCO_2$: pressão arterial de dióxido de carbono	VPP: ventilação sob pressão positiva
PAD: pressão arterial diastólica.	

INTRODUÇÃO

O número de paradas cardíacas (PCR), principalmente em ambiente extra-hospitalar, tem aumentado no mundo todo em decorrência do aumento de doenças cardiovasculares, com uma incidência de aproximadamente 20 a 140 casos a cada 100.000 pessoas e taxa de sobrevivência de 2 a 11%. As PCR extra-hospitalares são consideradas um problema de saúde pública, sendo a principal causa de morte no mundo todo.[1]

Estudos têm demonstrado diferença importante de mortalidade entre os pacientes que tiveram PCR nos ambientes intra e extra-hospitalar. Vários fatores explicam o fato, como o reconhecimento e a intervenção precoces e, principalmente, a qualidade da RCP. Apesar dos avanços nos últimos anos, mais da metade dos pacientes adultos que tiveram uma RCP durante seu período de internação não irá sobreviver.[2]

A MCE deve garantir oxigenação e substrato metabólico aos tecidos. Uma RCP de qualidade oferece apenas 10 a 30% do fluxo de sangue normal ao coração e 30 a 40% para o cérebro, demonstrando a necessidade de garantir a melhor técnica possível.

O ditado “se você não medir, não pode melhorar” se aplica diretamente ao monitoramento da qualidade da RCP. Monitorar a qualidade e o desempenho da RCP pelos socorristas no local da parada cardíaca tem sido transformador para a ciência da ressuscitação e para a prática clínica. Estudos demonstraram que socorristas treinados frequentemente apresentavam taxas de TSF, profundidade e taxas de compressão-ventilação ruins, os quais foram associados a resultados piores. Com o monitoramento, há maior clareza sobre a pausa pré-choque ideal, TSF e PC.[1]

Segundo os protocolos da AHA, devem ser adotados recursos[1] para avaliação de desempenho, em tempo real, para garantir RCP de qualidade. Nesse sentido, são consideradas etapas a serem cumpridas pela equipe de assistência à PCR:

- Monitoramento e *feedback*: opções e técnicas para monitorar a resposta do paciente à ressuscitação, bem como *performance* da equipe.
- Logística em nível de equipe: como garantir RCP de alta qualidade em situações complexas.
- MCQ em RCP.

A sobrevida do paciente está ligada à qualidade da RCP. Quando os socorristas comprimem a uma profundidade inferior a 38 mm, as taxas de sobrevivência até a alta após PCREH são reduzidas em 30%. Da mesma forma, quando os socorristas comprimem muito lentamente, o RCE após a parada cardíaca hospitalar cai de 72% para 42%.[1]

A RCP de má qualidade deve ser considerada um dano evitável. Em ambientes hospitalares, a variabilidade no desempenho clínico afetou a capacidade de reduzir as complicações associadas aos cuidados de saúde, e uma abordagem padronizada foi defendida para melhorar os resultados e reduzir os danos evitáveis. O uso de uma abordagem sistemática de MCQ tem sido apresentado como uma solução para otimizar os resultados em uma série de condições de saúde.[1]

Em muitos casos, as paradas ocorrem em UTI altamente tecnológicas, onde os pacientes geralmente estão sob monitoramento invasivo no momento da ocorrência. Desenvolver uma estratégia de ressuscitação que aproveite esse monitoramento e o utilize para analisar a resposta fisiológica do paciente à RCP deve melhorar a sobrevida.

PARADA CARDÍACA EXTRA-HOSPITALAR

Monitorar a qualidade da RCP usando a aferição da pressão parcial de $ETCO_2$ ou dados hemodinâmicos invasivos são recomendações bem estabelecidas pelos protocolos dos conselhos de reanimação. Essa monitorização pode estar disponível apenas em ambientes intra-hospitalares, e o treinamento de socorristas atuando em ambientes extra-hospitalares, segundo *guidelines* amplamente conhecidos, prevê a observação clínica de alguns parâmetros (Quadro 1) a fim de melhorar a sobrevivência das vítimas.

A aferição das técnicas de RCP, especialmente da MCE, parece ser um caminho sem volta, muito embora ainda não tenhamos trabalhos que efetivamente comprovem o impacto dessa monitorização sobre a taxa de mortalidade. Um estudo observacional avaliou a condução da RCP em um centro médico acadêmico, aferindo a adesão às diretrizes de ressuscitação, através da medida obtida com um monitor/desfibrilador *ZOLL R Series*®, usando o *software RescueNet Code Review*. O desfecho primário foi a sobrevida do paciente. De 200 casos, apenas 37% das compressões estavam na faixa recomendada de frequência (100-120/min) e 63,9% estavam na faixa de profundidade (5-6 cm). A frequência média ficou acima da meta em 55,7% das vezes. A profundidade média ficou acima e abaixo da meta em, respectivamente, 1,4% e 34,7% do tempo. Dos 200 pacientes, 125 (62,5%) obtiveram RCE. Destes, 94 (47%) estavam vivos 24 horas após a ressuscitação. Cinquenta pacientes (25%) receberam alta da UTI com vida e 47 (23,5% do total) receberam alta hospitalar. Apesar da disponibilidade de um sistema de *feedback* audiovisual, os socorristas continuam a realizar compressões que não estão na frequência e profundidade ideais.[3]

Outro estudo, que avaliou outro método de *feedback* em tempo real, com o uso de um *software* acoplado a um acelerômetro, concluiu que o monitoramento do desempenho da RCP pelos socorristas no local da parada cardíaca tornou-se

QUADRO 1 Parâmetros de qualidade da RCP que podem ser observados

Qualidade da RCP	Observações
Comprimir rápido e forte	
Frequência das compressões entre 100 e 120.min^{-1}	
Profundidade das compressões entre 5 e 6 cm	Na criança: 4 a 5 cm, 1/3 a 2/3 DAP do tórax
Permitir o retorno total do tórax entre as compressões	
Minimizar a interrupção nas compressões	TSF máximo abaixo de 20%[1]
Evitar ventilação excessiva (FR entre 10 e 12 irpm)	Na criança: entre 20 e 30 irpm
Ventilação rápida minimiza pressão intratorácica	Tempo da ventilação ≤ 1 segundo
Trocar tarefa dos reanimadores a cada 2 minutos ou 5 ciclos	Antes, em caso de exaustão
Sem via aérea avançada: 30 massagens: 2 ventilações	Na criança, 2 reanimadores: 15:2

Fonte: adaptado de Panchal et al., 2020.[2]

essencial na ciência da ressuscitação. O desenvolvimento de dispositivos de *feedback* de RCP precisos e amplamente disponíveis, ao que tudo indica, será componente-chave para melhorar o desempenho dos socorristas.[4]

Além da MCE, outros dois elos importantes da cadeia de sobrevivência são a desfibrilação precoce e a VPP adequada.[5] A desfibrilação é fornecida por um DEA ou por desfibriladores manuais, que podem ser acoplados a monitores mais avançados e ajudam a balizar as compressões torácicas. As atuais diretrizes de ressuscitação podem ser observadas no Quadro 1. No entanto, ventilação excessiva, seja por frequência ou volume corrente elevados, é muito comum durante a ressuscitação. Várias análises de RCP em PCREH relatam taxas que variam de hiperventilação moderada (14 min^{-1}) a grave (> 20 min^{-1}). O efeito negativo da hiperventilação durante a RCP é bem conhecido: aumenta as pressões intratorácicas, desloca a curva de dissociação do oxigênio para a esquerda, aumentando a afinidade ao oxigênio, e se comporta como um vasoconstritor cerebral. Outros estudos também provaram que a hiperventilação contribui para menor PPC e para a deterioração hemodinâmica em animais. Todos esses fatores diminuem a probabilidade de sobrevivência da vítima em PCR, por isso o monitoramento e a avaliação da VPP durante a RCP tornam-se importantes.

Assim, o monitoramento em tempo real da ventilação durante a RCP permitiria um *feedback* aos socorristas, melhorando a adesão às diretrizes atuais. Além disso, a avaliação retrospectiva da VPP pode ajudar no *debriefing* e, em última análise, melhorar a qualidade da RCP fornecida pelos serviços médicos de emergência. Infelizmente, não há sistemas comerciais disponíveis para equipamentos de desfibrilação que forneçam *feedback* em tempo real aos socorristas e não há métodos automáticos disponíveis para avaliação da qualidade da ventilação. Vários parâmetros foram propostos para monitorar a qualidade das ventilações em PCREH, como o valor médio da frequência de ventilações por minuto e a FMH, ou seja, frequências acima de 15 min^{-1}. O cálculo automatizado desses valores, indicadores de qualidade de ventilação, requer algoritmos de detecção de ventilação baseados no processamento dos sinais biomédicos registrados por equipamentos comerciais. Hoje, equipamentos que monitorem as trocas gasosas durante as ventilações, como a capnografia, não são usados rotineiramente em PCREH, diferentemente dos ventiladores mecânicos hospitalares, que incorporam este recurso.

No cenário de SBV, os sinais registrados pelos DEA por meio dos eletrodos de desfibrilação são mais frequentemente o ECG e a IT. As ventilações são visíveis no registro de IT como flutuações na forma de onda a cada insuflação por VPP. Para monitores-desfibriladores mais avançados, estão disponíveis módulos adicionais que monitorizam o capnograma. Na Figura 1, é possível ver a correlação entre as variáveis citadas.

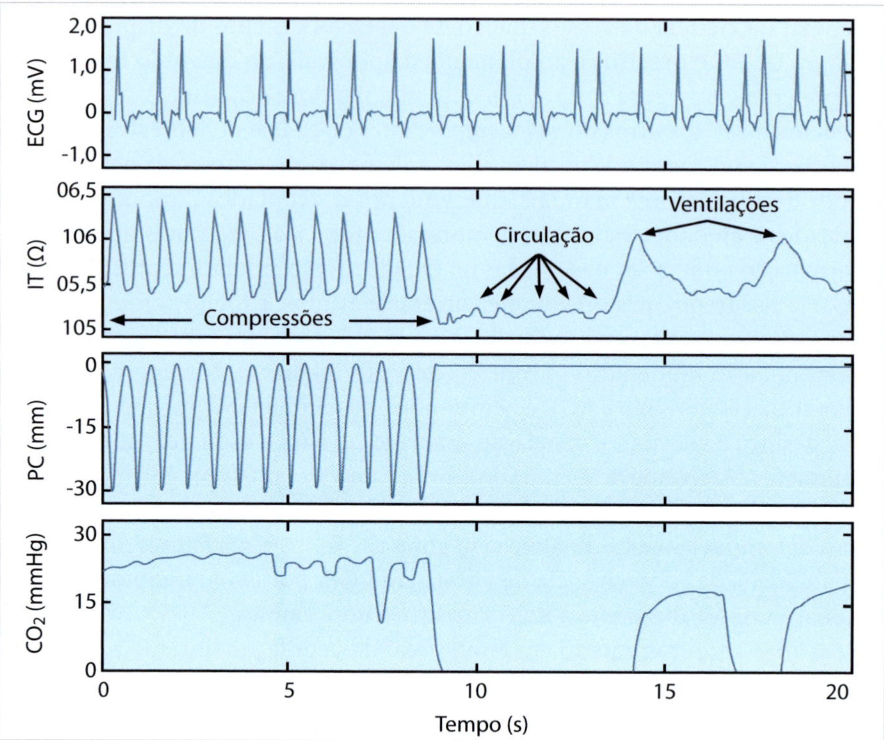

FIGURA 1 De cima para baixo, são representados o ECG, a IT, a PC e a capnografia. A IT mostra uma linha de base em torno de 105 Ω e flutuações devido a compressões torácicas (em torno de 1 Ω), ventilações (0,5-1 Ω) e circulação (0,1 Ω). Existe uma correspondência perfeita entre (1) compressões no sinal PC e flutuações devido a compressões no sinal IT, (2) o capnograma e flutuações devido a ventilações na IT e (3) batimentos cardíacos efetivos no ECG e na circulação componente na IT. Duas ventilações são visíveis na IT, as flutuações em torno de 14 e 18 s, que se correlacionam com aumentos do CO_2 expirado no capnograma.

Fonte: adaptada livremente de Elola et al., 2018.[5]

PARADA CARDÍACA INTRA-HOSPITALAR

A PCRIH afeta cerca de 200.000 pacientes a cada ano nos Estados Unidos. Embora os resultados tenham melhorado na última década, mais da metade dos adultos que sofrem uma parada cardíaca durante a internação não sobreviverá. Quando se somam as PCR ocorridas em ambientes extra e intra-hospitalar nos Estados Unidos, mais de 500.000 crianças e adultos sofrem uma parada cardíaca e menos de 15% sobrevivem.[1]

Um estudo brasileiro mediu a qualidade do atendimento individual e de equipe à PCR em hospital pediátrico, utilizando a ferramenta de simulação clínica surpresa (*in situ mock code*). A avaliação mostrou que profissionais identificaram a PCR checando responsividade (26,7%) e pulso (46,7%); 91,6% solicitaram monitorização cardíaca e acesso venoso. Em um caso (8,3%), a técnica de compressão cardíaca foi correta em profundidade e frequência, enquanto apenas 50% executaram a RCP corretamente na proporção de compressão e ventilação. As equipes apresentaram bom desempenho na dinâmica de trabalho, segundo variáveis recomendadas pelo PALS, entretanto houve baixa adesão a esse protocolo durante simulações de PCR, observando-se que a qualidade da RCP oferecida pode melhorar em muitos pontos.[6]

Para fornecer oxigênio e substrato metabólico aos tecidos vitais, o fluxo sanguíneo adequado, miocárdico e cerebral, deve ser gerado por compressões torácicas eficazes durante a maior parte do tempo total de parada cardíaca. O RCE após a RCP depende da oferta adequada de oxigênio ao miocárdio durante a RCP. A PPC (diferença entre a pressão diastólica aórtica e diastólica atrial direita durante a fase de relaxamento das compressões torácicas) é o principal determinante do fluxo sanguíneo cardíaco durante a RCP e pode ser inferida pela diferença da PAD menos a pressão venosa central. Maximizar a PPC durante a RCP é o principal objetivo fisiológico. Como a PPC não pode ser medida, os socorristas devem se concentrar em componentes específicos da RCP que têm evidências para apoiar uma melhor ressuscitação hemodinâmica ou a sobrevivência humana.[1] Assim, a AHA recomenda o uso de substitutos clínicos intimamente relacionados ao fluxo sanguíneo miocárdico ($ETCO_2$ ou PAD) para monitorar a qualidade da ressuscitação.[7]

MONITORIZAÇÃO FISIOLÓGICA DA REANIMAÇÃO CARDIOPULMONAR

As opiniões e a experiência clínica dos especialistas do *Quality CPR Summit* apoiam fortemente a priorização do uso de parâmetros hemodinâmicos e da $ETCO_2$ para ajustar a técnica de compressão durante a RCP, quando disponíveis. Além disso, o painel de especialistas recomenda uma contextualização hierárquica e situacional do monitoramento fisiológico com base nos dados disponíveis mais relacionados ao fluxo sanguíneo do miocárdio.

Se monitoramento invasivo completo (linha arterial e CVC) disponível: PPC > 20 mmHg

A ressuscitação adulta bem-sucedida é mais provável quando a PPC é maior que 20 mmHg e quando a PAD é maior que 25 a 30 mmHg. Embora a PPC ideal não tenha sido estabelecida, o painel de especialistas concorda com as diretrizes da AHA de 2010 para RCP de que o monitoramento e a titulação da PPC durante a RCP são razoáveis. Dados de estudos com animais sugerem buscar PPC maiores, entre 30 e 40 mmHg. Em estudos recentes com suínos, a ressuscitação direcionada pela PPC foi considerada um índice prognóstico superior aos demais fornecidos pelas diretrizes, em termos de sobrevivência em curto e longo prazo. Além disso, o painel de especialistas recomenda que esse alvo fisiológico seja o objetivo primário quando cateteres arteriais e venosos centrais estiverem posicionados no momento da parada cardíaca e início da RCP. Aumentar a PPC durante a RCP, fornecendo massagens com profundidade de compressão (5-6 cm) e frequência (100-120.min[1]) ideais, é fundamental para alcançar o retorno à circulação espontânea, assim como limitar as interrupções nas compressões torácicas ao mínimo é igualmente importante para evitar o declínio da PPC.[8] Atualmente, os dados ainda são insuficientes para fazer uma recomendação para metas de PPC para bebês e crianças,[1] muito embora alguns estudos caminhem para que esses números sejam obtidos.[8]

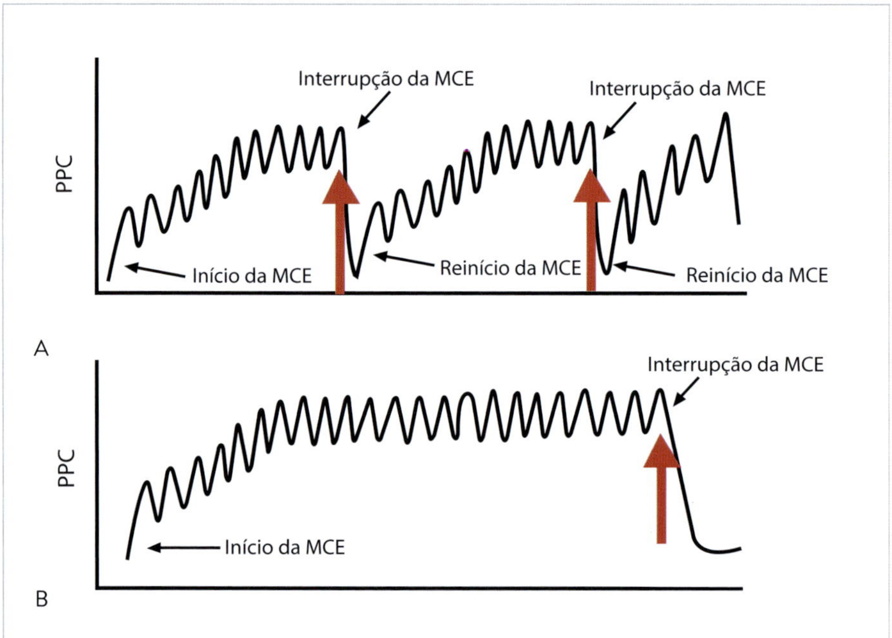

FIGURA 2 A: MCE intermitentes; B: compressões torácicas contínuas e seus efeitos na PPC. Nota-se que a cada interrupção é necessário um certo tempo para que a PPC prévia seja atingida novamente. As setas vermelhas destacam o momento da interrupção da MCE.

Se houver somente linha arterial disponível no momento da PCR: PAD ≥ 20 mmHg

Consistente com dados experimentais, estudos clínicos publicados limitados indicam que a ressuscitação adulta bem-sucedida depende da manutenção da PAD em pelo menos 20 mmHg, idealmente mais do que 25 mmHg. O painel de especialistas recomenda que esse alvo fisiológico seja o alvo primário quando um cateter arterial está alocado, sem um CVC, no momento da PCR e da RCP. As diretrizes da AHA de 2010 para RCP recomendam "tentar melhorar a qualidade da RCP otimizando os parâmetros de compressão torácica ou administrando vasopressores ou ambos" se a PAD for inferior a 20 mmHg. A obtenção de níveis de PAD maiores do que 25 mmHg para vítimas adultas está correlacionada com melhor taxa de RCE.[1] Mais recentemente, mesmo que quase não haja evidências clínicas, dados em animais demonstraram que PAD medidas de forma invasiva são muito discriminativas para sobrevivência, e a incapacidade em manter as pressões diastólicas acima de 30-35 mmHg torna improvável o RCE.[8]

O estudo multicêntrico de Berg e Sutton, com 164 pacientes pediátricos, publicado em 2018, concluiu que a PAD média ≥ 25 mmHg durante a RCP em lactentes e ≥ 30 mmHg em crianças ≥ 1 ano de idade foi associada a maior probabilidade de sobrevivência até a alta hospitalar e sobrevivência com melhor desfecho neurológico.[9]

Se não houver linha arterial ou CVC: $ETCO_2$ a partir da via aérea avançada

O painel de especialistas recomenda que esse alvo fisiológico seja o ponto final primário quando não houver nenhum cateter arterial nem venoso central no momento da parada cardíaca e da RCP. Com base em dados limitados de animais e experiência pessoal, o painel de especialistas recomenda a titulação do desempenho da RCP para uma meta de $ETCO_2$ de pelo menos 10 mmHg, idealmente > 20 mmHg, sem ventilar excessivamente o paciente (frequência < 12 irpm, com elevação torácica mínima).

A $ETCO_2$ durante a RCP depende principalmente do fluxo sanguíneo pulmonar e, portanto, refletem o débito cardíaco. A falha em manter o $ETCO_2$ em mais de 10 mmHg durante a RCP em adultos reflete baixo débito cardíaco e prediz fortemente ressuscitação malsucedida. Diretrizes da AHA de 2010 para RCP e ACE recomenda monitorar o $ETCO_2$ durante a RCP para avaliar o fluxo sanguíneo de duas maneiras: para melhorar o desempenho da compressão torácica se o $ETCO_2$ for < 10 mmHg durante a RCP e para considerar um aumento abrupto sustentado para um valor normal (35-40 mmHg) como um indicador de RCE.

Alguns estudos sugerem que, sob ventilação constante, um aumento de $ETCO_2$ de mais de 10 mmHg é um preditor consistente de RCE.[8]

A $ETCO_2$ é determinada pelas contribuições relativas da ventilação, perfusão e metabolismo. Quando a produção de CO_2 e a perfusão permanecem constantes, a $ETCO_2$ é totalmente dependente da ventilação-minuto. Ornato et al. demonstraram que a relação entre $ETCO_2$ e débito cardíaco parece ser logarítmica em vez de linear. Em estados de baixo fluxo (como durante a RCP), alterações da $ETCO_2$ estão associadas a pequenas alterações no débito cardíaco. Em condições em que o DC está normal ou elevado, a $ETCO_2$ é apenas minimamente afetada por suas alterações e, em vez disso, reflete particularmente mudanças no volume minuto.[10]

A $PaCO_2$ tem uma importante influência no fluxo sanguíneo cerebral. Aumentos na $PaCO_2$ levam a diminuição da resistência vascular cerebral e, assim, a aumento do fluxo sanguíneo cerebral. Embora essa relação implique correlação entre $ETCO_2$ e fluxo sanguíneo cerebral, não está tão claro qual o efeito da $PaCO_2$ na vasculatura cerebral durante a RCP. Entretanto, é certo que, durante a RCP, a $ETCO_2$ se correlaciona principalmente com alterações no débito cardíaco e, secundariamente, à perfusão coronariana.

No estudo de Sutton,[7] a monitorização de qualidade da RCP com $ETCO_2$ em 803 pacientes. Valores maiores do que 10 mmHg durante as manobras foram obtidos em 520 (65%) e estiveram associados a melhor sobrevida até a alta hospitalar (24% *versus* 11%) e resultado neurológico favorável (18% *versus* 8%) em comparação com eventos em que $ETCO_2$ foi menor que 10 mmHg.

Espectroscopia próxima ao infravermelho

Durante a última década, o uso da NIRS para medir a oximetria cerebral durante a parada cardíaca ganhou muito interesse. Essa técnica não invasiva mede a rSO_2 em tempo real, diferentemente da oximetria de pulso e independente de um sinal pulsátil. Foi demonstrado que a medição de rSO_2 é viável durante a RCP. Todavia, até agora, apenas um estudo clínico pequeno comparou o efeito de baixa qualidade *versus* alta qualidade da RCP sobre a rSO_2 e não mostrou nenhuma diferença. No entanto, os períodos de RCP de baixa qualidade foram curtos (30 segundos até 6 minutos) e o tempo para permitir alterações da rSO_2 era bastante limitado. Junto com o pequeno tamanho da coorte, um possível atraso no efeito da rSO_2 poderia ser uma das razões para essa observação inconclusiva. Valores mais altos de rSO_2 foram obtidos usando um dispositivo de compressão mecânica em comparação com compressão manual. Outros estudos demonstraram que aumentos na rSO_2 e seus valores médios maiores durante a RCP estão associados a RCE; entretanto, com as evidências atuais, eles não avaliam a qualidade da RCP em tempo real.[8]

Ecocardiograma

Realizar compressões torácicas em profundidade e frequência ideais é um dos pilares da RCP de alta qualidade. O posicionamento das mãos é de igual importância, pois deve estar na metade inferior do esterno para oferecer a maior resposta hemodinâmica. Na prática, muitas vezes o ventrículo direito não é comprimido, restando a compressão sob a raiz da aorta ou via de saída do ventrículo esquerdo, produzindo débito cardíaco significativamente menor. O ecocardiograma, preferencialmente o ETE, pode melhorar o posicionamento das mãos e a profundidade das massagens durante a compressão torácica em tempo real e, consequentemente, melhorar o débito cardíaco produzido pela MCE. O ETE também tem a vantagem de poder ser usado em todos os tipos de pacientes.

Verificações de pulso dentro dos 10 segundos predeterminados têm uma sensibilidade e especificidade pobres, que pode ser melhorada usando o ecocardiograma. O uso do ecocardiograma durante a PCR requer um profissional experiente, que se dedique exclusivamente a realizar ultrassom no momento da ressuscitação. Por enquanto, nenhuma validação destes protocolos foi publicada.[8]

Saturação venosa central de oxigênio

A utilidade desse método depende da instalação prévia à PCR de um cateter que realiza a medida contínua da $SvcO_2$, geralmente através de uma fibra óptica. As principais fontes de erro com essa abordagem são o mau posicionamento do cateter e a ponta do cateter encostando na parede do vaso. Este último é indicado por um sinal no visor fornecido por alguns sistemas de espectrofotometria contínua.

Já há décadas se encontrou uma boa correlação entre os níveis da $SvcO_2$ e o RCE. Há também equivalência entre a $SvcO_2$ e o $ETCO_2$ como métodos para avaliar a qualidade da RCP.[11] Alterações na $SvcO_2$ refletem alterações no fornecimento de oxigênio por meio de alterações no débito cardíaco (valores normais entre normal e 60-80%). Durante parada cardíaca e RCP, o intervalo esperado fica entre 25 e 35%.[12] Se a $SvcO_2$ for < 30%, é razoável considerar tentar melhorar a qualidade da RCP, otimizando parâmetros de compressão de tórax.

Área de espectro de amplitude (*amplitude spectrum area*)

A desfibrilação elétrica precoce é fundamental para o tratamento das PCR em ritmos chocáveis (FV e TVSP). O momento da desfibrilação em relação à MCE, no entanto, é assunto de grande interesse porque é difícil determinar a prioridade das intervenções de RCP: desfibrilação primeiro ou MCE primeiro? De fato, nas diretrizes de 2020 da AHA, as evidências foram consideradas insuficientes para apoiar ou refutar um intervalo de MCE antes da desfibrilação, e a decisão tomada foi pela priorização da desfibrilação, ainda considerando que tem sido recomendado que choques subsequentes sejam tentados em um protocolo baseado em tempo (ou seja, após cada ciclo de 2 minutos de MCE/RCP), sem qualquer avaliação do padrão fisiopatológico do miocárdio parado ao longo do tempo.[13]

Esses disparos do desfibrilador podem salvar vidas ou causar danos significativos, dependendo do momento do choque e do estado do miocárdio. A lesão miocárdica causada por desfibrilação está relacionada com a gravidade da disfunção miocárdica global pós-ressuscitação. Além disso, interrupções nas compressões precordiais reduzem a PPC, o que pode comprometer o sucesso dos choques, principalmente após parada cardíaca prolongada.[14] Assim, o algoritmo de desfibrilação atual pode levar a tentativas inúteis de desfibrilação e interrupções desnecessárias das compressões torácicas, potencialmente piorando as possibilidades de RCE.

Valores da AMSA durante FV se correlacionam com os estoques de energia do miocárdio e preveem o sucesso da desfibrilação. A AMSA pode ser obtida com certa facilidade através de cálculos matemáticos feitos a partir de registros do ECG armazenados nos desfibriladores manuais ou automáticos. Muito embora não tenhamos esse cálculo automatizado e em tempo real nos equipamentos disponíveis comercialmente, trata-se de tecnologia relativamente simples, que provavelmente estará no mercado em curto ou médio prazo e que poderá ser validada por estudos.

O processamento do ECG pode representar um método não invasivo ideal que seja um guia para a identificação da real prioridade de intervenção durante a RCP. De fato, há evidências de mudanças na forma de onda da FV ao longo do tempo, o que pode permitir a previsão do sucesso de uma tentativa de desfibrilação. Pequenos estudos clínicos demonstraram que a AMSA é um dos preditores mais precisos do sucesso da desfibrilação e capaz de orientar a RCP, elucidando os socorristas em quais momentos devem ou não desfibrilar. Além disso, AMSA parece estar independentemente associada a sobrevida em longo prazo, mostrando alta precisão na identificação de pacientes que têm chance maior de sobreviver. A AMSA é significativamente maior antes de desfibrilações bem-sucedidas do que antes das que falharam. Valores de AMSA de cerca de 9 mV-Hz foram capazes de antever sucesso na desfibrilação com sensibilidade e especificidade em torno de 80%. Valores mais altos de AMSA aumentaram a precisão, especificidade e valor preditivo positivo para antecipar o sucesso da desfibrilação: AMSA > 16 mg-Hz foi associada a até 84% de sucesso na desfibrilação, e esses

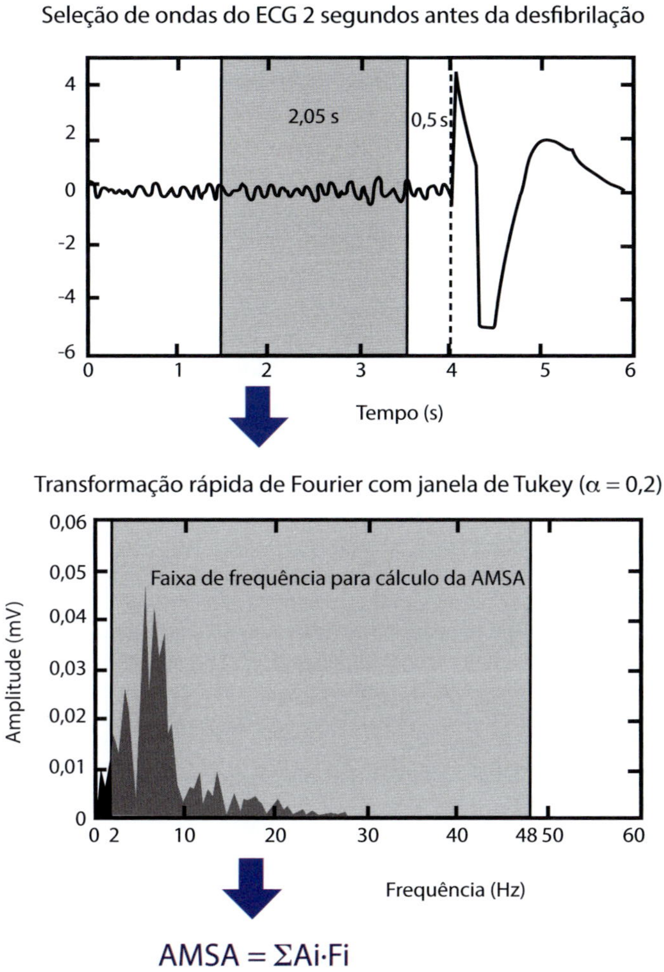

FIGURA 3 Cálculo da AMSA. A análise foi realizada durante o tempo de pausa nas compressões em um ponto em uma janela de 2,05 segundos, terminando 0,5 segundo antes da desfibrilação. Os sinais de ECG foram processados com o uso de um filtro de 2 Hz para minimizar artefatos de baixa frequência produzidos pela MCE e um filtro de 48 Hz para remover interferência de ruído ambiente em frequências mais altas. Os sinais analógicos de ECG foram digitalizados e convertidos de um domínio de tempo para um domínio de frequência por TRF. Uma janela de Tukey para a TRF foi usada para reduzir os efeitos de borda. A AMSA foi calculada como a soma dos produtos de frequências individuais e suas amplitudes: AMSA = $\Sigma A_i \cdot F_i$, em que Ai representa a amplitude na enésima frequência Fi.

Fonte: adaptada de Ristagno et al., 2015.[13]

números poderiam ser usados para recomendar a desfibrilação precoce, uma vez que a probabilidade de sucesso é alta. Pelo contrário, valores da AMSA inferiores a 6 mV-Hz implicam falha de desfibrilação, com valor preditivo negativo maior do que 98%.[13]

CONSIDERAÇÕES FINAIS

A melhora contínua das técnicas de RCP depende da monitorização adequada dos recursos implementados e da eventual correção simultânea das manobras, a fim de obter resultados mais satisfatórios. A adesão aos protocolos vigentes continua sendo uma das formas de melhorar o prognóstico das vítimas de PCR, e a presença de um time treinado e comprometido continua essencial no cenário de RCP. Entretanto, a adoção de recursos tecnológicos que ajudem na parametrização dos esforços parece ser um caminho sem volta.

REFERÊNCIAS BIBLIOGRÁFICAS

1. Meaney PA, Bobrow BJ, Mancini ME, Christenson J, Caen AR, Bhanji F, et al. CPR Quality: Improving Cardiac Resuscitation Outcomes Both Inside and Outside the Hospital A Consensus Statement From the American Heart Association; Endorsed by the American College of Emergency Physicians. Circulation. 2013;128(4):417-35.
2. Panchal AR, Bartos JA, Cabañas JG, Donnino MW, Drennan IR, Hirsch KG, et al. Adult Basic and Advanced Life Support: 2020 AHA Guidelines for CPR and ECC. Circulation. 2020;142(16_suppl_2):S366-S468.
3. Kaplow R, Cosper P, Snider R, Boudreau M, Kim JD, Riescher E, et al. Impact of CPR Quality and Adherence to Advanced Cardiac Life Support Guidelines on Patient Outcomes in In-Hospital Cardiac Arrest. AACN Adv Crit Care. 2020;31(4):401-9.
4. González-Otero DM, Ruiz JM, Gauna SR, Gutiérrez JJ, Daya M, Russell JK, et al. Monitoring chest compression quality during cardiopulmonar resuscitation: Proof-of-concept of a single accelerometer-based feedback algorithm. PLoS One. 2018;13(2):e0192810.
5. Elola A, Alonso E, Aramendi E, Irusta U. Noninvasive Monitoring of Manual Ventilation during Out-of- Hospital Cardiopulmonary Resuscitation. IntechOpen. 2018.
6. Kuzma GSP, Hirsch CB, Naua AL, Rodrigues AM, Guberta EM, Soares LCC. Avaliação da qualidade da ressuscitação cardiopulmonar pediátrica por meio da ferramenta in situ mock code. Rev Paul Pediatr. 2020;38:e2018173.
7. Sutton RM, French B, Meaney PA, Topjian AA, Parshuram CS, Edelson DP, et al. Physiologic Monitoring of CPR Quality During Adult Cardiac Arrest: A Propensity-Matched Cohort Study. Resuscitation, 2016;106:76-82.
8. Genbrugge C, Eertmans W, Salcido DD. Monitor the quality of cardiopulmonar resuscitation in 2020. Curr Opin Crit Care. 2020;26(3):219-27.
9. Berg RA, Sutton RM, Reeder RW, Berger JT, Newth CJ, Carcillo JA, et al. Association Between Diastolic Blood Pressure During Pediatric In-Hospital Cardiopulmonary Resuscitation and Survival. Circulation. 2018;137(17):1784-95.

10. Lewis LM, Stothert J, Standeven J, Chandel B, Kurtz M, Fortney J. Correlation of end-tidal CO2 to cerebral perfusion during CPR. Ann Emerg Med. 1992;21(9):1131-4.
11. Nakazawa K, Hikawa Y, Saitoh Y, Tanaka N, Yasuda K, Amaha K. Usefulness of central venous oxygen saturation monitoring during cardiopulmonary resuscitation. Intensive Care Med. 1994;20(6):450-1.
12. Pearse R, Rhodes A. Mixed and Central Venous Oxygen Saturation. In: Vincent JL, editor. Yearbook of Intensive Care and Emergency Medicine 2005. Nova Iorque: Springer; 2005.
13. Ristagno G, Mauri T, Cesana G, Li Y, Finzi A, Fumagalli F, et al. Amplitude Spectrum Area to Guide Defibrillation - A Validation on 1617 Patients With Ventricular Fibrillation. Circulation. 2015;131(5):478-87.
14. Segal N, Metzger AK, Moore JC, India L, Lick MC, Berger PS, et al. Correlation of end tidal carbon dioxide, amplitude spectrum area, and coronary perfusion pressure in a porcine model of cardiac arrest. Physiol Rep. 2017;5(17):e13401.

23

Poluição anestésica em salas cirúrgicas e efeitos biológicos e ambientais

Leandro Gobbo Braz
Mariana Gobbo Braz

PONTOS-CHAVE

1. Anestésicos inalatórios são os agentes mais utilizados em anestesia geral. Assim, milhões de profissionais que trabalham em salas de operação (SO) estão ocupacionalmente expostos aos resíduos de gases anestésicos (RGA).
2. Elevada poluição anestésica é encontrada em SO brasileiras devido à falta de sistema de exaustão, o que está associado a danos genéticos. Também há indícios de que a exposição ocupacional aos RGA esteja associada a efeitos neurocomportamentais e reprodutivos, entre outros. Há pouca evidência em alterações de exames bioquímicos e hemograma.
3. A instalação de sistemas de exaustão em SO é necessária para a redução da poluição no centro cirúrgico, o que consequentemente minimizará os impactos nos profissionais expostos.
4. Os anestésicos inalatórios mais utilizados têm potenciais de efeito estufa e de destruição da camada de ozônio, contribuindo para o aquecimento global. Nesse contexto, óxido nitroso e desflurano são os principais poluidores, enquanto o sevoflurano é o que tem o menor impacto.

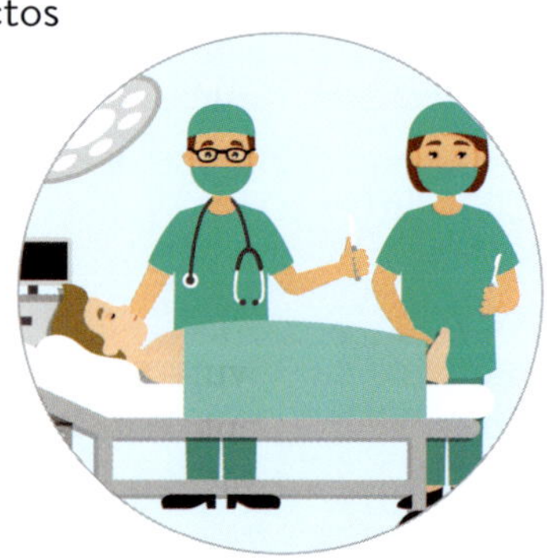

5. É necessária a conscientização do anestesiologista sobre a temática da poluição anestésica (local de trabalho e ambiental). Assim, deve-se evitar a utilização de sistema respiratório aberto e, sempre que possível, o uso de óxido nitroso e desflurano; recomenda-se realizar mais anestesia venosa total e anestesia inalatória com baixo fluxo de gases frescos (FGF).

POLUIÇÃO ANESTÉSICA NO CENTRO CIRÚRGICO

Os anestésicos inalatórios são os agentes mais utilizados em anestesia geral. Atualmente, os halogenados isoflurano e sevoflurano e em menor grau o desflurano são os mais usados no centro cirúrgico. Outro anestésico ainda empregado é o óxido nitroso (N_2O), um gás de pouca potência, tendo de ser utilizado em conjunto com outro anestésico (inalatório ou venoso). Adicionalmente, é o único anestésico inodoro, o que impede a sua percepção pelos profissionais ocupacionalmente expostos.

Os RGA são pequenas quantidades de anestésicos inalatórios presentes principalmente no ar ambiente das SO e nas salas de recuperação pós-anestésica (SRPA). Os RGA expõem tanto os profissionais que trabalham em centro cirúrgico (anestesiologistas, cirurgiões, graduandos e residentes, enfermeiros, auxiliares, técnicos e pessoal de limpeza), podendo levar a efeitos biológicos/ocupacionais, quanto o meio ambiente, induzindo efeitos deletérios ambientais. Embora a anestesiologia tenha evoluído, quando os agentes anestésicos são administrados por inalação a contaminação do ar em SO é inevitável, mas pode e deve ser minimizada para que não acarrete consequências à saúde, discutidos no próximo tópico.

A poluição do ambiente cirúrgico com RGA deve-se essencialmente a três causas: técnicas anestésicas, equipamento de anestesia e SO com ou sem sistema de exaustão/ventilação de gases. Quanto às técnicas anestésicas, podem-se enumerar, como principais fatores: indução e/ou manutenção da anestesia geral com diferentes concentrações de anestésicos inalatórios (por exemplo, indução anestésica em pacientes pediátricos utilizando-se máscara facial); falha no desligamento tanto da válvula que controla o fluxo (fluxômetro) de gás quanto do vaporizador; escoamento de líquido anestésico no preenchimento do vaporizador; realização de *flushing* (lavagem do circuito com alto fluxo de oxigênio) ao fim do procedimento cirúrgico para acelerar a recuperação da anestesia inalatória; problemas com acoplamento da máscara facial no paciente; vazamento de gás para a boca/nariz do paciente decorrido de insuflação insuficiente do balonete do tubo orotraqueal (TOT) ou de máscara laríngea, ou ainda pelo uso de TOT sem balonete; utilização de FGF médio (2 a 4 L/min) e principalmente alto (> 4 L/min); utilização de capnógrafo do tipo *sidestream* sem retorno dos gases ao equipamento de anestesia; e utilização de sistema respiratório aberto, principalmente em anestesia pediátrica. Com relação ao equipamento de anestesia, eventuais vazamentos podem ser provenientes de válvulas e conexões do circuito respiratório, defeitos em peças e em balões reservatórios.

As SO podem ou não ter sistema de exaustão de gases. Quando há sistema de exaustão, ele pode ser total, sendo recomendadas de 15 a 21 trocas de ar por hora (quando há sucção central que retira o ar da SO por meio de pressão negativa, levando toda a corrente de ar com gás anestésico para o exterior, sem recirculação do ar) ou parcial (quando há sucção central que retira o ar da SO por meio de pressão negativa, que leva parcialmente o ar com gás anestésico para o exterior, havendo recirculação do ar). Já nas SO sem sistema de exaustão, há simplesmente a circulação natural da corrente de ar oriunda de aparelhos de ar-condicionado não centrais. Assim, a ausência de sistema de exaustão em SO/SRPA é uma das causas mais relevantes de poluição anestésica dentro do centro cirúrgico, pois resulta em problemática encontrada em países em desenvolvimento, como o Brasil. Diferentemente, em países com regulamentação e recomendação de limite de exposição, a poluição causada pelos RGA é mitigada com implementação de sistemas de ventilação e exaustão no centro cirúrgico, bem como recomendações de detecção e redução de vazamentos.

No Brasil, infelizmente, esse assunto é pouco explorado e carece de regulamentação pela legislação trabalhista. Os limites máximos de gases anestésicos seguros ao trabalhador são ausentes, assim como recomendações sobre monitorização e fiscalização. A Norma Regulamentadora (NR) 15 sobre atividades e operações insalubres traz referência ao N_2O, a ser limitado em "doses asfixiantes". Por sua vez, a NR 32 (norma de segurança e saúde no trabalho em estabelecimentos de assistência à saúde), apesar de endereçar o tema mais diretamente citando os direitos da trabalhadora gestante exposta aos RGA, o faz de forma pouco clara e insuficiente. Entretanto, existe recomendação internacional dos valores limites aos RGA em centro cirúrgico, sendo de 2 partes por milhão (ppm) para os anestésicos halogenados e de 25 ppm para o N_2O. Há algumas formas de aferir as concentrações de RGA no centro cirúrgico. A maneira mais empregada e mais precisa, atualmente, é com a utilização de equipamentos portáteis que funcionam por infravermelho e que aspiram o ar da SO/SRPA, obtendo-se os resultados dos RGA em ppm em tempo real.

Ressalte-se que não há muitos estudos sobre essa temática em nosso país. O primeiro estudo realizado foi feito em centro cirúrgico de hospital público universitário, o qual dispõe de dois tipos de SO – sem exaustão e com exaustão parcial de gases (7 trocas de ar/hora com apenas 25% de ar externo limpo). Os RGA de isoflurano e sevoflurano foram analisados em pacientes adultos em cirurgias de rotina mantidos sob anestesia inalatória com intubação traqueal com balonete, o qual foi preenchido com pressão de selo mínima para prevenção de vazamento de ar durante a ventilação artificial, com concentrações alveolares mínimas (CAM) em torno de 1 para isoflurano e sevoflurano, conforme a necessidade do paciente, com FGF de 2 L/min em circuito respiratório circular com absorvedor de gás carbônico (CO_2) no equipamento de anestesia da Dräger, conforme os procedimentos de rotina. As mensurações foram realizadas aos 30 minutos e 2 horas da indução anestésica na área de respiração do anestesista. Nas SO sem sistema de exaustão já aos 30 minutos, os valores de ambos os RGA ultrapassaram o limite recomendado internacionalmente e houve piora com aumento dos valores, conforme maior tempo de anestesia; já nas SO com sistema parcial de exaustão, não houve aumento dos valores com o tempo (mantiveram-se estáveis) – tanto aos 30 minutos quanto 2 horas, ambos os RGA estavam com valores menores aos encontrados nas SO sem sistema de exaustão. Portanto, mostrou-se que a instalação e o funcionamento de sistema de exaustão de gases, mesmo que parcial, melhoram o nível de poluição de RGA no ambiente de trabalho (centro cirúrgico).

Estudo semelhante ao descrito anteriormente foi realizado em centro cirúrgico veterinário sem sistema de exaustão de gases. Avaliou-se o RGA de isoflurano na área respiratória de veterinários anestesistas e cirurgiões. Com 5 minutos de indução, o valor de RGA já estava acima de 2 ppm, com progressivo aumento dos valores até os 120 minutos, tempo no qual o RGA de isoflurano estava sete vezes superior ao recomendado internacionalmente.

Em relação à poluição de N_2O no centro cirúrgico, dados nacionais mostraram que, em SO sem sistema de exaustão de gases, esse gás estava quase 10 vezes acima, enquanto, em SO com sistema parcial de exaustão, o valor médio observado foi de quase três vezes o valor limite recomendado (25 ppm). Portanto, apesar dos menores valores encontrados em SO com sistema parcial de exaustão, este não foi suficiente (diferentemente dos anestésicos halogenados, especialmente o isoflurano, citado anteriormente) para que os valores ficassem dentro do limite recomendado, o que demonstra que, para o N_2O, é imprescindível haver sistema de exaustão total de gases em SO. Ressalte-se que, diferentemente dos anestésicos halogenados, o N_2O, juntamente com outros gases, como oxigênio e ar comprimido, chegam ao centro cirúrgico por meio de tubulações (cilindros externos), as quais dependem de válvulas acopladas em cada SO, as quais, muitas vezes, podem acarretar vazamentos antes mesmo de chegar ao equipamento anestésico, contribuindo com a grande poluição anestésica. O próximo tópico apresenta algumas consequências biológicas do excesso dessa poluição.

Assim, o sistema de exaustão de gases nas SO, certamente, não é adequado no Brasil, o que pode representar a grande maioria dos centros cirúrgicos nacionais. Assim, é necessário que todos os profissionais que atuam em centro cirúrgico saibam das reais condições do ambiente de trabalho e estejam conscientes no seu dia a dia do que pode ser feito para minimizar a poluição anestésica. Adicionalmente, os gestores dos hospitais têm de ter conhecimento dessa problemática e atuar de forma vigorosa, para melhorar as condições de ambiente de trabalho de seus funcionários, bem como as Sociedades de Anestesiologia têm papel fundamental tanto na conscientização dos profissionais da área como na exigência de implementação de regulamentações e políticas públicas para promover maior qualidade e segurança do centro cirúrgico.

EFEITOS BIOLÓGICOS

Diferentemente do que ocorre com os pacientes que são operados e expostos a altas concentrações anestésicas, mas de forma aguda, os profissionais são expostos a concentrações anestésicas residuais, entretanto essa exposição ocorre por muitos anos/décadas de trabalho. Embora haja grande diferença em termos de concentração e duração da exposição, todos esses indivíduos estão sujeitos ao potencial risco relacionado à exposição aos RGA.

A preocupação com a exposição ocupacional, quanto às limitações das concentrações de RGA, é tema pertinente, devido aos potenciais riscos à saúde dos profissionais expostos. É fato bem documentado que tal exposição, mesmo que por breve período, pode se refletir em sinais e sintomas como cefaleia, irritabilidade, fadiga, náusea, tontura, dificuldade de julgamento e coordenação. É notório que os alunos da graduação e especialmente no início da residência que atuam no centro cirúrgico são os que mais relatam os sintomas anteriormente descritos, mas que, ao longo do tempo, não vão mais tendo essa percepção, pelo organismo se adaptar/acostumar a tal rotina. Também é fato que alta poluição anestésica com RGA, principalmente o N_2O, acarrete mal-estar e forte cefaleia, por haver "intoxicação aguda".

A literatura científica é escassa em relação à possível associação entre exposição ocupacional aos RGA e possíveis alterações neurocomportamentais. Há indício de que altas concentrações de RGA podem induzir tais alterações, especialmente quando foram utilizados anestésicos mais antigos (halotano/enflurano). Estudo realizado na década de 1990 mostrou que profissionais atuantes em SO avaliados em dois diferentes momentos, após 1 semana com realização constante de anestesia não inalatória e após 1 semana com uso constante de anestésicos inalatórios, com intervalo de 15 dias entre as semanas analisadas, mostrou que, ao final da semana utilizando anestesia inalatória, houve menor tempo de reação em uma tarefa de atenção que avaliava a velocidade de resposta a um problema de fácil resolução para esses profissionais, comparados aos que realizaram anestesia não inalatória. Assim, os autores sugerem que a exposição a concentrações baixas, e não somente altas de RGA, pode prejudicar a atividade neurocomportamental.

O primeiro estudo que chamou a atenção da comunidade científica para os riscos associados à exposição aos RGA com sistema reprodutivo foi realizado na União Soviética, na década de 1960. A pesquisa envolveu anestesiologistas de ambos os sexos expostos principalmente a éter, N_2O e halotano. Relataram-se 18 casos de aborto espontâneo de um total de 31 gestações em anestesiologistas expostas a RGA. Tal achado suscitou grande preocupação quanto à segurança dos profissionais expostos; anos depois, a *American Society of Anesthesiologists* (ASA) providenciou estudo que mostrou que mulheres expostas tinham risco aumentado de aborto espontâneo, anomalias congênitas, câncer e doenças hepáticas e renais, enquanto os homens incorreram em risco aumentado de doenças hepáticas e filhos com anormalidades congênitas. Adicionalmente, esse estudo já destacava a importância de haver sistema de exaustão de gases nas SO para minimizar a exposição ocupacional e, consequentemente, os efeitos deletérios observados.

Estudos subsequentes têm mostrado achados controversos em relação à possível associação entre exposição ocupacional aos RGA e efeitos reprodutivos. Contudo, recente revisão sistemática mostrou que, devido à considerável heterogeneidade e limitações dos estudos, não se pode concluir se existe uma associação entre exposição a RGA e ocorrência de aborto espontâneo. Entretanto, alguns estudos demonstraram associação significativa entre essa exposição ocupacional e aborto espontâneo, principalmente entre profissionais que trabalham por mais tempo e/ou em ambiente sem sistemas de exaustão/ventilação de gases, o que pode favorecer a ocorrência de aborto nessa população. Essa exposição, especialmente ao N_2O, parece ser importante fator de risco para ocorrência tanto de parto prematuro como de aborto espontâneo em médicas veterinárias atuantes em SO sem sistema de exaustão de gases, mesmo em países desenvolvidos como a Austrália. Mulheres anestesiologistas e esposas de anestesiologistas têm maior risco de ocorrência de aborto que a população em geral. Assim, essa temática permanece atual, especialmente em países em desenvolvimento, incluindo o Brasil, onde não há obrigação de um sistema de exaustão no centro cirúrgico por falta de regulamentação/legislação. Recentemente, o periódico *Anesthesia & Analgesia* destacou essa preocupação, principalmente em países em desenvolvimento, bem como em profissionais que estejam grávidas (ou mesmo aquelas que queiram engravidar), para conscientizar as profissionais para as quais a melhor opção seria a utilização de anestesia venosa.

Um estudo realizado até 1995 em anestesiologistas nos Estados Unidos, comparados a médicos clínicos, mostrou risco aumentado de morte por suicídio, *overdose* de drogas e doença cerebrovascular e risco moderado para doenças hepáticas e respiratórias, leucemia e câncer pancreático.

Infelizmente, até o momento, não existe marcador sistêmico frente à exposição ocupacional aos RGA, o que dificulta os exames periódicos nos profissionais expostos. Em paralelo, é importante ressaltar que os profissionais com exposição ocupacional à radiação são examinados periodicamente e utilizam dosímetro para avaliação da exposição radiológica. Por haver limite de exposição e normativas/legislação sobre radiação, há cuidado e segurança desses profissionais. Por outro lado, infelizmente, não é a realidade que ocorre com os profissionais expostos aos RGA no Brasil, pela ausência de legislação, disponibilidade de dosímetros individuais e de medições das concentrações de RGA no centro cirúrgico.

Geralmente, para exame periódico, são escolhidos hemograma e enzimas hepáticas. Ressalte-se, porém, que a literatura é controversa em relação às possíveis alterações de enzimas como TGO e TGP. Anestésicos inalatórios mais antigos (halotano e enflurano), os quais não são mais utilizados na prática clínica, poderiam alterar as concentrações bioquímicas dessas enzimas; entretanto, em estudos mais recentes somente com os RGA de isoflurano, sevoflurano e desflurano, além do N_2O, apesar de estarem associados a maiores valores em profissionais expostos ocupacionalmente aos RGA em relação a profissionais não expostos (controle), os valores, em sua maioria, ficam dentro do limite de normalidade. Em estudo recente realizado no Brasil em médicos durante a residência (anestesiologia e cirurgia), detectou-se pequena alteração no hemograma quando esses profissionais estavam expostos principalmente aos RGA de sevoflurano e isoflurano. Assim, até o momento, não há evidências robustas de que a solicitação de hemograma e enzimas hepáticas seja relevante para o monitoramento da exposição ocupacional aos RGA.

Ainda não há consenso na literatura sobre o melhor marcador biológico de exposição ocupacional aos RGA. Na verdade, poucos são os estudos que têm mensurado RGA em amostras tanto de ar ambiente das SO quanto na urina, uma das vias de excreção dos anestésicos inalatórios, dos profissionais expostos. Porém, observou-se que o isoflurano detectado na urina parece ser bom indicador de marcador interno de exposição ocupacional, mas há controvérsias e dificuldades em relação à mensuração do sevoflurano na urina. Dessa forma, abre-se a possibilidade futura de avaliação urinária, a qual é pouco invasiva, para o conhecimento e monitoramento individual de exposição e consequentemente da poluição anestésica no ambiente de trabalho.

O biomonitoramento humano tem sido empregado como instrumento útil na identificação e quantificação de risco com relação às exposições que conferem riscos à saúde. Sua aplicação tem sido utilizada especialmente na exposição ocupacional, como no caso dos RGA. Em nosso país, infelizmente, essa temática é negligenciada e pouco estudada em relação aos possíveis efeitos tóxicos moleculares da exposição ocupacional aos RGA.

Considerando-se a evolução da área biomédica, incluindo a genética toxicológica, ou seja, a observação de efeitos de agentes, incluindo os químicos (no caso, anestésicos inalatórios) no DNA, pode-se avaliar se a exposição ocupacional aos RGA é tóxica ao material genético. Há vários estudos realizados nesta temática em países em desenvolvimento, já que nos países desenvolvidos não existe essa preocupação porque têm limites/legislação atuantes para a poluição anestésica ser a menor possível e para não induzir possíveis efeitos tóxicos. Assim, será mantido o foco nos estudos realizados no Brasil.

Os estudos descritos a seguir foram realizados em médicos residentes (anestesiologia e cirurgia) atuantes em um único hospital universitário, onde mensurações de RGA foram realizadas no centro cirúrgico e detectaram-se altos níveis de poluição anestésica com os inalatórios desflurano e especialmente isoflurano, sevoflurano e N_2O. Demonstrou-se haver associação entre exposição ocupacional aos RGA por 3 anos (final da residência) com danos no DNA, quando comparados com um grupo controle, o qual não estava exposto aos RGA (médicos residentes da clínica médica). Em outro estudo, no qual os médicos residentes foram seus próprios controles (momento anterior ao ingresso na especialização), observou-se, durante todo o período da residência (a cada 6 meses), aumento progressivo dos danos genéticos em comparação ao momento controle. Essas análises foram realizadas em células do sangue periférico, representando o organismo como um todo.

Também se detectaram danos genéticos em mucosa bucal utilizando-se o teste do micronúcleo (biomarcador de efeito), uma vez que essas células, juntamente às da mucosa nasal, são a primeira barreira de contato com os RGA. Quando os médicos residentes foram avaliados no final da especialização, não se detectou alteração significativa em relação aos médicos controles (sem exposição). Porém, de forma interessante, quando se subdividiu esse grupo exposto conforme especialidade e carga horária no centro cirúrgico, os residentes da anestesiologia, que tiveram o triplo da carga horária dos da cirurgia, apresentaram aumento de instabilidade genética (micronúcleos) e de citotoxicidade (morte celular) oral em comparação aos médicos sem exposição (controle); já os resultados dos residentes da cirurgia ficaram intermediários, ou seja, entre os valores dos altamente expostos (anestesiologia) e os do controle. Outro estudo mostrou que os anestesistas expostos por maior tempo (de forma crônica) também apresentaram padrões de citotoxicidade e instabilidade genética em mucosa oral. Assim, é importante ressaltar que a intensidade da exposição (altas concentrações de RGA no ambiente) e a duração da exposição (quanto maior a carga de trabalho semanal e ao longo do tempo) são indicadores relevantes na avaliação de danos genéticos relativos à exposição ocupacional aos RGA. Adicionalmente, a exposição ocupacional aos RGA ao longo da residência médica induziu alteração na expressão de importantes genes (RNA mensageiro), o que demonstra o potencial tóxico molecular da exposição a altos níveis de RGA no ambiente de trabalho. Assim, apesar do desconhecimento da temática e de não haver sintoma clínico, alterações podem ocorrer no organismo pelo fato da exposição aos RGA. Contudo, se isso pode trazer consequências futuras, ainda é incerto, pois depende de uma série de fatores, como atividade física, nutrição, uso de substâncias lícitas/ilícitas, a própria genética e outros fatores ambientais, que influenciam positiva ou negativamente a saúde. Assim, é fundamental, além de se conscientizar, incluir na rotina a prática de exercício, boa alimentação, sono adequado, entre outros, além de tirar "verdadeiras" férias, ou seja, sem nenhum contato com anestesia (RGA).

De fato, anestesistas expostos ao sevoflurano e ao N_2O que trabalharam 8 horas diárias em SO sem sistema ativo de exaustão, utilizando modernos equipamentos de anestesia com alto FGF, apresentaram maior frequência de danos citogenéticos que o grupo não exposto. Esses mesmos autores reavaliaram os grupos após 2 meses, pois os profissionais expostos ficaram afastados do centro cirúrgico, e observou-se que a frequência de danos diminuiu para níveis semelhantes ao grupo controle. Dessa forma, isso mostra a importância de os profissionais expostos a RGA tirarem férias e ficarem um tempo sem exposição, para que o organismo possa se restabelecer e evitar o acúmulo de danos.

Considerando esses achados e o fato de o teste do micronúcleo bucal ter coleta pouco invasiva, esse teste tem se mostrado promissor para monitorizar os efeitos tóxicos da exposição ocupacional aos RGA em todos os profissionais que são expostos, por se tratar de ferramenta sensível e confiável para a identificação de biomarcadores moleculares, incluindo os micronúcleos. Em paralelo, como descrito anteriormente, a monitorização urinária, a qual também é pouco invasiva, parece ser relevante para o conhecimento da exposição aos RGA. Talvez a monitorização conjunta de biomarcadores identificados na mucosa bucal e urina (biomonitoramento) seja a ideal a ser realizada frente à exposição ocupacional aos RGA, para exame periódico.

EFEITOS AMBIENTAIS

A Organização Mundial da Saúde (OMS) declarou que o aquecimento global é a maior ameaça à saúde do século XXI. A área da saúde é um dos principais contribuintes para poluição, com a emissão de gases de efeito estufa (GEE). Os hospitais são responsáveis por 5% das emissões anuais de GEE nos países desenvolvidos, enquanto o funcionamento das SO gera até 30% dos resíduos hospitalares. Assim, se os sistemas de saúde fossem um país separado, seriam o quinto maior emissor de GEE globalmente. Os cuidados na promoção da saúde têm paradoxo, pois contribuem relevantemente para a poluição global e mudanças climáticas. Portanto, com sua missão principal de estabelecimento de saúde, todos os profissionais têm o dever de prevenir a poluição ambiental. Muitos fatores interferem na sustentabilidade, mas os anestésicos inalatórios são fontes de GEE, tornando-os de grande interesse. Dessa maneira, focaremos nos RGA no presente tópico.

Relembrando, além da poluição nas SO, os RGA são eliminados para a atmosfera. Pelo fato de conterem compostos halogenados que se assemelham aos hidrofluorocarbonos, os anestésicos isoflurano, sevoflurano e desflurano são objetos de debate juntamente ao N_2O, devido aos seus potenciais de efeito estufa, o que contribui para as mudanças climáticas. De fato, o impacto dos anestésicos inalatórios é pequeno frente a outros poluidores, mesmo assim tem grande relevância se considerarmos o grande número de centros cirúrgicos existentes mundialmente e que todos os dias RGA estão sendo eliminados ao redor do globo para a atmosfera. Assim, os efeitos ambientais advindos dos RGA dependem principalmente da meia-vida atmosférica e do potencial de aquecimento global.

A meia-vida na atmosfera dos RGA de N_2O, desflurano, isoflurano e sevoflurano é de aproximadamente 114, 14, 3 e 1 anos, respectivamente. Considerando-se que o CO_2 é a unidade padrão para o aquecimento global, todos os anestésicos inalatórios são potentes GEE com propriedades de retenção de calor (potencial aquecimento global – GWP) de centenas a milhares de vezes maior do que uma massa equivalente de CO_2 (CO_{2e}). Além disso, alguns anestésicos inalatórios, principalmente o N_2O, também contribuem para a destruição da camada de ozônio. O halogenado desflurano é o que tem maior GWP, seguido do isoflurano e sevoflurano. Considerando todos os fatores descritos anteriormente, e o potencial de destruição de ozônio específico do N_2O, esse é o agente mais prejudicial ao meio ambiente entre os anestésicos inalatórios atualmente em uso, seguido pelo mais novo anestésico halogenado, que é o desflurano. Portanto, o sevoflurano, entre os halogenados mais comumente utilizados ao redor do mundo, é o que apresenta menor impacto ambiental.

Deve-se ressaltar que essa temática é extremamente atual, com diversos estudos publicados nos últimos anos. Para exemplificar, um estudo americano mostrou que o impacto climático médio por procedimento anestésico em uma universidade é o mesmo que a emissão de 22 kg de CO_2, e estimou-se que as emissões anuais de RGA são equivalentes às emissões de CO_2 de uma usina de carvão. Em estudo multicêntrico, envolvendo hospitais universitários dos Estados Unidos, Canadá e Reino Unido, os quais utilizavam os anestésicos isoflurano, sevoflurano e desflurano, estimou-se a emissão de quase 10 milhões de toneladas de CO_2 por ano ou o equivalente ao uso de 2 milhões de veículos de passageiros. De forma interessante, fazendo uma associação a uma única viagem de automóvel, estudo recente mostrou o impacto ambiental dos anestésicos inalatórios. A Figura 1 mostra o quanto corresponde, em média, uma hora de anestesia em concentração comumente utilizada (1 CAM) e baixo FGF com quilometragem rodada de CO_{2e}.

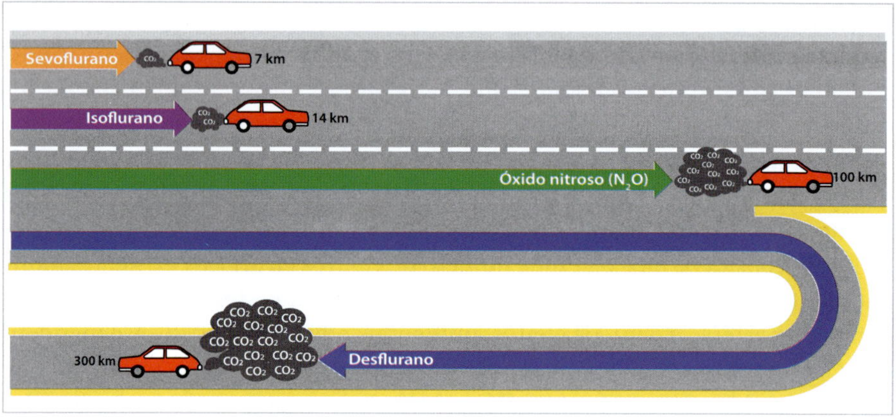

FIGURA 1

Em países desenvolvidos, os anestésicos inalatórios são retirados das SO por meio de sistemas de exaustão de gás para proteção contra a exposição ocupacional; contudo, os RGA são liberados para a atmosfera de maneira descontrolada. Assim, pesquisadores e anestesistas de países com maior poder econômico se preocupam com o impacto da poluição externa dos RGA, já que a questão da poluição dentro do centro cirúrgico (interna) já está há tempos resolvida diferentemente de nosso cenário (países em desenvolvimento), que tanto tem de se preocupar com a poluição interna e consequentemente exposição ocupacional aos RGA, além da poluição ambiental.

Recentemente, diante do impacto do aquecimento global, pesquisadores têm destacado a oportunidade de os profissionais da área contribuírem com a sustentabilidade ambiental na anestesiologia. Uma prática de anestesia sustentável envolve a da política dos 5 Rs da OMS (*refuse, reduce, reuse, repurpose and recycle*), que é o caminho para atingir a construção de "SO verdes" globalmente com o intuito de redução do desperdício tóxico e das emissões de gases causadas por RGA.

Pela importância do tema, desde 2017, o ASA fez uma campanha internacional para redução da emissão de RGA em 50% até 2020. O *Royal College of Anaesthetists* (Reino Unido) também está comprometido com a promoção da sustentabilidade por meio de seu plano estratégico. Em recente documento publicado como Declaração de Consenso, liderado pela *World Federation of Societies of Anesthesiologists*, um grupo de trabalho global de anestesistas concorda que existem várias áreas de sua prática em que podem reduzir substancialmente o seu impacto ambiental. Assim, ficam evidentes a preocupação e a ação das principais sociedades mundiais de anestesiologia frente a essa relevante temática.

No entanto, considerando o desconhecimento e a falta de conscientização de muitos profissionais sobre o impacto negativo dos RGA no meio ambiente e no aquecimento global, a educação e a prática de protocolo são estratégias primárias para mudar velhos paradigmas e criar um sistema de saúde novo e sustentável. De fato, é relevante que os anestesiologistas se conscientizem sobre seu papel utilizando métodos mais sustentáveis, contribuindo para a mitigação da poluição interna e ambiental, por exemplo, evitando o uso de N_2O e desflurano, utilizando mais anestesia venosa total e baixos FGF – além, é claro, da percepção da importância de implantação de sistema de exaustão efetivo nas SO, cobrando os responsáveis, juntamente com as sociedades nacionais de anestesiologia.

Em suma, percebe-se que esforços são necessários para a redução efetiva da contaminação anestésica no ar ambiente em centro cirúrgico. A redução da poluição anestésica e a prevenção dos potenciais riscos insalubres à saúde dos trabalhadores atuantes em centro cirúrgico são questões de saúde pública e também envolvem a responsabilidade dos gestores em promover um ambiente seguro aos seus profissionais. Com a redução da poluição anestésica (RGA) nas SO, haverá benefícios tanto para os profissionais, os quais terão menor exposição ocupacional, com consequente diminuição dos efeitos biológicos deletérios, quanto para a saúde planetária.

CONSIDERAÇÕES FINAIS

Os anestésicos inalatórios são os agentes mais utilizados em anestesia geral. Consequentemente, milhões de profissionais que trabalham em SO estão ocupacionalmente expostos aos RGA. Altas concentrações de RGA são encontradas em SO brasileiras devido à falta de sistema de exaustão, pela ausência de regulamentação, legislação ou monitorização em nosso país em relação a essa temática negligenciada. Assim, estudos mostram que a alta poluição anestésica (acima do limite recomendado internacional) no centro cirúrgico está associada a danos genéticos tanto em médicos residentes quanto em profissionais cronicamente expostos, além de poder estar relacionada com efeitos reprodutivos. Adicionalmente ao fato de contribuírem com a poluição no local de trabalho (SO), os anestésicos inalatórios halogenados mais utilizados atualmente, por se assemelharem aos hidrofluorocarbonos, têm potenciais de efeito estufa e de destruição da camada de ozônio, contribuindo para o aquecimento global. Neste contexto, o N_2O e o desflurano são os principais poluidores, enquanto o sevoflurano é o que tem o menor impacto ambiental. Portanto, instalação de sistemas de exaustão e ventilação eficientes em SO são urgentemente necessários para redução da poluição do centro cirúrgico, minimizando os impactos biológicos nos profissionais expostos. Urge conscientização do anestesiologista sobre essa problemática atual, bem como meios de redução da poluição atmosférica na sua rotina diária. Assim, conforme recomendações internacionais, deve-se evitar, sempre que possível, o uso de N_2O e desflurano, realizar anestesia inalatória com baixo FGF e realizar mais anestesia venosa total.

REFERÊNCIAS BIBLIOGRÁFICAS

1. Alexander BH, Checkoway H, Nagahama SI, Domino KB. Cause-specific mortality risks of anesthesiologists. Anesthesiology. 2000;93(4):922-30.
2. Aun AG, Souza KM, Guedes JL, Figueiredo DBS, Lara JR, Silva MAP, et al. Hepatotoxic and neuroendocrine effects in physicians occupationally exposed to most modern halogenated anesthetics and nitrous oxide. Environ Toxicol Pharmacol. 2021;81:103515.
3. Braz LG, Braz JRC, Cavalcante GAS, Souza KM, Lucio LMC, Braz MG. Comparison of waste anesthetic gases in operating rooms with or without an scavenging system in a Brazilian University Hospital. Rev Bras Anestesiol. 2017;67(5):516-20.
4. Braz MG, Souza KM, Lucio LMC, Di Renzo GCC, Feliciano LM, Marcondes JPC, et al. Detrimental effects detected in exfoliated buccal cells from anesthesiology medical residents occupationally exposed to inhalation anesthetics: an observational study. Mutat Res Genet Toxicol Environ Mutagen. 2018;832-3:61-4.
5. Braz MG, Carvalho LIM, Chen CO, Blumberg JB, Souza KM, Arruda NM, et al. High concentrations of waste anesthetic gases induce genetic damage and inflammation in physicians exposed for three years: a cross-sectional study. Indoor Air. 2020;30(3):512-20.
6. Figueiredo DBS, Aun AG, Lara JR, Garofalo NA, Teixeira-Neto FJ, Braz LG, et al. Measurement of anesthetic pollution in veterinary operating rooms for small animals: isoflurane pollution in a university veterinary hospital. Braz J Anesthesiol. 2021;71:517-22.
7. Gaya da Costa M, Kalmar AF, Struys MMRF. Inhaled anesthetics: environmental role, occupational risk, and clinical use. J Clin Med. 2021;10(6):1306.
8. Hanna M, Bryson GL. A long way to go: minimizing the carbon footprint from anesthetic gases. Can J Anaesth. 2019;66:838-9.
9. Jafari A, Bargeshadi R, Jafari F, Mohebbi I, Hajaghazadeh M. Environmental and biological measurements of isoflurane and sevoflurane in operating room personnel. Int Arch Occup Environ Health. 2018;91(3):349-59.
10. Lucchini R, Placidi D, Toffoletto F, Alessio L. Neurotoxicity in operating room personnel working with gaseous and nongaseous anesthesia. Int Arch Occup Environ Health. 1996;68(3):188-92.

11. Lucio LMC, Braz MG, do Nascimento Junior P, Braz JRC, Braz LG. Riscos ocupacionais, danos no material genético e estresse oxidativo frente à exposição aos resíduos de gases anestésicos. Rev Bras Anestesiol. 2018;68:33-41.
12. MacNeill AJ, Lillywhite R, Brown CJ. The impact of surgery on global climate: a carbon footprinting study of operating theatres in three health systems. Lancet Planet Health. 2017;1(19):e381-e388.
13. NIOSH. National Institute for Occupational Safety and Health. Recommendations for Occupational Safety and Health. Compendium of policy documents and statements. Cincinnati: Department of Health, Education, and Welfare, Public Health Service, Center for Disease Control; 1992.
14. Oliveira LA, El Dib RP, Figueiredo DBS, Braz LG, Braz MG. Spontaneous abortion in women occupationally exposed to inhalational anesthetics: a critical systematic review. Environ Sci Pollut Res Int. 2021;28:10436-49.
15. Sherman JD, Chesebro BB. Inhaled anaesthesia and analgesia contribute to climate change. BMJ. 2022;377:o1301.
16. Shirangi A, Fritschi L, Holman CD. Associations of unscavenged anesthetic gases and long working hours with preterm delivery in female veterinarians. Obstet Gynecol. 2009; 113(5):1008-17.
17. Souza KM, Braz LG, Nogueira FR, Souza MB, Bincoleto LF, Aun AG, et al. Occupational exposure to anesthetics leads to genomic instability, cytotoxicity and proliferative changes. Mutat Res. 2016;791-2:42-8.
18. Sulbaek Andersen MP, Sander SP, Nielsen OJ, Wagner DS, Sanford TJ Jr, Wallington TJ. Inhalation anaesthetics and climate change. Br J Anaesth. 2010;105(6):760-6.
19. Vaisman AI. Working conditions in the operating room and their effect on the health of anesthetists. Eksp Khir Anesteziol. 1967;12(3):44-9.

24

Eventos adversos relacionados à falha de equipamentos

Guilherme H. S. Moura
Rafael José Nalio Grossi

Em 16 de outubro de 1846, no Massachusetts General Hospital, foi documentada a primeira anestesia geral. Utilizando apenas um aparato desenvolvido por ele próprio, o dentista William Thomas Green Morton administrou, com sucesso, a primeira anestesia inalatória com éter. Naquela data, entretanto, além do espírito de inovação e evolução dos médicos, pouco havia em relação a equipamentos e monitores. Na famosa pintura de Robert Hinckley, é possível perceber o olhar atento de Morton ao paciente e, talvez, em sua respiração, enquanto outra pessoa palpa seu pulso, resumindo o que se poderia monitorar na ocasião.

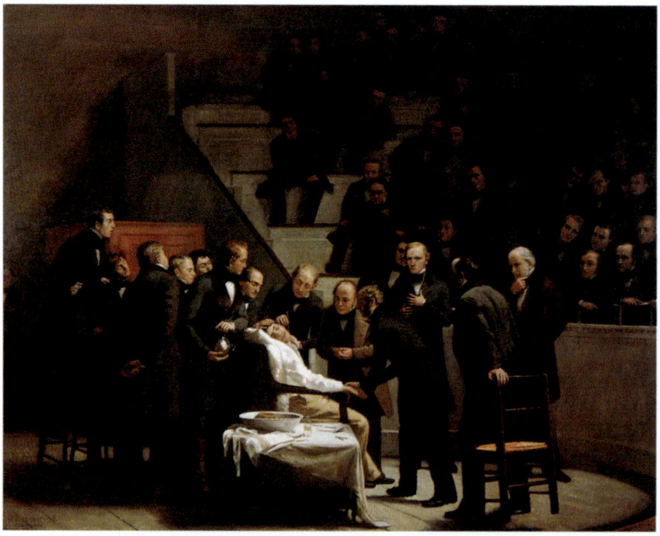

FIGURA 1 *The first operation under ether*, de Robert Hinckley (1882-1893).

Embora a termometria humana já fosse conhecida na época da primeira anestesia, o primeiro termômetro clínico, desenvolvido por Thomas Clifford Allbutt, foi disponibilizado comercialmente apenas em 1867. Após isso, o famoso cirurgião Harvey Williams Cushing, por volta de 1895, iniciou a prática de registrar os sinais vitais intraoperatórios, obrigatório para o anestesista atualmente. Ele também foi entusiasta da utilização intraoperatória do esfigmomanômetro desenvolvido por Scipione Riva-Rocci, posteriormente, em 1905, utilizando a técnica proposta por Nikolai Sergeyevic Korotkoff. Em 1887, Augustus Waller registrou os primeiros traçados elétricos do coração e, no início do século XX, Willem Einthoven sedimentou a eletrocardiografia, utilizando um galvanômetro pouco prático.

Em 1947, surgiu o primeiro registro do pulso cardíaco em tempo real e em papel, utilizando um aparelho chamado cardiotacômetro e, em um artigo publicado na *Anesthesiology* em 1952, Aaron Himmelstein e Martin Scheiner descreveram o uso intraoperatório do cardiotacoscópio, que permitia visualizar o traçado em tempo real em uma tela, iniciando a evolução do que hoje conhecemos como cardioscópio. Ainda entre os monitores básicos da prática anestésica, diversos pesquisadores deram passos importantes até que, na década de 1970, foi inventado o oxímetro de pulso como conhecemos hoje por Takuo Aoyagi, o que permitiu avaliar a saturação de oxigênio de maneira rápida e não invasiva. A introdução desse monitor coincide com uma queda de 90% na mortalidade relacionada à anestesia na época.

Muita coisa mudou desde a primeira anestesia de Morton, agora com disponibilidade de diversas drogas, monitores básicos e avançados, ventiladores, vaporizadores e bombas de infusão. Ao mesmo tempo, surgiram intercorrências e complicações relacionadas a esses equipamentos, por exemplo, por falha deles. Em qualquer indústria, o erro humano é o maior contribuinte para os acidentes, e na anestesia não é diferente: em uma análise, 82% dos acidentes evitáveis foram atribuídos ao erro humano, enquanto os demais 18% – aproximadamente um a cada cinco acidentes – foram atribuídos às falhas de equipamentos, o que é uma fração expressiva, ainda que a incidência global seja normalmente baixa. Adicionalmente, sempre que ocorre uma falha de equipamento, pode ocorrer exacerbação do evento por ação humana. A famosa publicação *To Err is Human*, que trata sobre a construção de um sistema de saúde mais seguro, destaca essa e outras informações interessantes relacionadas à anestesia.

Operar um ventilador de anestesia envolve lidar com um ambiente de trabalho complexo, composto pelo paciente, o operador e a máquina. Esses componentes individuais afetam o desempenho do sistema, mas a interface do ventilador também desempenha papel importante. Muitos esforços foram feitos para avaliar o desempenho dos ventiladores de anestesia. No entanto, sabe-se pouco sobre a interação entre os ventiladores e os usuários. Com a crescente funcionalidade, a complexidade operacional dos ventiladores aumentou, tornando a usabilidade mais importante. Erros significativos são atribuídos a problemas de *design*, e estudos mostram que até 49% dos eventos adversos relacionados a ventiladores são causados por questões ligadas aos operadores.

Potencialmente, a interação entre seres humanos e máquinas desempenha um papel crítico nos resultados dos pacientes, comparável à importância das características técnicas. No entanto, até o momento, falta uma pesquisa sistemática e abrangente nesse campo. Um estudo alemão de 2017 apresenta uma abordagem centrada no usuário para avaliar a usabilidade de máquinas de anestesia, abrangendo medidas de desempenho, análise do olhar e percepção.

Os baixos índices de erro encontrados no estudo sugerem que todos os dispositivos investigados atendem a um alto padrão de "dificuldade de cometer erros", componente de usabilidade considerado crucial pela equipe clínica. No entanto, a principal descoberta é que existem diferenças evidentes na usabilidade das máquinas de anestesia, como demonstrado na Figura 2.

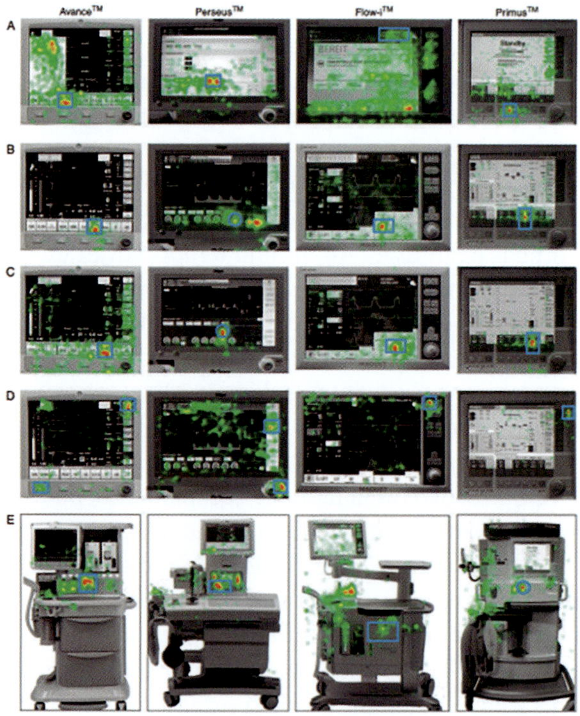

FIGURA 2 Demonstra a dispersão do olhar de médicos anestesiologistas em treinamento quando submetidos a tarefas com os aparelhos de anestesia.

Do ponto de vista clínico, os tempos de processamento identificados no estudo parecem ser aceitáveis durante procedimentos de rotina. No entanto, em situações que exigem respostas rápidas, tempos de processamento prolongados devido à falta de usabilidade podem potencialmente impactar negativamente o resultado do paciente, causando atrasos em respostas urgentes. Funções críticas do ventilador, como iniciar imediatamente a ventilação, alternar para ventilação manual ou identificar o fornecimento de oxigênio de emergência, desempenham um papel fundamental nesse contexto.

Entretanto, é importante destacar que, em situações de alto estresse, o processamento cognitivo é prejudicado e as restrições de tempo afetam o desempenho, afetando tanto os operadores experientes quanto os inexperientes. Assim, a usabilidade deficiente pode reduzir o desempenho e aumentar o risco de erros, especialmente quando há pressão de tempo. Em situações críticas, a usabilidade otimizada pode ser fundamental para o sucesso na gestão de crises, tornando essencial que a equipe seja adequadamente treinada e que a interface seja intuitiva e autoexplicativa.

Em alguns países, na década de 1980, a mortalidade atribuível à anestesia caiu de uma a cada 10 mil anestesias para uma a cada 200 mil a 300 mil procedimentos. Além de coincidir com a introdução da oximetria de pulso no mercado, outros atores favoreceram essa redução. Enquanto o surgimento dos monitores por si só favorece a queda da mortalidade, o treinamento no manuseio, melhorias gerais e progressivas, e a padronização das características dos aparelhos são entendidas como medidas eficazes na redução daquele índice. Uma medida simples, mas que exemplifica a magnitude da necessidade de se criar padrões para os equipamentos, foi a padronização do formato e da direção de giro do botão de controle de fluxo dos fluxômetros.

Cada componente de cada aparelho eletrônico ou mecânico está sujeito a falha, com maior ou menor gravidade, a depender da importância da função do aparelho e da capacidade do anestesista de perceber o mau funcionamento e atuar prontamente. Um trabalho americano de 1984 e outro tailandês de 2009, apesar da separação de 25 anos, mostram resultados semelhantes, com o circuito respiratório sendo o equipamento com maior incidência de falhas, seguido de outros como o aparelho de anestesia e o laringoscópio. Além disso, em ambos foram levantados fatores que podem ter contribuído para os eventos, como falha na checagem dos aparelhos e inexperiência com o ocorrido. O segundo artigo ainda ressalta a necessidade de manutenção dos equipamentos e a opinião de que 66% dos eventos seriam evitáveis. Já um trabalho de 2011, no Reino Unido, elencou como principais falhas as de monitorização, mas também citando o circuito respiratório, aparelho de anestesia, entre outros.

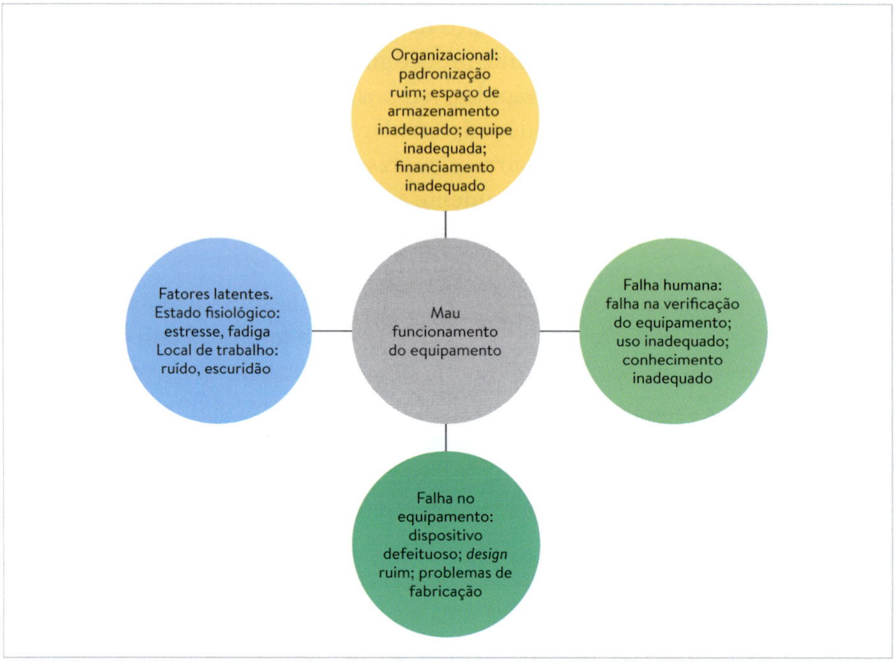
Organizacional: padronização ruim; espaço de armazenamento inadequado; equipe inadequada; financiamento inadequado
Fatores latentes. Estado fisiológico: estresse, fadiga Local de trabalho: ruído, escuridão
Mau funcionamento do equipamento
Falha humana: falha na verificação do equipamento; uso inadequado; conhecimento inadequado
Falha no equipamento: dispositivo defeituoso; design ruim; problemas de fabricação

FIGURA 3 Fatores contribuintes para o mau funcionamento de um equipamento.

É natural que, com o desenvolvimento tecnológico, máquinas melhores e mais seguras surjam no mercado e assim agreguem maior segurança para os profissionais e pacientes. No entanto, a atualização do parque tecnológico hospitalar esbarra em obstáculos, principalmente relacionados a custos. Apenas em valor de equipamentos, um hospital novo pode necessitar de mais de 50% do valor total da sua obra. Com o passar do tempo, tais tecnologias podem ficar obsoletas e necessitar de substituição, o que envolve novos custos. Em 2004, a American Society of Anesthesiologists publicou uma diretriz para caracterizar se um equipamento deve ser considerado obsoleto com base na presença ou ausência de determinadas características, além da disponibilidade de peças e manutenção, sendo a idade do aparelho irrelevante. Essa ferramenta viabiliza um ponto de partida para a possibilidade de renovação e atualização dos dispositivos, com potencial aumento de segurança.

A engenharia clínica surge como importante aliada no que se refere à manutenção dos equipamentos e na eventual condenação ao uso. Embora esses serviços possam ser realizados por terceiros, manter uma equipe própria qualificada no hospital pode significar economia de recursos que, por sua vez, podem ser investidos de outras formas. Toda vez que um novo equipamento é adquirido, cabe a essa equipe verificar sua funcionalidade e segurança. Além disso, ela pode atuar rapidamente nas diversas falhas que venham a ocorrer, corrigindo ou sugerindo alternativas em prol do paciente.

Devido às infinitas possibilidades de falhas dos mais diversos componentes dos aparelhos, é impossível listá-las em um guia único com as respectivas descrições e resoluções. Entretanto, estudar o funcionamento dos dispositivos é um caminho para ajudar a identificar essas intercorrências e agir prontamente. Outra abordagem eficaz é a utilização de simulação como ferramenta de ensino e treinamento, na qual diversas situações são executadas para avaliação da conduta com posterior discussão do caso. Essa é uma abordagem eficaz inclusive para residentes, para que se habituem a este tipo de complicação e, por fim, adquiram o treinamento necessário para o devido manejo.

Considerando que a vigilância em relação ao bom funcionamento dos equipamentos ocorre desde que eles começaram a ser utilizados, não surpreende que em artigo de 1979 existam recomendações até hoje aplicáveis na prevenção desse tipo de acidente, como (a) aplicação adequada de normas técnicas estabelecidas por uma associação nacional de padronização, como a Associação Brasileira de Normas Técnicas (ABNT); (b) avaliação cuidadosa do equipamento antes da compra; (c) compreensão do funcionamento do equipamento pelo usuário; (d) manutenção cuidadosa de rotina de todos os sistemas relacionados com anestesia e reanimação, e verificação após a manutenção e antes do uso clínico; (e) testes antes da utilização de equipamentos, incluindo o uso de um analisador de oxigênio no circuito respiratório; (f) inclusão precoce do mau funcionamento do equipamento no diagnóstico diferencial de eventos durante a anestesia; e (g) ação rápida para minimizar o risco do paciente quando submetido a mau funcionamento do aparelho.

Ainda que a incidência de intercorrências relacionadas ao mau funcionamento dos equipamentos seja pequena e por vezes contornável, quaisquer medidas que colaborem com sua redução devem ser bem encaradas. Se por um lado não havia equipamentos nos primórdios da anestesia, muitas das complicações e maus desfechos sequer se sabia por qual motivo ocorriam. Hoje, com uma densidade tecnológica expressiva, é fundamental que se estabeleçam processos eficientes para minimizar os riscos e atuar assim que uma eventualidade surgir. Ainda que o anestesista não seja o técnico responsável pela manutenção dos diversos aparelhos, reconhecer as falhas deve fazer parte do seu treinamento para que as consequências sejam minimizadas. Se por um lado o custo para atualização do parque tecnológico hospitalar pode ser um empecilho, a favor da segurança temos as normas técnicas que estabelecem critérios mínimos de segurança e que devem ser seguidas. Assim, extrairemos ao máximo o que a tecnologia pode nos proporcionar no cenário anestésico, aliando segurança e melhores desfechos.

REFERÊNCIAS BIBLIOGRÁFICAS

1. Del Maestro R. Harvey Cushing: A Life in Surgery. Can J Surg. 2007;50(1):70-1.
2. Grodzinsky E, Sund Levander M. History of the Thermometer. Understanding Fever and Body Temperature. 2019;23-35.
3. Himmelstein A, Scheiner M. The Cardiotachoscope. Anesthesiology. 1952;13(1):62-4.
4. Pierin AMG, Mion Jr D. O impacto das descobertas de Riva-Rocci e Korotkoff. Rev Bras Hipertens. 2001.
5. Carneiro Filho L, Loyola RC. O cardiotacoscópio em anestesia. Braz J Anesthesiol. 1953;3(1):13-8.
6. Salwi S, Chitale RV, Kelly PD. Harvey Cushing's Wanderjahr (1900-1901). World Neurosurg. 2020;142:476-80.
7. Spaeth J, Schweizer T, Schmutz A, Buerkle H, Schumann S. Comparative usability of modern anaesthesia ventilators: a human factors study. Br J Anaesth. 2017;119(5):1000-8.
8. Bhattacharya K. Takuo Aoyagi-a Tribute to the Brain Behind Pulse Oximetry. Indian J Surg. 2020;82(6):1332-3.
9. Fasting S, Gisvold SE. Equipment problems during anaesthesia – are they a quality problem? Br J Anaesth. 2002;89(6):825-31.
10. Institute of Medicine (US) Committee on Quality of Health Care in America; Kohn LT, Corrigan JM, Donaldson MS, editors. To Err is Human: Building a Safer Health System. Washington, DC: National Academies Press; 2000.
11. Sundararajan R, Faber P. Equipment malfunction. In: Valchanov K, Webb ST, Sturgess J, editores. Anaesthetic and Perioperative Complications. Cambridge University Press; 2011.
12. Cooper JB, Newbower RS, Kitz RJ. An Analysis of Major Errors and Equipment Failures in Anesthesia Management: Considerations for Prevention and Detection. Anesthesiology. 1984;60(1):34-42.
13. Kusumaphanyo C, Charuluxananan S, Sriramatr D, Pulnitiporn A, Sriraj W. The Thai Anesthesia Incident Monitoring Study (Thai AIMS) of anesthetic equipment failure/malfunction: an analysis of 1996 incident reports. J Med Assoc Thai. 2009;92(11):1442-9.
14. Cassidy CJ, Smith A, Arnot-Smith J. Critical incident reports concerning anaesthetic equipment: analysis of the UK National Reporting and Learning System (NRLS) data from 2006-2008*. Anaesthesia. 2011;66(10):879-88.
15. Oliveira HC. Avaliação dos custos diretos de materiais utilizados na manutenção dos equipamentos médico-assistenciais do Hospital de Clínicas de Uberlândia. 43 f. Trabalho de Conclusão de Curso (Graduação em Engenharia Biomédica) – Universidade Federal de Uberlândia, 2007.
16. Dorsch JA. Anesthesia Machine Obsolescence Guidelines Published. ASA Newsletter. 2004;68:27-8.
17. Souza DB, Milagre ST, Soares AB. Economic evaluation of implementing a service of Clinical Engineering in a Brazilian public hospital. Rev Bras Eng Biomed. 2012.
18. Eichhorn JH. Scope of Practice. In: Barash BG, Cullen BF, Stoelting RK, Cahalan ML, Stock MC, Ortega R, Sharar SR, Holt NF, editores. Clinical anesthesia. 8. ed. Wolters Kluwer; 2017.
19. Waldrop WB, Murray DJ, Boulet JR, Kras JF. Management of Anesthesia Equipment Failure: A Simulation-Based Resident Skill Assessment. Anesth Analg. 2009;109(2):426-33.
20. McIntyre JW. Anesthesia equipment malfunction: origins and clinical recognition. Can Med Assoc J. 1979;120(8):931-4.

Índice remissivo